十三五
规划教材

"十三五"高等教育医药院校规划教材/多媒体融合创新教材

供护理、助产、相关医学技术类等专业使用

# 生理学基础

**SHENGLIXUE JICHU**

主编 ◎ 王红伟
　　　　董献红
　　　　王志举

郑州大学出版社

郑 州

**图书在版编目(CIP)数据**

生理学基础/王红伟,董献红,王志举主编. —郑州:
郑州大学出版社,2017.6(2020.8 重印)
ISBN 978-7-5645-4375-4

Ⅰ.①生…  Ⅱ.①王…②董…③王…  Ⅲ.①人体生
理学–基本知识  Ⅳ.①R33

中国版本图书馆 CIP 数据核字(2017)第 129362 号

郑州大学出版社出版发行

郑州市大学路 40 号　　　　　　　　　邮政编码:450052
出版人:孙保营　　　　　　　　　　　发行部电话:0371-66966070
全国新华书店经销
河南省诚和印刷有限公司印制
开本:850 mm×1 168 mm　1/16
印张:21.75
字数:528 千字
版次:2017 年 7 月第 1 版　　　　　　印次:2020 年 8 月第 2 次印刷

书号:ISBN 978-7-5645-4375-4　　　　定价:48.00 元

# 作 者 名 单

主　　编　　王红伟　　董献红　　王志举

副 主 编　　樊红琨　　范玲玲　　胡咏梅　　尚曙玉

编　　委　（按姓氏笔画排序）

王红伟　　王志举　　王国红　　朱　涵

任爱红　　李　静　　李　蔚　　杨　春

张桂红　　范玲玲　　尚曙玉　　赵文超

胡志红　　胡咏梅　　董献红　　景　莹

樊红琨

# "十三五"高等教育医药院校规划教材/ 多媒体融合创新教材

# 建设单位

（以单位名称首字拼音排序）

| | |
|---|---|
| 安徽医科大学 | 济宁医学院 |
| 安徽中医药大学 | 嘉应学院 |
| 蚌埠医学院 | 井冈山大学 |
| 承德医学院 | 九江学院 |
| 大理学院 | 南华大学 |
| 赣南医学院 | 平顶山学院 |
| 广东医科大学 | 山西医科大学 |
| 广州医科大学 | 陕西中医药大学 |
| 贵阳中医学院 | 邵阳学院 |
| 贵州医科大学 | 泰山医学院 |
| 桂林医学院 | 西安医学院 |
| 河南大学 | 新乡医学院 |
| 河南大学民生学院 | 新乡医学院三全学院 |
| 河南广播电视大学 | 徐州医科大学 |
| 河南科技大学 | 许昌学院医学院 |
| 河南理工大学 | 延安大学 |
| 河南中医药大学 | 延边大学 |
| 湖南医药学院 | 右江民族医学院 |
| 黄河科技学院 | 郑州大学 |
| 江汉大学 | 郑州工业应用技术学院 |
| 吉林医药学院 | |

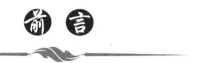

# 前　言

　　本教材是由郑州大学出版社开发,由我省各大护理本科院校专家和领导共同编写的"十三五"规划教材。按照高等教育护理学专业"十三五"规划教材编写会议精神,结合生理学学科特点,在郑州召开了由主编、副主编、编委、生理学骨干教师及教学电子资源制作相关人员参加的《生理学基础》编写会议,集体讨论确定了《生理学基础》编写大纲、编写内容及特色。

　　本教材主要面向护理专业本科和专升本层面学生。本次编写紧扣护理专业特点,围绕行业需求,以满足执业、考研、教学来组编内容;贴近参编学校教学计划和教改项目;强调了基础与临床的结合,注重学科前沿动态及创新能力的培养;适当增加了知识链接、知识拓展等内容,拓宽了学生思路,锻炼了学生的发散性思维能力;以纸质媒体教材为基础,支持PC、平板电脑、手机等各类阅读终端,如以扫二维码的方式,全方位、多角度介绍了神经递质受体的调控方式;以人民卫生出版社、科学出版社、人民军医出版社等同类教材为参照,在内容结构、体例版式等方面有超越、显亮点。

　　在本次教材编写和修订过程中,所有编委都认真负责,付出了大量心血,还得到了各参编院校的大力支持及经验丰富的生理界同仁的关心和帮助,特别是郑州大学基础医学院为相关会议的召开提供了诸多帮助,在此一并表示感谢!

　　我们希望本教材能够更好地服务于本科护理类专业的教学,但由于本次编写工作时间紧、任务重且编者水平有限,缺点错误在所难免,欢迎广大同仁及读者批评指正!

编　者

2017 年 3 月

# 目 录

## 绪论

# 第一节　生理学的学科地位与研究内容

**(一)生理学的定义及其与医学的关系**

生理学(physiology)是生物学的分支之一,是研究机体基本生命活动及其活动规律的一门学科。机体的功能是极其复杂的,生理学的任务既有对不同细胞、器官和系统功能的研究,也有对整体水平上各个系统之间相互联系的研究。例如,消化系统的功能是摄入食物、消化食物和吸收营养物质;呼吸系统的功能是吸入氧气,排出二氧化碳;心血管系统的功能是将氧气和营养物质运送到各个组织和细胞,并将组织细胞产生的二氧化碳和代谢产物运送至排泄器官;肾的功能是排出代谢产物,并维持体内水、电解质及酸碱平衡;而神经系统和内分泌系统的功能则是对机体的各个器官和系统的功能进行调节和整合,从而使机体的各项功能更好地适应体内外环境的变化。

生理学也是一门重要的医学基础学科,与医学有着十分密切的联系。人类在长期的医疗实践过程中,认知了人体的基本功能及其活动规律,逐渐形成了生理学。一方面,通过医疗实践过程中积累的知识,丰富了人体生理学;另一方面,通过生理学实验进一步深入探索了相关的机体生理功能的机制及其规律,生理学的发展又不断推动医学各个学科的进步和发展。可见,医学对于疾病的诊断和治疗是以生理学的理论为基础的;同时,医疗实践活动又丰富了生理学理论,并推进了生理学研究的进一步完善和进步:两者之间相互促进、相辅相成,共同发展,缺一不可。

**(二)生理学常用的实验方法**

生理学是一门理论学科,但更是一门实验性学科,生理学的知识来源于临床医疗实践和科学研究实验。生理学常用的研究方法大体上可分为两大类:动物试验和人体试验。

1.动物实验　在人工控制的条件下,以实验动物为研究对象,是生理学实验常用的主要方法,可依其时间的进程分为急性动物实验和慢性动物实验两种。

(1)急性动物实验　是指以整体动物或动物的器官、组织或细胞为对象,进行的短时间的研究。根据所研究的对象是在体或离体又可进一步分为两种不同的方式。

1)在体实验:指在清醒或麻醉状态下,在整体动物上对某一器官或系统进行的实验。如施行颈总动脉插管术后,观察某些因素对血压调节的影响。在体实验具有操作容易的优点,但易受其他器官或系统功能活动的影响。

2)离体实验:指将动物的某一器官、组织或细胞置于体外适宜的环境中,改变体外环境中的某些因素,观察其功能活动的变化。如制备坐骨神经-腓肠肌标本,观察不同刺激频率和不同刺激强度对肌肉收缩活动的影响。此类实验的优点是可以排除其他器官或系统的活动对该实验的干扰,但是却与正常生理状态下的功能有所不同,不能真实地反映正常整体情况下该器官、组织或细胞的功能活动。

(2)慢性动物实验　指在清醒、完整的动物上进行的长时间的研究。其优点是更接近于正常生理条件下的功能活动,但存在实验条件不易掌控,易受干扰因素影响等弊端。例如,巴甫洛夫在实验动物狗身上造瘘,对多种消化液进行实验研究。

2.人体试验　人体试验是直接获取人体相关资料的最好方式。但由于伦理道德的限制,仅可在对人体健康无影响或影响轻微的条件下进行。例如,人体生理正常值就需要在大样本人群中进行测量、检测和统计,如对身高、体重、血压、心率、呼吸、体温、血液成分、尿液成分等的研究。

**(三)生理学研究的三个水平**

细胞是机体最基本的结构和功能单位。细胞形成了组织,组织构成了器官和系统,器官和系统相互支撑、相互协调形成了统一的整体。因此,生理学的研究分别在细胞和分子、器官和系统以及整体三个水平上进行。

1.细胞和分子水平的研究　细胞是机体最基本的功能单位,机体的各种功能活动都是由各种不同的细胞完成的,如肌肉的收缩功能是通过骨骼肌细胞的收缩与舒张完成的。而细胞又是由许多种生物大分子构成的,随着科学技术的不断发展,生理学的研究领域也深入到对构成细胞的各种分子以及起信号转导作用的各种分子的功能研究上。近年来,细胞和分子水平的研究取得了长足的进展,比如对细胞兴奋时细胞膜上通道的开放和关闭,以及各种离子的跨膜移动等研究。

2.器官和系统水平的研究　是指探讨器官或系统的功能活动和规律,以及它们在整体活动中的地位与作用的研究。如对循环系统中心脏的泵血功能、心脏的生物电现象、血管生理、心血管活动的调节以及特殊器官的循环等方面的研究。

3.整体水平的研究　是指以完整的机体作为研究对象,探究各个器官和系统之间的相互联系和相互协调,各种环境因素和社会心理因素的变化以及不同生理状态对机体功能活动的影响。机体整体的生理活动并不简单地等于各器官、系统生理功能的总和,而是各种生理功能之间彼此相互联系并相互制约的完整且协调的整体。体内外环境的变化、社会心理因素的改变等,都会影响整体状态下心血管系统的功能活动。例如,机体在受到惊吓的情况下,可导致心跳加速、心肌收缩力增强和血压升高等心血管现象的发生。同时,呼吸的节律和幅度也将增加,并使消化、泌尿和生殖等系统的功能受到抑制。而在细胞和分子水平以及器官和系统水平的研究是绝不会受到社会心理因素的影响的。

值得指出的是,以上三个水平的研究并不是孤立的,而是一个有机的整体,各种系统、器官和细胞之间存在着相互联系和互相补充的关系。因此,在阐明某一生理功能的机制时,一般需要对细胞和分子水平、器官和系统水平以及整体水平的研究结果进行综合分析和判断,特别是要回归到整体水平,才能对生命活动的规律有科学的认知,从而获得较为全面的结论。

# 第二节　内环境及稳态

**（一）内环境的概念**

机体生存的环境分为内环境和外环境,适宜的内外环境是机体功能正常发挥的保障,其中尤以内环境更为重要。

1. 外环境（external environment）　指机体生存的外在环境,可分为自然环境和社会环境两种。

（1）自然环境　自然环境中的各种因素都在不断地发生变化,如春夏秋冬、风雪雨露,机体只有对这些变化产生适应性的反应,才能得以生存。然而机体的适应能力是有限的,例如,月球表面没有空气,几乎无水,温度在一昼夜间极度升高或降低,人类因无法适应而难以生存。但是人类可以通过改造外界环境来满足自身需求,例如,目前已利用高科技手段使宇航员在宇宙空间的工作和生活成为可能。

（2）社会环境　分为社会因素和心理因素,也称为社会心理因素,可对机体功能产生重要影响。比如临床上的"双心病",是指慢性心血管系统疾病的患者往往同时伴有心理障碍,比例可高达 50% 以上,已广泛引起医护人员和社会各界的关注。因此,要求医护工作者在治疗患者身体疾患的同时,也关爱其心理健康,进行积极有效的沟通,以重建患者的心身健康。

2. 内环境（internal environment）　是指细胞直接接触和生存的环境。机体除少部分之外的绝大部分细胞并不与外环境直接接触,而是生活在细胞外液中,由此可见细胞外液就是机体生存的内环境（图1-1）。细胞外液可分为血浆、组织液和其他部位极少量的液体,比如胸膜腔和心包腔内的液体等。内环境既是细胞直接生活的环境,也是细胞进行物质交换的场所。细胞与组织液进行交换,组织液又通过与血浆进行交换而不断更新。可见,对于体内细胞而言,内环境尤为重要。组织内环境的成分中,血浆是最为活跃的部分,同时又是最方便获取、易于检测的部分。因此,临床上常采取抽血化验的方法,检测血浆成分的变化,判断内环境的改变,从而协助疾病的诊断或疗效的判断。

*知识点：内环境的概念及其组成。*

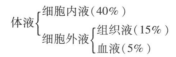

图 1-1　体液的分布

**（二）内环境稳态的变动及维持**

内环境具有明显不同于外环境不断变化的特点,其理化性质和化学成分均保持相对稳定的状态,称为稳态（homeostasis）。稳态具有两方面的内涵:其一是指内环境的理化特性保持动态的平衡或相对恒定,不会随着外环境的变动而发生明显的改变。其

*知识点：稳态的概念及其生理意义。*

二是指稳态不是绝对的稳定,而是一个相对稳定的状态。例如,外环境的温度会随一年四季发生较大的改变,但在正常生理状态下,机体的体温却不随外环境温度的变化而改变,而是稳定在37 ℃左右,且每天的波动范围一般不超过1 ℃。再如,在攀登高山的过程中,随着海拔的攀升,空气中的氧分压也随之降低,但在动脉氧分压不低于60 mmHg(1 mmHg=0.133 kPa)的情况下,血氧饱和度仍可维持在90%以上,血液中的氧分压也不会明显下降,而是稳定于较高的水平。除此之外,血浆中的其他各种理化因素也都维持在稳态,如血浆 pH 值7.35～7.45,血钠135～145 mmol/L,血钾3.5～5.5 mmol/L,血钙2.25～2.75 mmol/L 等。

目前,稳态的概念已不仅局限于内环境,而已被扩展至机体内的各个水平,包括细胞和分子水平、器官和系统水平以及整体水平。如正常安静状态下,体温36.0～37.4 ℃(腋窝温度),心率60～100 次/min,血压(100～120)/(60～80)mmHg,呼吸12～18 次/min,尿量1 000～2 000 mL/24 h 等。

对于机体而言,内环境的稳态具有极为重要的生理意义,是保障机体正常生理功能活动得以正常进行的必要条件。各种外环境因素变化以及细胞的新陈代谢过程均可使内环境不断遭受破坏,从而造成失稳态。但机体通过其功能的调节,又可使遭受破坏的内环境重新恢复稳态。由此可见,内环境保持稳态,机体就可处于健康状态;一旦内环境的稳态被打破,将会引发各种疾病。总而言之,人的一生可以说就是建立和维持内环境稳态的一生,维持内环境稳态为各项生理活动提供了坚实而有力的保障。

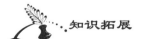

知识拓展

许多疾病均可使内环境稳态遭受破坏,内环境中最活跃的部分,即血浆成分也会随之而发生改变,因此,临床上常采用化验血浆成分的方式对疾病做辅助诊断,同时在疾病治疗过程中,也把化验血浆成分作为判断药物疗效或判断疾病是否痊愈的重要指标。例如,化验血糖对糖尿病的诊断和治疗起着极为关键的作用。凝血功能障碍的患者可通过检测血小板水平和凝血因子来判断病因或治疗效果。检测甲状腺激素水平,可对甲状腺功能状态进行判断,若甲状腺功能异常,可通过检测腺垂体促甲状腺激素和下丘脑促甲状腺激素的水平以及甲状腺球蛋白、抗甲状腺球蛋白抗体、抗甲状腺过氧化物酶抗体等来进一步确定病变的性质和部位。

# 第三节　机体生理功能的调节

外环境的不断变化以及细胞持续的新陈代谢过程均对内环境的稳态进行持续干扰和破坏。机体是一个有序的整体,具有较为完备的调节和控制系统,可通过对三个水平进行有效地调节和控制,来重塑内环境的稳态。

**(一)生理功能的调节方式**

1. **神经调节** 机体通过神经系统的活动对机体各种生理功能进行调节的方式称为神经调节(neuroregulation)。神经调节是机体生理功能活动调节的主要方式。

知识点:神经调节的概念和特点。

神经调节的基本调节方式是反射(reflex)。反射的定义是指在中枢神经系统参与下,机体对体内外环境的各种刺激因素产生的应答,即产生具有适应意义的规律性应答。反射的结构基础是反射弧(reflex arc),由感受器、传入神经、神经中枢、传出神经和效应器五部分组成(图1-2)。例如,若人在行走时脚意外被钉子刺伤,这种刺伤立即使脚部皮肤上的痛觉感受器将痛刺激转换成电信号,以神经冲动的方式迅速沿传入神经传向中枢,中枢很快将传入信息经过分析综合之后,发出运动指令,以神经冲动的方式沿传出神经传导至受伤下肢的相应肌肉,引起屈肌收缩而伸肌舒张,从而完成缩脚动作,以避免进一步的损伤。

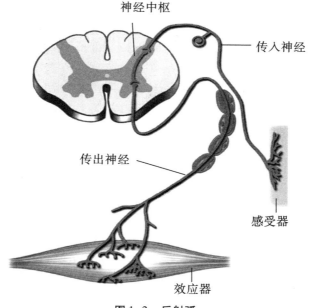

图1-2 反射弧

反射弧结构的完整与功能的正常是反射完成的有力保障,一旦五部分中任何一个部分出现损伤或功能障碍,反射活动就将减弱或消失。临床上常用各种神经反射来检查神经系统的功能,为疾病的诊断或治疗提供依据。如把瞳孔对光反射,即瞳孔大小随光照强度而变化的神经反射,作为判断中枢神经系统病变部位、麻醉的深度以及病情危重程度的重要指标。另外,临床上全身麻醉时,麻醉药可经呼吸道吸入和静脉注射等方式,暂时抑制神经中枢,产生神志消失、全身痛觉消失、反射抑制和骨骼肌松弛等各种反射消失的状况,且这种抑制是完全可逆的,经历一段时间之后,患者的神志和各种反射将逐渐恢复。

知识点:体液调节的概念和特点。

神经反射的特点是准确、迅速、持续时间短。

2. **体液调节** 体内的某些化学物质通过体液途径调节生理功能的方式,称为体液调节(humoral regulation)。参与体液调节的化学物质分类众多,包括:内分泌腺和内分泌细胞分泌的激素,如胰岛素和甲状腺激素等;局部代谢产物,如 $CO_2$ 和腺苷等;某些细胞产生的生物活性物质,如组胺、缓激肽和 NO 等。

体液调节对机体的生长、发育和生理功能的调节起着极其重要的作用。临床上体液调节发生异常将导致某些疾病的发生,如生长激素在幼年时期分泌过多可引发巨人症,分泌过少则诱发侏儒症。甲状腺激素分泌过多可引起甲状腺功能亢进,而分泌减少则会产生甲状腺功能减退;出生时缺乏,可导致呆小症。

神经调节和体液调节关系非常密切。神经系统可直接或间接地对体内的绝大多数内分泌腺或内分泌细胞进行支配,因此,机体在发动神经调节的同时,往往通过神经系统引起内分泌系统分泌激素,共同调节效应器的活动。这种由神经调节与体液调节共同参与的调节方式,称为神经-体液调节(neuro-humoral regulation)。神经-体液调节方式将两种不同的调节优势联合起来,对机体功能调节的效果更加精确、合理,从而进一步增强了机体对体内外环境变化的适应能力,也使机体的功能更加协调统一。

体液调节的特点是作用缓慢、持久且作用广泛。

知识点:自身调节的概念和特点。

3. 自身调节 机体不依赖神经调节和体液调节,而是通过自身来完成的调节反应,称为自身调节(autoregulation)。例如,在一定范围内,随着体循环血压的升高,肾动脉血管发生收缩,血流阻力增加,不会发生因灌注压升高而引起肾血流量增加的现象,而是保持肾血流量的相对稳定状态;同样,在一定范围内,随着体循环血压的降低,肾动脉血管发生舒张,血流阻力下降,也不会发生因灌注压降低而引起肾血流量减少的情况。机体通过这种自身调节,保障了肾血流量的相对稳定,从而也使尿量保持在正常范围内。

自身调节的特点是调节的幅度和范围较小,但仍具有一定的生理意义。

### (二)机体的控制系统

生理学上常利用工业工程技术的控制论原理,对机体生理功能的调节进行分析。从控制论角度分析,机体内存在着数以千计的控制系统。即便是在一个细胞内,也有许多极其精细和复杂的控制系统,从细胞和分子水平调节细胞的各种功能。

所有的控制系统都由控制部分和受控部分两大部分组成。体内的中枢神经系统和下丘脑的神经内分泌细胞属于控制部分,而效应器或靶细胞是受控部分。从控制论的观点可将控制系统分为三大类,即非自动控制系统、反馈控制系统和前馈控制系统。

1. 非自动控制系统 非自动控制系统是开环系统,指只有控制部分发出指令控制受控部分的活动,而没有受控部分的活动对控制部分的活动影响。也就是说,这种控制方式是单向的,在机体功能调节中极其罕见。如在夜晚熟睡时,不自主的踢腿运动就是一个例子。

2. 反馈控制系统 也称自动控制系统,是闭环系统,指控制部分不仅发出信号管理受控部分的活动,控制部分的活动也接受受控部分返回的反馈信号而进行实时的调整,称为反馈(feedback)。当反馈信息抑制或减弱控制部分的活动时,称为负反馈(negative feedback);而当反馈信息促进或加强控制部分的活动时,则称为正反馈(positive feedback)。

(1)负反馈 机体功能活动的最终目的就是维持内环境的相对稳定,因而负反馈对于维持内环境的稳态极为重要。如受到某种因素的影响时,某一处于平衡或稳定状

笔记栏

态的功能活动增强,该系统原有的平衡或稳态就遭到了破坏。在负反馈机制的调节之下,活动增强的受控部分,迅速将反馈信息传递至控制部分,控制部分经分析整合后,发出指令使受控部分活动减弱,重新恢复至原有的平衡或稳态;反之亦然。可见,负反馈调节系统的作用是使系统的功能保持在相对稳定状态,从而维持机体的内环境稳态。

例如,血浆中的 $O_2$ 和 $CO_2$ 不断通过肺通气和肺换气与外界大气进行交换,同时,也通过组织换气与组织细胞进行交换,当机体进行剧烈运动时,骨骼肌代谢活动明显增强,造成组织中 $O_2$ 分压降低和 $CO_2$ 分压升高。通过组织换气,血浆中的 $O_2$ 分压和 $CO_2$ 分压也随之发生相同的变化。此时反馈信息就能很快作用于呼吸中枢和心血管中枢,使呼吸运动加深、加快,心血管活动增强,从而使血浆中的 $O_2$ 分压和 $CO_2$ 分压迅速恢复至正常水平。

由于机体的生理功能绝大多数需要维持相对稳定的状态,因而负反馈的例子在机体内甚多,颈动脉窦和主动脉弓压力感受性反射就是一个典型的负反馈调节的例子。例如,当机体由卧位转变为立位时,体内部分血液因滞留在下肢,使回心血量减少,导致血压降低。此时,机体通过颈动脉窦和主动脉弓压力感受性反射,使交感神经活动增强而副交感神经活动减弱,从而使心输出量增加,血管收缩,血压回升,维持血压于正常范围。

(2)正反馈 在这种控制情况下,受控部分发出的反馈信号能加强控制部分的活动,使受控部分的活动越来越强。由此可见,正反馈控制系统的活动使整个系统处于再生状态,正反馈不可能维持系统的稳态或平衡,只能破坏原有的稳态或平衡状态。

生理情况下正反馈在体内比较少见,如排尿反射、排便反射、分娩反射、血液凝固以及排卵前雌激素对黄体生成素的正反馈调节过程。例如,在正常分娩过程中,子宫收缩促使胎儿头部下降并牵张子宫颈,受牵张的子宫颈可反射性地加强子宫收缩,从而使胎儿头部进一步下降,对子宫颈产生进一步牵张,牵张的子宫颈进而再加强子宫的收缩,如此反复,直至胎儿顺利娩出。

3.前馈控制系统 在机体生理功能的调节控制中,除反馈控制外,尚有前馈(feed-forward)控制系统。前馈是指在控制部分发出指令影响受控部分的同时,又通过另一快捷途径向受控部分发出前馈信号,使受控部分的活动在未发生改变之前,就已经提前进行了修正,从而使受控部分的活动更加准确和适度。前馈与反馈相比更为迅速,可使机体的反应更具有预见性和超前性,有效地修正了反馈的波动性和滞后性,因而可使机体功能在内外环境因素的不断变化中更好地保持其稳定性。

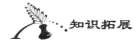 知识拓展

训练有素的运动员站在百米赛跑的起跑线时,由于长期训练引起的条件反射,会产生心脏活动增强,呼吸加深、加快的现象,就是一个典型的前馈调节的例子。正是前馈调节的存在,使得运动员的心、肺功能提前达到一个较高的水平,为接下来的起跑做好了充分的准备,从而有利于运动员取得优异的比赛成绩。相反,一个普通人在没有建立起前馈的条件反射之前,只能等到起跑之后机体出现

$O_2$ 分压降低和 $CO_2$ 分压升高时,心、肺功能才逐渐增强,心、肺功能不能很好地满足机体的需求,从而不可能创造出如运动员一样的优异成绩。

在机体整个生命活动的控制中,反馈控制和前馈控制既要相互配合,又要相互制约,两者在时间和空间上,按照一定的规律多次进行复杂组合,方使机体的生理活动变得更准确、更协调和更完善。

(新乡医学院　董献红)

# 细胞的基本功能

细胞是机体结构和功能的最基本单位,各种生理功能和生化反应等生命活动都是在细胞及其产物的基础上进行的。所以,了解细胞的基本功能对阐明各器官、系统乃至整个机体的功能活动及其发生机制具有重要意义。人体内有200多种细胞,不同的细胞分布在特定的部位,执行特定的功能,但它们的基本功能却是相同的。本章着重阐述细胞共有的基本功能,包括跨膜物质转运功能、信号转导功能、生物电现象、肌细胞的收缩功能等。

## 第一节　细胞的跨膜物质转运功能

### 一、细胞膜的分子结构

细胞膜(cell membrane)也称为质膜,是将细胞内容物和周围环境分隔开的一层薄膜,作为防止细胞外物质自由进入细胞的屏障,保障细胞内环境的相对稳定。但细胞必须与周围的环境发生信息、物质与能量的交换,才能完成特定的生理功能,这就要求细胞膜必须具有物质转运功能,从而不断地从环境中摄取氧气和营养物质,同时排出代谢产物。而且,细胞膜必然是一种生物半透膜,它有选择地允许某些物质通过,使细胞既能实现一定的物质更新,又可以严格保持细胞内物质成分的相对独立和稳定。细胞可以进行跨膜物质转运、信息传递和能量转换,这些功能的实现是由细胞膜的分子组成和结构决定的。

细胞膜主要由脂类和蛋白质组成,此外还有少量的糖类物质。各种物质分子在膜中的排列形式和存在,是决定膜的基本生物学特性的关键因素。古往今来,科学家对膜的分子结构进行了种种探索,提出了诸多设想,但以1972年Singer和Nicholson提出的液态镶嵌模型(fluid mosaic model)最为著名。液态镶嵌模型得到了多方面研究结果的支持,现在已被公认。该模型认为:细胞膜是以液态的脂质双分子层为基架,不同结构、功能各异的蛋白质镶嵌其间(图2-1)。

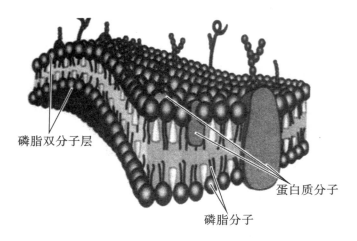

磷脂双分子层

蛋白质分子

磷脂分子

图 2-1　细胞膜结构

膜脂质中 70% 以上是磷脂,其次是胆固醇(一般低于 30%),还有少量鞘脂类物质。每个磷脂分子由一个亲水性的头部和两条疏水的尾部构成,亲水的头部由磷酸和碱基构成,疏水的尾部则由脂肪酸烃链构成。在膜中亲水的头部分别位于细胞膜内、外表面,而疏水性的两条尾部,则在细胞膜内部两两相对,形成膜内侧的疏水区,因此,形成脂质双分子层的膜的主架结构。脂质双分子层中分散镶嵌着多种蛋白质分子,根据功能,可分为酶、受体蛋白、转运蛋白、离子通道蛋白和细胞骨架蛋白等。细胞膜所具有的各种功能,如细胞和周围环境间进行的物质、能量和信息交换,在很大程度上依赖于这些蛋白质的功能。除蛋白质外,细胞膜还含有少量糖类,占 2% ~ 10%,多为一些寡糖和多糖链,它们以共价键方式和膜脂质或膜蛋白结合,形成糖脂或糖蛋白。这些糖链指向胞外空间,且糖链中单糖排列顺序具有特异性,可作为其所在细胞或所结合蛋白的特异性标志,如作为抗原决定簇、受体的可识别区等。由于膜脂质的熔点较低,体温条件下一般呈液态,具有一定的流动性,但仅限于脂质分子做侧向运动。

## 二、物质的跨膜转运

细胞膜虽然将细胞内液与细胞外液分隔开来,但细胞要进行正常的新陈代谢,必须在细胞内液和细胞外液之间发生物质、信息和能量的交换,要不断地从外界摄取氧和营养物质,同时排出代谢产物,这就意味着要发生物质的跨膜转运,不同物质依其极性、脂溶性或体积等通过不同的方式进行跨膜转运。下面介绍细胞膜的几种常见的物质跨膜转运形式。

### (一)单纯扩散

知识点:什么是单纯扩散?

单纯扩散(simple diffusion)是指脂溶性的小分子物质从高浓度一侧向低浓度一侧进行跨膜转运的过程(图 2-2)。单纯扩散的特点是不需要额外消耗能量,也不需要膜蛋白的参与。单纯扩散是一种简单的跨膜物理扩散,受物质在细胞膜两侧存在的浓度梯度势能驱动。一般来说,能以单纯扩散方式转运的物质只有脂溶性物质和少数分子量很小的水溶性物质,如 $O_2$、$CO_2$、$N_2$、类固醇激素、乙醇、尿素、甘油、水等。单纯扩散的速度与两方面因素有关:①物质在膜两侧的浓度差(物质扩散的动力)。膜两侧物质的浓度差越大,转运速度越快。②膜对物质的通透性(指物质通过细胞膜的难易程度)。因为细胞膜脂质双分子层的结构,所以脂溶性越大、分子量越小的物质,转运速度也越快。

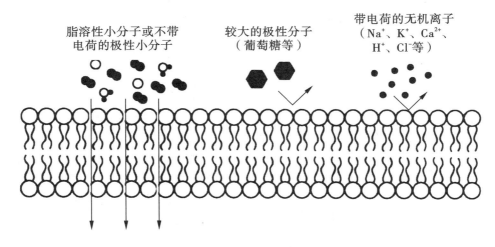

图 2-2 单纯扩散

### (二)易化扩散

易化扩散(facilitated diffusion)是指分子量较大的水溶性分子和带电离子必须在膜蛋白介导下才能顺浓度梯度和(或)电位梯度进行跨膜转运的过程。易化扩散可以分为两种类型:如果参与转运的膜蛋白是载体蛋白,则称为经载体介导的易化扩散;如果参与转运的膜蛋白是通道蛋白,则称为经通道介导的易化扩散。

1. 经载体介导的易化扩散 很多重要的营养物质如葡萄糖、氨基酸、核苷酸等,很难通过脂质双分子层的细胞膜,必须在膜上特定蛋白的协助下才能实现跨膜转运。介导这一过程的膜蛋白称为载体蛋白或载体。一般认为,载体和被转运物质在浓度较高的一侧结合后,使得载体蛋白的构象发生变化,被转运物质在溶质浓度较低的一侧与载体解离,从而通过载体与物质结合位点随构象的改变而交替暴露于膜的两侧而完成物质的跨膜转运(图 2-3)。

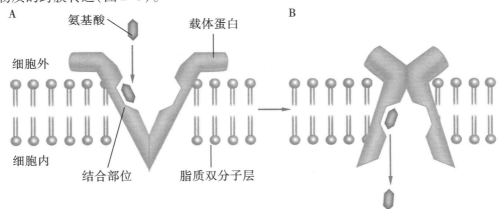

图 2-3 经载体介导的易化扩散

A. 载体蛋白与被转运物质结合 B. 载体蛋白与被转运物质分离

知识点：易化扩散的特点。

经载体介导的易化扩散有以下特点：

（1）结构特异性　每种载体仅能识别和结合具有特定化学结构的底物。例如，体内的葡萄糖载体只能转运葡萄糖，且在同样浓度差的情况下，右旋葡萄糖的跨膜转运量大大超过左旋葡萄糖。

（2）饱和现象　由于细胞膜上载体的数量有限，所以当所有载体上的所有位点都被结合后，物质跨膜转运的速度就达到最大，而不再随着底物在膜两侧浓度差的增加而增大，这种现象称为饱和现象。在一定的浓度差范围内，经载体介导的易化扩散的转运速率一般与膜两侧被转运物质的浓度差成正比，但浓度差超过某一限度时，转运速率就不再增加。

（3）竞争性抑制　同一载体可与两种结构相似的物质结合并进行跨膜转运，则这两种物质将相互竞争载体上的结合位点，在转运时，出现彼此抑制的现象。这是一定数量的载体或其结合位点被结构相似物竞争性占据的结果。

2. 经通道介导的易化扩散　带电离子（如 $Na^+$、$K^+$、$Ca^{2+}$、$Cl^-$ 等）在通道蛋白的介导下，顺浓度梯度和（或）电位梯度进行跨膜转运的方式称为经通道介导的易化扩散（facilitated diffusion via channel）。参与此种转运的膜蛋白通道也称为离子通道（ion channel），因为经通道转运的物质几乎都是离子。离子通道的实质是贯穿整个脂质双分子层、中央有亲水性孔道的蛋白质。当通道开放时，离子顺浓度梯度和（或）电位梯度以极快的速度进行跨膜移动（图 2-4）。

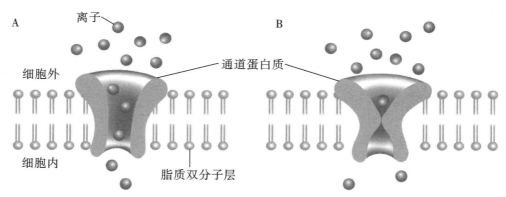

**图 2-4　经通道介导的易化扩散模式**
A. 通道开放　B. 通道关闭

经通道介导的易化扩散的主要特点如下：

（1）离子选择性　每种通道往往只允许一种或几种离子通过，而对其他离子的通透性很小或不通透。如钾通道只允许 $K^+$ 通过，对 $Na^+$ 的通透性则非常小。根据通道对离子的选择性，可将通道分为钠通道、钙通道、钾通道、氯通道和非选择性阳离子通道等。

（2）门控特性　在通道蛋白分子内有一些起类似"闸门"作用的结构或化学基团，当"闸门"打开时，通道开放，离子跨膜流动；当"闸门"关闭时，离子跨膜流动停止。这一过程称为门控。"闸门"的状态受不同因素调控，大多数通道通常都处于关闭状态，只有受到适宜刺激时才会引起"闸门"开放。

根据"闸门"对不同刺激的敏感性,离子通道通常可分为以下几种类型:①电压门控通道。这类通道受膜电位变化调控,当膜电位发生变化(通常是去极化,偶见超极化)时,通道蛋白构象发生改变,导致"闸门"打开,通道开放。②化学(配体)门控通道。这类通道受化学物质(配体)调控,兼具受体和通道的功能,和某种特定的化学物质结合后,通道"闸门"打开。③机械门控通道(图2-5)。该类通道受机械刺激调控,如耳蜗毛细胞膜中的机械门控钾通道。此外,也有少数几种非门控通道,这类通道是持续开放的,如神经纤维膜上的钾通道、细胞间的缝隙连接通道等。离子通道的通透性可被相应的阻断剂阻断。例如,钠离子通道可被河豚毒阻断,钾离子通道可被四乙胺阻断。

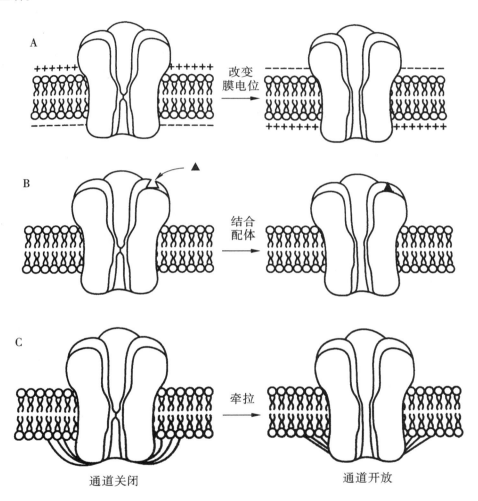

通道关闭                通道开放

图2-5　离子通道的门控特性

### (三) 主动转运

主动转运(active transport)是指物质在膜蛋白的帮助下,利用细胞代谢产生的能量,逆着浓度梯度和(或)电位梯度所进行的跨膜转运。如钠泵逆浓度梯度跨膜转运的钠离子和钾离子、肠腔中葡萄糖吸收进入小肠上皮细胞、小管液中葡萄糖重吸收进入肾小管上皮细胞等。根据是否直接利用 ATP(腺苷三磷酸),主动转运分为原发性主动转运和继发性主动转运两类。

1.原发性主动转运 细胞上膜蛋白直接利用代谢产生的能量(ATP)将物质逆浓度梯度和(或)电位梯度进行跨膜转运的过程称为原发性主动转运。原发性主动转运的物质通常是带电离子,所以介导这一过程的膜蛋白称为离子泵。该泵具有 ATP 酶的活性,可将细胞内的 ATP 水解为 ADP,同时自身发生磷酸化,构象发生改变,完成物质逆电-化学梯度的跨膜转运。离子泵的种类很多,如转运 $Na^+$ 和 $K^+$ 的钠钾 ATP 酶,转运 $Ca^{2+}$ 的钙泵,转运 $H^+$ 的质子泵等,在哺乳动物细胞膜上普遍存在的离子泵有钠钾 ATP 酶(sodium potassium pump)和钙泵(calcium pump)等。

钠钾 ATP 酶,也称钠-钾泵或钠泵,是哺乳动物细胞中普遍存在的离子泵。钠泵也被称为钠钾依赖性 ATP 酶。由于钠泵的发现,生物化学家 Jens C Skou 与他人共获 1997 年诺贝尔化学奖。钠泵是镶嵌在膜的脂质双分子层中的一种特殊蛋白质(图 2-6),钠泵每消耗 1 分子的 ATP,可以将膜内的 3 个 $Na^+$ 泵出胞外,同时将膜外的 2 个 $K^+$ 泵入细胞内。当胞内 $Na^+$ 浓度升高或胞外 $K^+$ 浓度升高时,钠泵活动就被激活,从而维持细胞内外 $Na^+$ 和

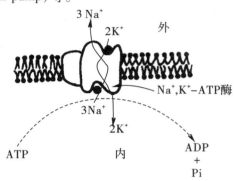

图 2-6 钠泵主动转运

$K^+$ 的浓度差。通过钠泵的活动,细胞内 $K^+$ 浓度为细胞外的 30 多倍,细胞外 $Na^+$ 浓度为细胞内的 10 多倍。维持钠泵的活动需要消耗大量的能量,在哺乳动物细胞占代谢产能的 20% ~ 30%。钠泵活动具有重要的生理意义:①钠泵活动形成的 $Na^+$ 和 $K^+$ 在膜两侧的不平衡分布是机体生物电产生的基础;②钠泵所建立的 $Na^+$ 在膜两侧的浓度差为细胞的继发性主动转运(如葡萄糖、氨基酸在小肠的吸收)提供势能储备;③钠泵活动形成的细胞内高 $K^+$ 环境是胞内许多代谢反应进行的必需条件;④有利于胞内渗透压和细胞容积的维持,在通常情况下,$Na^+$ 在电化学驱动力的作用下容易漏入细胞内,使胞内渗透压升高,导致细胞肿胀,而钠泵可以将内漏的 $Na^+$ 泵出去,从而维持细胞正常的渗透压和容积;⑤钠泵的活动也有利于维持胞内 pH 值的稳定。通过 $Na^+$-$H^+$ 交换可以将细胞代谢产生的 $H^+$ 排到膜外,而钠泵活动形成 $Na^+$ 在膜两侧的浓度差为 $Na^+$-$H^+$ 交换提供了动力。如果抑制了钠钾泵,则 $Na^+$-$H^+$ 交换减少,细胞内 $H^+$ 浓度升高,pH 值降低。

除上述的钠泵外,还有钙泵、质子泵($H^+$泵)和碘泵等,这些泵蛋白都可以直接分解 ATP 对相应的离子进行逆电-化学梯度的跨膜转运。

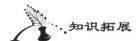

·知识拓展

经科学研究,发现钠钾泵在人体的正常代谢中具有非常重要的作用,与一些疾病的发生也有着密切的关系。据报道,高血压患者及有高血压家族史而血压正常者的血清中有一种激素样物质,可抑制 $Na^+$,$K^+$-ATP 酶的活性,以致钠钾泵功能降低,导致细胞内 $Na^+$、

Ca²⁺浓度增加,动脉壁平滑肌细胞收缩加强,肾上腺素能受体 (adrenergic receptor)密度增加,血管反应性加强。这些都有助于动脉血压升高。

新近发现,有些肥胖者虽然坚持节食,活动量也不小,但依然"膘肥体壮",即使用尽各种减肥手段,体重也有增无减,煞是令人苦恼。其实,这种肥胖的根本原因是人体中褐色脂肪组织的产热功能发生了故障,无法正常产热,不能消耗能源脂肪。这主要是镶嵌在褐色脂肪细胞膜上的钠钾泵运转慢了,以燃烧脂肪为主的产热机器便无法正常运行,使人的基础体温降低,机体耗能也减少。这种人好像处于一种亚冬眠的低能耗状态,能量消耗少,人也就瘦不了。

2. 继发性主动转运　与原发性主动转运不同,继发性主动转运所需的能量不是直接由 ATP 分解供给,而是由原发性主动转运所形成的离子浓度差(通常是由钠泵形成的 Na⁺ 在膜两侧的浓度差)所储备的势能提供,将物质逆浓度梯度和(或)电位梯度进行跨膜转运。这种间接利用能量的主动转运过程称为继发性主动转运。继发性主动转运需要在被称为转运体的膜蛋白的协助下才能完成。如果用药物阻断钠泵活动,则相应的继发性主动转运也会被抑制或停止,在 Na⁺ 顺浓度梯度跨膜转运的同时,离子或分子逆着其浓度梯度和(或)电位梯度进行转运。如果两者转运的方向相同则为同向转运,对应的转运体称为同向转运体。如小肠黏膜上皮和肾近端小管上皮对葡萄糖的吸收都是在 Na⁺-葡萄糖同向转运体的协助下,Na⁺ 顺着浓度梯度和(或)电位梯度被动进入胞内,同时葡萄糖逆着浓度梯度被转运进入胞内。如果两种离子或分子转运方向相反,则称为反向转运,相应的转运体称为反向转运体。如 Na⁺-Ca²⁺交换体、Na⁺-H⁺交换体。

### (四)出胞和入胞

机体内的一些大分子物质或颗粒团块无法通过上述方式实现跨膜转运,而是通过膜的包裹形成囊泡完成跨膜转运的过程,称为出胞和入胞。这种方式的特点是需要消耗能量,属于主动转运过程,也需要蛋白质参与。此外,还伴随有细胞膜面积的改变。

1. 出胞　指胞内的大分子物质以膜包裹形成分泌囊泡并排出细胞的过程。如外分泌腺细胞排放酶原颗粒,黏液、神经纤维末梢排出神经递质和内分泌细胞释放激素等过程都属于出胞。这些大分子分泌物由粗面内质网合成,而后转入高尔基体进行修饰和加工,形成由膜结构包裹的分泌囊泡,而后逐渐移向细胞膜的内表面,在特定蛋白质的介导下,囊泡与细胞膜发生融合、破裂,最后将囊泡内含物排出细胞,而囊泡膜融入细胞膜而使胞膜面积增加(图 2-7)。

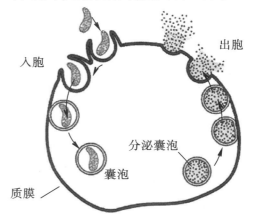

图 2-7　出胞与入胞

2. 入胞　指胞外大分子物质或物质团块（如细菌、坏死的细胞或碎片等）被细胞膜包围，以囊泡的形式进入细胞的过程。当大分子物质或颗粒团块靠近细胞膜时，该处的细胞膜发生内陷，并逐渐将其包绕，细胞膜发生断裂，形成囊泡进入胞内，同时伴随着细胞膜面积的减少。依据进入细胞的物质是固体和液体，分别称为吞噬和吞饮。

# 第二节　细胞的信号转导功能

生物体由众多细胞组成，生物体的正常生命功能的进行需要众多细胞之间进行信息的交流及功能的协作整合，因此各种细胞间形成了复杂的信号交流机制。细胞的信号转导是指生物学信息在细胞间或细胞内转换和传递，最终产生生物学效应的过程。通常信号转导指的是跨膜信号转导，即生物活性物质（如激素、神经递质和细胞因子等）作为信号载体，作用于靶细胞膜上的受体，最终使细胞产生特定的生物学效应的过程，即信号从胞外传入胞内。跨膜信号转导的途径包括离子通道受体介导的信号转导、G蛋白偶联受体介导的信号转导和酶偶联受体介导的信号转导。

**（一）离子通道受体介导的信号转导**

化学门控通道是一种兼有受体和通道特性的膜蛋白，其开放受化学物质（配体）调控。当化学物质（多为神经递质）与受体结合后，离子通道开放，特定离子跨膜流动，引发膜电位发生变化，其发生速度快，从神经递质与受体结合到细胞膜电位的改变耗时仅 0.5 ms，从而实现神经信号的快速传递。如骨骼肌终板膜上 N 型的 ACh 受体与神经末梢释放的 ACh 结合后，受体通道开放，$Na^+$ 和 $K^+$ 跨膜流动，使终板膜电位发生去极化，形成终板电位，终板电位的扩布进一步引发肌细胞的兴奋与收缩。

**（二）G蛋白偶联受体介导的信号传导**

G蛋白偶联受体介导的信号传导是细胞质膜上最多，也是最重要的信号转导通路，其作用比离子通道型受体缓慢。该信号转导通路有两个重要的特点：①系统由三个部分组成，即7次跨膜的受体、G蛋白和效应物（酶）；②产生第二信使。G蛋白偶联受体，也称为促代谢型受体，通常由一条具有7次跨膜结构的肽链构成，本身不具备通道结构，也无酶活性，受体分子的胞外侧和跨膜结构内部有配体结合部位，而在受体的胞质侧则有与G蛋白结合的位点，当配体和受体结合后，受体构象发生改变，结合并激活G蛋白。G蛋白偶联受体包括肾上腺素能 α 受体、β 受体、胆碱能受体、ACh 受体和5-羟色胺受体等。

G蛋白偶联受体介导的信号转导涉及膜受体、G蛋白、G蛋白效应器、第二信使等一系列胞膜和胞内的信号分子的参与。其跨膜信号转导过程可归纳如下：胞外配体（第一信使）与细胞膜上的G蛋白偶联受体结合后，受体变构，结合并激活胞膜内侧的G蛋白，G蛋白活化后进一步激活G蛋白效应器，主要指催化生成第二信使的酶，主要有腺苷酸环化酶（adenylate cyclase，AC）、鸟苷酸环化酶（guanylate cyclase，GC）、磷脂酶C（phospholipase C，PLC）、磷脂酶A2（phospholipase A2，$PLA_2$）及 cGMP 磷酸二酯酶（phosphodiesterase，PED），这些效应器酶通过生成第二信使，实现胞外信号向胞内的跨膜传导。第二信使是胞外作为第一信使的信号分子作用于受体后在胞内产生的信号分子,其作用是将胞外信号向胞内传递,较重要的第二信使有环腺苷酸(cyclic adenosine monophosphate,cAMP)、三磷酸肌醇(inositol triphosphate,$IP_3$)、二酰甘油(diacylglycerol,DG)、环鸟苷酸(cyclic guanosine monophosphate,cGMP)和$Ca^{2+}$等。第二信使作用于其靶蛋白,主要是各种蛋白激酶和离子通道,最终使细胞产生特定的生物学效应。

### (三)酶偶联受体介导的信号转导

与 G 蛋白偶联受体不同,酶偶联受体(ekinase-linked receptor)是具有 1 次跨膜结构的膜蛋白,其胞质侧本身就具有酶催化活性,可直接与胞质内的酶结合并将其激活,而在受体分子的胞外侧有配体结合位点,当配体结合后,受体胞质侧的酶活性被激活,继而激活其下游的酶,从而将胞外信号跨膜转导入胞内。较重要的有酪氨酸激酶受体和鸟苷酸环化酶受体两类。

1. 酪氨酸激酶受体  酪氨酸激酶受体(tyrosine kinase receptor,TKR)是一类纵贯质膜的蛋白受体,其膜外侧有配体结合位点,膜内侧具有酪氨酸激酶的活性位点或者直接结合激活胞内的酪氨酸激酶,当受体和配体结合后,受体构象改变,直接激活胞内段的酶氨酸激酶活性,或者与胞内的酪氨酸激酶结合并使之激活,继而引发下游一系列信号分子的活动,最终产生特定的生物学效应。大部分生长因子(如表皮生长因子、神经生长因子等)、胰岛素及部分肽类激素就是通过此类受体实现跨膜信号转导的。

2. 鸟苷酸环化酶受体  鸟苷酸环化酶受体(guanylate cyclase receptor)是跨膜 1 次的多肽链,膜外侧 N 端有配体结合位点,膜内侧 C 端有 GC 结构域。受体一旦与配体结合,GC 将被激活,进一步催化胞质内的鸟苷三磷酸(guanosine triphosphate,GTP)环化生成环鸟苷酸(cyclic guanylic acid,cGMP),后者是一种第二信使,可作用于下游分子,从而完成信号的跨膜转导。心房钠尿肽是鸟苷酸环化酶受体的一个重要配体。

虽然我们把细胞的信号转导归纳为上述几条重要的信号通路,但事实上,细胞的跨膜信号转导通路之间存在着错综复杂的关系,形成所谓的信号网络(signaling network)或者称为"cross-talk"。目前对于信号通路及信号通路间相互作用的研究得到广泛关注。

# 第三节　细胞的生物电现象

生物体进行生命活动过程中表现出来的电现象,称为生物电(bioelectricity),它在生物界普遍存在。细胞的生物电现象主要表现为安静时膜的静息电位(resting potential)和受到刺激时产生的动作电位(action potential)。

## 一、静息电位

1. 细胞的静息电位  跨膜电位是指细胞膜内、外两侧的电位差,简称膜电位。静息电位是指细胞在未受刺激的状态(静息状态)下的膜电位。静息电位可通过细胞内电位记录(intracellular potential recording)的方式测得。这种记录方法需要两个玻璃微电极,一个置于细胞膜表面作为参考电极,另一个插入细胞内作为探测电极(其尖端直径不超过 0.5 μm),通过示波器可记录细胞膜两侧的电位差,即静息电位(图 2-8)。若将胞外电极接地,那么记录到的电位是以细胞外为零电位的膜内电位。通过细胞内记录的方式发现,细胞的膜内电位在安静情况下通常为负值,范围在-10 ~ -100 mV。例如骨骼肌细胞的静息电位约为-90 mV,神经元细胞的静息电位约为-70 mV,红细胞的静息电位约为-10 mV,平滑肌细胞的静息电位约为-55 mV 等。

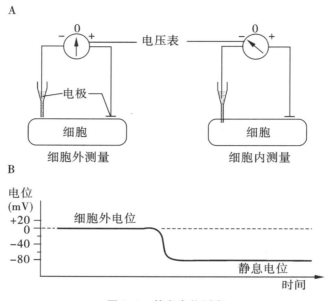

图 2-8　静息电位测定

A. 左图:记录电极和参考电极都在细胞外。右图:记录电极在细胞内,而参考电极在细胞外。

B. 微电极插入细胞前后记录到的电位。

细胞在安静状态下,静息电位通常较为稳定,细胞膜所呈现的"外正内负"的这种状态称作极化。在一定的条件下,如细胞受到刺激,膜的极化状态就可能发生改变。如当静息电位绝对值减小(如由 - 90 mV 变为 - 70 mV)时,称为去极化(depolarization);相反,静息电位绝对值增大(如由-70 mV 变为-90 mV)时,则称为超极化(hyperpolarization);细胞膜发生去极化后电位再向静息电位方向恢复的过程,称为复极化(repolarization)。

2. 静息电位产生的机制　如前所述,钠泵活动在膜两侧形成的 $Na^+$、$K^+$ 浓度梯度是细胞生物电产生的基础,钠泵的活动可使胞外的 $Na^+$ 水平是胞内的十几倍,而胞内 $K^+$ 水平则为胞外的 30 倍左右。膜电位是由带电离子的跨膜流动产生的,而离子跨膜流动需要具备两个重要条件:一是带电离子在细胞膜两侧的不均衡分布,二是细胞膜对这些离子的选择性通透。在离子跨膜流动的过程中,除了膜两侧浓度差之外,还有离子在膜两侧形成的电位差,因此,离子的跨膜流动受到浓度梯度和电位梯度两种驱动力的作用,这两种驱动力的代数和称为电化学驱动力(electrochemical driving force)。在静息状态下,细胞膜主要对 $K^+$ 通透,$K^+$ 在浓度差的驱动下向胞外移动,并在胞膜外侧堆积,同时在胞膜内侧堆积负电,形成跨膜电位差,电位差力阻止 $K^+$ 外流,即 $K^+$ 受到的浓度差力和电位差力方向相反,随着 $K^+$ 的不断外流,浓度差力越来越小,电场力越来越大,当某一时刻,两者相等,即电化学驱动力为 0 时,$K^+$ 进出胞膜速度相等,净移动量为零,此时的膜电位称为 $K^+$ 的平衡电位($K^+$ equilibrium potential,$E_{K^+}$)。

各离子的平衡电位根据细胞膜两侧的离子浓度,利用 Nernst 公式可以精确计算出来,如根据膜内外的离子浓度,可算得枪乌贼巨大神经的 $E_{K^+}$ 为 $-75$ mV,其 $E_{Na^+}$ 为 $+55$ mV。在采用细胞内记录的方法测量细胞的静息电位时发现,实际测量到静息电位却并不等于 $K^+$ 平衡电位而是较其略小,如枪乌贼巨大神经的静息电位实测值为 $-60$ mV。这其实是因为在静息状态下,细胞膜并非只对 $K^+$ 有通透性,对 $Na^+$ 也有较小的通透性,因此,静息电位主要由 $K^+$ 外流形成,同时少量的 $Na^+$ 内流中和胞内一部分负电,而使静息电位略小于 $E_{K^+}$(表 2-1)。

表 2-1　哺乳动物骨骼肌细胞内外离子浓度和平衡电位

| 离子 | 细胞内浓度(mmol/L) | 细胞外浓度(mmol/L) | 细胞内外浓度比 | 平衡电位/mV |
|---|---|---|---|---|
| $Na^+$ | 12 | 145 | 1:12 | +67 |
| $K^+$ | 155 | 4 | 39:1 | $-95$ |
| $Cl^-$ | 4.2 | 116 | 1:29 | $-89$ |
| 有机负离子 | 155 | | | |

根据静息电位形成机制,有三种因素会影响静息电位的水平:①$K^+$ 在细胞膜内外的浓度差,主要通过影响 $E_{K^+}$ 而影响静息电位的大小;②细胞膜对 $K^+$、$Na^+$ 离子的相对通透性,表现为静息时细胞膜对哪种离子的通透性增大,则静息电位就向哪种离子的平衡电位靠近;③钠钾 ATP 酶的生电作用。钠钾 ATP 酶每消耗 1 分子 ATP,可以将 3 个 $Na^+$ 转到胞外,同时将 2 个 $K^+$ 转运至胞内,造成细胞内电位更负,所以称为生电性钠泵,在一定程度上也参与了静息电位的形成。

## 二、动作电位

1. 动作电位的概念　动作电位(action potential,AP)是指在静息电位的基础上,当细胞受到一个有效刺激后,膜电位产生一次快速、一过性的电位波动。不同细胞受刺激后产生的动作电位的时程和形状也有所不同,如枪乌贼巨大神经轴突的动作电位只有 1 ms,而心室肌细胞的动作电位却达几百毫秒。在神经细胞动作电位发生的过程中,膜先迅速去极化,形成动作电位的升支,再迅速复极化至静息电位水平,形成动作电位的降支,两者共同组成尖锋状突起,称为锋电位(spike potential)。锋电位是动作电位的主要构成部分,是动作电位的标志。锋电位的时程约为 1 ms,在锋电位之后,膜电位需经历一段缓慢而低幅的波动才能恢复到静息电位水平,称为后电位(after-potential)。后电位包括膜电位负值小于静息电位的负后电位(去极化后电位)和膜电位负值大于静息电位的正后电位(超极化后电位)(图 2-9)。

动作电位具有一些共同的特征:①产生具有"全"和"无"特性。只有刺激达一定强度,细胞才可产生动作电位;低于此强度,则动作电位不能产生。对同一类型的细胞来说,动作电位一旦产生,其幅度即达最大,即使再增大刺激强度,动作电位的幅度和形状也保持不变,即具有"全"和"无"的特性。②不衰减传播。动作电位产生后会迅速向周围传播,且其幅度和形状始终保持不变。③多个动作电位的发放呈"脉冲"式。细胞受到连续有效刺激,产生的多个动作电位不会重合,而是呈现彼此间隔一段时间的"脉冲"式。

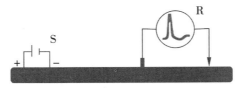

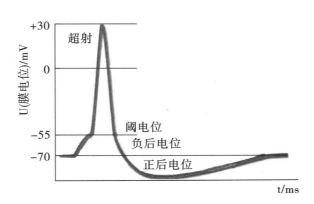

图2-9 神经纤维的动作电位(细胞内记录)

2. 动作电位的产生机制 动作电位的产生也是离子在电化学驱动力的作用下跨膜移动的结果。在静息状态下,细胞外 $Na^+$ 的浓度是细胞内的十多倍,而胞内的 $K^+$ 浓度约是胞外的 30 倍,如前所述,当膜电位等于某离子的平衡电位时,该离子受到的电化学驱动力为零,因此,离子受到的电化学驱动力等于膜电位与该离子的平衡电位之差。假设静息电位为-70 mV,而 $E_{Na^+}$ 和 $E_{K^+}$ 分别为+60 mV 和-90 mV,在静息状态下,$Na^+$ 受到的电化学驱动力为:

$$-70\ mV-(+60\ mV)=\ -130\ mV$$

$K^+$ 受到的电化学驱动力为:

$$-70\ mV-(-90\ mV)=\ +20\ mV$$

在此,负值表示驱动力的方向从膜外指向膜内,能够推动带正电的离子(如 $Na^+$)从胞外流向胞内,为内向电流(inward current),内向电流使细胞膜发生去极化;正值表示驱动力的方向从膜内指向膜外,能够推动正电离子从胞内向胞外流动,形成外向电流(outward current),外向电流使膜复极化或超极化。

当细胞受到一个有效刺激时,膜发生去极化,去极化达某种程度,会使膜上大量的 $Na^+$ 通道迅速开放,即细胞膜对 $Na^+$ 的通透性瞬间增大,$Na^+$ 在巨大的内向电化学驱动力的推动下,大量的 $Na^+$ 迅速内流,使得细胞膜发生迅速去极化,形成动作电位快速去极化的升支;$Na^+$ 通道开放后迅速失活关闭,与此同时,膜上的 $K^+$ 通道大量开放,即细

胞膜对 $K^+$ 的通透性增加，$K^+$ 在较大的外向驱动力的作用下，迅速大量外流，使得膜迅速复极化，形成动作电位快速复极的降支。在动作电位期间，由于 $Na^+$、$K^+$ 的跨膜流动，导致胞内的 $Na^+$ 浓度升高，而胞外的 $K^+$ 浓度升高，由此激活膜上的钠泵，使其活动增强，通过消耗 ATP，将流入胞内的 $Na^+$ 泵出去，同时将流出胞外的 $K^+$ 摄入胞内，恢复两种离子在膜两侧正常的浓度梯度，以维持细胞正常的兴奋性，在下个有效刺激到来的时候，可以再次爆发动作电位。由于钠泵具有生电作用，因此，动作电位之后钠泵活动增强可能是后电位产生的原因之一。

简单来说，锋电位的去极化的上升支主要是膜上大量电压门控 $Na^+$ 通道激活开放后 $Na^+$ 大量快速内流形成的，而下降支主要是膜上大量 $K^+$ 通道激活开放后 $K^+$ 快速大量外流的结果，后电位则可能与钠泵活动的增强有关。

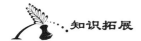
知识拓展

> 电压钳(voltage clamp)，又叫电压钳制或电压固定。该技术由 Cole 和 Marment 设计，后经 Hodgkin 和 Huxley 改进并成功地应用于神经纤维动作电位的研究。Hodgkin 和 Huxley 因此获得了 1963 年的诺贝尔生理学或医学奖。该技术通过插入细胞内的一根微电极向胞内补充电流，补充的电流量正好等于跨膜流出的反向离子流，这样即使膜通透性发生改变，也能固定膜电位数值保持不变。经过离子通道的离子流与经微电极施加的电流方向相反，数量相等，因此可以定量测定细胞兴奋时的离子电流。它是研究电生理的一种重要技术手段。

3. 动作电位的传导　当细胞膜的某一处产生动作电位之后，会迅速沿着细胞膜向周围进行扩布，称为动作电位的传导。在动作电位传导的过程中，其幅度和形状保持不变。动作电位传导的原理可用局部电流学说解释，即在细胞膜上产生动作电位的部位，膜发生去极化甚至发生极性的反转，由静息时的内负外正变为内正外负，由此和仍处于内负外正的静息状态的相邻部位之间就形成了电位差，在电位差的作用下，产生动作电位的胞膜区和静息态的相邻胞膜区之间就产生局部电流，局部电流将使相邻的胞膜区产生去极化并产生动作电位，因此，在局部电流的作用下，动作电位由动作电位产生区向未产生区依次传导(图 2-10)。

知识点:动作电位的产生及传导机制。

因此，动作电位在无髓神经纤维上的传导就像点燃引线一样，当引线某处被点燃后，燃点依次向远处迅速传播。而动作电位在有髓神经纤维上的传导则略有不同，髓鞘包裹部位不产生动作电位，动作电位只在无髓鞘包裹的郎飞结处传导，在局部电流的作用下，动作电位从一个郎飞结向相邻的郎飞结进行传导，呈跳跃式传导，因此速度较无髓纤维大大提高。髓鞘包裹和跳跃式传导是生物进化的结果，无脊椎动物主要依靠增大神经纤维直径来提高动作电位的传导速度，如枪乌贼的巨大神经轴突直径可达 1 mm。而高等动物则依赖髓鞘包裹来提高动作电位的传导速度，直径 4 μm 的有髓神经纤维的传导速度与直径 600 μm 的无髓神经纤维的传导速度是一样的(25 m/s)。髓鞘包裹和跳跃式传导是一种低能耗高效率的方式。

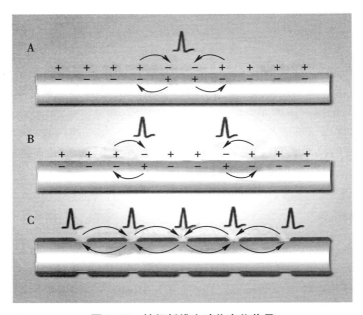

**图 2-10　神经纤维上动作电位传导**
A、B 示意无髓神经纤维上的兴奋传导；C 示意有髓神经纤维上的兴奋传导。

### 三、动作电位产生的条件

1. 阈电位　刺激作用于细胞,只有使细胞膜电位去极化至某一临界值时,膜上大量的电压门控 $Na^+$ 通道开放,细胞才能爆发动作电位,这个能够引发动作电位的临界去极化膜电位称为阈电位(threshold potential,TP)。当细胞去极化到阈电位水平时,膜上电压门控 $Na^+$ 通道的激活开放和膜的去极化之间形成正反馈,即电压门控 $Na^+$ 通道开放,$Na^+$ 内流使得膜进一步去极化,膜的进一步去极化反过来激活更多的电压门控 $Na^+$ 通道开放。通过此正反馈,大量的电压门控 $Na^+$ 通道瞬间开放,大量的 $Na^+$ 迅速内流,于是爆发动作电位。阈电位通常较静息电位的绝对值小 10～20 mV,如神经细胞的静息电位为-70 mV,阈电位约为-55 mV。因此,动作电位产生的关键在于刺激细胞膜去极化达阈电位水平,而与刺激的手段和方式无关。可以将阈电位比喻为"燃点",静息电位一旦去极化达到阈电位这个"燃点",此时的膜的去极化、$Na^+$ 通道的开放和 $Na^+$ 内流之间的正反馈被启动,成为一种"自动"过程,直至动作电位完成,这正是动作电位具有"全"或"无"特征的原因。

2. 阈强度和阈刺激　刺激细胞产生动作电位需要一定的强度,能够使细胞产生动作电位的最小刺激强度称为阈强度(threshold strength),也称阈值(threshold)。强度等于阈值的刺激称为阈刺激(threshold stimulus),强度小于阈值的刺激称为阈下刺激,而强度大于阈值的刺激称为阈上刺激。通常,只有阈刺激或阈上刺激才能使细胞去极化达到阈电位水平,从而爆发动作电位,而阈下刺激则不能使细胞产生动作电位。阈值是衡量细胞或组织兴奋性的重要指标,其大小与细胞或组织的兴奋性呈反变量关系。而在生理学的概念中,兴奋性(excitability)则是指细胞受到刺激后能够产生兴奋(动作电位)的能力。

3.局部反应 阈下刺激不能刺激膜去极化到阈电位水平,从而引发动作电位,但可使膜上少量的 $Na^+$ 通道开放,引起少量 $Na^+$ 内流,使膜电位产生小于阈电位水平的去极化,这个由阈下刺激引起的小于阈电位水平的去极化电位称为局部反应(local response)或局部电位、局部兴奋,如肌细胞的终板电位、神经元突触的突触后电位、感受器细胞上的感受器电位。局部电位具有以下特点:①电位幅度随刺激强度的增加而增大;②产生后在细胞膜上进行衰减性扩布,即幅度随着传播距离的增加而减小;③可以叠加(总和),由不同部位扩布来的局部反应发生总和,称为空间总和(spatial summation);某部位连续产生的局部反应发生总和,称为时间总和(temporal summation)。局部反应总和后,如果使膜去极化达到阈电位便可爆发动作电位。

## 四、细胞兴奋后兴奋性的变化

在现代生理学中,细胞受刺激后产生动作电位的过程或动作电位的本身,称为兴奋(excitation)。而受刺激后能够产生动作电位的细胞,称为可兴奋细胞(excitable cell)。常见的可兴奋细胞有神经细胞、肌细胞以及部分腺细胞。可兴奋细胞受到刺激后产生动作电位的能力,称为细胞的兴奋性(excitability)。细胞在发生一次兴奋后,其兴奋性会出现一系列规律性变化(图2-11)。在图2-11中,纵坐标代表细胞兴奋性,横坐标代表时间,在一次动作电位的发生期间,*ab* 段为绝对不应期(absolute refractory period,ARP),在这一期无论给予细胞再大强度的刺激,都不能使细胞再次兴奋。*bc* 段为相对不应期(relative refractory period,RRP),在这期间细胞的兴奋性有所恢复,但仍低于正常,需要阈上刺激才能使其再次兴奋。*cd* 段为超常期(supranormal period),在此期间,细胞兴奋性高于正常,阈下刺激就可以使细胞再次兴奋。*de* 段为低常期(subnormal period),细胞兴奋性低于正常,阈上刺激方能使细胞再次兴奋。

知识点:兴奋性周期性变化的原因及机制。

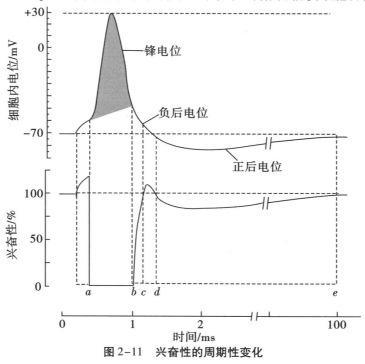

图2-11 兴奋性的周期性变化

1. 绝对不应期　绝对不应期相当于锋电位发生的时期。在此时期,细胞兴奋性为零,再大强度的刺激也不能使细胞再次产生动作电位,绝对不应期的原因是在此期间细胞膜上的电压门控 $Na^+$ 通道处于失活状态。

2. 相对不应期　在绝对不应期过后,此时细胞的兴奋性有所恢复,但仍低于正常,强于阈值的刺激才能使其再次产生动作电位。在此期内,部分 $Na^+$ 通道开始复活,虽然能产生动作电位,但其幅度要低于正常。

3. 超常期　在此期间,细胞兴奋性高于正常,阈下刺激即可使细胞再次产生新的动作电位。在此期内, $Na^+$ 通道已基本复活,且膜电位距离阈电位水平距离较小,所以兴奋性高于正常。相对不应期和超常期对应负后电位时期。

4. 低常期　在此期细胞兴奋性低于正常。此时,膜上的 $Na^+$ 通道已经全部恢复,但由于此时膜电位处于超极化状态,与阈电位之间的差距大,故兴奋性低于正常。低常期相当于正后电位出现的时期。

绝对不应期相当于锋电位发生期间,所以锋电位不会发生叠加,而锋电位是动作电位的标志,因此,绝对不应期的长短决定了单位时间内能够发生兴奋的最大次数。如果绝对不应期为 2 ms,则理论上每秒最多可以兴奋 500 次(表 2-2)。

表 2-2　神经细胞兴奋性变化机制

| | 对应动作电位时段 | 能否产生 AP | 所需刺激 | 机制 |
| --- | --- | --- | --- | --- |
| 绝对不应期 | 锋电位 | 否 | – | $Na^+$ 通道全部失活 |
| 相对不应期 | 负后电位前半段 | 能 | 阈上刺激 | $Na^+$ 通道开始复活 |
| 超常期 | 负后电位后半段 | 能 | 阈下刺激 | $Na^+$ 通道已基本复活,膜电位距离阈电位水平近 |
| 低常期 | 正后电位 | 能 | 阈上刺激 | $Na^+$ 通道完全复活,膜电位距离阈电位水平远 |

# 第四节　肌细胞的收缩功能

依据肌肉的功能特性,肌肉分为骨骼肌、心肌和平滑肌三种。这三种肌细胞的收缩机制既有一定的共性,也有各自不同的个性。本节主要以骨骼肌细胞为例阐述肌细胞的收缩功能及机制。

## 一、神经肌肉接头处的兴奋传递

骨骼肌细胞受到躯体运动神经的轴突分支的支配,并在其调控下发生舒缩运动,当支配骨骼肌的运动神经纤维兴奋的时候,兴奋通过神经与肌细胞之间的神经肌肉接头(neuromuscular junction)传递给骨骼肌,肌肉继而通过兴奋收缩耦联发生收缩。

**（一）神经肌肉接头的结构**

支配骨骼肌的运动神经末梢在靠近骨骼肌细胞时脱去髓鞘，呈裸露膨大状并沿肌细胞膜伸入肌细胞膜内凹形成的沟槽中，形成神经肌肉接头（图2-12）。其中轴突末梢膜称为接头前膜，与其相对的内凹肌细胞膜称为接头后膜或终板膜。接头前膜与终板膜之间约有 50 nm 的间隙，称为接头间隙，与细胞外液相通。

在神经肌肉接头结构的轴突末梢的轴浆中分布有大量囊泡，称为突触小泡，每个小泡约含有 1 万个乙酰胆碱分子（ACh）。内凹的终板膜进一步内陷形成大量皱褶，且在终板膜上分布着 ACh 受体，即 $N_2$ 型 ACh 受体阳离子通道（$N_2$-ACh receptor cation channel），它们存在于皱褶的开口处，属于化学（配体）门控阳离子通道，与 ACh 特异性结合后通道开放，阳离子跨膜流动。此外，在终板膜表面还分布有大量的胆碱酯酶，可将 ACh 水解为胆碱和乙酸，使其失去作用。

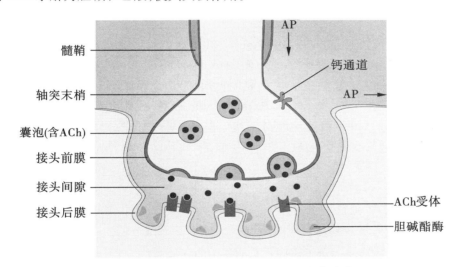

图 2-12　神经-骨骼肌接头处的结构及其传递过程

**（二）神经肌肉接头处兴奋的传递过程**

神经肌肉接头处兴奋的传递过程如下：当支配骨骼肌细胞的运动神经元兴奋，冲动沿轴突传递至末梢时，突触前膜去极化，从而激活膜上的电压门控 $Ca^{2+}$ 通道开放，胞外 $Ca^{2+}$ 内流，突触前膜轴浆内的 $Ca^{2+}$ 浓度升高，从而触发突触小泡的出胞机制，突触小泡出胞并将其中所含的 ACh 释放到突触间隙，ACh 经扩散到达终板膜并和终板膜上的 $N_2$ 型 ACh 阳离子通道受体结合，使其开放，$Na^+$、$K^+$ 在电化学驱动力的作用下进行跨膜流动，因为静息状态下 $Na^+$ 受到的电化学驱动力要远大于 $K^+$，所以 $Na^+$ 内流远大于 $K^+$ 外流，使得终板膜发生去极化，称为终板电位。而由于在终板膜上不存在电压门控 $Na^+$ 通道，所以在终板膜上不能产生动作电位，但终板膜周围的肌膜却分布有电压门控 $Na^+$ 通道，终板电位具有局部电位的特性，可以向周围肌膜进行衰减性扩布，使周围的肌膜去极化达到阈电位水平，则在周围肌膜上爆发动作电位，继而传导至整个肌细胞膜。在终板电位产生的同时，终板膜上的胆碱酯酶迅速将 ACh 水解，及时中止兴奋传递。

在神经肌肉接头处兴奋传递的过程中,ACh 充当了传递的介质,实现了电信号—化学信号—电信号这一信号转换过程。接头前膜释放 ACh 呈"量子式",即一个小泡所含的 ACh 称为一个量子的 ACh,接头前膜释放 ACh 是以小泡为单位释放的。而在 ACh 释放的过程中,$Ca^{2+}$ 发挥了至关重要的作用,如果人为使接头前膜内的 $Ca^{2+}$ 升高,则在无动作电位传来的情况下,也可引发 ACh 的释放和终板电位的产生;相反,如果人为地使膜内的 $Ca^{2+}$ 保持在低水平,则即使有动作电位传来,也无法引起 ACh 的释放。一个量子的 ACh 释放可以产生微小的去极化终板电位,称作微终板电位(miniature endplate potential,MEPP),约为 0.4 mV。而一次动作电位约可以引起 250 个突触小泡同时出胞释放 ACh,形成平均幅度为 50 mV 的终板电位,足以引起邻近肌膜去极化到阈电位并产生动作电位。

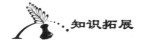

### 知识拓展

重症肌无力(myasthenia gravis,MG)是一种主要累及神经肌肉接头突触后膜上乙酰胆碱受体(acetylcholine receptor,AChR)的自身免疫性疾病。临床主要表现为部分或全身骨骼肌无力和易疲劳,活动后症状加重,经休息和胆碱酯酶抑制药(cholinesterase inhibitors,ChEI)治疗后症状减轻。胆碱酯酶抑制药(如新斯的明等)可抑制乙酰胆碱酯酶对 ACh 的水解,从而可以改善肌无力的症状。

### (三)神经肌肉接头处兴奋传递的特点

神经肌肉接头处的兴奋传递通常具有以下特点:

1. 单向传递　兴奋在神经肌肉接头处只能向一个方向传递,即只能从接头前膜传向接头后膜。这是因为 ACh 只能从接头前膜释放,作用于接头后膜上相应的 ACh 受体。

2. 时间延搁　兴奋通过神经肌肉接头往往需要耗费一定的时间(0.5～1.0 ms)。这是因为兴奋传递过程涉及 ACh 在接头前膜的释放、扩散通过接头间隙、与终板膜上受体的结合及受体通道的开放等多个环节,需要一定的时间。

3. 易受药物影响　因为接头间隙与细胞外液相通,所以内环境中的药物会影响兴奋的传递过程。例如,α-银环蛇毒素(α-bungarotoxin)和筒箭毒(tubocurarine)能特异性阻断终板膜上的 $N_2$ 型 ACh 受体,从而中断兴奋在神经肌肉接头处的传递,使肌肉松弛,临床上常用作肌松剂。肉毒杆菌中毒则是抑制接头前膜处 ACh 的释放,造成肌无力。胆碱酯酶抑制药如新斯的明和有机磷化合物主要通过抑制胆碱酯酶的活性,造成 ACh 在接头间隙的堆积,使骨骼肌持续兴奋和收缩,所以有机磷农药中毒时常表现出肌肉震颤等症状。

## 二、骨骼肌的兴奋收缩耦联

兴奋经神经肌肉接头传给肌细胞,肌细胞兴奋,继而发生收缩。将肌细胞的兴奋与肌细胞的收缩连接起来的中介机制称为兴奋收缩耦联（excitation - contraction coupling，ECC）。在兴奋收缩耦联中，胞质内 $Ca^{2+}$ 水平起关键作用，而肌管系统是调控胞质内 $Ca^{2+}$ 水平的结构基础。

### （一）肌管系统

骨骼肌和心肌同属于横纹肌，细胞内含有大量的肌原纤维和高度发达的肌管系统。肌管系统是指包绕在每一条肌原纤维周围的膜性囊管状结构，由来源和功能都不相同的两组独立的管道系统组成。一种肌管的走行方向和肌原纤维垂直，称为横管或 T 管，由肌细胞膜在明、暗带衔接处（骨骼肌）和 Z 线水平（心肌）向内凹入而形成，并在凹入的断面上分支成网状，成为环绕肌原纤维的管道，管内充满了细胞外液，但与胞质并不相通。肌原纤维周围还有一组走行方向与肌小节平行的肌管系统，称为纵管或肌质网，纵管或肌质网也彼此交织成网，包绕每个肌小节的中间部分，在肌质网膜上有钙泵，可逆浓度梯度将胞质内的 $Ca^{2+}$ 转运至肌质网内，在靠近肌小节两端的横管时，纵管管腔膨大形成终池，其内 $Ca^{2+}$ 浓度较胞质中高几千倍，故又称钙池。每一横管和来自两侧肌小节的终池，构成了三联管（三联体），在终池膜上有钙释放通道或称 ryanodine 受体（ryanodine receptor，RYR），而与终池相对的横管膜或肌膜上则有 L 型钙通道，这两套管道系统之间相互接触却并不相通，两者共同形成的三联管在肌细胞的兴奋收缩耦联过程中起重要作用（图 2-13）。

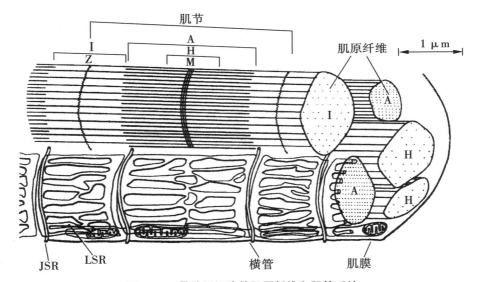

**图 2-13　骨骼肌细胞的肌原纤维和肌管系统**
JSR：连接肌质网。LSR：纵行肌质网。A：暗带。H：暗带中的 H 带。I：明带。M：M 线

### （二）兴奋收缩耦联的过程

当动作电位沿神经肌肉接头传给骨骼肌细胞后，骨骼肌细胞通过兴奋收缩耦联发生收缩的基本过程是：动作电位沿骨骼肌细胞膜传至内凹处三联管的肌膜和 T 管膜，并激活其上的 L 型钙通道，L 型钙通道活化后，构象发生改变，解除对终池膜上的 ryanodine 受体（该受体是钙释放通道）的阻塞效应，终池中的 $Ca^{2+}$ 在浓度梯度的驱动下通过开放的 ryanodine 受体通道大量释放到细胞质中，使细胞质中的 $Ca^{2+}$ 水平迅速

升高,引发肌细胞收缩。与此同时,胞质内 $Ca^{2+}$ 水平的升高激活肌质网上的钙泵,将胞质中的 $Ca^{2+}$ 逆着浓度梯度回收至肌质网终池内,使胞质中 $Ca^{2+}$ 水平降低,肌肉舒张。在骨骼肌细胞中,肌膜和 T 管膜上的 L 型钙通道是作为一个对膜电位变化敏感的信号分子来发挥作用的,并不具有离子通道的作用。

从上述过程可以看出,$Ca^{2+}$ 是触发肌肉收缩的关键物质,只有当胞质中 $Ca^{2+}$ 水平升高时才能引起肌细胞收缩,而肌细胞膜上传来的动作电位通过三联管引起肌质网内 $Ca^{2+}$ 释放到胞质中,是导致胞质中 $Ca^{2+}$ 水平升高的决定性因素,神经每通过神经肌肉接头传过来一次兴奋,可以引发其所支配的肌细胞发生一次收缩。如果采用 $Ca^{2+}$ 螯合剂将胞质中 $Ca^{2+}$ 去除,则肌细胞即使兴奋也不能引起肌肉收缩,肌肉的这种兴奋和收缩相分离的现象称为"兴奋收缩脱偶联"。

### 三、骨骼肌的收缩原理

#### (一)肌原纤维和肌小节

每个骨骼肌细胞里都含有多达千条和肌细胞长轴呈平行走向的肌原纤维(myofibril),在电子显微镜下可以看到,每条肌原纤维都呈现明暗交替的规律性条带分布,分别称为明带和暗带。细胞中所有肌原纤维的明带和暗带均处于同一位置,因此,整个肌细胞呈现明暗相间的横纹分布。在每一条肌原纤维的暗带中央有一相对较亮的区域,称为 H 带,H 带中央(也位于暗带正中)有一条与肌原纤维纵轴垂直的暗线,称为 M 线;而在明带中央也有一条线,称 Z 线。两相邻 Z 线之间的区域就构成一个肌小节(sarcomere),由一个位于中央的暗带和两侧各 1/2 的明带组成。肌小节是肌肉收缩和舒张的基本功能单位,一条肌原纤维上多个肌小节串联排列,肌肉收缩实际上是多个肌小节同时缩短的结果。肌原纤维之所以呈现明、暗带相间分布,是粗、细两种肌丝规则排列的结果。暗带由粗肌丝构成,中间有构成 M 线的骨架蛋白将粗肌丝固定,粗肌丝长约 1.6 μm。从相邻两 Z 线伸出细肌丝,插入平行排列的粗肌丝间,形成了与粗肌丝交错的状态。只有细肌丝存在的区域就是明带,而只有粗肌丝存在的区域则是位于暗带中央的 H 带。从肌原纤维的暗带横断面上可以看到,粗、细肌丝相互间隔穿插排列,细肌丝数量是粗肌丝的 2 倍。

#### (二)粗、细肌丝的分子组成

1. 粗肌丝　粗肌丝直径 10～15 nm,由肌球蛋白(myosin)组成(图 2-14)。每个肌球蛋白分子由一个长杆状的主干和两个球形头部构成,其长杆状主干朝向 M 线,头部则从杆状主干伸出,连接头部的一小段桥臂和头部共同构成横桥(cross bridge),每条粗肌丝上伸出的横桥数为 300～400 个。在肌肉处于安静状态时,横桥头部与杆状主干呈垂直状态,横桥可与细肌丝结合,且具 ATP 酶活性,可以水解 ATP 获能,拖动细肌丝向 M 线方向滑行。

2. 细肌丝　由肌动蛋白、原肌球蛋白和肌钙蛋白 3 种分子构成。球形的肌动蛋白分子聚合成长链状,形成双螺旋结构,构成细肌丝的主干。原肌球蛋白也是由两条链组装成双螺旋结构,外观呈长杆状,约有 7 个肌动蛋白单体的长度。肌肉在安静状态下,原肌球蛋白首尾相接,走行于肌动蛋白双螺旋的浅沟内,掩盖肌动蛋白上的横桥结合位点,阻碍肌动蛋白与横桥的结合。在每个原肌球蛋白的分子上结合有 1 分子的肌钙蛋白,肌钙蛋白属于肌肉收缩的调节蛋白,由三个亚单位组成,结合 $Ca^{2+}$ 后构象改变,拉动原肌球蛋白分子向肌动蛋白双螺旋的深沟处滑动,使肌动蛋白上的横桥结合位点暴露出来,从而使横桥结合于肌动蛋白上,利用 ATP 供能,拉动细肌丝向 M 线滑行,触发肌肉收缩。

A

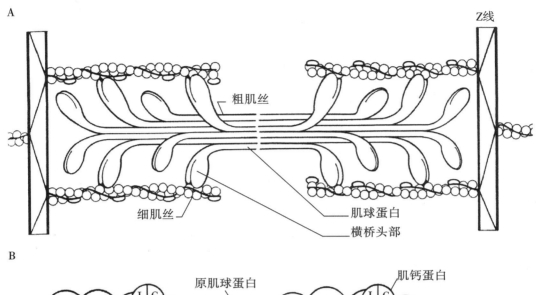

B

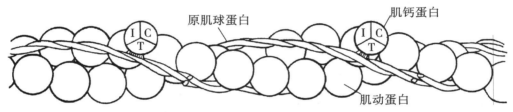

图 2-14　肌丝分子结构

A:肌小节　B:细肌丝

### (三)肌丝滑行的基本过程

知识点:肌丝滑行的过程。

目前公认,可用肌丝滑行理论(1954 年由 Huxley 提出)来解释肌肉收缩的机制。该理论的主要内容是:肌肉的缩短和伸长是通过粗、细肌丝在肌节内的相互滑行实现的,而粗、细肌丝本身的长度始终保持不变。肌肉收缩的基本过程包括:①当肌肉舒张时,横桥头部水解 ATP 获能,对细肌丝的肌动蛋白上的横桥结合位点具有高亲和力,但此时原肌球蛋白覆盖于肌动蛋白的横桥结合位点之上,阻碍了横桥与肌动蛋白的结合。②当胞质中 $Ca^{2+}$ 水平增高时,肌钙蛋白与 $Ca^{2+}$ 结合,构象随之发生改变,使原肌球蛋白向细肌丝肌动蛋白双螺旋的深沟处移动,暴露出细肌丝肌动蛋白上的横桥结合位点,对其具有高亲和力的横桥立即结合上去。③横桥与肌动蛋白结合后,横桥头部变构,头部向 M 线方向摆动 45°,拉动细肌丝向 M 线方向滑行,在此过程中横桥利用头部所获得的能量(来自 ATP 水解)克服负荷的张力完成肌丝相对滑行。④横桥头部结合 1 分子 ATP 后,与肌动蛋白上结合位点的亲和力降低,横桥与肌动蛋白解离,解离后的横桥头部迅速水解 ATP 获能,重新转变成对结合位点的高亲和力状态,与细肌丝呈 90° 的垂直关系。如果此时胞质内 $Ca^{2+}$ 水平仍维持在较高水平,则高亲和力的横桥会迅速与细肌丝肌动蛋白上的下一个横桥结合位点结合,重复上述过程,不断拉动细肌丝向粗肌丝滑动,肌小节持续缩短;如果胞内 $Ca^{2+}$ 水平降低到静息水平,则 $Ca^{2+}$ 从肌钙蛋白上解离下来,恢复之前的构象,原肌球蛋白重新覆盖肌动蛋白上的横桥结合位点,横桥头部无法继续与下一个位点结合,肌肉舒张。在肌肉收缩的过程中,横桥与肌动蛋白结合、摆动、复位及再结合的过程称为横桥周期。横桥周期时程越短,肌肉收缩的速度越快。在肌肉收缩的过程中,水解 ATP 的化学能转变成肌肉收缩机械能(图 2 −15)。

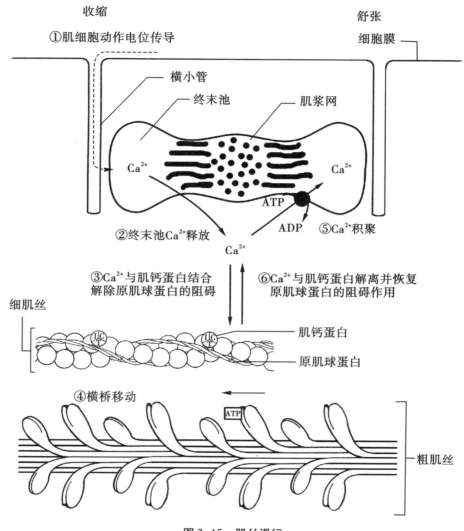

图 2-15　肌丝滑行

### 四、骨骼肌的收缩形式及影响因素

肌肉的收缩形式包括等长收缩和等张收缩,影响肌肉收缩的因素主要有前负荷、后负荷、肌肉自身的收缩能力及肌肉收缩的总和效应等。

**（一）等长收缩与等张收缩**

1. 等长收缩　收缩时肌肉张力增加而长度保持不变的收缩形式,称为等长收缩（isometric contraction）。肌肉等长收缩时由于长度不变,因而不能克服阻力做机械功。要保持一定的体位,某些肌肉就必须做等长收缩,如做蹲起动作时,肩带和躯干的肌肉发生等长收缩以保证躯干的垂直姿势。

2. 等张收缩　收缩时肌肉长度缩短而张力保持不变的收缩形式,称为等张收缩。这是在肌肉收缩时所承受的负荷小于肌肉收缩力的情况下产生的。可使物体产生位移,因此可以做功。

在人的日常生活中,很多动作都是较为复杂的运动,身体姿势不断发生变化,肌肉的收缩形式通常较为复杂,往往是等长收缩和等张收缩相混合。如在从地面提起一桶水的过程中,肌肉先进行等长收缩（水桶离地之前）,当肌肉收缩产生的张力超过水桶重量时,肌肉进行等张收缩。

**（二）影响骨骼肌收缩的因素**

知识点:影响骨骼肌收缩的因素。

1. 前负荷　肌肉在收缩前所遇到的负荷,称为前负荷（preload）。前负荷决定肌肉收缩前的长度,称为初长度。因此可用肌肉初长度来反映前负荷的大小。测量肌肉在不同初长度下进行等长收缩所产生的主动张力,并绘制肌肉长度-张力关系曲线（图2-16）。从曲线可以看出,当肌肉处于某一初长度时,肌肉收缩时产生的主动张力最大,这一初长度称为最适初长度。当肌肉初长度小于最适初长度时,则随着初长度的增加,肌肉收缩产生的张力也增大;当肌肉初长度大于最适初长度时,随着初长度的增加,肌肉收缩产生的主动张力反而会下降。其原因在于当肌肉处于最适初长度时,肌小节的初长度为 $2.0 \sim 2.2$ μm,粗、细肌丝处于最适重叠状态,能够和细肌丝结合的横桥数目最多,因此,肌肉收缩时产生的张力也最大。而当肌小节的初长度小于或大于最适初长度时,能够和细肌丝产生有效作用的横桥数目减少,因此肌肉收缩张力下降。归根结底,肌肉收缩时产生的张力大小由能和细肌丝结合的横桥数目决定。肌肉处于最适初长度时对应的前负荷称为最适前负荷。一般认为,骨骼肌在体内自然状态下通常处于最适初长度。

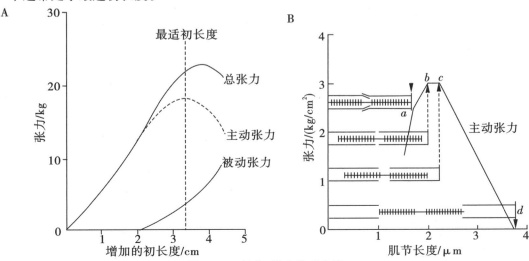

图2-16　长度-张力关系曲线

A.肌肉的长度-张力关系曲线,主动张力等于总张力减去被动张力　B.肌节的长度-张力关系曲线

2. 后负荷　肌肉在收缩过程中受到的负荷,称为后负荷(afterload)。测量肌肉在不同后负荷下进行等张收缩时,肌肉收缩产生的张力和肌肉缩短的速度,并绘制肌肉的张力–速度曲线(图2–17)。肌肉收缩产生的张力必须克服后负荷,才能使肌肉缩短,因此,后负荷就反映了肌肉收缩的张力,后负荷越大,肌肉收缩时产生的张力也越大,而肌肉缩短的速度则与后负荷成反比,即后负荷越大,肌肉缩短的速度越慢,反之亦然。肌肉缩短的速度与横桥周期有关,而横桥周期的长短与后负荷有关,后负荷越大,横桥摆动及与细肌丝解离的速度越慢,横桥周期延长,肌肉缩短速度减慢,每一瞬间和细肌丝结合的横桥数目就多,因此产生的张力也就越大。

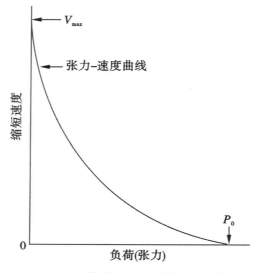

图2–17　骨骼肌张力–速度关系曲线

3. 肌肉收缩能力　是指与前负荷和后负荷都无关的、影响肌肉收缩效能的肌肉的内在特性。肌肉收缩能力增强后,可使长度–张力曲线上移,压力–速度曲线右上移,使肌肉收缩的张力增加,缩短的速度加快。肌肉收缩能力与肌肉内在的结构和功能特性有关,主要指兴奋收缩耦联过程中胞质内 $Ca^{2+}$ 的浓度、横桥头部 ATP 酶活性的高低等因素。

4. 收缩总和　通过肌肉收缩的总和,可快速调节肌肉收缩的强度,通常在神经系统的调控下发生。总和的形式有两种:运动单位总和(空间总和)和频率效应总和(时间总和)。

(1)运动单位总和　运动单位指一个运动神经元及其轴突分支所支配的所有肌纤维。运动单位有大有小,彼此可相差很大,运动单位含肌纤维数目可以从几根到上千根。当肌肉发生弱收缩时,参与收缩的运动单位小而少;当肌肉发生强收缩时,参与收缩的运动单位大而多,多个运动单位的收缩发生总和,产生较大的肌张力。神经系统可以通过调控运动单位的总和程度来调节肌肉的收缩强度。

(2)频率效应总和　运动神经元产生一次动作电位,可使其所支配的骨骼肌细胞产生一次动作电位,继而发生一次收缩和舒张,称为单收缩(single twitch)。在单收缩中,动作电位的时程是几个毫秒,而骨骼肌一次单收缩的时程为几十毫秒甚至几百毫秒,因此,若刺激频率加快,相邻两次刺激的间隔时间小于一次单收缩的时程,则后一次收缩过程就会在前一次尚未完成的收缩过程的基础上发生叠加。如果后一次收缩叠加于前一次收缩过程的舒张期,称为不完全强直收缩;如果后一次收缩叠加于前一次收缩过程的收缩期,称为完全性强直收缩。生理条件下,骨骼肌的收缩都是完全性强直收缩,其原因是支配躯体骨骼肌的运动神经总是连续地发放冲动(图2-18)。

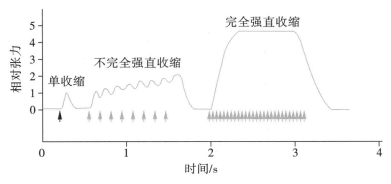

图2-18　刺激频率对骨骼肌收缩的影响

## 五、平滑肌的结构和生理特性

平滑肌是非横纹肌的肌肉组织。平滑肌广泛分布在消化道、呼吸道、血管壁、膀胱、子宫、生殖道、眼睛的睫状肌和虹膜等部位。平滑肌的收缩可以为这些器官或组织的运动提供动力或者改变它们的形状。此外,平滑肌通常保持一种持续的紧张性收缩状态,以对抗外力的作用,维持这些器官的形态和正常体位,如胃、肠。与骨骼肌和心肌这些横纹肌相比,平滑肌在结构、功能以及收缩的机制上都有许多不同之处。

### (一)平滑肌的微细结构和收缩机制

平滑肌纤维呈长梭形,无横纹,胞内充满肌丝,其中细肌丝的数量远多于粗肌丝,两者比例高达15∶1。平滑肌的细胞骨架系统比较发达,主要由致密斑、致密体和中间丝组成。致密斑(dense patch)位于肌膜的内侧面,主要是平滑肌细肌丝的附着点。致密体(densebody)位于细胞质内,为梭形小体,排成长链,为细肌丝和中间丝的附着点。一般认为致密体相当于横纹肌的Z线。相邻的致密体之间由直径10 nm的中间丝相连,构成平滑肌的菱形网架,在细胞内起着支架作用。粗肌丝呈圆柱形,均匀分布于细肌丝之间,表面有纵向排列的横桥。相邻的平滑肌纤维之间有缝隙连接,便于化学信息和神经冲动的沟通,有利于众多平滑肌纤维同时收缩而形成功能整体。在平滑肌细胞中,肌质网很不发达,肌膜向下凹陷形成数量众多的纵向小凹(caveola),其功能相当于横纹肌的横小管。平滑肌收缩时,细胞外液中的$Ca^{2+}$通过肌膜上的钙通道进入胞质中,使胞质中的$Ca^{2+}$水平升高,从而触发肌肉收缩(图2-19)。

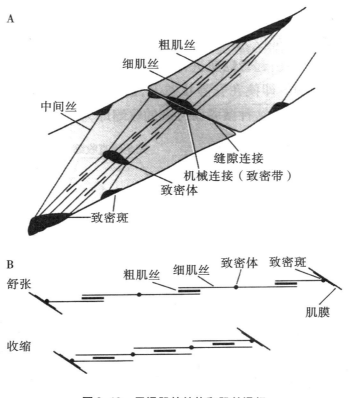

图 2-19　平滑肌的结构和肌丝滑行

目前认为,与横纹肌一样,平滑肌的收缩机制也可用"肌丝滑动"理论来解释,但其兴奋收缩耦联的具体过程和收缩的机制与横纹肌有很大的不同。平滑肌收缩的基本过程如下:当肌膜兴奋时,肌膜上的钙离子通道开放,胞外 $Ca^{2+}$ 内流,同时肌质网释放 $Ca^{2+}$ 进入胞质,使胞质内 $Ca^{2+}$ 浓度升高。因平滑肌肌质网不发达,因此平滑肌收缩对胞外 $Ca^{2+}$ 浓度的依赖性很大,胞外 $Ca^{2+}$ 浓度降低至一定水平,则平滑肌不能收缩。平滑肌细胞的细肌丝不含肌钙蛋白,仅由肌动蛋白和原肌球蛋白构成,而粗肌丝仍由肌球蛋白构成。当胞质中 $Ca^{2+}$ 浓度升高时,$Ca^{2+}$ 和胞质中的钙调蛋白(calmodulin,CaM)形成复合物($4\ Ca^{2+} \cdot CaM$),该复合物可激活胞质中的肌球蛋白轻链激酶(myosin light chain kinase,MLCK)。此酶活化后可使粗肌丝横桥头部的肌球蛋白轻链(myosin light chain,MLC)磷酸化。MLC 磷酸化引起横桥头部构象变化,促进横桥与细肌丝肌动蛋白的结合,从而进入与横纹肌类似的横桥周期,收缩产生张力并缩短。当胞质内 $Ca^{2+}$ 降低后,MLCK 失活,MLC 脱磷酸后与细肌丝肌动蛋白解离,肌肉随之舒张。

### (二)平滑肌在功能上的分类

尽管体内各部位器官的平滑肌在功能特性上千差万别,但根据其兴奋传导的特征和收缩的特点,大致可以分为两类:单个单位平滑肌和多单位平滑肌(multi-unit smooth muscle)。事实上,这种分类并不能囊括所有的平滑肌,还有许多的平滑肌其功

**笔记栏**

能特性介于两者之间。

单个单位平滑肌,主要指内脏平滑肌,如消化道、子宫、输尿管及小血管的平滑肌。单个单位平滑肌具有以下特点:①肌肉中所有肌纤维作为一个"功能合胞体",其电活动和舒缩活动基本同步,类似心肌,其原因是这些肌细胞之间存在缝隙连接,电活动可迅速传至所有肌细胞,使其产生同步化活动。②此类平滑肌中还含有具有自律性的细胞(如消化道中的 Cajal 间质细胞)可作为起步细胞,引发肌肉产生不依赖于外来神经的电活动和机械活动。③对牵张刺激敏感,牵张刺激可引发肌肉收缩。

多单位平滑肌通常见于气道和大血管、睫状肌、虹膜肌及竖毛肌的平滑肌。与单个单位平滑肌相比,多单位平滑肌具有以下特点:①这类平滑肌细胞间基本没有缝隙连接,因此每个肌细胞的活动都是各自独立的,类似于骨骼肌细胞;②平滑肌中一般没有自律细胞,肌肉舒缩活动受外来自主神经支配;③对牵张刺激不敏感,牵张刺激不能引发此类平滑肌收缩。

还有一些平滑肌功能特性介于两者之间,如:小动脉和小静脉平滑肌,虽然属于多单位平滑肌,但却有自律性;膀胱平滑肌虽然没有自律性,但在遇到牵拉时却具有同步反应,故也列入单个单位平滑肌。

### (三)平滑肌活动的调控

大多数平滑肌接受自主神经的支配,通常受交感和副交感神经的双重支配(小动脉除外,只接受交感神经支配)。单个单位平滑肌具有自律性,所以其收缩活动可以不依赖于外来神经而产生,如消化管平滑肌中含有 Cajal 间质细胞,可以自发地产生电活动和机械活动,在神经支配上受到内在神经系统和外来自主神经系统的支配,内在神经系统对消化管平滑肌的活动具有独立调控作用,但外来自主神经可进一步对平滑肌的活动强度进行调节,使其加强或减弱。多单位平滑肌没有自律细胞,因此同骨骼肌细胞一样,收缩活动受神经支配而发生。平滑肌中也有类似于骨骼肌中的神经肌肉接头的结构,是由曲张体(varicosity)与邻近平滑肌细胞形成的神经-平滑肌接头。支配平滑肌的神经纤维进入肌组织后多次分支,分支上每间隔一定的距离膨大成圆球状,整体宛如念珠,称为曲张体,内含大量分泌囊泡,囊泡内储存有神经递质,当神经冲动沿神经纤维传至曲张体时,可使囊泡中的递质释放到细胞外液中,神经递质经过较远距离的扩散(80~100 nm)到达靶细胞并发挥调控作用。

(新乡医学院　王国红)

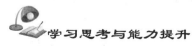

**学习思考与能力提升**

**一、名词解释**

1. 主动转运　2. 静息电位　3. 动作电位　4. 阈电位　5. 极化

**二、单项选择题**

1. 可兴奋细胞受到有效刺激而兴奋时,膜外 $Na^+$ 迅速大量内流,属于　　　　　（　　）

　A. 单纯扩散　　　　　　　　B. 主动转运

　C. 通道介导的易化扩散　　　D. 载体中介的易化扩散

2. 人体内气体交换过程中 $O_2$ 和 $CO_2$ 进出细胞膜是通过　　　　　　　　　　（　　）

A. 单纯扩散      B. 易化扩散

C. 主动转运      D. 胞吐

3. 钠钾泵的本质是                    （　　）

A. 受体蛋白      B. $Na^+$-$K^+$ 依赖式 ATP 酶

C. 通道蛋白      D. 蛋白激酶

4. 产生静息电位的离子流主要是                 （　　）

A. $K^+$ 外流      B. $K^+$ 内流

C. $Na^+$ 外流      D. $Cl^-$ 外流

5. 可兴奋组织细胞兴奋的标志是                 （　　）

A. 发生收缩反应      B. 发生发射活动

C. 产生动作电位      D. 产生局部电位

6. 兴奋收缩耦联中起关键作用的离子是            （　　）

A. $K^+$      B. $Na^+$

C. $Ca^{2+}$      D. $Cl^-$

7. 神经纤维兴奋后处于相对不应期时其兴奋性       （　　）

A. 为零      B. 低于正常

C. 高于正常      D. 等于正常

8. 肌肉的初长度取决于                      （　　）

A. 前负荷      B. 后负荷

C. 被动张力      D. 前负荷和后负荷之和

9. 骨骼肌收缩和舒张的基本单位是              （　　）

A. 肌原纤维      B. 肌小节

C. 三联体      D. 细肌丝

10. 骨骼肌中的收缩蛋白是指                  （　　）

A. 肌动蛋白      B. 肌球蛋白和肌动蛋白

C. 原肌球蛋白和肌钙蛋白      D. 肌球蛋白

11. 神经肌肉接头兴奋传递的特点错误的是        （　　）

A. 接头前膜释放的递质是 ACh      B. 递质的释放是量子释放

C. 接头后膜的受体是 $N_1$ 受体      D. 兴奋的传递是一对一的关系

## 三、问答题

1. 简述钠钾泵的作用及意义。

2. 什么是静息电位？简述静息电位的产生机制及其影响因素。

3. 什么是动作电位？简述动作电位的产生机制。

4. 在生理实验中，人工增加细胞外钾离子浓度会对静息电位及动作电位产生什么影响？

5. 试述神经-骨骼肌接头处兴奋传递的过程及其特点。

6. 钙离子在骨骼肌收缩中的作用如何？

7. 试以肌丝滑行学说解释肌肉收缩的过程。

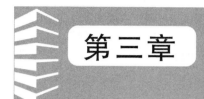

# 血　液

血液（blood）是存在于心血管系统内的一种红色、不透明、有一定黏滞性的液体组织。正常情况下，血液在心血管中不断循环流动，执行着运输、防御和调节等重要功能。

## 第一节　血液的组成和理化特性

### 一、血液的组成

血液由血浆（plasma）和悬浮于其中的血细胞（blood cell）组成。

1. 血浆　血浆的基本成分包括水和溶解于其中的多种电解质、小分子有机化合物和一些气体。水在血浆中占 91%～92%，溶质占 8%～9%。血浆中营养物质、代谢产物等大多是溶解于水进行运输的。

（1）血浆蛋白　血浆蛋白（plasma proteins）是血浆中多种蛋白质的总称，是血浆中重要的成分。用盐析法可将血浆蛋白分为白蛋白、球蛋白和纤维蛋白原三类。用电泳法又可进一步将球蛋白区分为 $\alpha_1$、$\alpha_2$、$\beta$ 和 $\gamma$ 球蛋白等。正常成年人血浆蛋白含量为 65～85 g/L，其中白蛋白为 40～48 g/L，球蛋白为 15～30 g/L，纤维蛋白原为 2～4 g/L。除 $\gamma$ 球蛋白来自浆细胞外，白蛋白和大多数球蛋白主要由肝产生。肝病时常引起血浆白蛋白/球蛋白的比值下降（正常人为 1.5～2.5）。血浆蛋白的功能主要是参与形成血浆胶体渗透压，协助激素、脂质、离子、维生素等低分子物质的运输，参与血液凝固、抗凝和纤溶等生理过程，抵御病原微生物（如病毒、细菌、真菌等）的入侵，以及营养功能。

知识点：血液的组成。

（2）无机盐　无机盐占血浆总量的 0.9%，绝大部分呈离子状态。血浆中的正离子以 $Na^+$ 为主，还有少量 $K^+$、$Ca^{2+}$、$Mg^{2+}$ 等；负离子主要是 $Cl^-$，此外还有 $HCO_3^-$、$HPO_4^{2-}$、$SO_4^{2-}$ 等。血浆中的这些离子对形成血浆晶体渗透压、维持酸碱平衡和神经肌肉的兴奋性等，都有重要作用。

（3）非蛋白含氮化合物　血浆中非蛋白含氮化合物（non-protein nitrogen，NPN）是蛋白质和核酸的代谢产物，如氨基酸、尿素、尿酸、肌酸、氨和胆红素等，正常人血浆中 NPN 为 0.2～0.4 g/L。由于这些物质主要由肾排泄，因此测定血中的 NPN，有助于了解体内蛋白质代谢水平和肾的排泄功能。

（4）其他　血浆中不含氮的有机物有葡萄糖、脂类、酮体、乳酸、维生素和激素等。此外,还含有酶和 $O_2$、$CO_2$ 等气体分子。

**知识点:血细胞比容的概念、正常值。**

2. 血细胞　可分为红细胞(erythrocyte 或 red blood cell,RBC)、白细胞(leukocyte 或 white blood cell,WBC)和血小板(platelet 或 thrombocyte)三类,其中红细胞的数量最多,约占血细胞总数的99%,白细胞最少。若将一定量的血液与抗凝剂混匀,置于比容管中,以每分3 000 转的速度离心30 min,由于比重的不同,血细胞将与血浆分开,比容管中上层的淡黄色液体为血浆,下层深红色的为红细胞,二者之间一薄层白色不透明的是白细胞和血小板。血细胞在血液中所占的容积百分比,称为血细胞比容(hematocrit)(图3-1)。正常成年男性的血细胞比容为40% ~50%,成年女性为37% ~48%,新生儿约为55%。由于血液中白细胞和血小板仅占总容积的0.15% ~1%,故血细胞比容可反映血液中红细胞的相对浓度,因此血细胞比容也称红细胞比容。当红细胞数量或血浆容量发生改变时,血细胞比容也随着发生改变。例如,贫血患者血细胞比容减小;严重腹泻或大面积烧伤时,体液中水分丧失使血细胞比容增大。由于红细胞在血管系统中的分布不均匀,大血管中血液的血细胞比容略高于微血管中的血液。

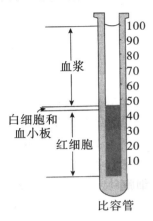

图 3-1　血细胞比容

## 二、血量

**知识点:人体血量的正常值及组成。**

人体内血液的总量称为血量(blood volume),是血浆量和血细胞量的总和。正常成年人的血液总量相当于体重的7% ~8%,即每千克体重有70 ~80 mL血液。血液总量的绝大部分在心血管内迅速循环流动,这部分血液量称为循环血量;还有一部分血液滞留于肝、肺和皮下静脉丛等处,流动较缓慢,这部分血液量称为储存血量。当剧烈运动、情绪激动或大失血时,储存血量可被动员出来补充循环血量,以维持机体的需要。

正常情况下,在神经、体液的调节下,人体内的血量保持相对恒定。足够的血量是维持正常血压和各组织、器官正常血液供应的必要条件。血量不足时将导致血压下降、血流减慢、组织细胞缺血,最终引起组织细胞或器官的代谢障碍。一般情况下,通常成人一次失血在500 mL以下,即不超过血液总量的10%,通过心血管系统的调节及储存血量的动员等机体的代偿作用,血量和血液的主要成分能很快恢复到正常水平。如水和电解质可由组织液回流加速,在1~2 h内恢复;血浆蛋白可由肝加速合成,在24 h左右得以恢复;红细胞则由于骨髓造血功能增强,在1个月内得到补充而恢复到正常水平。因此,少量失血无明显的临床症状出现,正常人一次献血200 ~300 mL,对其身体并不会带来损害。中等失血即一次失血1 000 mL,达全身血量的20%,人体功能则难以通过代偿恢复到正常水平,将会出现血压下降、脉搏加快、四肢冰冷、眩晕、恶心、乏力等现象,严重时会昏倒,需要输血、输液等处理。大失血即失血量达到血液总量的30%以上时,如不及时进行抢救,就可危及生命。

### 三、血液的主要功能

1. 运输功能　血液将摄取的 $O_2$ 和吸收的营养物质运送到各器官、组织和细胞,将内分泌腺分泌的激素运输到相应的靶器官;另一方面,又将细胞代谢产生的 $CO_2$ 和代谢终产物运送到肺和肾排出体外,经血液运走的物质还有水、无机盐、酶以及免疫分子等。

2. 保持内环境稳态　血液中含有多种缓冲物质,可缓冲进入血液中的酸性或碱性物质,使血液 pH 值维持在一个相对平衡的水平,参与机体酸碱平衡的调节。此外,血液中的水比热较高,可以吸收大量的热量,有利于维持体温的相对恒定。

知识点:血液的功能。

3. 防御和保护　血液参与机体抵抗细菌、病毒等微生物引起的感染,参与各种免疫反应和生理性止血等生理活动。例如,中性粒细胞和单核细胞可吞噬病原微生物,淋巴细胞具有执行特异性免疫的功能。此外,凝血因子和血小板参与凝血和生理性止血过程,可防止机体失血,因而也具有保护功能。

### 四、血液的理化特性

#### (一)血液的颜色

血液呈红色,这是红细胞内含有血红蛋白的缘故。动脉血中的血红蛋白含量丰富,呈鲜红色;静脉血中的血红蛋白含量较少,呈暗红色。血浆因含有微量的胆色素,故呈淡黄色。空腹时血浆清澈透明,进餐后,尤其是摄入较多的脂类物质时,血浆中悬浮着较多的脂质微粒而变得混浊。因此,临床进行血液检测时,应空腹采血,以避免食物对检测结果的影响。

#### (二)血液的比重

正常人全血的比重为 1.050~1.060,其高低主要取决于红细胞数量及血浆蛋白含量。血液中红细胞数越多,全血比重就越大。血浆的比重为 1.025~1.030,血浆蛋白含量越高,血浆比重越大。红细胞的比重为 1.090~1.092,与红细胞内血红蛋白的含量呈正相关。利用红细胞和血浆比重的差异,可进行血细胞比容的测定以及红细胞与血浆的分离。

#### (三)血液的黏度

液体的黏度来源于液体内部分子或颗粒间的摩擦力。血液中因含有大量的血细胞和一定浓度的血浆蛋白,故黏度较大。如果以水的黏度为 1,则全血的相对黏度为 4~5,血浆的相对黏度为 1.6~2.4。全血的黏度主要取决于血细胞比容的高低,血浆的黏度主要取决于血浆蛋白的含量,如大面积烧伤的患者,血液中水分大量渗出血管,血液浓缩,黏度增高。

#### (四)血浆的酸碱度

正常人血浆 pH 值为 7.35~7.45。这对维持机体的正常代谢和功能活动是十分重要的。当血浆 pH 值低于 7.35 时,称为酸中毒;高于 7.45 时则为碱中毒。血浆 pH 值低于 6.9 或高于 7.8 时都将危及生命。血浆 pH 值的相对恒定有赖于血液内的缓冲物质,以及肺和肾的正常功能。血浆内的缓冲物质主要包括 $NaHCO_3/H_2CO_3$、蛋白质钠盐/蛋白质和 $Na_2HPO_4$/ $NaH_2PO_4$ 三个缓冲对,其中最重要的是 $NaHCO_3$/$H_2CO_3$。此外,红细胞内还有血红蛋白钾盐/血红蛋白、氧合血红蛋白钾盐/氧合血红蛋白、$K_2HPO_4$/$KH_2PO_4$、$KHCO_3$/$H_2CO_3$ 等缓冲对,参与维持血浆 pH 值的恒定。

### (五)血浆渗透压

**1. 渗透压的概念**

(1)渗透 渗透是指半透膜隔开的两种不同浓度的溶液,水分子从低浓度溶液通过半透膜向高浓度溶液中扩散的现象。渗透现象发生的动力是溶液所固有的渗透压。

(2)渗透压 渗透压(osmotic pressure)是指溶液中的溶质颗粒透过半透膜吸引水分子的力量。渗透压(osmotic pressure)是溶液的一种基本特性,其高低取决于溶液中溶质颗粒(分子或离子)数目的多少,而与溶质的种类和颗粒的大小无关。

知识点:血浆渗透压的形成及其意义。

**2. 血浆渗透压的形成和数值** 血浆渗透压由两部分溶质形成:一部分是血浆中的 NaCl、葡萄糖、尿素等小分子晶体物质形成的晶体渗透压,另一部分是血浆蛋白(尤其是白蛋白)等胶体物质形成的血浆胶体渗透压。由于晶体物质的颗粒数目较多,因而晶体渗透压占血浆渗透压的绝大部分,而胶体渗透压所占比例很小。人体正常血浆渗透压约为 300 mOsm/L,相当 5 800 mmHg(1 mmHg≈0.133 Pa),其中胶体渗透压仅为 1.5 mOsm/L,约相当于 3.3 kPa 或 25 mmHg。在血浆蛋白中,白蛋白的分子量小,其分子数量远多于球蛋白和纤维蛋白原,故血浆胶体渗透压的 75%~80% 来自白蛋白。

**3. 血浆渗透压的作用**

(1)血浆晶体渗透压的作用 正常时细胞内外渗透压基本相等,细胞膜为半透膜,允许水分子通过而不允许蛋白质通过,对某些无机离子如 $Na^+$、$Ca^{2+}$ 等大多严格控制,不易通过。由于晶体比胶体的颗粒数目多,形成的渗透压高,如某种原因使血浆晶体渗透压升高时,细胞内外的水平衡会打破,将引起细胞脱水、皱缩;反之,细胞水肿,甚至破裂。因此,血浆晶体渗透压对维持细胞内外水分的正常交换和分布,保持红细胞的正常形态有重要作用。

(2)血浆胶体渗透压的作用 血浆晶体物质可以自由通过毛细血管壁,血浆和组织液的晶体渗透压基本相等。因为血浆蛋白不容易通过毛细血管壁,正常情况下,血浆蛋白浓度高于组织液中蛋白质的浓度,故血浆胶体渗透压可以吸引组织液中的水分进入毛细血管,从而维持血浆容量的稳定。如肝、肾等疾病患者引起机体血浆蛋白(主要是白蛋白)浓度降低,可因血浆胶体渗透压降低而使液体滞留于血管外,导致组织水肿和血浆容量降低。因此,血浆胶体渗透压对调节毛细血管内外的水分交换,维持正常血浆容量有重要的作用(图 3-2)。

在临床上和生理实验中常用的溶液为与血浆渗透压相等的溶液,称为等渗溶液(isosmotic solution),如 0.9% 的 NaCl 溶液(又称生理盐水)和 5% 的葡萄糖注射液等。渗透压高于或低于血浆渗透压的溶液称为高渗或低渗溶液。若将红细胞置于低渗溶液中,红细胞内渗透压相对较高,水分进入红细胞,结果使红细胞肿胀破裂,血红蛋白逸出,称为溶血(hemolysis)。将红细胞置于高渗溶液中,高渗溶液吸水力相对较强,将红细胞内的水分吸出,引起红细胞脱水、皱缩。溶血和皱缩的红细胞都难以发挥正常功能(图 3-3)。因此,在临床上给患者输液时,一般应输入与血浆渗透压相等的溶液。特殊情况需输入高渗或低渗溶液时,输入的量不宜过多,以免影响机体正常功能。

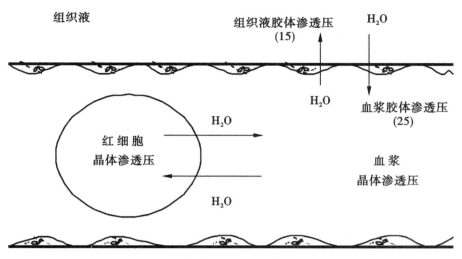

图 3-2　血浆晶体渗透压和血浆胶体渗透压的作用

图示红细胞内与血浆晶体渗透压基本相等,可维持红细胞正常状态;而血浆胶体渗透压大于
组织液胶体渗透压,可将组织液中的水转移到血管(图中数字的单位为 mmHg)

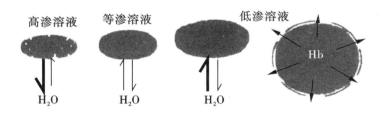

图 3-3　不同渗透压溶液对红细胞形态的影响

# 第二节　血细胞的形态和生理功能

## 一、红细胞

### (一) 红细胞的形态、数量和功能

1.红细胞的形态和数量　正常成熟红细胞无核,呈双凹圆碟形,直径 7 ~ 8 μm。
成熟红细胞无线粒体,糖酵解是其获得能量的唯一途径。红细胞是血液中数量最多的
血细胞。我国成年男性红细胞的数量为 $(4.0 ~ 5.5) \times 10^{12}/L$,女性为 $(3.5 ~ 5.0) \times 10^{12}/L$。红细胞内的蛋白质主要是血红蛋白(hemoglobin,Hb)。我国成年男性血红蛋
白浓度为 120 ~ 160 g/L,成年女性为 110 ~ 150 g/L。正常人红细胞数量和血红蛋白浓
度不仅有性别差异,还可因年龄、生活环境和机体功能状态不同而有差异。例如,儿童
低于成年人(但新生儿高于成年人),高原居民高于平原居民,妊娠后期因血浆量增多

知识点:红细胞的数
量和功能。

而致红细胞数量和血红蛋白浓度相对减少。若人体外周血液红细胞数量或血红蛋白浓度低于正常,则称为贫血(anemia)。

2.红细胞的功能 红细胞的主要功能是运输 $O_2$ 和 $CO_2$。红细胞通过血红蛋白结合而携带的 $O_2$ 和 $CO_2$ 分别为溶解于血浆中的 $O_2$ 和 $CO_2$ 的 65 倍和 18 倍。红细胞运输 $O_2$ 和 $CO_2$ 的功能是靠细胞内的血红蛋白来实现的,一旦红细胞破裂溶血,血红蛋白逸出到血浆中,其功能也随之丧失。此外,红细胞还参与对血液中的酸、碱物质的缓冲及免疫复合物的清除。

**(二)红细胞的生理特性**

1.可塑变形性 正常红细胞在外力作用下具有变形的能力,这种特性称为可塑变形性(plastic deformation)。外力撤销后,变形的红细胞又可恢复其正常的双凹圆碟形。红细胞在全身血管中循环运行时,须经过变形才能通过口径比它小的毛细血管和血窦孔隙。红细胞的变形能力取决于红细胞的几何形状、红细胞内的黏度和红细胞膜的弹性。正常红细胞的双凹圆碟形的几何形状使红细胞具有较大的表面积与体积之比,在受到外力时易于变形。遗传性球形红细胞增多症的患者,红细胞变形能力减弱。此外,衰老的红细胞膜的弹性降低,也会使红细胞的变形能力降低。血红蛋白发生变性或浓度过高时,可因红细胞内黏度增高而降低红细胞的变形能力。

2.渗透脆性 红细胞在低渗盐溶液中发生膨胀、破裂的特性,称为红细胞的渗透脆性(osmotic fragility),简称脆性。正常情况下,红细胞在 0.9% NaCl 溶液中可保持其正常形态和大小。将红细胞置于一系列渗透压不同的低渗溶液中,观察红细胞对低渗溶液抵抗力的大小,称为脆性试验。红细胞在 0.6% ~ 0.8% NaCl 溶液中,水将在渗透压差的作用下渗入细胞,于是红细胞由正常双凹圆碟形逐渐胀大,成为球形;当 NaCl 浓度降至 0.42% 时,部分红细胞开始破裂溶血;当 NaCl 浓度降至 0.35% 时,则红细胞全部破裂溶血。这一现象表明红细胞对低渗盐溶液具有一定的抵抗力,这种抵抗力的大小通常用渗透脆性来表示。渗透脆性越大,表示红细胞对低渗溶液的抵抗力越小,越容易发生破裂溶血。一般衰老的红细胞脆性大,而初成熟的红细胞脆性小。有些疾病可影响红细胞的脆性,如遗传性球形红细胞增多症患者的红细胞脆性变大。因此测定红细胞的渗透脆性有助于某些疾病的诊断。另外,在 4 ℃ 保存超过 42 d 的红细胞渗透脆性会增大,当周围溶液的渗透压稍降低时,红细胞将会破碎而被吞噬。因此,临床上输血时应尽量用新鲜的血液,从而保证红细胞能发挥正常的功能。

3.悬浮稳定性 红细胞在血浆中保持悬浮状态而不易下沉的特性称为红细胞的悬浮稳定性(suspension stability)。临床上将加入抗凝剂的全血置于血沉管中垂直静置观察,以第 1 小时末红细胞下沉的距离来表示红细胞的沉降速度,称为红细胞沉降率(erythrocyte sedimentation rate,ESR),简称血沉。正常成年男性红细胞沉降率为 0 ~ 15 mm/h,成年女性为 0 ~ 20 mm/h。沉降越快,表示红细胞的悬浮稳定性越小,反之则表示悬浮稳定性越大。例如,在月经期、妊娠或某些疾病(活动性肺结核、风湿热等)时红细胞沉降率加快,故血沉测定可作为临床诊断的依据。

**(三)红细胞的生成和破坏**

1.红细胞的生成

(1)红细胞生成的部位 胚胎期,红细胞生成主要在肝、脾和骨髓;婴儿出生后,主要在红骨髓造血。红细胞的发育和成熟是一个连续而又分阶段的过程。红骨髓内的造血干细胞首先分化成为红系定向祖细胞,再经过原红细胞、早幼红细胞、中幼红细胞、晚幼红细胞和网织红细胞阶段,成为成熟的红细胞。正常的红骨髓造血功能是红细胞生成的前提。当骨髓受到某些药物(抗癌药、氯霉素)、放射线等理化因素的抑制时,血细胞的生成和血红蛋白均减少,因此而引起的贫血称为再生障碍性贫血(aplastic anemia)。

(2)红细胞生成的原料　红细胞内主要成分是血红蛋白,蛋白质和铁是合成血红蛋白的主要原料。成年人每天需要 20 ~ 30 mg 铁用于红细胞生成,其中 95% 来自体内衰老红细胞分解释放出来的铁,称为内源性铁;其余 5% 来自于食物,称为外源性铁。当铁的摄入不足、吸收障碍,或长期慢性失血如月经量过多、痔疮出血等造成机体缺铁时,可使血红蛋白合成减少,引起缺铁性贫血(iron deficiency anemia)。由于这类贫血主要是因红细胞生成的原料缺乏,导致血红蛋白含量减少,细胞的体积较小,故也称低色素小细胞性贫血。另外,在一些特殊时期,如妊娠期、哺乳期和生长发育期铁的需要量增多,因此对婴幼儿、孕妇、哺乳期妇女应注意及时补充铁。

(3)红细胞的成熟因子　红细胞在发育成熟过程中,需要叶酸和维生素 $B_{12}$ 的参与。叶酸是合成 DNA 所需的重要辅酶,而维生素 $B_{12}$ 促进叶酸的转化和利用。维生素 $B_{12}$ 缺乏时,叶酸的利用率下降,可引起叶酸的相对不足。叶酸或维生素 $B_{12}$ 缺乏时,DNA 的合成障碍,致使红细胞分裂和成熟障碍,结果使外周血中红细胞数量减少,而体积增大,导致巨幼红细胞性贫血(megaloblastic anemia)。正常情况下,食物中叶酸和维生素 $B_{12}$ 的含量能满足红细胞生成的需要,但维生素 $B_{12}$ 的吸收需要内因子的参与。内因子由胃黏膜的壁细胞产生,它与维生素 $B_{12}$ 结合,形成内因子-维生素 $B_{12}$ 复合物,促进维生素 $B_{12}$ 在回肠远端的吸收。当胃大部分切除或胃的壁细胞损伤时,机体缺乏内因子,或回肠被切除后,均可因维生素 $B_{12}$ 吸收障碍而导致巨幼红细胞性贫血。

(4)红细胞生成的调节　红细胞生成主要受促红细胞生成素(erythropoietin,EPO)和雄激素的调节。

1)EPO:EPO 是一种主要由肾(肾皮质、肾小管周围的间质细胞)合成的糖蛋白,其主要作用是促进晚期红系祖细胞的增殖和分化,同时促进血红蛋白合成和成熟红细胞的释放。组织缺氧是刺激 EPO 合成、释放增多的主要原因。当组织缺氧或耗氧量增加时,可促进肾合成和分泌 EPO,使循环血液中红细胞数量增加,提高血液的运氧能力,满足组织对氧的需要;当红细胞数量增多时,EPO 分泌则减少,使红细胞生成减少。这一负反馈调节使血中红细胞的数量能保持相对稳定。正常人从平原进入高原低氧环境后,由于肾产生 EPO 增多,可使外周血液的红细胞数量和血红蛋白含量增多;而晚期肾病患者或肾切除患者,由于 EPO 生成减少,可引起肾性贫血。临床上可将重组的人 EPO 用于促进贫血患者的红细胞生成。另外,一些肾外组织(如肝)也可产生 EPO,故双肾严重破坏而依赖人工肾生存的尿毒症患者,体内仍有较低水平的红细胞生成。

2)雄激素:雄激素主要是通过促进肾合成 EPO,使骨髓造血功能增强,红细胞的生成增多。此外,雄激素也可以直接刺激骨髓造血,促进红细胞生成。所以临床上应用雄激素治疗某些贫血,可有一定的效果。雌激素可降低红系祖细胞对 EPO 的反应,抑制红细胞的生成。雄激素和雌激素对红细胞生成的不同效应,可能是成年男性红细胞数高于女性的原因之一。

此外,还有一些激素,如甲状腺激素、糖皮质激素和生长激素等对红细胞的生成也起一定的调节作用。

2.红细胞的破坏　　正常人红细胞的平均寿命为120 d。衰老红细胞的变形能力弱,脆性大,难以通过微小的孔隙,因此容易滞留于肝、脾等处被巨噬细胞所吞噬,以这种形式被破坏的衰老红细胞约占90%。此外,还有10%的衰老红细胞在血管中受机械冲击而破损。因此,肝、脾是红细胞破坏的主要场所。

## 二、白细胞

### (一)白细胞的形态、分类和数量

知识点:白细胞的分类、数量和功能。

正常白细胞为无色、有核的细胞,在血液中一般呈球形。白细胞可分为中性粒细胞(neutrophil)、嗜酸性粒细胞(eosinophil)、嗜碱性粒细胞(basophil)、单核细胞(monocyte)和淋巴细胞(lymphocyte)五类。前三者因其胞质中含有嗜色颗粒,故总称为粒细胞。在血细胞中,白细胞数量最少,正常成人血液中白细胞的总数为(4.0～10.0)×10$^9$/L,其中中性粒细胞占50%～70%,嗜酸性粒细胞占0.5%～5%,嗜碱性粒细胞占0%～1%,单核细胞占3%～8%,淋巴细胞占20%～40%。

正常人血液中白细胞数目可因年龄和机体处于不同功能状态而有变化:①新生儿白细胞数较高,出生后3个月内快速降低,至青春期时与成年人基本相同。②有昼夜波动,一日内,早晨较午后低。③进食、疼痛、情绪激动、剧烈运动、分娩等情况下白细胞数显著增多。

### (二)白细胞的生理特性和功能

白细胞主要参与机体的防御功能。白细胞所具有的变形、游走、趋化、吞噬和分泌等特性是执行防御功能的基础。

除淋巴细胞外,所有白细胞都能伸出伪足做变形运动,凭借这种运动,白细胞得以穿过毛细血管壁到血管外,这一过程称为白细胞渗出(diapedesis)。渗出到血管外的白细胞也可借助其变形运动在组织内游走,在某些化学物质吸引下,迁移到炎症或病灶区发挥其生理作用。白细胞朝向某些化学物质迁移、游走的特性,称为趋化性(chemotaxis)。能吸引白细胞发生定向运动的化学物质,称为趋化因子(diemokine)。人体细胞的降解产物、抗原-抗体复合物、细菌毒素和细菌等都具有趋化活性,白细胞按照趋化因子的浓度梯度游走到炎症部位,吞噬细菌等异物,进而将它们消化和杀灭。白细胞还可分泌白细胞介素、干扰素、肿瘤坏死因子等多种细胞因子,参与炎症和免疫反应的调控。

1.中性粒细胞　　中性粒细胞的胞核呈分叶状,故又称多形核白细胞(polymorphonuclear leukocyte),为白细胞的主要组成部分。中性粒细胞具有很强的变形、游走和吞噬能力,能吞噬衰老的红细胞、坏死的组织碎片、进入体内的病原微生物及其他异物,是急性化脓性细菌感染的第一道防线。当炎症发生时,它们在炎症区域产生的趋化物质作用下,渗出血管并游走集中到病灶部位,吞噬细菌。由于中性粒细胞内含有大量溶酶体酶,因此能将吞噬的细菌和组织碎片分解。当血液中的中性粒细胞减少时,可使机体抵抗力降低,发生感染的危险性增大。而当体内有细菌感染时,血液中的中性粒细胞增多。因此,中性粒细胞增多也是临床诊断细菌感染的主要依据。

2. 嗜酸性粒细胞　嗜酸性粒细胞的吞噬能力很弱,其主要作用有:①限制嗜碱性粒细胞和肥大细胞在速发型超敏反应中的作用。一方面抑制嗜碱性粒细胞合成和释放生物活性物质;另一方面又通过吞噬嗜碱性粒细胞、肥大细胞所排出的颗粒,以及释放各种酶类灭活嗜碱性粒细胞所释放的组胺等生物活性物质。②参与对蠕虫的免疫反应。对于不能被细胞吞噬的大目标物如蠕虫的幼虫,嗜酸性粒细胞可通过释放其颗粒内含物将其杀灭。当机体发生过敏反应和寄生虫感染时常伴有嗜酸性粒细胞增多。

3. 嗜碱性粒细胞　嗜碱性粒细胞无吞噬能力,但能合成肝素、组胺、过敏性慢反应物质等生物活性物质。肝素具有抗凝血作用,使血管保持畅通。组胺和过敏性慢反应物质使毛细血管通透性增加,可引起局部充血水肿;也能收缩支气管平滑肌,引起荨麻疹、哮喘等过敏症状。嗜碱性粒细胞可能还在机体抗寄生虫免疫应答中有重要作用。

4. 单核细胞　从骨髓进入血液的单核细胞是尚未成熟的细胞。单核细胞在血液中停留 2～3 d 后迁移入组织中,进一步发育成巨噬细胞(macrophage),具有比中性粒细胞更强的吞噬能力,可吞噬和消灭细菌、病毒、原虫等更多、更大的致病物及颗粒,以及体内衰老和损伤的红细胞、血小板等,尤其是吞噬细菌的数量可达中性粒细胞的 5 倍。此外,巨噬细胞还参与激活淋巴细胞的特异性免疫功能及识别杀伤肿瘤细胞。

5. 淋巴细胞　淋巴细胞是免疫细胞中的一大类,参与机体的特异性免疫作用。根据其生长发育的过程、细胞表面标志和功能的不同,可将淋巴细胞分成 T 淋巴细胞、B 淋巴细胞和自然杀伤细胞三大类。T 淋巴细胞主要与细胞免疫有关,B 淋巴细胞主要与体液免疫有关,而自然杀伤细胞则参与机体天然免疫过程。

## 三、血小板

### (一)血小板的形态和数量

血小板体积很小,无细胞核,呈双面微凸的圆盘状,直径仅 2～3 μm。当血小板与玻片接触或受刺激时可伸出伪足,呈不规则形状。血小板平均寿命 7～14 d。正常成年人血液中的血小板数量为 $(100～300)\times10^9/L$。正常人血小板计数可有 6%～10% 的变动范围,通常午后较清晨高,冬季较春季高,剧烈运动后和妊娠中晚期升高,静脉血的血小板数量较毛细血管血液中的高。当血小板数量超过 $1\,000\times10^9/L$ 时,称为血小板过多,易发生血栓;而低于 $50\times10^9/L$ 时则称为血小板减少,可产生出血倾向。

知识点:血小板的数量、特性和功能。

### (二)血小板的生理特性

1. 黏附　血小板黏着于非血小板表面称为血小板黏附(platelet adhesion)。血小板不能黏附于正常内皮细胞的表面;而当血管内皮细胞受损时,内皮下胶原纤维暴露,血小板即可黏附于胶原纤维上。黏附是血小板在止血过程和血栓形成中发挥作用的第一步。

2. 聚集　血小板与血小板彼此黏附、聚合在一起称为血小板聚集(platelet aggregation)。这一过程主要由受损组织细胞和血小板释放的物质所引起。血小板的聚集通常可分为两个时相。第一聚集时相发生迅速,也能迅速解聚,为可逆性聚集;第二聚集时相发生缓慢,但不能解聚,为不可逆性聚集。多种因素可引起血小板聚集,生理性致聚剂主要有 ADP、肾上腺素、5－羟色胺、组胺、胶原、凝血酶、血栓烷 $A_2$

（thromboxane $A_2$，$TXA_2$）等，病理性致聚剂有细菌、病毒、药物等。组织损伤，特别是由血小板释放的内源性 ADP 是促使血小板不可逆性聚集的主要因素。由血小板合成释放的 $TXA_2$ 具有强烈的促进血小板聚集和收缩血管作用。临床上可用阿司匹林减少 $TXA_2$ 的生成，从而抑制血小板聚集。

3.释放　血小板受刺激后将储存在致密体、α-颗粒或溶酶体内的物质排出的现象，称为血小板释放（platelet release）。血小板释放的物质主要有 ADP、ATP、5-羟色胺、$Ca^{2+}$ 等。此外，被释放的物质也可来自于临时合成并即时释放的物质，如 $TXA_2$。这些由血小板释放的物质可进一步促进血小板的活化和聚集，加速止血过程。

4.收缩　在血小板中存在着类似肌肉的收缩蛋白系统，包括肌动蛋白、肌球蛋白、微管和各种相关蛋白，因此血小板具有收缩能力。当血小板收缩时，可使血凝块回缩而形成坚固的止血栓，堵住出血口。若血小板数量减少，可使血凝块回缩不良。临床上可根据体外血凝块回缩状态大致估计血小板的数量或功能是否正常。

5.吸附　血小板表面能吸附多种凝血因子（如凝血因子Ⅰ、Ⅴ、Ⅺ、ⅩⅢ等）。血管内皮破损时，血小板在破损局部黏附和聚集，因而能吸附大量凝血因子，使局部凝血因子浓度升高，有利于血液凝固和生理性止血。

**（三）血小板的生理功能**

1.参与生理性止血　小血管损伤后，会刺激血小板黏附到破口周围，并聚集形成血小板血栓堵住破口，同时血小板吸附血液中的许多凝血因子，促进血液凝固过程，形成血凝块，进一步堵住破口，从而有效地进行止血。血小板减少或血小板功能有缺陷，可引起止血障碍。

2.促进凝血　血小板含有许多与凝血有关的因子，具有较强的促进血液凝固的作用。血小板所含的因子称为血小板因子（platelet factor，PF），如 $PF_2$、$PF_3$、$PF_4$、$PF_6$ 等，其中较为重要的因子是 $PF_3$。$PF_3$ 是血小板膜上的磷脂，能吸附血液中的凝血因子，参与凝血过程。

3.维持血管内皮的完整性　血小板能沉积于血管壁，随时填补血管壁上由于内皮细胞脱落而留下的空隙，并能融合于血管内皮细胞，对血管内皮的修复、保持血管壁的完整性及正常通透性具有重要作用。此外，血小板还可释放血管内皮生长因子（vascular endothelial growth factor，VEGF）和血小板源生长因子（plalelet-derived growth factor，PDGF），促进血管内皮细胞、平滑肌细胞和成纤维细胞的增殖，也有利于受损血管的修复。当血小板数降至 $50×10^9/L$ 时，患者的毛细血管脆性增加，微小的创伤或仅血压升高即可使之破裂而出现小的出血点，称为血小板减少性紫癜（idopathic thrombo-cytopenic purpura）。

# 第三节　生理性止血、血液凝固与纤维蛋白溶解

## 一、生理性止血

正常情况下，小血管受损后，血液从血管内流出引起出血，几分钟后出血自行停

止,这种现象称为生理性止血(hemostasis)。生理性止血是机体重要的保护机制之一。临床上用针刺破耳垂或指尖,使血液自然流出,然后测定出血延续的时间,称为出血时间(bleeding time),正常人的出血时间为 1~3 min。出血时间的长短可反映生理性止血功能的状态。若生理性止血功能减退可有出血倾向,而生理性止血功能过度增强则易形成血栓。正常情况下,生理性止血是多种因子和机制相互作用、精细调节,维持平衡的结果。当血管受损时,一方面要求迅速形成止血栓以避免血液的流失;另一方面要使止血反应限制在损伤局部,保持全身血管内血液的流体状态。

生理性止血主要包括血管收缩、血小板止血栓形成和血液凝固三个过程。

1. 血管收缩  受损伤的血管受刺激,引起血管反射性收缩以及血管局部的平滑肌收缩,黏附于损伤处的血小板释放 5-羟色胺、肾上腺素、TXA$_2$ 等缩血管物质,使血管进一步收缩。

2. 形成血小板止血栓  血管损伤后,暴露内皮下胶原组织,激活血小板,使血小板黏附、聚集于破损部位,局部受损红细胞释放的 ADP 和局部凝血过程中生成的凝血酶均可使血小板活化而释放内源性 ADP 和 TXA$_2$,募集更多的血小板相互黏着而发生不可逆聚集,放大血小板的聚集反应,使血流中的血小板不断地聚集、黏着在已黏附固定于内皮下胶原的血小板上,最后形成松软的血小板止血栓。

3. 血液凝固  血管受损也可启动凝血系统,在局部迅速发生血液凝固,使血浆中可溶性的纤维蛋白原转变成不溶性的纤维蛋白,并交织成网,以加固止血栓。最后,局部纤维组织增生,并长入血凝块,达到永久性止血。

生理性止血虽然分为三个过程,但这三个过程相继发生并相互重叠,相互促进,使生理性止血能及时而快速地进行。由于血小板与生理性止血过程的三个环节均有密切关系,因此,当血小板减少或功能减退时,可导致止血障碍,出血时间就会延长。

## 二、血液凝固

血液由流动的液体状态变成不能流动的凝胶状态的过程称为血液凝固(blood coagulation),简称凝血。它是一系列复杂的酶促反应过程,其实质就是血浆中的可溶性纤维蛋白原转变成不溶性的纤维蛋白的过程。纤维蛋白交织成网,把血细胞和血液的其他成分网罗在内,从而形成血凝块。血液凝固过程需要多种凝血因子的参与。正常人血凝块形成的时间为 5~15 min(玻管法),称为凝血时间(blood coagulation time)。血液凝固后,血凝块逐渐回缩,析出的淡黄色液体称为血清(blood serum)。血清与血浆的主要区别是血清中不含有血液凝固过程中被消耗的纤维蛋白原和部分凝血因子。

### (一)凝血因子

血浆与组织中直接参与血液凝固的物质,统称为凝血因子(coagulation factor,或clotting factor)。目前已知的凝血因子主要有 14 种,其中已按国际命名法按发现的先后顺序用罗马数字编号的有 12 种(表 3-1)。此外,还有前激肽释放酶、高分子激肽原、血小板磷脂(PF$_3$)等参与凝血过程。在这些凝血因子中,除因子Ⅳ是 Ca$^{2+}$ 外,其余的凝血因子均为蛋白质,但正常情况下这些蛋白质以无活性的酶原形式存在,必须通过其他酶的水解激活,才具有酶的活性。习惯上在凝血因子代号的右下角加一个"a" (activated)表示其活化形式,如因子Ⅱ被激活为Ⅱa。除因子Ⅲ外,其他凝血因子均存在于新鲜血浆中,且多数在肝内合成,其中Ⅱ、Ⅳ、Ⅸ、Ⅹ的生成需要维生素K的参与,故它们又称依赖维生素K的凝血因子。因此,当肝功能损害或维生素K缺乏时均可引起多种凝血因子缺乏,导致凝血功能障碍而发生出血倾向。

表3-1　按国际命名法编号的凝血因子

| 编号 | 同义名 | 编号 | 同义名 |
|------|--------|------|--------|
| FⅠ | 纤维蛋白原 | FⅧ | 抗血友病因子 |
| FⅡ | 凝血酶原 | FⅨ | 血浆凝血激酶 |
| FⅢ | 组织凝血激酶 | FⅩ | 斯图亚特因子 |
| FⅣ | 钙离子 | FⅪ | 血浆凝血激酶前质 |
| FⅤ | 前加速素 | FⅫ | 接触因子 |
| FⅦ | 前转变素 | FⅩⅢ | 纤维蛋白稳定因子 |

### (二)血液凝固的过程

血液凝固是由一系列凝血因子按一定顺序相继激活最终使纤维蛋白原变为纤维蛋白的过程。血液凝固过程大致可分为3个阶段:①凝血酶原酶复合物的形成;②凝血酶的形成;③纤维蛋白的形成。

1.凝血酶原酶复合物的形成　凝血酶原酶复合物是由因子Ⅹa、Ⅴa、$Ca^{2+}$和$PF_3$共同形成的复合物。根据因子Ⅹ的激活过程和参与的凝血因子不同,可分为内源性凝血途径和外源性凝血途径。

(1)内源性凝血途径　内源性凝血途径(intrinsic pathway)是指参与凝血的因子全部来自血液,由因子Ⅻ启动,至激活因子Ⅹ的过程。通常因血管内皮受损后,血浆中的因子Ⅻ与带负电荷的胶原纤维表面接触而被激活,生成因子Ⅻa。Ⅻa还可以激活前激肽释放酶使之成为激肽释放酶,后者反过来激活因子Ⅻ,从而形成正反馈,使因子Ⅻa大量生成。因子Ⅻa激活因子Ⅺ后,在$Ca^{2+}$存在的情况下激活因子Ⅸ生成Ⅸa。Ⅸa和因子Ⅷ通过$Ca^{2+}$的连接与活化的血小板提供的膜磷脂($PF_3$)表面结合形成内源性凝血途径的复合物,进一步激活因子Ⅹ为Ⅹa,随即因子Ⅹa与活化的Ⅴa被$Ca^{2+}$连接在血小板磷脂($PF_3$)表面,形成凝血酶原酶复合物。在此过程中,因子Ⅷ作为辅因子,可使因子Ⅸa对因子Ⅹ的激活速度提高20万倍。因此,当因子Ⅷ缺乏时,血液凝固非常缓慢,微小的创伤也会出血不止,临床上成为甲型血友病(hemophilia)。而缺乏因子Ⅸ和因子Ⅺ的患者,分别称为乙型和丙型血友病。

(2)外源性凝血途径　外源性凝血途径(extrinsic pathway)是指由来自于血管外组织释放的因子Ⅲ与血液接触而启动的凝血过程,又称组织因子途径。因子Ⅲ存在于大多数组织细胞中。当组织损伤、血管破裂时,组织释放的因子Ⅲ与血浆中的因子Ⅶ结合并能迅速激活之,而形成Ⅶa-因子Ⅲ复合物,后者在血小板磷脂和$Ca^{2+}$存在下,迅速激活因子Ⅹ为Ⅹa,其后的反应与内源性凝血途径完全相同。

2.凝血酶的形成　由内源性和外源性凝血途径所生成的凝血酶原酶复合物,可迅速将血浆中的凝血酶原(Ⅱ)激活成具有活性的凝血酶(Ⅱa)。凝血酶原酶复合物中的因子Ⅴa作为辅因子,可使因子Ⅹa激活凝血酶原的速度提高10 000倍。凝血酶具有多种功能,其主要作用是使纤维蛋白原转变为纤维蛋白单体。凝血酶还可激活因子Ⅴ、Ⅷ、Ⅺ,同时可激活血小板提供有效的磷脂表面,成为凝血过程中的正反馈机制。

3. 纤维蛋白的形成　凝血酶(Ⅱa)可迅速催化纤维蛋白原(Ⅰ)形成纤维蛋白单体。同时,凝血酶还激活因子ⅩⅢ,在 $Ca^{2+}$ 作用下,因子ⅩⅢa 使纤维蛋白单体相互聚合,形成牢固的不溶于水的纤维蛋白多聚体,即纤维蛋白。纤维蛋白交织成网,将血细胞网罗其中,形成非常稳定的血凝块。

如图3-4 所示,血液凝固是许多凝血因子相继激活的一系列酶促连锁反应,凝血过程一旦启动,就会迅速连续进行,其反应势如"瀑布",越来越快,直至完成。

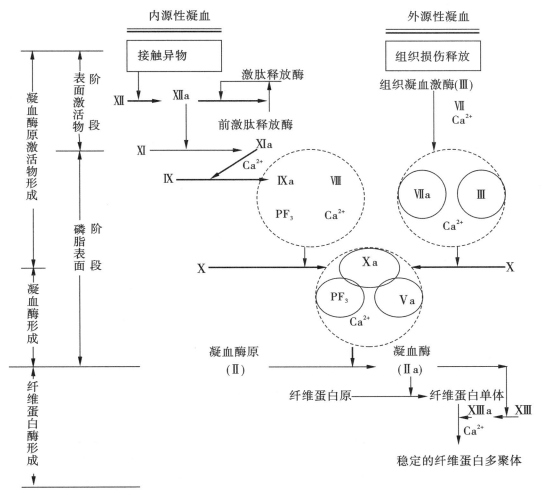

**图 3-4　血液凝固全过程**

### 三、抗凝系统

1. 体内抗凝系统　正常人在日常活动中常发生轻微的血管损伤,体内也常有低水平的凝血系统激活,但循环血液并不凝固。这除了与血管内膜光滑完整和血流较快有关外,还与血浆中存在的抗凝物质密切相关。血浆中主要的抗凝物质包括抗凝血酶

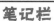

Ⅲ、蛋白质 C 系统、组织因子途径抑制物和肝素等。

(1)抗凝血酶Ⅲ 抗凝血酶Ⅲ是血浆中最重要的抗凝物质之一,是肝细胞和血管内皮细胞分泌的一种丝氨酸蛋白酶抑制物,能与凝血酶结合形成复合物而使其失活。抗凝血酶Ⅲ分子上的精氨酸残基还能与因子Ⅸa、Ⅹa、Ⅺa、Ⅻa活性中心的丝氨酸残基结合,以封闭这些酶的活性中心而使其失活,从而达到抗凝作用。正常情况下,抗凝血酶Ⅲ的抗凝作用较弱,但与肝素结合后抗凝作用显著增强。

(2)蛋白质 C 系统 蛋白质 C 系统主要包括蛋白质 C(protein C,PC)、凝血酶调节蛋白、蛋白质 S 和蛋白质 C 的抑制物。蛋白质 C 由肝合成,其合成需要维生素 K 的参与。蛋白质 C 以酶原的形式存在于血浆中。当凝血酶离开损伤部位而与正常血管内皮细胞上的凝血酶调节蛋白结合后,可激活蛋白质 C,激活的蛋白质 C 具有多方面的抗凝血、抗血栓形成的功能。主要作用包括:①灭活凝血因子 Ⅴa 和Ⅷa;②限制因子Ⅹa 与血小板结合;③增强纤维蛋白的溶解。

(3)组织因子途径抑制物 组织因子途径抑制物(tissue factor pathway inhibitor,TFPI)是由血管内皮细胞产生的一种糖蛋白,其分子量为 34 000,是外源性凝血途径的特异性抑制物。目前认为,TFPI 是体内主要的生理性抗凝物质。

(4)肝素 肝素(heparin)是由肥大细胞和嗜碱性粒细胞产生的一种酸性黏多糖,肺、心、肝、肌肉等组织中含量丰富。生理情况下血浆中几乎不含肝素。肝素具有较强的抗凝作用,在体内外都能发挥抗凝作用。肝素主要通过增强抗凝血酶的活性而间接发挥抗凝作用,如肝素与抗凝血酶Ⅲ结合后,可使后者与凝血酶的亲和力增强 100 倍,抗凝血酶Ⅲ作用增强 2 000 倍,使凝血酶立即失活。此外,肝素还可刺激血管内皮细胞释放 TFPI,故肝素在体内的抗凝作用强于在体外的作用。

2.体外血液凝固的加速与抗凝 在临床实际工作中,常需要采取各种措施来加速、延缓或防止血液凝固。例如,在一定范围内升高血温加速酶促反应,使血液凝固加速,以利于止血。常在术前注射维生素 K,目的在于促进肝合成凝血因子Ⅱ、Ⅶ、Ⅸ、Ⅹ,以加速血液凝固。外科手术中常用温热盐水纱布或吸收性明胶海绵按压伤口止血,就是通过提高局部温度,增加酶的活性,同时提供粗糙表面利于因子Ⅻ的激活以及血小板黏附、聚集从而加速血液凝固过程。反之,若把血液置于低温环境中或增加异物表面的光滑度(如涂有硅胶或液状石蜡的表面),血液凝固的过程将减慢。此外,在临床化验或输血时,需要不凝固的血液,则在抽出体外的血液中加入适量的草酸盐或枸橼酸钠作为体外抗凝剂,因为它们可与 $Ca^{2+}$ 结合而除去血浆中的 $Ca^{2+}$ 从而阻断凝血过程,达到抗凝目的。维生素 K 拮抗剂(如华法林)可抑制凝血因子Ⅱ、Ⅶ、Ⅸ、Ⅹ等维生素 K 依赖的凝血因子的合成,因而在体内也具有抗凝作用。肝素在体内、体外均有较强的抗凝作用,在临床上已广泛应用于体内和体外抗凝。

## 四、纤维蛋白溶解

正常情况下,组织损伤后所形成的止血栓在完成止血使命后,形成止血栓的纤维蛋白将逐步降解液化,从而保证血管的畅通,也有利于受损组织的再生和修复。纤维蛋白被分解液化的过程称为纤维蛋白溶解(fibrinolysis),简称纤溶。这一过程使血液由胶冻状态重新恢复为液态,因此,纤溶对防止血管内凝血过程蔓延及血栓形成,保障血管内的血流通畅具有重要意义。

纤溶过程主要依赖于纤维蛋白溶解系统(fibrinolytic system),简称纤溶系统。纤溶系统主要包括蛋白溶解酶原(plasminogen,简称纤溶酶原,又称血浆素原)、纤维蛋白溶解酶(plasmin,简称纤溶酶,又称血浆素)、纤溶酶原激活物(plasminogen activator)与纤溶抑制物。纤溶过程可分为纤溶酶原的激活与纤维蛋白(原)的降解两个基本阶段(图3-5)。

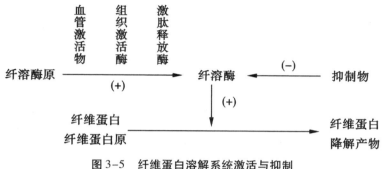

图3-5　纤维蛋白溶解系统激活与抑制
(+)催化作用　(-)抑制作用

1.纤溶酶原的激活　纤溶酶原是一种蛋白质,主要由肝、肾等组织合成。纤溶酶原在激活物的作用下发生有限水解而激活成纤溶酶。纤溶酶原激活物根据其来源不同分为三大类:①血管激活物,由小血管内皮细胞合成和释放,也称为组织型纤溶酶原激活物(tissue plasminogen activator,t-PA)。②组织激活物,是组织损伤后释放的,以子宫、卵巢、肺、前列腺、肾上腺及甲状腺中含量较高。因此,这些部位手术后伤口易渗血。肾合成和释放的尿激酶是一种活性很强的组织激活物,也称为尿激酶型纤溶酶原激活物(urokinase plasminogen activator,μ-PA),已广泛应用于临床治疗血栓病。③血浆激活物,是依赖于因子XIIa激活的,也称为依赖于因子XIIa的激活物。如激肽释放酶。

2.纤维蛋白和纤维蛋白原的降解　纤溶酶是血浆中活性很强的蛋白酶。在纤溶酶的作用下,纤维蛋白和纤维蛋白原可被分解为许多可溶性小肽,称为纤维蛋白降解产物。这些降解产物通常不再发生凝固,其中部分小肽还具有抗凝血作用。当纤溶亢进时,可因凝血因子的大量分解和纤维蛋白降解产物的抗凝作用而产生出血倾向。

3.纤溶抑制物　体内有多种可抑制纤维蛋白溶解的物质,称为纤溶抑制物,主要有两类:一类为纤溶酶原激活物的抑制物,如纤溶酶原激活物抑制物-1(pluminogen activator inhibitor type-1,PAI-1),主要由血管内皮细胞产生,通过与组织型纤溶酶原激活物和尿激酶型纤溶酶原激活物结合而使之灭活,从而抑制纤溶酶的激活;另一类为$\alpha_2$抗纤溶酶,主要由肝产生,是一种球蛋白,能与纤溶酶结合形成复合物并使其失活。

凝血和纤溶是两个既对立又统一的功能系统,两者保持着动态平衡,使人体在出血时既能有效止血,又可防止血块堵塞血管,从而维持血液的正常流动,避免出现凝血作用大于纤溶而形成血栓,或纤溶过强引起止血功能障碍而导致出血。

# 第四节　血型与输血

## 一、血型与红细胞凝聚

血型(blood group)通常是指血细胞膜上特异性抗原的类型,是人类血液的主要特征之一。不同的血细胞有不同的血型,如红细胞血型、白细胞血型、血小板血型等。自1901年Landsteiner发现第一个人类血型系统——ABO血型系统以来,至今已发现30个不同的红细胞血型系统,抗原近300个。人类白细胞抗原有112种。血小板有7个血型系统,十几种抗原。血型具有遗传特性,正常情况下血型终身不变,但在某种特定情况下,血型抗原可发生改变。如干细胞移植后的患者、经过输血、服用某些药物和接受放射性治疗的患者都有可能短期改变血型。

> 知识点:血型的定义。

通常所说的血型是指红细胞膜上特异性抗原的类型。红细胞膜上特异性抗原又称为凝集原(agglutinogen),是指镶嵌在红细胞膜上能使红细胞发生凝集反应起抗原作用的特异性蛋白质、糖蛋白或糖脂。凝集素(agglutinin)是指能与红细胞膜上的凝集原起反应的特异性抗体。凝集素存在于血浆中,是一种γ球蛋白。当凝集原与其对应的凝集素相遇时,将会使红细胞彼此聚集在一起,形成一簇簇不规则的红细胞团,称为红细胞凝集(agglutination)。其本质是抗原-抗体免疫反应。由于每个抗体上存在2～10个抗原结合位点,抗体可在若干个带有相应抗原的红细胞之间形成桥梁,使红细胞聚集成簇。凝集反应一旦发生,可引起凝集的红细胞破裂,发生溶血现象。临床上做血型鉴定时,需要观察是否有红细胞凝集。

白细胞和血小板除存在一些与红细胞相同的血型抗原外,还有它们自己特有的血型抗原,如白细胞上最强的抗原是人类白细胞抗原(human leukocyte antigen,HLA),在体内广泛分布,是引起器官移植后免疫排斥反应最重要的抗原。由于在无关个体间HLA表型完全相同的概率极低,所以HLA的分型成为法医学上用于鉴定个体或亲子关系的重要依据之一。人类血小板表面也存在一些特异性的抗原系统,如PI、Zw、Ko等。

## 二、红细胞血型

红细胞血型中,与临床安全输血关系最为密切的是ABO血型系统和Rh血型系统。

### (一)ABO血型系统

1. ABO血型的分型　ABO血型系统根据红细胞膜上是否存在A抗原和B抗原可将血液分为四种血型。红细胞膜上只含A抗原者为A型,只含B抗原者为B型,含有A与B两种抗原者为AB型,A和B两种抗原均无者为O型。ABO血型系统血清中存在与A、B抗原相对应的天然抗体:抗A抗体和抗B抗体。四种血型均含有H抗原,但其抗原性较弱,因此血清中检测不到抗H抗体。不同血型的人的血清中不含与自身红细胞抗原相对应的抗体,即在A型血者的血清中只含抗B抗体,B型血者的血

> 知识点:ABO血型系统的分型依据、抗原和抗体。

清中只含抗 A 抗体,AB 型血的血清中全无抗 A 和抗 B 抗体,而 O 型血的血清中则含有抗 A 和抗 B 两种抗体。

ABO 血型系统还有几种亚型,其中与临床关系密切的亚型是 A 型中的 $A_1$ 和 $A_2$ 亚型。$A_1$ 型红细胞上含有 A 抗原和 $A_1$ 抗原,而 $A_2$ 型红细胞上仅含 A 抗原;$A_1$ 型血的血清中只含抗 B 抗体,而 $A_2$ 型血的血清中则含有抗 B 抗体和抗 $A_1$ 抗体。同样,AB 型血型中也有 $A_1B$ 和 $A_2B$ 两种主要亚型。ABO 血型系统各型抗原与抗体的分布情况见表3-2。

表3-2　ABO 血型系统的抗原和抗体

| 血型 | | 红细胞上的抗原 | 血清中的抗体 |
|---|---|---|---|
| A 型 | $A_1$ | $A+A_1$ | 抗 B |
| | $A_2$ | A | 抗 B+抗 $A_1$ |
| B 型 | | B | 抗 A+抗 $A_1$ |
| AB 型 | $A_1B$ | $A+A_1+B$ | 无抗 A,无抗 $A_1$,无抗 B |
| | $A_2B$ | A+B | 抗 $A_1$ |
| O 型 | | 无 A,无 B | 抗 A+抗 B+抗 $A_2$ |

虽然在我国汉族人中 $A_2$ 型和 $A_2B$ 型者分别只占 A 型和 AB 型人群的 1% 以下,但由于 $A_1$ 型红细胞可与 $A_2$ 型血清中的抗 $A_1$ 抗体发生凝集反应,而且 $A_2$ 型和 $A_2B$ 型红细胞比 $A_1$ 型和 $A_1B$ 型红细胞的抗原性弱得多,在用抗 A 抗体做血型鉴定时,容易将 $A_2$ 型和 $A_2B$ 型血误定为 O 型和 B 型。因此在输血时仍应注意 $A_2$ 和 $A_2B$ 亚型的存在。

2. ABO 血型的抗原和抗体　ABO 血型系统各种抗原的特异性取决于红细胞膜上的糖蛋白或糖脂上所含的糖链。这些糖链都是由暴露在红细胞表面的少数糖基所组成的寡糖链。A 和 B 抗原的特异性就取决于这些寡糖链的组成与连接顺序。A、B 抗原都是在 H 抗原的基础上形成的。在 A 基因的控制下,细胞合成的 A 酶能使一个乙酰半乳糖氨基连接到 H 物质上,形成 A 抗原;而在 B 基因控制下合成的 B 酶,则能把一个半乳糖基连接到 H 物质上,形成 B 抗原。O 型红细胞虽然不含 A、B 抗原,但有 H 抗原。实际上,H 抗原又是在另一个含四个糖基的前体物质的基础上形成的。在 H 基因编码的岩藻糖基转移酶的作用下,在前体物质半乳糖末端上连接岩藻糖而形成 H 抗原。若 H 基因缺损,将缺乏岩藻糖基转移酶,则不能生成 H 抗原以及 A、B 抗原,但有前体物质,其血型为孟买型。前体物质、H 抗原、A 抗原和 B 抗原的寡糖链的结构见图3-6。因此,基因通过决定生成的糖基转移酶的种类而决定催化何种糖基连接在前体物质的哪个位置上,进而间接控制决定血型抗原特异性的寡糖链的组成,并决定其血型的表现型。

**笔记栏**

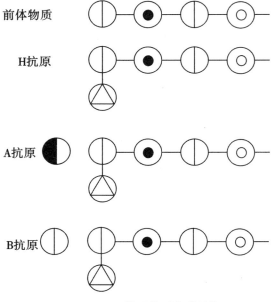

图3-6　ABH抗原物质化学结构
⬓半乳糖；⦿N-乙酰葡萄糖胺；◑N-乙酰半乳糖胺；
△岩藻糖；◎葡萄糖

　　血型抗体有天然抗体和免疫性抗体两类。ABO血型系统存在天然抗体。天然抗体多属IgM,分子量大,不能通过胎盘。因此,血型与胎儿血型不合的孕妇,体内的天然ABO血型抗体一般不能通过胎盘到达胎儿体内,不会使胎儿的红细胞发生凝集反应。免疫性抗体是机体接受自身所不存在的红细胞抗原刺激而产生的。免疫性抗体属IgG,分子量小,能通过胎盘进入胎儿体内。因此,若母亲过去因输血或妊娠接受过与自身抗原不同的抗原,通过免疫反应会产生免疫性抗体,则在妊娠时,若孕妇与胎儿血型不合,可因母亲体内的免疫性抗体进入胎儿体内而引起胎儿红细胞破坏,发生新生儿溶血。

　　3. ABO血型的鉴定　正确鉴定血型是保证输血安全的基础。临床上血型鉴定的方法有多种,但原理是一致的,即用已知的标准血清(含有抗体)检测未知的抗原。就是将被鉴定者的红细胞混悬液与标准血清相混合,根据有无凝集现象,分析判断被测红细胞上的抗原,然后确定其血型。具体方法是:在玻片上分别滴加一滴抗A、一滴抗B和一滴抗A-抗B血清,在每一滴血清上再加一滴待测红细胞的悬液,轻轻摇动,使红细胞和血清混匀,观察有无凝集现象。若待测红细胞与抗A血清和抗A-抗B血清发生凝集反应,为A型;红细胞与抗B血清和抗A-抗B血清发生凝集反应,为B型;红细胞与抗A、抗B和抗A-抗B血清均发生凝集反应,为AB型;红细胞与抗A、抗B和抗A-抗B血清均不发生凝集反应,为O型(图3-7)。

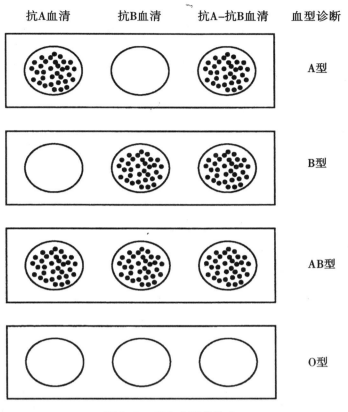

| 抗A血清 | 抗B血清 | 抗A−抗B血清 | 血型诊断 |
|---------|---------|------------|----------|

图 3-7　ABO 血型的鉴定

**（二）Rh 血型系统**

1. Rh 血型的分型和分布　　Landsteiner 和 Wiener 于 1940 年在恒河猴（Rhesus monkey）的红细胞上发现红细胞膜上还有另一类抗原，取其学名前两个字母，命名为 Rh 抗原。现发现有 40 多种 Rh 抗原，与临床关系密切的是 C、c、D、E、e 五种。在五种抗原中，以 D 抗原的抗原性最强，所以通常将红细胞膜上含有 D 抗原者称为 Rh 阳性；而红细胞膜上缺乏 D 抗原者称为 Rh 阴性。在我国汉族和其他大部分民族的人群中，Rh 阳性者约占 99%，Rh 阴性者仅约 1%。但在有些民族的人群中，Rh 阴性者较多，如塔塔尔族约 15.8%，苗族约 12.3%，布依族和乌孜别克族约 8.7%。在这些民族的人群中，Rh 血型的问题应受到特别重视。

2. Rh 血型系统的特点与临床意义　　与 ABO 血型系统不同，人的血清中不存在抗 Rh 的天然抗体，只有当 Rh 阴性者接受 Rh 阳性的血液后，才会通过体液免疫产生抗 Rh 的免疫性抗体，输血后 2～4 个月血清中抗 Rh 抗体的水平达到高峰。因此，Rh 阴性受血者在第一次接受 Rh 阳性血液的输血后，由于其体内没有天然的抗 Rh 抗体，一般不会发生凝集反应。由于在第一次输入红细胞所含的 Rh 抗原的作用下，体内将产生抗 Rh 抗体，所以在第二次或多次输入 Rh 阳性的血液时，即可发生抗原-抗体反应，输入的 Rh 阳性红细胞将被破坏而发生溶血。所以在临床上给患者重复输血时，即便是同一供血者的血液，也要做交叉配血试验，以避免因 Rh 血型不合而引起的输血

知识点：Rh 血型的分型、特点及临床意义。

反应。

Rh 血型系统与 ABO 血型系统之间的另一个不同点是抗体的特性。Rh 系统的抗体主要是 IgG，因其分子较小，因而能透过胎盘。当 Rh 阴性的孕妇怀有 Rh 阳性的胎儿时，Rh 阳性胎儿的少量红细胞或 D 抗原可进入母体，使母体产生免疫性抗体，主要是抗 D 抗体。这种抗体可透过胎盘进入胎儿的血液，使胎儿的红细胞发生溶血，造成新生儿溶血性贫血，严重时可致胎儿死亡。由于一般只有在妊娠末期或分娩时才有足量的胎儿红细胞进入母体，而母体血液中抗体的浓度是缓慢增加的，故 Rh 阴性的母体怀第一胎 Rh 阳性的胎儿时，很少出现新生儿溶血的情况；但在第二次妊娠时，母体内的抗 Rh 抗体可进入胎儿体内而引起严重的新生儿溶血。而且怀孕的次数越多，症状越严重。

### 三、输血的原则

输血（blood transfusion）已成为治疗某些疾病、抢救伤员生命和保证一些手术得以顺利进行的重要手段。但如果输血不当，将会给患者造成严重的损害，甚至引起死亡。为了保证输血的安全和提高输血的效果，必须遵守输血的原则，注意输血的安全、有效和节约。

#### （一）输血的基本原则

知识点：输血的基本原则。

输血时应遵循的基本原则是：保证供血者的红细胞不被受血者血浆中的凝集素所凝集，即供血者红细胞膜上的凝集原不与受血者血浆中的凝集素发生凝集反应。根据这一基本原则，在准备输血时，必须做到如下两点：

1. 首先必须鉴定血型，保证供血者与受血者的 ABO 血型相合　对于生育年龄的妇女和需要反复输血的患者，还必须使供血者与受血者的 Rh 血型相合，特别要注意 Rh 阴性受血者产生抗 Rh 抗体的情况。

2. 输血最好坚持同型输血　即使在 ABO 系统血型相同的人之间进行输血，输血前也必须进行交叉配血试验（cross-match test），如图 3-8 所示：首先把供血者的红细胞与受血者的血清进行配合试验，称为交叉配血主侧；再将受血者的红细胞与供血者的血清做配合试验，称为交叉配血次侧。这样，既可检验血型鉴定是否有误，又能发现供血者和受血者的红细胞或血清中是否还存在其他不相容的血型抗原或血型抗体。如果交叉配血试验的两侧均未发生凝集反应，即为配血相合，可以进行输血；如果主侧发生凝集反应，则为配血不合，不管次侧有无凝集反应，都绝对不能输血；如果主侧不发生凝集反应，而次侧发生凝集反应，称为配血基本相合，则遵循异型输血的原则，只能在紧急情况下进行少量（一般少于 300 mL）、缓慢输血，并在输血过程中密切观察受血者的反应，如发生输血反应，应立即停止输血。这是因为，虽然供血者红细胞膜上的抗原不与受血者血浆中的抗体发生凝集反应，但受血者红细胞膜上的抗原会与供血者血浆中的抗体发生凝集反应。如果输血过多或输血速度过快，则会因输入供血者血浆中抗体过多或不能很快被稀释，使抗体的效价过高，从而与受血者红细胞膜上的抗原发生凝集反应。

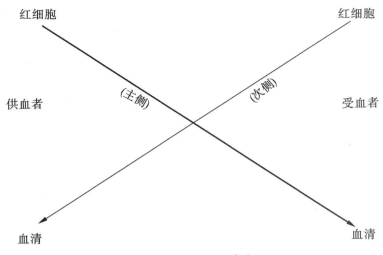

图 3-8　交叉配血试验

**（二）成分输血和自体输血**

知识点：交叉配血试验的内容。

随着医学和科学技术的进步,输血的方法已从原来的输全血发展为成分输血。成分输血(blood component transfusion)是将人血中各种不同成分,如红细胞、粒细胞、血小板和血浆,分别制备成高纯度或高浓度制品,再输注给患者。不同的患者对输血有不同的要求,严重贫血患者主要是红细胞量不足,血量不一定减少,宜输注浓缩红细胞悬液;大面积烧伤患者主要是由于创面渗出使血浆大量丢失,宜输入血浆或血浆代用品,如右旋糖苷溶液等;对于各种出血性疾病,可根据疾病的情况输入浓缩的血小板悬液或含凝血因子的新鲜血浆,以促进止血或凝血过程。倡导成分输血可增强治疗的针对性,提高疗效,减少不良反应,且能节约血源。

由于异体输血存在艾滋病、乙型肝炎、疟疾等血液传染性疾病传播的潜在危险,也可因移植物的抗宿主反应导致受血者的免疫功能下降,而采用自体输血不仅可避免异体输血的不良反应及并发症,还可扩大血源。自体输血(autologous blood transfusion)是指在手术前先抽取并保存一部分血液,在以后进行手术时可按需要再将血液输给患者自己。此外,还可在手术过程中无菌收集出血,经适当处理后回输患者。自体输血是一种值得推广的安全输血方式。

（河南科技大学　范玲玲）

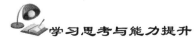**学习思考与能力提升**

**一、名词解释**

1.血细胞比容　2.红细胞沉降率　3.血清　4.等渗溶液　5.血型

**二、单项选择题**

1.血浆胶体渗透压降低时可引起　　　　　　　　　　　　　　　　（　　）

　　A.红细胞膨胀和破裂　　　　　　　　B.红细胞萎缩

C. 组织液增多　　　　　　　　　D. 组织液减少

2. 血浆胶体渗透压主要由下列哪种物质形成　　　　　　　　（　　）

   A. 葡萄糖　　　　　　　　　　　B. NaCl

   C. $Ca^{2+}$　　　　　　　　　　　　D. 白蛋白

3. 红细胞生成的主要原料是　　　　　　　　　　　　　　　（　　）

   A. 铁和维生素 $B_{12}$　　　　　　　B. 维生素 $B_{12}$ 和叶酸

   C. 蛋白质和叶酸　　　　　　　　D. 铁和蛋白质

4. 产生促红细胞生成素的主要部位是　　　　　　　　　　　（　　）

   A. 骨髓　　　　　　　　　　　　B. 肝

   C. 脾　　　　　　　　　　　　　D. 肾

5. 正常成年人安静状态白细胞总数高于下列哪个数值,即为白细胞增多　（　　）

   A. $7 \times 10^9/L$　　　　　　　　　　B. $8 \times 10^9/L$

   C. $9 \times 10^9/L$　　　　　　　　　　D. $10 \times 10^9/L$

6. 具有特异性免疫功能的白细胞是　　　　　　　　　　　　（　　）

   A. 中性粒细胞　　　　　　　　　B. 嗜酸性粒细胞

   C. 单核细胞　　　　　　　　　　D. 淋巴细胞

7. 下列关于血小板生理特性的叙述哪项是错误的　　　　　　　（　　）

   A. 释放作用　　　　　　　　　　B. 血块回缩作用

   C. 吸附作用　　　　　　　　　　D. 吞噬作用

8. 某人红细胞与 B 型血的血清发生凝集,其血清与 B 型血的红细胞也发生凝聚,其血型是

                                             （　　）

   A. A 型　　　　　　　　　　　　B. B 型

   C. AB 型　　　　　　　　　　　D. O 型

9. 启动内源性凝血的最主要物质是　　　　　　　　　　　　（　　）

   A. F Ⅲ　　　　　　　　　　　　B. 钙离子

   C. F Ⅶ　　　　　　　　　　　　D. F Ⅻ

### 三、问答题

1. 简述生理性止血的过程。

2. 简述血液凝固的基本过程。

3. 受血者第二次输入同一供血者的血液时,是否需要交叉配血? 为什么?

## 血液循环

心血管系统(cardiovascular system)由心脏和血管组成,血管又由动脉、静脉和毛细血管组成。在循环系统中心脏不断做收缩和舒张交替的活动,推动血液在其中按单一方向、周而复始地循环流动,称为血液循环。血液循环的主要功能是完成体内的物质运输、运输营养物质以及代谢产物,保证机体新陈代谢的正常进行,实现体液调节功能及防御功能。

心血管系统的活动受神经和体液因素的调节,同时与多个系统相互协调、相互配合,从而使机体能很好地适应内、外环境的变化。

## 第一节　心脏的泵血过程

心脏的主要功能是泵血功能。心脏是推动血液流动的动力器官,心脏收缩时将血液射入动脉,通过动脉系统将血液分配到全身各组织器官,以维持组织器官的血液灌流;心脏舒张时则通过静脉系统使血液回流到心脏,为下一次射血做好准备。如此依靠心脏收缩和舒张的交替活动来完成心脏的泵血功能。

### 一、心脏的泵血过程和机制

#### (一)心动周期

心脏的一次收缩和舒张构成一个机械活动周期,称为心动周期(carcdic cycle)。心动周期包括心房收缩期和心房舒张期,心室收缩期和心室舒张期。由于心室在心脏泵血过程中起主要作用,故心动周期通常是指心室的活动周期。

心动周期的长短与心率有关,两者成反变关系。心率(heart rate)是指每分钟心脏跳动的次数,正常成人在安静状态下的心率范围是 60~100 次/min,以平均心率 75 次/min计算,则每个心动周期持续约0.8 s。在一个心动周期中,心房和心室的活动按一定时程和顺序先后进行(图4-1),先是左、右心房同步收缩0.1 s,然后舒张0.7 s;待心房收缩结束转入舒张期时,左、右心室进入同步收缩期,持续0.3 s,然后再舒张0.5 s,即心房收缩完毕,心室才开始收缩。心室舒张期的前0.4 s期间,心房也处于舒张状态,这一时期称为全心舒张期。心房和心室的收缩期都短于其舒张期。心率

知识点:心动周期的特点。

加快时,心动周期缩短,收缩期和舒张期都相应缩短,但舒张期缩短的程度更大,这使心室的充盈时间缩短,对心脏的持久活动会造成不利影响。

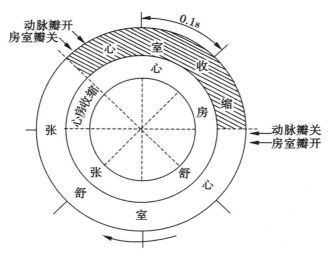

图 4-1　心动周期中心房和心室活动的顺序及时间关系

**(二)心脏的泵血过程**

在心脏的泵血过程中,心室的活动起主导作用。左、右心室的泵血过程相似,而且几乎同时进行。现以左心室为例,从心室内压力变化、容积变化、瓣膜开闭及血流情况几方面说明心脏泵血过程和机制(图 4-2,图 4-3,表 4-1)。

学习要点:心脏的泵血过程。

1.心室收缩期　心室收缩期可分为等容收缩期和射血期,而射血期又可分为快速射血期和减慢射血期。

(1)等容收缩期　心室开始收缩后,心室内的压力快速升高,当心室内压升高超过房内压时,心室内血液向心房反流,推动房室瓣关闭,阻止血液流入心房。此时室内压尚低于主动脉压,动脉瓣仍处于关闭状态,心室为一封闭腔,心室容积不变,故称为等容收缩期(period of isovolumic contraction),历时 0.05 s。此时心室肌的强烈收缩导致室内压急剧升高。

(2)射血期　心室继续收缩,使室内压升高至超过主动脉压时,动脉瓣开放,血液从心室射入主动脉,进入射血期(period of ventricular jection)。

快速射血期:在射血期的早期,心室射入主动脉的血液量较多,血液流速也很快,故称为快速射血期(period of rapid ejection)。此期持续约 0.1 s。在快速射血期,心室射血量约占总射血量的 2/3,由于心室内血液快速进入主动脉,因此心室容积明显缩小,但由于心室肌强烈收缩,室内压继续上升至峰值,主动脉压也随之升高。

减慢射血期:在射血期的后期,由于心室内血液大量进入主动脉及心室收缩强度减弱,射血的速度逐渐减慢,故称为减慢射血期(period of slowe jection)。此期持续约 0.15 s。此期射血量约占总射血量的 1/3,心室容积继续缩小。须注意的是,在快速射血期的中后期,及整个减慢射血期,心室内压已略低于主动脉压,但心室仍在继续收缩,使血液依靠获得的较高动能,在惯性作用下逆压力梯度射入主动脉。

2.心室舒张期　心室舒张期可分为等容舒张期和心室充盈期,心室充盈期又可分为快速充盈期、减慢充盈期和心房收缩期。

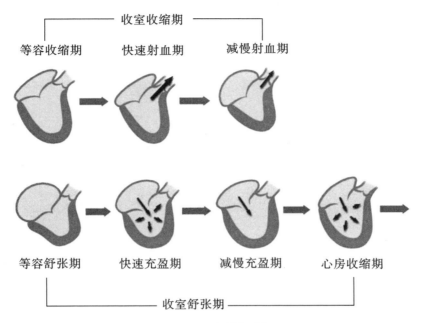

图 4-2　心室射血过程

（1）等容舒张期　心室收缩射血后,开始舒张,室内压快速下降,低于主动脉压,主动脉内血液向心室方向反流,推动动脉瓣关闭。此时心室内压仍高于房内压,故房室瓣仍处于关闭状态,心室再度成为一封闭腔,此时心室肌的舒张导致室内压急剧降低,但心室容积不变,称为等容舒张期（period of isovolumic relaxation）。历时 0.06～0.08 s。

（2）心室充盈期　心室继续舒张,室内压下降至低于房内压时,房室瓣开放,血液由心房进入心室,进入心室充盈期。

快速充盈期:在充盈期初期,由于室内压明显降低,甚至造成负压,这时心房和大静脉内的血液因心室的抽吸作用而快速流入心室,心室容积迅速增大,故称为快速充盈期（period of rapid filling）。历时约 0.11 s。此期心室充盈血量约为总充盈量的2/3。

减慢充盈期:随着血液不断流入心室,室内压开始升高,心房和心室之间压力差减小,血液流入心室的速度减慢,心室容积进一步增大,称为减慢充盈期（period of slow filling）,历时约 0.22 s。

心房收缩期:在心室舒张期的最后 0.1 s,进入心房收缩期（period of atrial systole）。心房收缩使心房内压升高,使心房内的血液顺压力梯度流入心室,促进心室的进一步充盈。此期心室的充盈量可再增加25%。

可见,左心室节律性收缩和舒张形成的室内压变化,导致心房与心室之间以及心室与主动脉之间产生压力梯度,压力梯度是推动血液在心房、心室以及主动脉之间流动的主要动力。由于心脏瓣膜的结构特点和启闭活动,使血液只能从心房流向心室,

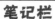

心室流向动脉这一个方向流动。

右心室的泵血过程与左心室基本相同,但由于肺动脉压约为主动脉压的1/6,因此在心动周期中右心室内压的变化幅度要比左心室内压小得多。

表4-1 心动周期中,左心室压力、容积、瓣膜、血流的变化

| 时期 | 压力变化 | 房室瓣 | 动脉瓣 | 心室容积 | 血流方向 | 时间(s) |
|---|---|---|---|---|---|---|
| 等容收缩期 | 房内压＜室内压＜主动脉压<br>(室内压剧升)<br>(期末主动脉压达最低值) | 关 | 关 | 不变(达最高) | 无 | 0.05 |
| 快速射血期 | 房内压＜室内压＞主动脉压<br>(期中末室内压及主动脉压达峰值) | 关 | 开 | 剧减 | 心室→主动脉(快) | 0.1 |
| 减慢射血期 | 房内压＜室内压＜主动脉压 | 关 | 开 | 减小 | 心室→主动脉(慢) | 0.15 |
| 等容舒张期 | 房内压＜室内压＜主动脉压<br>(室内压剧减) | 关 | 关 | 不变(达最低) | 无 | 0.07 |
| 快速充盈期 | 房内压＞室内压＜主动脉压 | 开 | 关 | 剧增 | 心房→心室(快) | 0.11 |
| 减慢充盈期 | 房内压＞室内压＜主动脉压 | 开 | 关 | 增加 | 心房→心室(慢) | 0.22 |
| 心房收缩期 | 房内压＞室内压＜主动脉压 | 开 | 关 | 增加<br>(期末心室容积增至最大) | 心房→心室 | 0.1 |

**(三)心房在心脏活动中的作用**

1.心房的初级泵作用 在一个心动周期中,心房大多数时间处在舒张期,其主要作用是接纳、储存从静脉回流的血液。在心室舒张的前0.4 s,心房也处在舒张期,静脉血经心房流入心室,在心室舒张的最后0.1 s,心房才开始收缩,增加心房与心室的压力梯度,促使心室的进一步充盈。但由于心房壁薄,收缩力不强,收缩时间短,故其收缩对心室的充盈仅起辅助作用。心房收缩期心室的充盈量约占心室总充盈量的25%左右。但心房的收缩可使心室的充盈量增加,从而使心肌初长度增加,增加心肌的收缩力,提高心室的泵血功能,因此心房的收缩起着初级泵的作用。当心房发生纤维性颤动而不能正常收缩时,心室充盈血量减少,如果心率加快或心室顺应性降低使心室舒张期的被动充盈量减少时,则可因心室舒张末期充盈量减少而使心室射血量减少。

2.心动周期中心房压力的变化 心动周期中,左心房内压力曲线依次出现a、c、v

三个较小的正向波（图4-3）。a波是心房收缩的标志。心房收缩,房内压升高,形成a波的升支;随后心房舒张,房内压回降,形成a波的降支。接着心室收缩,室内压升高,推动已关闭的房室瓣使之凸入心房,导致房内压略有升高而形成c波的升支;当心室射血后心室容积减小,房室瓣下移,使心房容积扩大,房内压降低,形成c波的降支。此后,由于静脉血回流,而此时房室瓣仍处于关闭状态,故心房内血液量增加,使房内压升高,形成v波的升支;当心室充盈时,房室瓣开放,血液从心房进入心室,房内压下降而形成v波的降支。在心动周期中,右心房也有类似的房内压波动,并可逆向传播到腔静脉,使腔静脉内压也发生同样的波动。

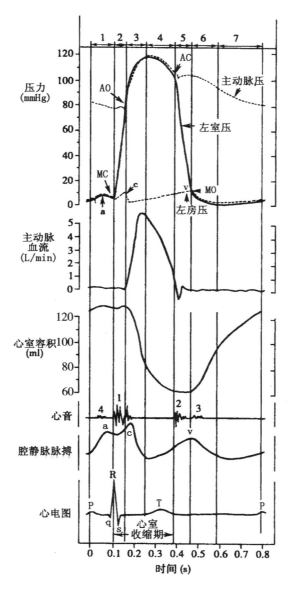

图4-3　心动周期各期中,左心室压力、容积、瓣膜活动等变化
a、c、v:心房波;1、2、3、4:一、二、三、四心音;P、Q、R、S、T:心电图基本波形

**（四）心音**

在一个心动周期中,心肌收缩、瓣膜启闭、血液流速改变撞击心室壁及大动脉壁引起振动都可导致声音产生,此时用听诊器放在胸壁一定部位听到相应的声音,即是心音(heart sound)。如果用换能器将机械振动转换为电信号记录下来,即为心音图(phonocardiogram)。

心音产生于心动周期某些特定时期,其音调和持续时间有一定特征。在一次正常心搏过程中可以产生第一心音、第二心音、第三心音、第四心音,使用听诊器通常可以听到第一心音、第二心音。在某些健康儿童和青年人可以听到第三心音。

心脏的某些异常活动可以产生杂音或其他异常的心音。因此,听取心音或记录心音图对于心脏疾病的诊断具有重要意义。

1. 第一心音　发生于心室收缩期,标志心室收缩期的开始。第一心音产生的原因主要是心室肌收缩导致房室瓣突然关闭,引起心室内血液和室壁的振动,其次是心室射血冲击主动脉根部及大血管扩张形成血液涡流产生的振动。其特点是音调低、持续时间长,为 0.12 ~ 0.14 s。在心尖搏动处(左第 5 肋间锁骨中线)听诊最清楚,第一心音强弱可反映心室肌收缩力和房室瓣的功能状态。

2. 第二心音　发生于心室舒张期,标志心室舒张期的开始。第二心音产生的原因主要是心室舒张导致动脉瓣突然关闭,血流冲击大动脉根部引起血液、管壁及心室壁的振动。其特点是音调高、持续时间短,为 0.08 ~ 0.10 s。在胸骨旁第 2 肋间(即主动脉瓣和肺动脉瓣听诊区)听诊时最清楚。第二心音可反映动脉压的高低和动脉瓣的功能状态。

3. 第三心音　发生于心室快速充盈末期,是一种低音调、低振幅的振动,可能是由于快速充盈期末室壁和乳头肌突然伸展及充盈血流突然减速引起的振动所致。

4. 第四心音　出现在心室舒张的末期,是由于心房收缩驱使血液流入心室产生的振动,也称心房音。正常心房收缩时一般不产生声音,但异常强烈的心房收缩和在左心室壁顺应性下降时,可产生第四心音。

## 二、心脏泵血功能的评定

心脏的主要功能是泵血。通常用单位时间内心脏的射血量和心脏的做功量作为指标对心脏泵血功能进行评定。

### （一）每搏输出量和每分输出量

1. 每搏输出量和射血分数　一侧心室一次收缩射出的血量,称为每搏输出量(stroke volume),简称搏出量。正常成年人在安静状态下,左心室舒张末期容积约 125 mL,收缩末期容积约 55 mL,二者之差即为搏出量,平均约为 70 mL(60 ~ 80 mL)。可见,心室在每次射血时,并未将心室内的血液全部射出。

搏出量占心室舒张末期容积的百分比,称为射血分数(ejection fraction),健康成年人的射血分数为 55% ~ 65%。反映心室射血的效率。正常情况下,搏出量与心室舒张末期容积是相适应的,射血分数基本不变。射血分数比搏出量能更准确地反映心脏泵血功能,在心室功能减退、心室异常扩大的病人,其搏出量可能与正常人无明显差异,但与增大了的心室舒张末期容积不相适应,射血分数已明显下降。因此射血分数对早期发现心脏泵血功能异常具有重要意义。

2. 每分输出量和心指数 一侧心室每分钟收缩射出的血量,称为每分输出量(minute volume),简称心输出量(cardiac output),等于心率与搏出量的乘积。左、右两侧心室的心输出量基本相等。心输出量与机体的新陈代谢水平相适应,受性别、年龄及其他生理情况影响。一般健康成年男性在安静状态下,如果心率为每分钟 75 次,搏出量为 70 mL,则心输出量约为 5 mL/min,比同体重女性的心输出量高 10% 左右。青年人的心输出量比老年人高。成年人在剧烈运动时,其心输出量可高达 25 ~ 35 L/min,而在麻醉情况下则可降到 2.5 L/min。

由于不同身材具有不同的耗氧量和能量代谢水平,心输出量也就不同,因此用心输出量作为指标对不同身材的个体进行心功能比较是不全面的。调查资料表明,人在安静时的心输出量和基础代谢率一样,与体表面积成正比,而并不与体重成正比。单位体表面积($m^2$)的心输出量称为心指数(cardiac index)。在安静和空腹情况下测定的心指数称为静息心指数,可作为比较不同个体心功能的评定指标。中等身材的成年人体表面积为 1.6 ~ 1.7 $m^2$,在安静和空腹的情况下心输出量为 5 ~ 6 L/min,故静息心指数为 3.0 ~ 3.5 L/(min·$m^2$)。同一个体在不同年龄段的代谢水平不同,心指数也就不同,10 岁左右儿童静息心指数最高,可达 4 L/(min·$m^2$),以后随年龄增长而逐渐下降,到 80 岁时,静息心指数可低至 2 L/(min·$m^2$)。肌肉运动、妊娠、情绪激动和进食时,心指数有不同程度的增高。

### (二)心脏做功量

心脏做功主要是通过心室收缩提高室内压,克服动脉血压形成的阻力,完成射血过程,推动血液向前流动。

心脏做功释放的能量表现为两方面,一是动能,推动血液流动;二是压强能,即通过推动血液流动,携带心脏释放能量至大动脉,并以压强能的形式暂时贮存在扩张的动脉壁内,待心室舒张期,贮存的压强能转变为动能,推动血液继续流向外周。

1. 每搏功(stroke work) 简称搏功,是指心室一次收缩射血所做的功。心脏收缩射血所释放的机械能主要表现为将一定容积的血液提升到一定水平而增加血液的势能,即压力-容积功,以及使血液向前流动而增加的血流动能。压力一容积功等于搏出量乘以射血压。如下:

$$每搏功=搏出量×射血压+血流动能$$

人体在安静状态下,血流动能仅占约 1%,故一般忽略不计。可见,心肌收缩射血所释放的机械能主要用于维持血压和射出一定容积的血量。射血压为射血期左心室内压与心室舒张末压之差。因射血期左心室内压是不断变化的,在实际应用中常以平均动脉压代替射血期左心室内压,而以左心房平均压代替左心室舒张末期压,因此,每搏功可用下式计算:

$$左心室每搏功(J)=搏出量(L)×血液比重×(平均动脉压-左心房平均压)$$
$$(mmHg)×13.6×9.807×(1/1000)$$

若按搏出量为 70 mL,平均动脉压为 92 mmHg,平均心房压为 6 mmHg,血液比重为 1.055 计算,则每搏功为 0.847J。

2. 每分功(minute work) 简称分功,是指心室每分钟内收缩射血所做的功,亦即心室完成每分输出量所做的机械外功。

每分功＝每搏功（J）×心率（次／min）。

若按心率为每分钟 75 次计算，则每分功为 63.5J／min。

在正常情况下，左、右心室的输出量基本相等，但肺动脉平均压仅为主动脉平均压的 1／6 左右，故右心室做功量也只有左心室的 1／6 左右。当动脉血压升高时，心脏做功量将随之增加，因此用心脏做功量来评定心脏泵血功能较单纯用心输出量更为全面，尤其是在动脉血压高低不同的个体之间，或在同一个体动脉血压发生改变前后，用心脏做功量来比较心脏泵血功能更显其优越性。

## 三、影响心输出量的因素

机体通过调节心输出量，使心脏射血功能适应机体代谢的需要。心输出量等于搏出量和心率的乘积，因此凡能影响搏出量和心率的因素都可以影响心输出量。而搏出量的多少取决于前负荷、后负荷和心肌收缩能力等。

学习要点：影响心输出量的因素。

### （一）搏出量

肌肉收缩效能即心肌收缩力和缩短速度决定搏出量，而肌肉收缩效能取决于肌肉在收缩前或收缩后所承受的负荷及肌肉本身的收缩能力。

1.前负荷 心室肌在收缩之前所承受的负荷，称为心室肌的前负荷。前负荷可使心室肌在收缩前处于一定的初长度。心室肌的初长度决定于心室舒张末期的血液充盈量，即心室舒张末期容积相当于心室的前负荷。由于心室舒张末期容积与心室舒张末期压力在一定范围内呈正相关，且心室舒张末期压力易于测量，故在实验中常用心室舒张末期压力反映前负荷大小。有时也可用心房内压力反映心室的前负荷。这是因为正常人心室舒张末期的心房内压力与心室内压力几乎相等，且心房内压力的测定更为方便。

与骨骼肌相似，心肌的初长度对心肌的收缩力量具有重要影响。以心室舒张末期压力为横坐标，以每搏功为纵坐标，可绘出心室功能曲线（图4-4），以此可分析前负荷或初长度对心脏泵血功能的影响。

心室功能曲线大致可分为三段：

（1）左心室舒张末期压在 5～15 mmHg 内时，曲线处于上升阶段，表明承受着心室舒张末期压的增大，心室搏功也增大。

（2）左心室舒张末期压在 15～20 mmHg 范围内时，曲线渐趋平坦，表明此时心室舒张末期压对搏功影响不大。

（3）左心室舒张末期压高于 20 mmHg 后，曲线平坦或轻度下倾，但并不出现明显降支，表明心室前负荷即使超过 20 mmHg 搏功仍基本不变或仅轻度减少。只有在发生严重病变的心室，心室功能曲线才出现降支。

从心室功能曲线看，在一定范围内增加前负荷（初长度）时，心肌收缩力增加，搏出量增加，搏功增大。这种通过改变前负荷即初长度来调节心肌收缩力的方式又称为异长自身调节。

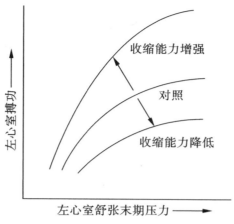

图 4-4　左、右心室功能曲线

　　初长度对心肌收缩力影响的机制与骨骼肌相似,即不同的初长度可改变心肌细胞肌节中粗、细肌丝的有效重叠程度。当肌节的初长度为 $2.0 \sim 2.2$ μm 时,粗、细肌丝处于最佳重叠状态,活化时可形成的横桥连接数目最多,肌节收缩产生的张力最大。此时的初长度即为最适初长度。在肌节未达最适初长度之前,随着肌节初长度的增加,粗、细肌丝的有效重叠程度增加,活化时形成的横桥连接的数目增多,因而肌节以至整个心室的收缩力逐渐加强,心搏出量增多,每搏功增大。

　　通常状态下,成人心室舒张末期充盈压为 $5 \sim 6$ mmHg,而最适前负荷为 $12 \sim 15$ mmHg(初长度为 $2.0 \sim 2.2$ μm),所以心室舒张末期充盈血量增加时,通过异长自身调节,可以提高心肌收缩力,使搏出量增加。但是由于心肌具有较强的抗过度延伸的特性,使肌小节长度一般不超过 $2.25 \sim 2.30$ μm ,所以当前负荷超过一定限度时,心室功能曲线不会出现明显下降的趋势。这对保证心脏泵血功能非常重要。它使心脏在前负荷明显增加时,一般不会发生搏出量和做功能力的下降。只有在慢性扩张的病理心脏,心肌组织结构与功能发生病变,增加前负荷可以出现搏出量的下降。

　　异长自身调节的生理意义在于对搏出量的微小变化进行精细调节,使心室射血量与静脉回心血量保持平衡,从而使心室舒张末期容积和压力保持在正常范围内。当体位改变或动脉血压突然升高时,心室的充盈量可发生微小的变化,这种变化可立即通过异长调节来改变搏出量,使搏出量与回心血量之间重新达到平衡状态。但当循环功能发生幅度较大、持续时间较长的改变时,如肌肉活动时的循环功能改变,仅靠异长调节不足以满足机体当时的需要。在这种情况下,需要通过调节心肌收缩能力来进一步加强心脏的泵血功能。

　　前负荷主要取决于心室舒张末期充盈的血量。心室舒张末期充盈量是静脉回心血量和心室射血后剩余血量二者之和,但主要受静脉回心血量的影响。影响静脉回心血量的因素有:①心室充盈时间,心率加快,则心动周期缩短(尤其是心室舒张期),因此心室充盈时间缩短,回心血量减少;反之,心率减慢,则心室充盈时间延长,回心血量增多。②静脉回流速度,静脉回流速度取决于外周静脉压与心房、心室的压力差,当外周静脉压升高和(或)心房、心室内压降低时,静脉回流速度加快,回心血量增多。

③心室舒张功能:心室舒张功能与舒张期 $Ca^{2+}$ 回降速率有关,$Ca^{2+}$ 回降速率快,则心室内压低,静脉回心血量增多。④心包内压,正常情况下,心包的存在有助于防止心室的过度充盈。当发生心包积液时,心包内压增高,可使心室充盈受到限制,导致静脉回心血量减少。⑤心室顺应性,心室顺应性是指心室壁受外力作用时能发生变形的难易程度,通常用心室在单位压力差作用下所引起的心室容积改变($\triangle V/\triangle P$)来表示。心室顺应性降低时(如心肌纤维化、心肌肥厚等),心室充盈量将减少。心室射血后剩余血量与心室肌收缩力有关,假如静脉回心血量不变,心肌收缩力减弱,射血后心室内剩余血量增加,则心室充盈量增加;但实际上,射血后心室内剩余血量增加时,舒张期心室内压也增高,静脉回心血量将减少,因而心室充盈量并不一定增加。

2. 后负荷 心室肌的后负荷是指心肌开始收缩后遇到的负荷,即大动脉血压。在心率、心肌初长度和收缩能力不变时,如果大动脉血压增高,则等容收缩期延长而射血期缩短,同时射血期心室肌纤维缩短的程度和速度均减小,因而搏出量减少。反之,动脉血压降低,则利于心室射血。

动脉血压改变在影响搏出量的同时,将继发性地引起心脏内的一些调节活动。当动脉血压突然增高而引起搏出量减少时,心室内的剩余血量将增多,若舒张期静脉回心血量不变或无明显减少,则心室舒张末期容积将增大。此时可继发引起异长自身调节,增加心肌收缩能力,使搏出量恢复到正常水平。尽管此时动脉血压仍处于高水平,但心脏的搏出量将不再减少。

在整体情况下,正常成人动脉血压变动于 80~170 mmHg 时,心输出量无明显改变。这与体内多种调节机制的活动有关。除了异长自身调节机制外,等长调节(见后文)等更多的调节机制也参与其中。神经和体液调节也可通过等长调节使心肌收缩能力增强,有助于搏出量的恢复。但如果动脉血压长期维持较高水平(如高血压病),心室肌将因长期收缩加强而逐渐出现心肌代偿性肥厚及供血不足,导致心脏泵血功能减退,严重时可出现心力衰竭。

3. 心肌收缩能力 心肌不依赖于前负荷和后负荷而能改变其力学活动(包括收缩的强度和速度)的内在特性,称为心肌收缩能力(myocardial contractility)。在完整的心室,心肌收缩能力增强可使心室功能曲线向左上方移位,说明在同样的前负荷条件下,心肌收缩产生的张力增加,心肌缩短速度加快,这种与心肌细胞的初长度无关,由心肌本身收缩强度和速度的改变而引起搏出量的调节称为等长调节(homometric regulation)。

凡能影响心肌兴奋收缩耦联各环节的因素都能改变心肌收缩能力。其中活化的横桥数目和肌球蛋白头部 ATP 酶的活性是影响心肌收缩能力的主要环节。例如,心交感神经兴奋,节后纤维末梢释放去甲肾上腺素,与心肌膜上 $\beta_1$ 肾上腺素能受体结合,引起胞质 cAMP 水平升高,激活肌膜和肌浆网膜 $Ca^{2+}$ 通道,导致胞质 $Ca^{2+}$ 浓度升高;钙增敏剂(如茶碱)可使肌钙蛋白与 $Ca^{2+}$ 亲和力增高,使活化的横桥数目增多,心肌收缩能力增强。甲状腺激素可使横桥 ATP 酶活性增强,导致心肌收缩能力增强。老年人和甲状腺功能低下的患者,由于 ATP 酶活性降低,故心肌收缩能力减弱。

(二)心率

在年龄、性别和不同生理状态下,心率可发生较大的变动。新生儿的心率较快,随着年龄的增长,心率逐渐减慢,至青春期接近成人水平。正常成年人在安静状态下,心率为 60~100 次/min,成年女性的心率稍快于男性。在同一个体,安静或睡眠时的心率较慢,而运动或情绪激动时心率加快。

在一定范围内,心率加快,心输出量则随之增多。但如果心率超过 160~180 次/min,由于心室舒张期明显缩短,心室充盈血量明显减少,因此心输出量也明显减少。反之当心率低于 40 次/min,虽然心室舒张期延长,但是心室充盈已接近极限,虽然搏出量有所增加,但由于心率过慢,心输出量仍会明显减少。

在整体情况下,心率受神经和体液因素的调节。交感神经兴奋,血中肾上腺素、去甲肾上腺素和甲状腺激素水平增高时,心率加快;迷走神经兴奋时,心率减慢。此外,心率还受体温的影响,体温每升高 1 ℃,心率可增加 12~18 次/min。

### 四、心脏泵血功能的储备

正常心脏的泵血功能有相当大的储备量,剧烈运动时,心输出量可从安静时的约 5 L/min 增加 5~6 倍,达到 25~30 L/min。这种心输出量随机体代谢需要而增加的能力,称为心泵功能储备或心力储备(cardiac reserve)。心泵功能储备可用心脏每分钟能射出的最大血量,即心脏的最大输出量来表示。心泵功能储备的大小主要取决于搏出量和心率能够提高的程度,因而心泵功能储备包括搏出量储备和心率储备两部分。

1. 搏出量储备 搏出量是心室舒张末期容积和收缩末期容积之差,因此搏出量储备分为收缩期储备和舒张期储备两部分。静息状态下,舒张末期容积约 125 mL,收缩末期容积约 55 mL。最大充盈时一般只能达到 140 mL 左右,因此舒张期储备仅 15 mL 左右;而当心肌作最大收缩时,心室收缩末期容积可减小到 15~20 mL,因此收缩期储备可达 35~40 mL。可见,收缩期储备要比舒张期储备大得多。

2. 心率储备 如果搏出量保持不变,心率在一定范围内加快,心输出量可增加至静息时的 2~2.5 倍。一般情况下,健康成年人能使心输出量随心率加快而增多的最高心率为每分钟 160~180 次。心率过快时,由于舒张期过短,心室充盈不足,可导致搏出量和心输出量减少。

剧烈运动及强体力活动时,交感-肾上腺髓质系统活动增强,机体主要通过动用收缩期储备和心率储备,使心输出量增加,以满足机体新陈代谢增强的需要。

## 第二节　心脏的生物电活动

心脏泵血功能的实现有赖于心房和心室节律性的收缩与舒张交替活动,而心脏节律性的活动是由于心肌细胞动作电位的规律性发生与扩布而引起的。

根据组织学和电生理学特点,心肌细胞分为两类:一类是普通的心肌细胞,包括心房肌和心室肌,这类细胞具有稳定的静息电位,主要执行收缩功能,故称为工作细胞(cardiac working cell),此外还具有兴奋性和传导性。另一类为特殊心肌细胞,主要包括窦房结细胞和浦肯野细胞,它们组成心内特殊传导系统,这类细胞大多没有稳定的静息电位,并可自动产生节律性兴奋,故称为自律细胞(autorhythmic cell),此外还具有兴奋性、传导性,但是没有收缩功能。根据心肌细胞动作电位去极相速度的快慢及其不同产生机制,又可将心肌细胞分成快反应细胞(fast response cell)和慢反应细胞(slow response cell)两类。快反应细胞包括心房肌细胞、心室肌细胞和浦肯野细胞等;慢反应细胞则包括窦房结P细胞和房室结细胞等。

## 一、心肌细胞的跨膜电位及其形成机制

与神经细胞和骨骼肌细胞相比,各类心肌细胞的跨膜电位存在较大差异(图4-5),其形成机制也各不相同。下面介绍工作细胞与自律细胞的生物电活动及机制。

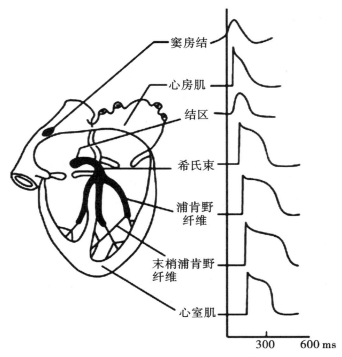

图4-5 心脏各部分心肌细胞的跨膜电位

### (一)工作细胞的跨膜电位及其形成机制

心房肌细胞与心室肌细胞动作电位的形成机制基本相似。现主要介绍心室肌细胞的跨膜电位及其形成机制。

1. 静息电位 心室肌细胞静息电位稳定,为$-80 \sim -90$ mV,其形成机制与神经纤维、骨骼肌细胞相似,主要是静息状态下细胞膜对$K^+$通透性高,主要表现为$I_{K_1}$通道开放,$K^+$外流,使膜电位接近$K^+$平衡电位。$I_{K_1}$通道属于非门控通道,是内向整流钾通道中最常见的一种通道。它不受电压或化学信号的控制,但其开放程度可受膜电位的影响。此外心肌细胞膜在静息时对$Na^+$也有一定通透性,少量$Na^+$内流可部分抵消细胞内的负电位;生电性钠泵对$Na^+$和$K^+$的不对等转运也可影响静息电位,使细胞内的负电位有所增大。

2. 动作电位 与骨骼肌和神经纤维的动作电位不同,心室肌细胞的动作电位的主要特征是复极化过程较为复杂,持续时间长,升支和降支明显不对称。心室肌细胞的

动作电位通常分为 0 期(去极化期)、1 期(快速复极初期)、2 期(平台期)、3 期(快速复极末期)、4 期(静息期)五个时相(图4-6)。

(1)0 期去极化过程 此期膜电位由静息时的-90 mV 迅速上升至+30 mV 左右,其中超过 0 mV 以上部分称为超射。当心室肌细胞受到适宜刺激作用时,细胞膜上部分 Na⁺开放,引起少量 Na⁺内流,当膜去极化达到阈电位时,Na⁺通道被大量激活而开放,膜对 Na⁺通透性增高,出现再生性 Na⁺内流,膜电位迅速由静息状态的-90 mV 上升到+30 mV 左右,膜由极化状态通过去极化、反极化至接近 Na⁺平衡电位水平,形成动作电位升支。心室肌细胞 0 期去极时间很短,仅占 1 ~ 2 ms,速度快,可达 200 ~ 400 V/s,且幅度高,约为 120 mV。

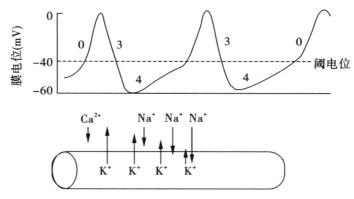

**图 4-6 心室肌细胞的动作电位与离子活动**

在 4 期,K⁺外流随时间递减,Na⁺内流随时间递增。

Na⁺通道的激活与失活十分迅速,Na⁺通道在阈电位水平(约-70 mV)时激活开放,当膜去极至 0 mV 左右时,Na⁺通道开始失活关闭,故 Na⁺通道称为快通道。这种 0 期去极化过程由快 Na 通道介导的动作电位称为快反应动作电位,因而心室肌细胞属于快反应细胞。

快 Na⁺通道可被河豚毒素 TTX 选择性阻断,但心肌细胞快 Na⁺通道对河豚毒素的敏感性低,仅为神经纤维和骨骼肌细胞的 1/100 ~ 1/1000。临床常用的 I 类抗心律失常药物就是通过阻断快 Na⁺通道发挥治疗心律失常作用。

(2)复极化过程:当心室肌细胞去极化达到顶峰后,由于快 Na⁺通道的失活关闭,立即开始复极。复极过程分为动作电位的 1 期、2 期、3 期,复极化过程比较缓慢,历时 200 ~ 300 ms。

1 期:复极首先进入 1 期,又称快速复极初期。此期膜电位迅速由+30 mV 下降到 0 mV 左右,约需 10 ms。1 期产生机制主要是一过性外向电流 $I_{to}$ 的激活,$I_{to}$ 的主要离子成分是 K⁺。$I_{to}$ 通道是在膜电位去极化到-30 mV 时被激活的,开放 5 ~ 10 ms。换言之,1 期主要是由于 K⁺外流引起。

0 期去极化和 1 期复极化期间膜电位的变化速度都很快,在记录的动作电位图形上呈尖峰状,故常把这两部分合称为锋电位。

2 期:1 期复极膜电位达 0 mV 左右后,复极化过程变得非常缓慢,记录的动作电位图形较平坦,故称为平台期(plateau)。该期历时 100 ~ 150 ms。平台期是心室肌细胞动作电位的主要特征,也是区别于神经细胞和骨骼肌细胞动作电位的主要特征。

平台期的形成是内向离子流与外向离子流同时存在所致。平台期主要的内向电流是 L 型钙电流。L 型钙通道在细胞膜去极化达 $-40$ mV 时缓慢激活,至 2 期开始时完全激活,引起 $Ca^{2+}$ 缓慢内流,并伴有少量 $Na^+$ 内流。L 型钙通道的激活、失活以及复活过程均较缓慢,故又称慢通道。

在外向电流中,$I_{K_1}$ 通道的内向整流特性是造成平台期持续时间较长的一个重要原因。$I_{K_1}$ 通道在静息电位水平时通透性很大。当膜发生去极化时,$I_{K_1}$ 通道的通透性降低,$K^+$ 外流减少,当膜去极化至 $-20$ mV 或更正时,$K^+$ 通过 $I_{K_1}$ 通道的外流量已接近零。因此,$I_{K_1}$ 通道对 $K^+$ 的通透性因膜的去极化而降低的现象,称为内向整流(inward rectification)。$I_{K_1}$ 通道的内向整流特性阻碍了平台期内 $K^+$ 的外流,因而膜电位难以迅速复极化。

另一起重要作用的外向电流是延迟整流钾电流($I_K$)。心室肌细胞膜上的 $I_K$ 通道在动作电位 0 期去极至 $-40$ mV 时激活,而在复极到 $-50$ mV 时去激活。该通道的激活和去激活也很缓慢,也可持续数百毫秒。因为该通道激活缓慢,故 $I_K$ 电流称为延迟整流钾电流。

2 期开始时 $Ca^{2+}$ 内流与 $K^+$ 外流所携带的跨膜电荷量基本相同,所以膜电位保持在 0 mV 左右。在 2 期随着时间推移,$Ca^{2+}$ 通道逐渐失活,$K^+$ 通道激活逐渐增多,至平台晚期 $Ca^{2+}$ 通道失活关闭,$Ca^{2+}$ 内流停止,$K^+$ 外流的复极化作用占优势,使膜转入 3 期复极。

$Ca^{2+}$ 通道的阻断剂为维拉帕米,临床常用的 Ⅲ 类抗心律失常药物就是通过阻断 $Ca^{2+}$ 通道发挥治疗心律失常作用。

3 期:平台期结束后,复极过程加速,膜电位由 0 mV 复极至 $-90$ mV,完成整个复极过程,此期需 100 ~ 150 ms。

3 期形成的机制主要是由于 $Ca^{2+}$ 通道失活关闭,而外向的 $I_K$ 电流进一步增加所致。到 3 期末,随着膜电位负值增加,外向的 $I_{K_1}$ 电流也增大,使复极化过程加快,直至复极完成。

4 期:4 期膜电位维持在静息电位水平,但由于动作电位产生期间有 $Na^+$、$Ca^{2+}$ 内流,$K^+$ 外流,导致细胞膜内外离子分布改变。而这种改变激活细胞膜上钠泵的主动转运,每消耗 1 个 ATP 可排出 3 个 $Na^+$ 和摄入 2 个 $K^+$,以恢复细胞内外 $Na^+$、$K^+$ 的正常浓度梯度,保持心肌细胞正常兴奋性。而 $Ca^{2+}$ 的排出主要通过细胞膜上 $Na^+$-$Ca^{2+}$ 交换体的继发性主动转运,使 3 个 $Na^+$ 进入细胞的同时将细胞内的 1 个 $Ca^{2+}$ 排出,此外细胞膜上钙泵(又称为 $Ca^{2+}$-ATP 酶)也可将细胞内少量 $Ca^{2+}$ 排出细胞。

心房肌细胞动作电位的形成机制与心室肌细胞基本相似,但时程较短,为 150 ~ 200 ms。主要是因为心房肌细胞膜上存在多种类型的钾通道,膜对 $K^+$ 的通透性较大,$K^+$ 外流和复极化速度较快所致。此外,心房肌细胞的 $I_{t_o}$ 通道较发达,$I_{t_o}$ 电流的影响可持续到 2 期,加速其复极,故平台期不明显。

**(二)自律细胞的跨膜电位及其形成机制**

自律细胞与工作细胞跨膜电位的最大区别在于 4 期。工作细胞 4 期的膜电位是基本稳定的,而自律细胞复极化达到最大复极电位后,4 期的膜电位并不稳定于这一水平,而是立即开始自动去极化,当去极化达阈电位水平时爆发一次新的动作电位。这种 4 期自动去极化的过程具有随时间而递增的特点,但其去极化速度远较 0 期去极化缓慢。4 期自动去极化是自律细胞产生自动节律性兴奋的基础。以下主要讨论窦房结 P 细胞和浦肯野细胞的跨膜电位及机制。

1.浦肯野细胞 浦肯野细胞的动作电位分为 0 期、1 期、2 期、3 期和 4 期五个时相。浦肯野细胞动作电位 0 期至 3 期的形态与产生机制与心室肌细胞基本相同,心室肌细胞和浦肯野细胞的 0 期去极都是由细胞膜上快 $Na^+$ 通道开放,$Na^+$ 内流引起的,均属于快反应细胞,但是浦肯野细胞在 3 期复极结束达最大复极电位后,开始缓慢、自动的去极化(图 4-7)。因此,浦肯野细胞为快反应自律细胞。

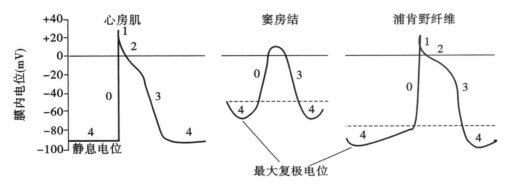

**图 4-7 心房肌、窦房结和浦肯野纤维的生物电**
A 浦肯野细胞的动作电位;B 窦房结 P 细胞动作电位

浦肯野细胞 4 期自动去极化主要机制包括 $I_f$ 通道开放引起 $Na^+$ 内流的逐渐增多,及 $K^+$ 外流的逐渐减少。$I_f$ 通道在动作电位 3 期复极达-60 mV 左右时开始激活,至膜电位复极至-100 mV 充分激活。故随着膜复极程度逐渐加强,$I_f$ 通道激活开放数量逐渐增多,$Na^+$ 内流逐步增加,使细胞膜出现去极化,如果达到阈电位水平,即能产生动作电位。$I_f$ 电流的增强在浦肯野细胞的 4 期自动去极化过程中起主要作用。浦肯野细胞 4 期自动去极化速度较慢,约为 0.02V/s。

2.窦房结 P 细胞 窦房结 P 细胞也是自律细胞,但是其动作电位形态、形成机制与浦肯野细胞相差很大(图 4-7)。窦房结 P 细胞动作电位的特点有:①最大复极电位为-70 mV,阈电位为-40 mV;②0 期去极幅度低,约 70 mV,速度慢,约 10V/s,时间长,约需 7 ms;③无明显的复极 1 期和 2 期;④4 期自动去极化速度快,约 0.1 V/s,故自律性最高。

窦房结 P 细胞动作电位 0 期去极是膜上 L 型 $Ca^{2+}$ 通道激活,$Ca^{2+}$ 内流引起的,这主要是由于窦房结 P 细胞缺乏 $I_{Na}$ 通道。由于 L 型钙通道的激活过程比较缓慢,故其 0 期去极化速率较慢,持续时间较长 ,这种 0 期去极化过程由慢钙通道介导的动作电位称为慢反应动作电位,故窦房结 P 细胞属于慢反应细胞。

3 期复极是膜上 $I_K$ 通道激活,$K^+$ 外流引起。

窦房结 P 细胞 4 期自动去极包括外向电流减弱和内向电流增强两个方面,$I_K$ 进行性衰减是窦房结 P 细胞 4 期自动去极化最重要的离子基础。除此之外还有进行性增强的 $I_f$ 内向离子流(主要是 $Na^+$ 内流)和 T 型钙通道被激活开放,引起少量的内向 T

型钙电流。

窦房结 P 细胞、房室交界的房结区与结希区细胞为慢反应自律细胞,房室交界的结区为慢反应非自律细胞。

## 二、心肌的生理特性

心肌细胞具有兴奋性、自律性、传导性和收缩性等生理特性。其中兴奋性、自律性和传导性都以心肌细胞膜的生物电活动为基础,故属于心肌的电生理特性;而心肌细胞的收缩性则以胞质内收缩蛋白的功能活动为基础,因而是心肌的一种机械特性。心肌细胞的上述生理特性对心脏有序而协调的功能活动具有十分重要的作用。

### (一)自律性

自动节律性(autorhythmicity)简称自律性,是指心肌细胞在没有外来刺激作用的条件下,自动产生节律性兴奋的能力。心肌细胞具有自律性的原因是动作电位 4 期存在自动去极化。具有自律性的细胞称为自律细胞。自律性的高低可用单位时间内发生兴奋的次数来衡量。

1. 心脏的起搏点   心脏内具有自动节律性的细胞存在于特殊传导系统中,但自律性高低存在较大差异。其中窦房结细胞自动节律性最高,约为 100 次/min,但由于迷走神经对窦房结自动节律性的抑制作用,故自律性表现为 60~80 次/min。房室交界次之,为 40~60 次/min,浦肯野细胞最低,约为 25 次/min。生理情况下,整个心脏的活动总是按照当时自律性最高的组织所发出的节律性兴奋来进行。由于窦房结的自动节律性最高,其发出兴奋控制整个心脏的兴奋和收缩,因此窦房结为正常起搏点(normal pacemaker)。由窦房结活动而形成的心脏节律称为窦性心律(sinus rhythm)。心脏其他部位的自律细胞仅起兴奋传导作用,而不表现出它们自身的自律性,故称为潜在起搏点(latent pacemaker)。在病理情况下,如果窦房结下传的兴奋因传导阻滞而不能控制其他自律组织的活动,或窦房结以外的自律组织的自律性增高,心脏就受当时自律性最高的部位所发出的兴奋节律支配而搏动,这些异常的起搏部位称为异位起搏点(ectopic pacemaker)。由异位起搏点兴奋控制的心脏节律性活动称为异位节律。

窦房结对于潜在起搏点的控制,主要通过以下两种机制实现。

(1)抢先占领   潜在起搏点在 4 期自动去极化尚未达到阈电位水平之前,已经受到来自窦房结的激动作用而产生动作电位,使潜在起搏点自身的自律性不能表现出来。

(2)超速驱动压抑   当自律细胞在受到高于其固有频率的刺激时,就按外加刺激的频率发生兴奋,称为超速驱动。在外来的超速驱动刺激停止后,自律细胞不能立即呈现其固有的自律性活动,需经一段静止期后才逐渐恢复其自律性,这种现象称为超速驱动压抑。超速驱动压抑具有频率依赖性,频率差值愈大,压抑效应愈强,驱动中断后停止活动的时间也愈长。因此,在心脏人工起搏的情况下,若需暂时中断起搏器工作,则应在此之前使其驱动频率逐步减慢,以免发生心搏骤停。

2. 影响自律性的因素

(1)4 期自动去极化速度   动作电位 4 期自动去极化的速率是影响心肌自律性最重要的因素。在阈电位和最大复极电位水平不变时,4 期自动去极速度快,到达阈电位的时间就短,单位时间内发生兴奋的次数就增多,自律性增高。反之,自律性降低(图4-8)。

(2)最大复极电位和阈电位水平之间的差距　在4期自动去极化速度不变时,最大复极电位水平上移,或阈电位水平下移,都能使二者之间的差距缩短,因此自动去极化达到阈电位水平所需的时间减少,自律性就增高;反之,则自律性降低。

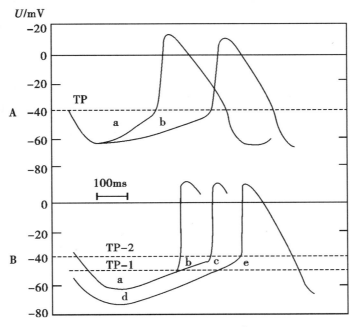

图4-8　影响自律性的因素

A.去极化速度对自律性的影响:起搏电位斜率由a减小到b时,自律性降低。B.阈电位和最大复极电位对自律性的影响:最大复极电位水平由a达到d,或阈电位由TP-1升到TP-2时,自律性均下降。TP.阈电位。

**(二)兴奋性**

兴奋性是指心肌细胞接受刺激发生反应的能力。兴奋性的高低可以用阈值来衡量。阈值高表示兴奋性低,阈值低表示兴奋性高。

1.影响兴奋性的因素

(1)静息电位或最大复极电位水平与阈电位水平的差距　如果阈电位水平不变,而静息电位或最大复极电位的负值减小,则它与阈电位之间的差距就小,因此引起兴奋所需的刺激强度减小,兴奋性升高。反之,静息电位的负值增大,使它与阈电位之间的差距变大,因而引起兴奋所需的刺激强度增大,则兴奋性降低。如果静息电位或最大复极电位不变,而阈电位水平下移,则静息电位和阈电位之间的差距减小,引起兴奋所需的刺激强度减小,兴奋性升高。反之,阈电位水平上移则可使兴奋性降低。

(2)引起0期去极化的离子通道性状　快反应细胞0期除极由快 $Na^+$ 通道激活开放引起,慢反应细胞0期除极由慢 $Ca^{2+}$ 通道激活开放引起,无论是快 $Na^+$ 通道还是慢 $Ca^{2+}$ 通道都有备用、激活、失活三种状态。这些通道处于哪种状态与当时的膜电位水平和该电位的时间进程有关。在快反应动作电位,当膜处于静息电位水平时,Na$^+$通道是关闭的,此时 Na$^+$通道处于备用状态,可被激活。当膜发生去极化达到阈电位时,大量 Na$^+$通道由备用状态转变为激活状态,并发生再生性循环,引起 Na$^+$内流,膜产生去极化。随后 Na$^+$通道迅速进入失活关闭状态,且失去接受刺激再次激活的能力。只有当膜电位复极化到-60 mV 时,Na$^+$通道才开始复活,随着膜复极化的不断进行,复活的 Na$^+$通道数量逐渐增多,只有当膜电位恢复到静息电位水平时,钠通道才全部恢复到备用状态。慢反应动作电位,细胞的兴奋性决定于 L 型钙通道的功能状态,但 L型钙通道的激活、失活和复活速度均较慢。

2.兴奋性的周期性变化  心肌细胞每发生一次兴奋,心肌细胞的兴奋性也随着发生相应的周期性改变。现以心室肌细胞为例,说明在一次兴奋过程中兴奋性的周期性变化(图4-9)。

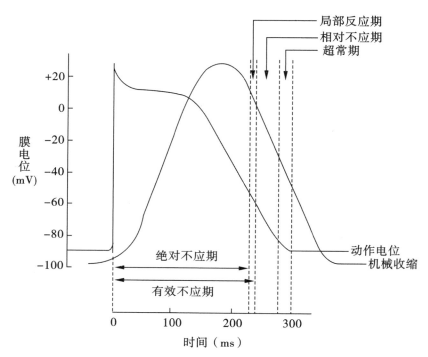

图 4-9  心室肌细胞兴奋性周期性变化及其与收缩之间的关系

(1)有效不应期  心肌细胞发生兴奋时,从动作电位 0 期去极化开始到 3 期复极化至-55 mV 的这段时期内,兴奋性为零,心肌对任何强度的刺激都不能产生去极化反应,这个时期称为绝对不应期(absolute refractory period,ARP)。在 3 期复极化膜电位由-55 mV 恢复到约-60 mV 的这段时间内,强刺激可产生局部的去极化反应,但仍不能发生动作电位,这一时期称为局部反应期(local response period)。从 0 期开始到3 期膜电位恢复到-60 mV 这段不能产生新的动作电位的时期称为有效不应期(effective refractory period,ERP)。产生有效不应期的原因是这段时间内膜电位的负值太小,钠通道全部失活(绝对不应期),或复活数量太少(局部反应期)所致。

(2)相对不应期  在 3 期复极化从-60 mV 至-80 mV 的这段时间内,给予一个阈上刺激时,则可能产生一次新的动作电位,这段时间称为相对不应期(relative refractory period,RRP)。此期已有相当数量的钠通道复活至可被激活的关闭状态,但只有阈上刺激才能激活足够的钠通道使膜去极化至阈电位,故兴奋性低于正常。

(3)超常期　在3期复极化膜电位从-80 mV恢复到-90 mV的这段时期内,钠通道已基本复活,由于膜电位的绝对值小于静息电位,与阈电位水平之间的差距较小,所以,给予心肌一个阈下刺激,就有可能引起一个新的动作电位,故这段时间称为超常期(supranormal period,SNP)。此期心肌的兴奋性高于正常。

在相对不应期和超常期所产生的动作电位0期去极化幅度和速率均小于正常动作电位,这是因为钠通道尚未完全复活所致。此时动作电位的时程也较短,兴奋的传导速度也较慢,容易导致心律失常。

3.兴奋性的周期性变化与收缩活动的关系　与骨骼肌细胞相比,心肌细胞的兴奋性周期中的有效不应期特别长,一直延续到心肌收缩活动的舒张早期,在此期内任何刺激均不能引起新的动作电位和收缩。因此,心肌不会像骨骼肌那样发生完全强直收缩,而始终保持收缩和舒张交替的活动,从而保证心脏泵血功能的正常进行。

如果在心室肌的有效不应期后、下一次窦房结兴奋到达前,心室受到一次额外刺激,则可提前产生一次兴奋和收缩,分别称为期前兴奋(premature excitation)和期前收缩(premature systole)。期前兴奋也有其自身的有效不应期,如果紧接在期前兴奋后的一次窦房结兴奋传到心室,正好落在期前兴奋的有效不应期内,则此次正常下传的窦房结兴奋将不能引起心室的兴奋和收缩,出现窦房结兴奋的一次"脱失",须待下一次窦房结的兴奋传来时才能引起兴奋和收缩。这样,在一次期前收缩之后往往会出现一段较长的心室舒张期,称为代偿性间歇(compensatory pause)(图4-10)。

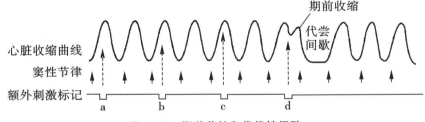

图4-10　期前收缩和代偿性间歇

额外刺激a、b、c落在有效不应期内,不引起反应;额外刺激d落在有效不应期之后,引起期前收缩和代偿间歇。

知识点:期前收缩产生机制。

### (三)传导性

传导性(conductivity)指心肌细胞传导兴奋的能力。传导性的高低可以用传导速度来衡量。

1.兴奋在心脏内的传导　心肌细胞之间以缝隙连接相连,这些缝隙连接构成细胞间的通道,兴奋可以局部电流的形式通过这些低电阻通道直接传给相邻的心肌细胞,保证心肌细胞的同步性活动。

(1)传播途径　在正常情况下,窦房结产生的兴奋先直接传导至左、右心房肌,引起心房兴奋和收缩。同时,窦房结的兴奋通过心房肌细胞组成的"优势传导通路"迅速传到房室交界区,而后经过房室束、左束支和右束支、浦肯野纤维网传至心室肌,首

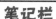

先引起内膜侧心室肌兴奋,而后传播至外膜侧,最终引起整个心室肌的兴奋。

(2)传播速度　所有心肌细胞均具有传导性,但由于不同心肌细胞的结构和功能特性不同,因此兴奋传导速度存在较大差异。心房肌细胞传导速度约为 0.4 m/s,优势传导通路速度较快,为 1.0 ~ 1.2 m/s,房室交界的传导速度很慢,尤以结区的传导速度最慢,仅为 0.02 m/s,浦肯野纤维的传导速度最快,可达 4 m/s。心室肌的传导速度约为 1 m/s。由于房室交界的兴奋传导速度最慢,且此处是心房兴奋传向心室的唯一通路,所以兴奋由心房传至心室需经一个时间延搁,这一现象称为房-室延搁(atrioventricular delay)。房室延搁的生理意义在于保证在心房收缩完毕后心室才收缩,因而心房和心室的收缩在时间上不会发生重叠,有利于心室的充盈和射血。但由于房室交界传导速度慢,故易发生传导阻滞。

**学习要点:兴奋在心脏的传播途径,房室延搁定义、意义。**

2. 影响传导性的因素

(1)结构因素　心肌细胞直径越小,其内阻越大,局部电流传播的距离越近,兴奋传导速度越慢。反之,心肌细胞直径越大,传导速度越快。在心脏房室交界结区细胞直径最细,约 3 μm,浦肯野细胞直径最大,约 70 μm,所以结区细胞传导速度最慢,浦肯野细胞传导速度最快。此外,细胞间缝隙连接的数量和功能状态也可影响传导速度。在窦房结和房室交界区,细胞间的缝隙连接数量较少,因此传导速度较慢。

(2)生理因素　是影响传导性的主要因素。

0 期去极化的幅度和速度:动作电位 0 期去极化的速度和幅度是影响心肌传导速度最重要的因素。兴奋在细胞上的传导是通过形成局部电流而实现的,0 期去极化幅度越大、速度越快,则形成的局部电流越强,传播距离越远,未兴奋部位去极化达到阈电位所需时间越短,兴奋传导速度就越快。反之,则传导速度慢。

动作电位 0 期去极化的幅度和速度也受膜电位的影响。正常静息电位水平时,膜受刺激后钠通道开放速度快,数量多,动作电位 0 期去极化速度就快,幅度也大;而在低于正常静息电位水平时膜受刺激,则动作电位 0 期去极化速度就慢,幅度也小。

邻近未兴奋部位膜的兴奋性:兴奋的传导是细胞膜兴奋部位与邻近未兴奋部位间存在电位差,产生局部电流,使邻近未兴奋部位去极化达到阈电位发生兴奋的过程,最终细胞膜依次发生兴奋,故而邻近未兴奋部位膜的兴奋性也会影响兴奋的传导。如果未兴奋部位膜处于有效不应期,则导致传导阻滞,如果处于相对不应期,则产生 0 期除极缓慢、幅度小的动作电位,导致兴奋传导速度减慢。但是如果膜静息电位与阈电位水平差距加大,膜由静息电位除极到阈电位所需时间延长,兴奋传导速度也减慢。

### (四)收缩性

同骨骼肌相似,心肌细胞的收缩也由动作电位触发,通过兴奋收缩耦联使胞质中的 $Ca^{2+}$ 浓度升高,引起肌丝滑行而完成肌肉收缩。但由于心肌的结构及电生理特点与骨骼肌不完全相同,心肌收缩有其自身的特点。

**学习要点:心肌细胞收缩性的特点。**

1. 对细胞外液 $Ca^{2+}$ 依赖性较强　与骨骼肌细胞相比,心肌细胞的肌浆网很不发达,钙贮存量较少,因此维持正常收缩需依赖细胞外液 $Ca^{2+}$ 的进入。在动作电位平台期中经 L 型钙通道内流的 $Ca^{2+}$ 可促进肌浆网储存 $Ca^{2+}$ 的释放,称为钙触发钙释放。在心肌,由肌质网释放的 $Ca^{2+}$ 占 80% ~ 90%,经 L 型钙通道内流的 $Ca^{2+}$ 占 10% ~ 20%。胞质中 $Ca^{2+}$ 浓度在一定范围内升高,可增强心肌收缩力。

2. 同步收缩　心肌细胞之间存在缝隙连接,兴奋可在细胞间迅速传播,因此,心肌可看作是一个功能上的合胞体。心脏实际上由两个合胞体所组成,左、右心房是一个合胞体,左、右心室也是一个合胞体。心肌兴奋后,可使整个心房肌细胞、整个心室肌细胞先后发生同步收缩。保证心房或心室产生同步收缩,有利于心脏产生有效的射血过程。

3. 不发生强直收缩　心肌细胞兴奋后的有效不应期特别长,相当于整个收缩期和舒张早期,在此期内,无论多么大的刺激都不会使心肌细胞再次兴奋而发生收缩。因此心脏不会产生完全强直收缩,而是始终保持交替收缩与舒张,这对维持心脏正常泵血功能十分重要。

## 三、体表心电图

在一个心动周期中,由窦房结发出的兴奋按一定的途径和时程依次传向心房和心室,在兴奋产生和传导过程中出现的生物电活动,可通过心脏周围的导电组织和体液传到体表。将引导电极置于体表的一定部位,即可引导出心脏兴奋过程中所发生的电变化,这种电变化经一定处理后记录到特殊的记录纸上,便成为心电图(electrocardiogram,ECG)。心电图可反映整个心脏兴奋的产生、传导和兴奋恢复过程中的生物电变化,而与心脏的机械收缩活动则无直接关系。用不同导联记录到的心电图都包含几个基本波形,即心脏每次兴奋过程中都会相继出现一个 P 波,一个 QRS 波群和一个 T 波,有时在 T 波后还可出现一个小的 U 波。下面以标准 Ⅱ 导联为例(图 4-11),介绍心电图各波段及其生理意义。

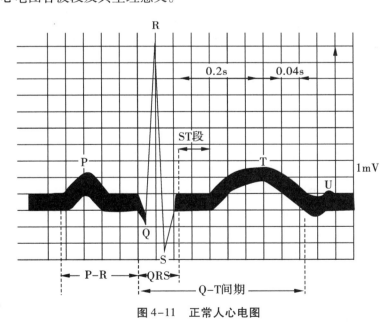

图 4-11　正常人心电图

1. P 波　反映左、右两心房的去极化过程。P 波波形小而圆钝,时间一般不超过 0.11 s,波幅不超过 0.25 mV。

2. QRS 波　反映左、右两心室的去极化过程。典型的 QRS 波群包括三个紧密相连的波。第一个向下的是 Q 波,其后是高耸向上的 R 波,最后是向下的 S 波。QRS 波

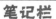

群时间为 0.06~0.1 s。

3. T 波　代表左、右两心室的复极化过程。历时 0.05~0.25 s,波幅为 0.1~0.8 mV。T 波方向与 QRS 波群的主波方向相同。且 T 波波幅不低于 R 波的 1/10。心肌缺血、炎症、电解质失调或药物引起心肌损伤时,T 波可出现低平,双向或倒置。

4. U 波　T 波后 0.02~0.04 s 出现的宽而低的波。时间 0.1~0.3 s,波幅小于 0.05 mV,方向一般与 T 波一致。低血 $K^+$、应用治疗剂量的奎尼丁时常见 U 波加大。

5. PR 间期(或 PQ 间期)　指从 P 波起点到 QRS 波起点之间的时间。一般为 0.12~0.20 s。反映窦房结产生兴奋经心房传至心室所需要的时间。当发生房室传导阻滞时 PR 间期延长。

6. QT 间期　指从 QRS 波起点到 T 波终点间的时间,反映左右心室开始兴奋到兴奋完全恢复的时间,即去极化到完全复极的时间。QT 间期时间与心率呈反比,心率加快,QT 间期缩短。慢性心肌缺血和电解质代谢紊乱时 QT 期间延长。

7. ST 段　指从 QRS 波群终点到 T 波起点之间的水平线。正常时,ST 段与基线平齐,代表心室各部分心肌细胞均处于去极化状态(相当于动作电位的平台期),电位差很小。心肌损伤或缺血时 ST 段出现异常压低或抬高。

(河南科技大学　胡志红)

# 第三节　血管生理

无论是体循环还是肺循环,从心脏射出的血液都必须经过动脉、毛细血管和静脉,再返回心脏。所以,血管的主要功能是将血液分配到全身组织器官,实现组织细胞与血液之间的物质交换、收集血液回心、参与形成和维持血压等。

## 一、各类血管的结构和功能特点

各类血管因管壁结构及其所在部位的不同,因而具有不同的功能特点。

1. 弹性储器血管　弹性储器血管是指主动脉、肺动脉主干及其发出的最大分支,此类血管管径较粗,管壁坚厚,富含弹性纤维,有较大的弹性和可扩张性。心室射血时,从心室射出的血液一部分流向外周,另一部分则储存在被扩张的大动脉内。心室舒张时,主动脉瓣关闭,被扩张的大动脉管壁依其弹性回缩,推动射血期多容纳的那部分血液继续推向外周,大动脉的这种功能称为弹性储器作用。大动脉的弹性储器作用可使心脏间断的射血转化为血液在血管中的连续流动,并能减小心动周期中血压的波动幅度。

2. 分配血管　分配血管(distribution vessel)是指中动脉,即从弹性储器血管以后到分支为小动脉前的动脉管道。其功能是将血液输送至各器官组织。

3. 毛细血管前阻力血管　毛细血管前阻力血管(precapiliary resistance vessel)是指小动脉和微动脉,其管径较小,对血流的阻力较大。这类血管管壁富含平滑肌,其平滑肌的舒缩可改变血管口径和血流阻力,进而改变所在组织、器官的血流量。

4. 毛细血管前括约肌　毛细血管前括约肌(precapillary sphincter)是指环绕在真

毛细血管起始部的平滑肌,功能上可归属于毛细血管前阻力血管的一部分。其舒缩活动可控制毛细血管的开放或关闭,因此可决定某段时间内毛细血管开放或关闭的数量和毛细血管压。

5. 交换血管　交换血管(exchange vessel)是指真毛细血管(true capillary)。其管壁仅由单层内皮和一薄层基膜构成,故通透性很大,是血液和组织液进行物质交换的场所。

6. 毛细血管后阻力血管　毛细血管后阻力血管(postcapillary resistance vessel)是指微静脉,其管径较小,对血流也产生一定的阻力。微静脉的舒缩活动可影响毛细血管前阻力和后阻力的比值,从而改变毛细血管血压、血容量以及体液在血管内、外的分配情况。

7. 容量血管　容量血管(capacitance vessel)是指静脉系统。静脉与同级的动脉相比,数量较多,口径较粗,管壁较薄,故其容量较大,而且可扩张性较大。在安静状态下,循环血量的 60% ~70% 容纳在静脉中,起着血液储存库的作用。

8. 短路血管　短路血管(shunt vessel)是指血管床中小动脉和小静脉之间的吻合支。短路血管可使小动脉内的血液不经过毛细血管而直接流入小静脉。在手指、足趾、耳郭等处的皮肤中存在许多短路血管,它们在功能上与体温调节有关。

## 二、血流动力学及其研究的内容

血液在心血管系统中流动的力学,称为血流动力学(hemodynamics)。血流动力学主要研究血流量、血流阻力、血压以及它们之间的相互关系。

### (一)血流量和血流速度

单位时间内流过血管某一截面的血量称为血流量(blood flow),也称容积速度,其单位通常以 mL/min 或 L/min 来表示。血液中的一个质点在血管内移动的线速度,称为血流速度(velocity of blood flow)。血液在血管内流动时,其血流速度与血流量成正比,与血管的横截面积成反比(图4-12)。

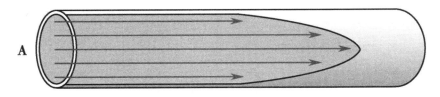

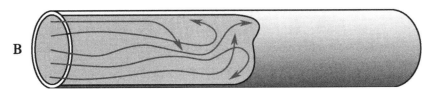

图 4-12　层流与湍流

A. 层流;B. 湍流

在生理情况下,心室腔和主动脉内的血流方式是湍流,其余血管系统中的血流方式为层流。但在病理情况下,如房室瓣、主动脉瓣狭窄等,血流易形成湍流而产生杂音,后者可被用于心血管异常的诊断。

**(二)血流阻力**

血液在血管内流动时所遇到的阻力,称为血流阻力(resistance of blood flow)。血流阻力的产生是由于血液在流动过程中,血液内部各种成分之间的摩擦或者血液与血管壁之间的摩擦而消耗能量,并转变为热能,故血液在血管内流动时压力逐渐降低。在湍流情况下,血液中各个质点不断变换流动方向,故能量消耗较层流时多,血流阻力也较大。血流阻力一般不能直接测量,需通过计算得出。

**(三)血压**

血压(blood pressure)是指血管内流动的血液对于单位面积血管壁的侧压力,也即压强。按照国际标准计量单位规定,血压的单位为(Pa),即牛顿/米²($N/m^2$)或千帕(kPa)表示。但传统习惯常以毫米汞柱(mmHg)为单位,1 mmHg 等于 0.133 kPa。血压是推动血液循环的直接动力。同时,由于血液在自大动脉向心房流动的过程中,因不断克服阻力而消耗能量,所以,从主动脉到右心房,血压逐渐降低。血压在各段血管中的下降幅度与该段血管对血流阻力的大小成正比。主动脉血压约为 100 mmHg,到小动脉时,血流阻力增大,血压降落的幅度也增大,微动脉段血流阻力最大,血压降幅也最显著,如微动脉起始端血压约 85 mmHg,而毛细血管起始端血压仅约 30 mmHg,微静脉血压只有 15～20 mmHg,右心房压力接近于零(图4-13)。通常所说的血压是指动脉血压。

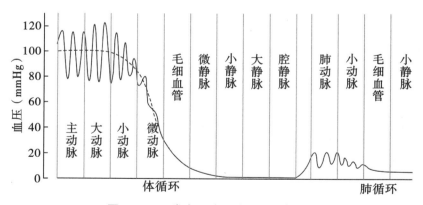

图4-13 正常人平卧位时不同血管血压

## 三、动脉血压和动脉脉搏

### (一)动脉血压

1.动脉血压的形成 动脉血压(arterial blood pressure)是指流动的血液对单位面积动脉管壁的侧压力。动脉血压通常指主动脉血压。动脉血压的形成包括以下四个基本条件。

(1)循环系统内有足够的血液充盈 循环系统内有足够的血液充盈,是动脉血压形成的前提条件。循环系统中血液充盈的程度可用循环系统平均充盈压来表示。即使心脏暂停射血,血液流动停止,血管内的压力仍高于大气压约 7 mmHg,此为循环系统平均充盈压。这一数值的高低取决于循环血量和血管系统容量之间的相对关系。如果循环血量增多,或血管系统容量减小,循环系统平均充盈压就增高;反之,如果循环血量减少或血管系统血管容量增大,则循环系统平均充盈压就降低。

(2)心脏射血 心室收缩释放的能量可分为两部分,一部分用于推动血液向前流动,成为血液的动能;另一部分则形成对血管壁的侧压力,并使血管壁扩张,这部分能量形成势能,即压强能。在心室舒张时,由于大动脉管壁的弹性回缩作用,将储存的势能转换为动能,继续推动血液向前流动。心脏射血是一个间断的过程,因此在整个心动周期中动脉血压将发生周期性变化,心室收缩期动脉血压升高,舒张时血压降低。

(3)外周阻力 由于外周阻力的存在,使得心室每次收缩射出的血液只有大约 1/3 在心室收缩期流向外周,其余约 2/3 暂时储存在主动脉和大动脉中,心室收缩时释放的部分能量以势能形式储存在大动脉管壁。结果,动脉接纳的血量多于从动脉流走的血流,动脉内血量增多,因而使得动脉血压升高。若没有外周阻力,那么在心室收缩时射入大动脉的血液将全部迅速地流行外周,此时大动脉内的血压将不能维持在正常水平。

(4)主动脉和大动脉的弹性储器作用 当心室收缩射血时,主动脉和大动脉的被动扩张以及心室舒张时主动脉和大动脉的弹性回缩,一方面使左心室的间断射血变为动脉内的连续血流,另一方面还可使每个心动周期中动脉血压的波动幅度得到缓冲(图4-14)。

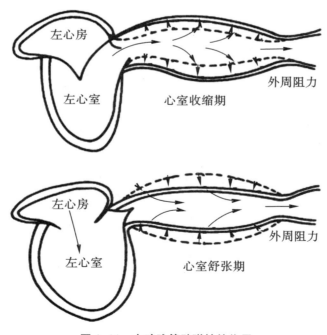

图 4-14 大动脉管壁弹性的作用

笔记栏

知识点:动脉血压的
测量方法。

2.动脉血压的测量方法 通常所说的血压指动脉血压,而且指的是主动脉压。动脉血压的测量方法可分为直接测量法和间接测量法。直接测量法较为精确,但有创伤,一般用于动物实验,极少用于人体。临床上常用的方法是间接测量法,即袖带加压法,可间接测量肱动脉的收缩压和舒张压(图4-15)。具体方法是嘱受试者心情放松,肘臂伸直,掌心向上平放在桌面上,与心脏在同一水平上。把袖带平整的缠在上臂中部(松紧以能放入一手指为宜)袖带下缘距离肘窝2~3 cm,听诊器胸件置于肘窝肱动脉搏动处。给袖带气囊迅速充气直到脉搏音(听诊音)消失后血压计继续上升20~30 mmHg,慢慢地放气,使袖带内压逐渐降低,水银柱下降。当袖带内压力高于收缩压,肱动脉的血流完全被阻断,听诊器听不到脉搏音。当袖带内压力刚刚低于收缩压时,每一心动周期中有少量血液冲过肱动脉的压迫区并在其远端形成湍流而产生血管杂音,故听到的第一个脉搏音所对应的压力读数为收缩压。当袖带压力降至舒张压以下时,血流完全恢复通畅,血管杂音突然变小并最后消失。通常以听诊音由强突然变弱的瞬间压力读数或听诊音突然消失时的压力读数作为舒张压。放气减压至零后休息半分钟以上,再测一遍。两次测量数值的平均值即为所测的血压。约有25%的正常人右上臂血压较左上臂高,但一般不超过10 mmHg。若两上臂血压相差大于20 mmHg,应视为异常。首次就诊需测左右上臂血压,以后可固定测量较高一侧的上臂血压;但习惯上常测定右上臂血压。

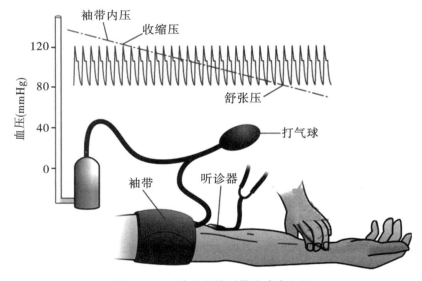

图4-15 听诊法间接测量肱动脉血压

知识点:动脉血压的
正常值。

3.动脉血压的正常值 动脉血压可用收缩压、舒张压、脉压和平均动脉压等数值来表示。心室收缩时,主动脉压升高,在收缩期的中期达到最高值,此时的动脉血压(arterial blood pressure)值称为收缩压(systolic pressure)。心室舒张时,主动脉压下降,在心舒末期动脉血压的最低值称为舒张压(diastolic pressure)。收缩压和舒张压的差值称为脉搏压(pulse pressure),简称脉压。一个心动周期中每一瞬间动脉血压的平均值称为平均动脉压(mean arterial pressure),粗略估算,平均动脉压约等于舒张压加1/3脉压。动脉血压值习惯以收缩压/舒张压表示,如120/80 mmHg(图4-16)。安静状态下,我国健康青年人的收缩压为 100～120 mmHg,舒张压为 60～80 mmHg,脉压为 30～40 mmHg,平均动脉压接近 100 mmHg。

健康人在安静状态下,动脉血压是比较稳定的。但存在性别、年龄和个体等的差异,还要受到能量代谢、情绪、运动等许多因素的影响。一般来说,随着年龄的增长,血压呈逐渐升高的趋势,且收缩压的升高比舒张压的升高更明显。女性在更年期前的动脉血压较同龄男性略低,而更年期后则与同龄男性基本相同,甚至略有超越。

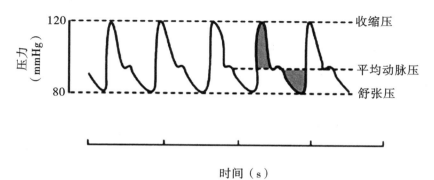

图 4-16 正常年轻人肱动脉压曲线

除此之外,正常人血压还存在昼夜波动的日节律。大多数人的血压在凌晨 2～3 时最低,上午 6～10 时及下午 4～8 时各有一个高峰,从晚上 8 时起呈逐渐下降趋势,表现为"双峰双谷"的现象。这种现象在老年人和高血压患者中更为显著。血压随季节变化也有差异,夏季的血压值偏低,冬季的血压值偏高。

表 4-2 血压水平分类和定义 ( 单位:mmHg )

| 分类 | 收缩压 | | 舒张压 |
|---|---|---|---|
| 正常血压 | < 120 | 和 | < 80 |
| 正常高值血压 | 120～139 | 和(或) | 80～89 |
| 高血压 | ≥140 | 和(或) | ≥90 |
| 1 级高血压(轻度) | 140～159 | 和(或) | 90～99 |
| 2 级高血压(中度) | 160～179 | 和(或) | 100～109 |
| 2 级高血压(重度) | ≥180 | 和(或) | ≥110 |
| 单纯收缩期高血压 | ≥140 | 和 | < 90 |

4.影响动脉血压的因素 凡能影响动脉血压形成的各种因素,都能影响动脉血压。为了讨论方便,在下面的分析中,都是在假定其他条件不变时,单独分析某一因素变化对动脉血压产生的影响。

(1)心脏每搏输出量 如果搏出量增大,则心缩期射入主动脉的血量增多,动脉管壁所承受的侧压力也更大,故收缩期动脉血压的升高更为明显。由于血压升高,血流速度随之增快,大动脉内增加的血量大部分可在心舒期流向外周。到舒张期末,大

知识点:影响动脉血压的因素。

动脉内存留的血量与搏出量增加之前相比,增加并不很多。因此,动脉血压的升高主要表现为收缩压明显升高,而舒张压升高的幅度相对较小,因而脉压增大。反之,当搏出量减少时,则主要使收缩压降低,脉压减小。在一般情况下,收缩压的高低主要反映心脏每搏输出量的多少。

(2)心率  心率加快时,由于心舒期明显缩短,在心舒期流向外周的血量就减少,故心舒期末主动脉内存留的血量增多,舒张压升高。舒张期末主动脉内存留血量的增多使收缩期动脉内的血量增多,收缩压也相应升高,但由于血压升高可使血流速度加快,在心缩期亦有较多的血液流向外周,因此收缩压的升高不如舒张压的升高显著,脉压相应减小。相反,心率减慢时,舒张压降低的幅度比收缩压降低的幅度大,故脉压增大。

(3)外周阻力  外周阻力增加可使心舒期血液流向外周的速度减慢,心舒期末存留在主动脉中的血量增多,故舒张压升高。在此基础上收缩压也相应升高,但由于血压升高使血流速度加快,使收缩期动脉内血量的增加不多,因此收缩压升高不如舒张压升高明显,脉压也相应减小。反之,当外周阻力减小时,舒张压的降低比收缩压的降低明显,故脉压加大。一般情况下,舒张压的高低主要反映外周阻力的大小。

(4)主动脉和大动脉的弹性储器作用  主动脉和大动脉的弹性储器作用可以缓冲心动周期中动脉血压的波动。老年人的动脉管壁发生硬化,管壁的弹力纤维减少而胶原纤维增多,导致血管可扩张性降低,对血压的缓冲作用减弱,导致收缩压升高而舒张压降低,脉压明显增大。

(5)循环血量和血管系统容量的比例  在正常情况下,循环血量和血管容量是相适应的,血管系统充盈程度的变化不大。在大失血后,循环血量减少,此时如果血管系统容量改变不大,则体循环平均充盈压必将降低而使动脉血压降低。在另一些情况下,如果循环血量不变而血管系统容量增大,也可使动脉血压降低。如中毒性休克时,尽管血容量没有减少,但由于血管容积的明显增大,可引起血压明显下降。

在不同的生理或病理情况下,上述各种因素可同时影响动脉血压。因此,实际所测得的动脉血压变化,往往是各种因素相互作用的综合结果。

**(二)动脉脉搏**

在每个心动周期中,动脉血压随心室收缩和舒张呈周期性波动,伴随这种周期性波动所引起的动脉血管的扩张和回缩,称为动脉脉搏(arterial pulse),简称脉搏。脉搏波可沿动脉管壁向外周血管传播,手术暴露动脉可直接看到动脉随心跳而搏动,用手指也可触到浅表动脉的波动。桡动脉是临床上最常用来感触脉搏的部位。动脉脉搏的传播速度远较血流速度为快。一般来说,动脉管壁的可扩张性愈大,脉搏波的传播速度就愈慢。由于主动脉的可扩张性最大,故脉搏波在主动脉的传播速度最慢,为3~5 m/s,在大动脉的传播速度为7~10 m/s,到小动脉段可加快到15~35 m/s。老年人主动脉管壁的可扩张性减小,脉搏波的传播速度可增至10 m/s左右。由于小动脉和微动脉对血流的阻力较大,故在微动脉以后的脉搏波动即明显减弱。到毛细血管,脉搏已基本消失。

用脉搏仪记录到的动脉脉搏的波形称为脉搏(图4-17)。正常动脉脉搏图包括一个上升支和一个下降支。下降支中间有一个小波,称为降中波,降中波左侧的切迹为降中峡。上升支是心室快速射血时动脉血压迅速上升,使管壁骤然扩张所形成。上升支的斜率和幅度可以反映心脏射血速度、心输出量以及射血时所遇到的阻力的大小。射血时所遇到的阻力大,射血速度慢,心输出量少,上升支的斜率小、幅度低;反之,上升支则比较陡直,幅度也较大。下降支的前段是心室射血后期,射血速度减慢,动脉血管开始回缩所形成。此时由动脉流向外周的血量已多于进入动脉的血量,动脉血压下降。降中波是由于心室舒张,主动脉瓣突然关闭,引起血液向瓣膜方向反流,动脉管壁又一次轻度扩张而形成的一个折返波。此后,心室继续舒张,血液不断流向外周,血压缓慢下降,形成较平坦的下降支后段。下降支的波形可以反映外周阻力的大小。外周阻力较高时,下降支的下降速度较慢,降中峡的位置较高;反之,下降支的下降速度较快,降中峡的位置较低。

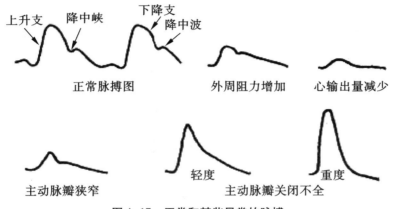

图4-17 正常和某些异常的脉搏

## 四、静脉血压和静脉回心血量

静脉是血液回流入心脏的通道,由于整个静脉系统的容量很大,而且静脉容易被扩张,又能够收缩,因此静脉可起血液储存库的作用。静脉的收缩或舒张可有效地调节回心血量和心输出量,以适应机体在各种生理状态时的需要。

### (一)静脉血压

体循环的血液经过动脉和毛细血管到达微静脉时,血压降至15~20 mmHg。到腔静脉时血压更低,右心房作为体循环的终点,血压最低,接近于零。通常将右心房和胸腔内大静脉的血压称为中心静脉压(central venous pressure),其正常变动范围为4~12 cmH_2O。而各器官静脉的血压则称为外周静脉压(peripheral venous pressure)。中心静脉压的高低取决于心脏射血的能力和静脉回心血量之间的相互关系。如果心脏射血能力较强,能及时将回流入心脏的血液射入动脉,中心静脉压就较低。反之,心脏射血能力减弱(如心力衰竭)时,中心静脉压就升高。另一方面,如果静脉回心血量增多(如输血、输液过多或过快),中心静脉压也会升高。因此,中心静脉压在临床上可用做判断心血管功能和指导输液的指标。中心静脉压升高时,静脉回流将减慢,较多的血液滞留在外周静脉内,故外周静脉压也将升高。

知识点:中心静脉压的概念、正常值及临床意义。

### (二)重力对静脉压的影响

血管系统内的血液因受地球重力场的影响,可对血管壁产生一定的静水压

（hydrostatic pressure）。因此，各部分血管中的血压除由心脏做功所形成的那部分外，还应加上从该血管所在位置到右心房之间垂直高度所产生的静水压。各部位血管静水压的高低取决于人体的体位。当人体处于平卧位时，身体各部分血管的位置大都处在与心脏相同的水平，故静水压也大致相同。当人体从平卧位转为直立位时，足部血管的血压比卧位时高约90 mmHg（图4-18）；而在心脏水平以上的部分，血管内的压力较平卧时为低，如颅顶脑膜矢状窦内压可降至-10 mmHg左右。由于静脉血管壁较薄，可扩张性大，加上静脉血压较低，因此，与同一水平的动脉相比，静脉充盈程度受跨壁压的影响较大。跨壁压（transmural pressure）是指血管内血液对管壁的压力和血管外组织对管壁的压力之差。一定的跨壁压是保持血管充盈膨胀的必要条件。当跨壁压减小到一定程度时，血管就不能保持膨胀状态。例如，当人体处于直立时，颈部的静脉塌陷；而足部的静脉则充盈扩张，其血容量比在卧位时明显增多。

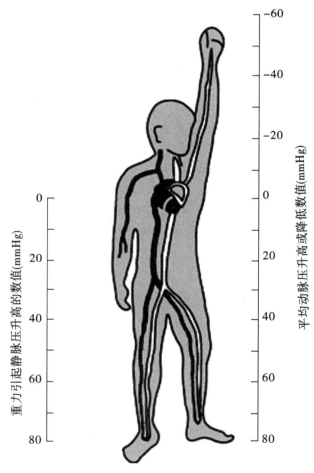

图4-18 直立体位对静脉压的影响

### （三）静脉血流

1. 静脉对血流的阻力　静脉对血流的阻力很小，约占整个体循环总阻力的15%。静脉对血流的阻力较小与静脉的功能是相适应的。微静脉在功能上是毛细血管后阻力血管。毛细血管后阻力的改变可影响毛细血管血压,因为后者的高低决定于毛细血管前、后阻力的比值。微静脉收缩时,可使毛细血管后阻力升高,如果毛细血管前阻力不变,则毛细血管前、后阻力的比值变小,于是毛细血管血压升高,组织液生成增多。因此,机体可通过对微静脉收缩状态的调节来控制血液和组织液之间的液体交换,并间接地调节循环血量。

2.静脉回心血量及其影响因素　　单位时间内的静脉回心血量决定于外周静脉压和中心静脉压之差,以及静脉对血流的阻力。故凡能影响外周静脉压、中心静脉压以及静脉对血流阻力的因素,都能影响静脉回心血量。

知识点:影响静脉回心血量的因素。

(1)体循环平均充盈压　　体循环平均充盈压是反映循环系统充盈程度的指标。实验证明,循环系统内血液充盈程度愈高,静脉回心血量愈多。当血量增加或容量血管收缩时,体循环平均充盈压升高,因而静脉回心血量增多。反之,血量减少或容量血管舒张时,体循环平均充盈压降低,则静脉回心血量减少。

(2)心脏收缩力量　　心脏收缩时将血液射入动脉,舒张时则可从静脉抽吸血液。如果心脏收缩力量较强,射血时心室排空较完全,在心舒期心室内压就较低,对心房和大静脉内血液的抽吸力量也就较大,静脉回心血量就增多;反之,心脏收缩力显著减弱(如右心衰竭)时,心舒期心室内压就较高,血液淤积在右心房和大静脉内,静脉回心血量明显减少。患者可出现颈外静脉怒张,肝脏充血肿大,下肢水肿等体征。左心衰竭时,左心房压和肺静脉压升高,可造成肺淤血和肺水肿。

(3)骨骼肌收缩的挤压作用　　骨骼肌收缩时可对肌肉内和肌肉间的静脉产生挤压作用,使静脉回流加快;同时静脉内的瓣膜使血液只能向心脏方向流动而不能倒流。因此,骨骼肌和静脉瓣膜一起,对静脉回流起着“泵”的作用,这种“泵”称为“静脉泵”或“肌肉泵”。

当下肢肌肉进行节律性舒缩活动时(如步行),肌肉泵的作用就能很好地发挥。在跑步时,两下肢肌肉泵每分钟挤出的血液可达数升。在这种情况下,下肢肌肉泵的做功在相当程度上加速了全身的血液循环,对心脏泵血起辅助作用。但若肌肉持续紧张性收缩而非节律性的舒缩,则静脉将持续受压,静脉回心血流反而减少。

(4)呼吸运动　　通常情况下,胸膜腔内压低于大气压,称为胸膜腔负压。由于胸膜腔内压为负压,胸腔内大静脉的跨壁压较大,经常处于充盈扩张状态。在吸气时,胸腔容积加大,胸膜腔负压值进一步增大,使胸腔内的大静脉和右心房更加扩张,压力进一步降低,因此有利于外周静脉内的血液回流至右心房。由于回心血量增加,心输出量也相应增加。呼气时,胸膜腔负压值减小,由静脉回流入右心房的血量也相应减少。可见,呼吸运动对静脉回流起着“呼吸泵”的作用。但是应当注意,呼吸运动对左心及右心的回心血量影响不同。吸气时,随着肺的扩张,肺部血管被牵拉扩张,容积增大,能潴留较多的血液,因而由肺静脉回流至左心房的血量减少;呼吸时的情况则相反。

(5)体位改变　　体位改变主要影响静脉的跨壁压,进而影响回心血量。静脉可扩张性大,受重力作用,心脏水平以下的静脉较充盈,而头颈部静脉几乎是塌陷的。故体位发生变化时,重力作用对静脉回流有较大的影响。当人体从平卧位转为直立位时,身体低垂部分的静脉可因跨壁压增大而充盈扩张,容量增大,故回心血量减少;反之,从立位变为卧位时,回心血量增多。体位改变对静脉回心血量的影响,在高温环境中更加明显。在高温环境中,皮肤血管舒张,皮肤血管中容纳的血量增多。因此,如果人在高温环境中长时间站立不动,回心血量就会明显减少,导致心输出量减少和脑部供血不足,可引起头晕甚至昏厥。长期卧床的患者,由于静脉管壁的紧张性较低、可扩张性较大,同时腹壁和下肢肌肉的收缩力减弱,对静脉的挤压作用减小,因而由平卧突然站立时,可因大量血液淤积在下肢,回心血量过少而发生晕厥。

## 五、微循环

微循环(microcirculation)是指微动脉和微静脉之间的血液循环。微循环作为机体与外界环境进行物质和气体交换的场所,对维持组织细胞的新陈代谢和内环境稳态起着重要作用。

### (一)微循环的组成

各器官、组织的结构和功能不同,微循环的结构也不同。典型的微循环由微动脉、后微动脉、毛细血管前括约肌、真毛细血管、通血毛细血管、微静脉和动-静脉吻合支等部分组成(图4-19)。

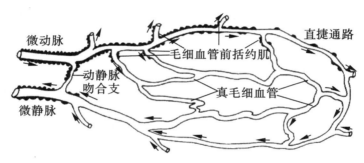

微动脉　　毛细血管前括约肌　　直捷通路
动静脉吻合支　　真毛细血管
微静脉

图4-19　微循环的组成

微循环的起点是微动脉,其管壁有完整的平滑肌层,受神经、体液因素的控制而舒缩,是控制微循环血流量的"总闸门"。微动脉分支成为管径更细的后微动脉。每根后微动脉向一根至数根真毛细血管供血。真毛细血管通常从后微动脉以直角方向分出。在真毛细血管起始端通常有1~2个平滑肌细胞,形成一个环,即毛细血管前括约肌。该括约肌的收缩状态决定进入真毛细血管的血流量,在微循环中起"分闸门"的作用。

真毛细血管管壁没有平滑肌,由单层内皮细胞构成,外面包被一层基膜,总厚度仅约0.5 μm。内皮细胞之间细微的裂隙,成为沟通毛细血管内外的孔道,因此毛细血管壁的通透性较大。另一方面,毛细血管的数量多,与组织液进行物质交换的面积大,因此真毛细血管是完成物质交换的有效部位。

通血毛细血管是后微动脉的直接延伸,其管壁平滑肌逐渐稀少以至消失。动-静脉吻合支是吻合微动脉和微静脉之间的通道。较大的微静脉有平滑肌,属于毛细血管后阻力血管,起"后闸门"的作用。故微静脉的舒缩活动可影响毛细血管血压,从而影响组织液的生成与回流和静脉回心血量。

### (二)微循环的血流通路

1.迂回通路　迂回通路(circuitous channel)是指血液经微动脉、后微动脉、毛细血管前括约肌、真毛细血管汇入微静脉的通路,称为微循环的迂回通路,是微循环血流最重要的功能通路。该通路中的真毛细血管数量多,总横截面积大,血流速度慢;其管壁薄,通透性大,迂回曲折,相互吻合成网,穿行于组织细胞之间,是物质交换的主要场所,又称营养性通路。

2.直捷通路 直捷通路(thoroughfare channel)是指血液从微动脉经后微动脉和通血毛细血管进入微静脉的通路。直捷通路多见于骨骼肌的微循环中,相对短而直,血流阻力较小,流速较快,经常处于开放状态。其主要功能并不是物质交换,而是使一部分血液经此通路快速进入静脉,以保证静脉回心血量。

3.动静脉短路 动静脉短路(arterio-venous shunt)是指血液从微动脉直接经动静脉吻合支而流入微静脉的通路。动-静脉吻合支不能进行物质交换,而是在体温调节中发挥重要作用。在人体某些部分的皮肤和皮下组织,特别是手指、足趾、耳郭等处,这类通路较多。

当环境温度升高时,动静脉吻合支开放增多,皮肤血流量增加,有利于体热的发散;而当环境温度降低时,动静脉短路关闭,皮肤血流量减少,则有利于体热的保存。在某些病理状态下,如发生感染性或中毒性休克时,动静脉短路大量开放,患者虽处于休克状态但皮肤温度较温暖,此即"暖休克",此时由于大量微动脉血通过吻合支进入微静脉,未与组织细胞进行物质交换,故可加重组织缺氧,使病情恶化。

**(三)微循环的血流动力学**

微循环中的血流一般为层流,其血流量与微动脉和微静脉之间的血压差成正比,与微循环中总的血流阻力成反比。血液在流经微循环血管网时血压逐渐降低。在微动脉处血流阻力最大,血压降落也最大。毛细血管血压的高低决定于毛细血管前、后阻力的比值。一般而言,当这一比例为5:1时,毛细血管的平均血压约为20 mmHg。当这一比值增大时,毛细血管血压就降低;比值变小时则毛细血管血压升高。由于在总的血流阻力中微动脉处的阻力占较大比例,故微动脉的阻力对血流量的控制起主要作用。

**(四)微循环血流量的调节**

微循环血流主要受局部收缩和舒张血管物质浓度的影响,神经和体液因素的调节作用较小。

1.局部代谢产物的影响 在安静状态下,组织代谢水平低,局部代谢产物积聚较慢,在缩血管物质的作用下,后微动脉和毛细血管前括约肌收缩时,其后的真毛细血管网关闭;关闭一段时间后,该毛细血管周围的氧分压降低,$CO_2$和乳酸等代谢产物积聚,导致局部的后微动脉和毛细血管前括约肌舒张及真毛细血管开放;继之代谢产物随血流清除,后微动脉和毛细血管前括约肌又收缩。如此周而复始,导致不同部分的毛细血管网交替开放和关闭。这种由于局部代谢产物浓度的变化,引起后微动脉和毛细血管前括约肌发生的交替收缩和舒张,称为血管的舒缩活动(vasomotion)。在组织代谢水平增高时,这种活动增强,此时,后微动脉和毛细血管前括约肌在单位时间内发生交替舒缩的次数和舒张的数量增多,大量的毛细血管开放,血液和组织液之间发生物质交换的面积增大且距离缩短,使流经毛细血管的血量同组织代谢水平相适应(图4-20)。

2.神经和体液因素的调节　微动脉和微静脉血管壁上的平滑肌均受交感缩血管神经和儿茶酚胺类神经递质的支配。当交感缩血管神经纤维兴奋时,微动脉和微静脉均收缩。由于微动脉的神经支配密度大于微静脉,对儿茶酚胺的敏感性也高于微静脉,因此,在交感神经兴奋时,微动脉收缩较微静脉更为强烈,导致进入微循环的血流量减少,毛细血管血压降低。反之,当交感缩血管神经纤维受到抑制时,血管平滑肌舒张,使微循环的血流量增多,毛细血管血压升高。除此之外,血液中还存在肾上腺素、去甲肾上腺素、血管升压素、血管紧张素Ⅱ等物质,这些物质多能使血管平滑肌收缩,从而使微循环的血流量减少。

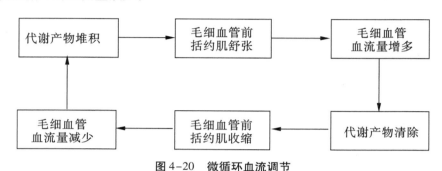

图4-20　微循环血流调节

据估计,安静时骨骼肌组织中只有20%～35%的真毛细血管血压处于开放状态。体内大部分毛细血管血压处于关闭状态,对维持循环血流和动脉血压的稳定具有重要意义。在休克的发生和发展过程中,某些病理因素造成毛细血管大量开放,血液淤滞在微循环内,导致循环血量减少和血压降低。

**（五）血液和组织液之间的物质交换方式**

组织、细胞之间的空间称为组织间隙,其中为组织液(interstitial fluid)所充满。组织液是组织、细胞直接所处的环境,组织、细胞通过细胞膜和组织液进行物质交换,组织液与血液之间则通过毛细血管壁进行物质交换。因此,组织、细胞和血液之间的物质交换需通过组织液作为中介。血液和组织液之间的物质交换方式有以下几种:

1.扩散　扩散是血液和组织液之间进行溶质交换最主要的方式。溶质分子在单位时间内通过毛细血管壁进行扩散的速率与毛细血管壁对该物质的通透性、毛细血管的有效交换面积和物质的浓度差成正比,与毛细血管壁的厚度成反比。对于脂溶性物质,如 $O_2$、$CO_2$ 等,可直接通过内皮细胞进行扩散,因此整个毛细血管壁都可成为扩散面,单位时间内扩散的速率极高。对于非脂溶性的水溶性物质,若溶质分子直径小于毛细血管壁的裂隙,如 $Na^+$、$Cl^-$、葡萄糖等,也可进行扩散。分子直径愈小,交换速率愈大。此外,能溶解于水且直径小于毛细血管壁裂隙的溶质分子也能随水分子转运而一起交换(溶剂拖曳)。

2.滤过与重吸收　生理学上,一般把由于管壁两侧静水压和胶体渗透压的差异而引起的液体由毛细血管内向毛细血管外的移动称为滤过(filtration),而将液体向相反方向的移动称为重吸收(reabsorption)。血液和组织液之间通过滤过和重吸收的方式进行的物质交换与通过扩散方式进行的物质交换相比,仅占很小一部分,但在组织液的生成中却起重要作用。

当毛细血管壁两侧的静水压不等时,水分子即可通过毛细血管壁从高压力一侧向低压力一侧移动。另外,当毛细血管壁两侧的渗透压不等时,水分子可从渗透压低的一侧向渗透压高的一侧移动。由于血浆蛋白质等胶体物质较难通过毛细血管壁的孔隙,因此血浆胶体渗透压能限制血浆中的水分子向毛细血管外移动;同样,组织液胶体渗透压则可限制组织液中的水分子向毛细血管内移动。

3. 吞饮 吞饮(pinocytosis)是一种耗能的物质交换过程。当溶质分子直径大于毛细血管壁裂隙时,如分子量较大的血浆蛋白等,在毛细血管内皮细胞一侧的大分子物质可被内皮细胞膜包围并吞饮入细胞内,形成吞饮囊泡,囊泡被转运至细胞的另一侧以出胞方式排至细胞外,实现物质转运。

## 六、组织液

存在于组织、细胞间隙内的液体称为组织液,它是组织细胞和血液之间进行物质交换的媒介。组织液不断更新,才能保证内环境的相对稳定状态,保证组织细胞新陈代谢的正常进行。组织液的绝大部分呈胶冻状,不能自由流动,不会受重力影响而流至身体的低垂部位,也不能被抽吸出来。组织液中只有极小部分呈液态可以流动。自由流动和不能自由流动的组织液之间处于动态平衡之中。

在有效滤过压的驱动下,血浆中的某些成分经毛细血管壁进入组织细胞间隙的过程,称为组织液的生成;组织液经毛细血管壁重吸收入毛细血管内的过程,称为组织液的回流。组织液中除蛋白质浓度明显低于血浆外,其他成分与血浆相同。

### (一)组织液的生成与回流

组织液是血浆滤过毛细血管壁而形成的。其生成与回流取决于有效滤过压(effective filtration pressure,EFP)。毛细血管血压和组织液胶体渗透压是促使液体由毛细血管内向血管外滤过的力量,而血浆胶体渗透压和组织液静水压则是将液体从血管外重吸收入毛细血管内的力量。促进液体滤过的力量和重吸收的力量之差,称为有效滤过压,用下式表示:

有效滤过压=(毛细血管血压+组织液胶体渗透压)-(血浆胶体渗透压+组织液静水压)

在正常情况下,血液由毛细血管动脉端流向静脉端时,血压逐渐降低,动脉端毛细血管血压为 32 mmHg,在静脉端为 14 mmHg;而血浆胶体渗透压、组织液胶体渗透压、组织液静水压变化不大(分别为 25、8、2 mmHg)。把这些数值代入上述公式,在动脉端,有效滤过压=(32+8)-(25+2)= 13 mmHg,为正值,液体从毛细血管内滤出生成组织液。在静脉端,有效滤过压=(14+8)-(25+2)= -5 mmHg,为负值,液体被重吸收入毛细血管,组织液得以回流(图4-21)。

由于血液流经毛细血管时,血压是逐渐降低的,所以,有效滤过压是一个动态的变化过程,这就导致通过毛细血管发生的滤过和重吸收是一个没有明显界限的逐渐移行的过程,提示,在毛细血管全长,每一点都有滤过和重吸收,只是在动脉端以滤过为主,静脉端以重吸收为主。

总的说来,流经毛细血管的血浆生成的组织液,约 90% 在静脉端被重吸收回血液,其余约 10% 进入毛细淋巴管而成为淋巴。再由淋巴系统流回血液,使组织液的生成与回流处于动态平衡。

知识点:有效滤过压的概念和组成。

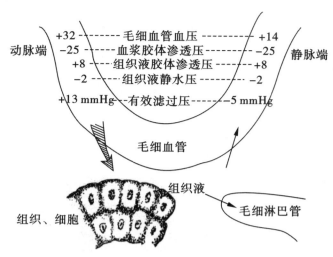

**图 4-21　组织液生成与回流(图中数值单位为 mmHg)**

+ 代表使血浆滤出毛细血管的力量,– 代表使组织液吸收回
毛细血管的力量。

### (二)影响组织液生成和回流的因素

知识点:影响组织液
生成的因素。

在正常情况下,组织液的生成和回流保持动态平衡,故血液量和组织液量能维持相对稳定。滤过量增多或重吸收减少,均可使该平衡受到破坏,导致液体在组织间隙潴留,形成水肿。在组成有效滤过压的四个因素中,组织液的胶体渗透压和静水压相对变化较小,而毛细血管血压和血浆胶体渗透压则是两个容易发生变化的因素,此外,毛细血管壁的通透性和淋巴液回流的变化也会影响组织液的生成和回流。

1. 毛细血管血压　毛细血管血压是促使组织液生成,阻止组织液回流的主要因素。在其他因素不变的情况下,毛细血管血压增高,有效滤过压增大,使组织液生成增多和回流减少而发展为水肿。例如,当右心衰竭时,右心室射血功能减弱,舒张期室内压增高,中心静脉压升高,静脉血液回流减少,可逆行性引起毛细血管血压升高,有效滤过压增大,使组织液生成增多,引起组织水肿。

2. 血浆胶体渗透压　血浆胶体渗透压是由血浆蛋白分子形成的。在某些肾脏疾病,随尿排出部分蛋白质;肝脏疾病,可能使蛋白质合成减少;营养不良条件下,蛋白质的摄入严重不足。这些因素都可以使血浆蛋白含量减少,胶体渗透压降低,导致有效滤过压增大而引起水肿。

3. 淋巴液回流　由毛细血管滤出的液体约 10% 是通过生成淋巴液而回流的。当机体淋巴回流受阻时,如局部慢性淋巴管炎或丝虫病患者,受阻部位远心端的组织液回流障碍,出现局部水肿。

4. 毛细血管壁的通透性　蛋白质不易通过正常毛细血管壁。当毛细血管壁通透性增大时,如过敏、烧伤等情况,一部分血浆蛋白会从血管壁滤出进入组织液,使病变部位组织液胶体渗透压升高,有效滤过压增大而发生局部水肿。

## 七、淋巴液的生成和回流

淋巴管系统(lymphatic system)是组织液向血液回流的一个重要的辅助系统。淋巴回流的速度虽较缓慢,但在组织液生成和重吸收的平衡中起重要的作用。

1.淋巴液的生成与回流 未被毛细血管重吸收的组织液进入淋巴管即成为淋巴液(lymph)。毛细淋巴管的盲端始于组织间隙,其管壁由单层内皮细胞组成,管壁外无基质,故通透性极高;相邻内皮细胞的边缘像瓦片状相互覆盖,形成向管腔内开放的单向活瓣。毛细血管内皮细胞通过胶原细丝与结缔组织相连,使毛细淋巴管总是处于扩张状态(图4-22)。组织液和其中的蛋白质、脂滴、红细胞、细菌等微粒,都可以通过这种活瓣进入毛细淋巴管生成淋巴液,且不能返回组织液。正常情况下,组织液的压力大于毛细淋巴管内的压力,组织液顺压力梯度进入毛细淋巴管形成淋巴液。淋巴液由毛细淋巴管汇入淋巴管,途中经过淋巴结并在此获得淋巴细胞,最后汇聚经胸导管和右淋巴导管注入静脉。

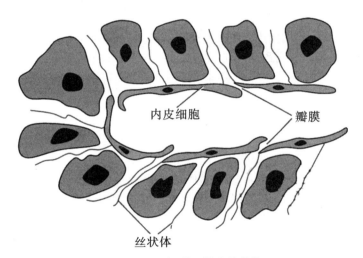

内皮细胞   瓣膜

丝状体

**图4-22 毛细淋巴管盲端结构**

2.淋巴液回流的生理意义

(1)回收蛋白质 这是淋巴液回流最重要的功能。组织液中的蛋白质不能逆浓度差进入毛细血管,但易于进入毛细淋巴管。淋巴回流时回收由细胞合成和经毛细血管壁微量滤出的蛋白质。正常成人每天由淋巴液输送回血液的蛋白质为 75 ~ 100 g,这对于保持血浆和组织液之间胶体渗透压的相对稳定是非常重要的。

(2)运输营养物质 由小肠吸收的营养物质,尤其是脂肪,80% ~ 90% 是经小肠绒毛的毛细淋巴管吸收而流入血液。少量胆固醇和磷脂也经淋巴管吸收。

(3)血浆和组织液之间的液体平衡 生成的组织液中约10%是经淋巴系统回流入血液的。因此,淋巴循环对血浆和组织液之间的液体平衡起着调节作用。

(4)防御屏障作用 当组织损伤时,红细胞、异物、细菌等可进入组织液、淋巴液,被淋巴结的巨噬细胞清除掉。此外,淋巴结还能产生具有免疫功能的淋巴细胞,参与机体的免疫反应。

# 第四节　心血管活动的调节

机体在不同的功能状态下,各器官组织的代谢水平不同,对血流量的需要也不同。机体可通过神经和体液机制对心脏和各部分血管的活动进行调节,从而适应各器官组织在不同情况下对血流量的需要,协调地进行各器官之间的血流分配。

## 一、神经调节

心脏和血管接受自主神经的支配,机体对心血管活动的神经调节是通过各种心血管反射实现的。

### （一）心脏和血管的神经支配

1. 心脏的神经支配　心脏接受交感神经和迷走神经双重支配。前者对心脏具有兴奋作用,后者对心脏具有抑制作用,两者既对立又统一的调节心脏的功能活动。

（1）心交感神经及其作用　心交感神经的节前神经元位于脊髓第 1~5 胸段的中间外侧柱,与星状神经节或颈交感神经节内的神经元形成突触联系后,由节后神经元发出轴突组成心脏神经丛,支配心脏各个部分,包括窦房结、房室交界、房室束、心房肌和心室肌。

在动物实验中观察到,两侧心交感神经对心脏的支配存在差异。右侧以支配窦房结为主,兴奋时引起以心率加快的效应为主;左侧对房室交界和心室肌的作用为主,兴奋时以房室传导加速和心肌收缩力增强为主。

心交感神经节后纤维末梢释放的递质为去甲肾上腺素。去甲肾上腺素与心肌细胞膜上的 $\beta_1$ 肾上腺素能受体(简称 $\beta_1$ 受体)结合后,通过兴奋性 G 蛋白,激活腺苷酸环化酶,使细胞内的 cAMP 浓度升高,激活蛋白激酶 A(PKA),PKA 可使心肌细胞的许多功能蛋白磷酸化,使心肌细胞膜和肌质网膜对 $Ca^{2+}$ 的通透性增加,导致 $Ca^{2+}$ 内流和肌质网的 $Ca^{2+}$ 释放增多,结果心率增快、心肌收缩能力增强、传导速度加快,此即正性的变时、变力和变传导作用。

正性变时作用的机制:去甲肾上腺素与心肌细胞膜上的 $\beta_1$ 受体结合后,激活窦房结 P 细胞膜上的 T 型钙通道和 If 通道,使 4 期钙内流增加,If 电流增强,4 期自动去极化速度加快,自律性增高,心率加快。正性变传导作用的机制:去甲肾上腺素能增加慢反应细胞膜上 $Ca^{2+}$ 通道开放的概率和促使 $Ca^{2+}$ 内流,使慢反应细胞 0 期去极化的速度和幅度均增大,传导速度加快。正性变力作用的机制:去甲肾上腺素与 $\beta_1$ 受体结合后,激活心肌细胞膜上的 L 型钙通道,使 L 型钙通道开放的概率增加,进而使平台期 $Ca^{2+}$ 内流增加,内流的 $Ca^{2+}$ 又激活连接肌质网膜中的 ryanodine 受体(RYR),通过钙触发钙释放机制使胞质中的 $Ca^{2+}$ 浓度进一步升高,引起正性变力作用;另一方面,去甲肾上腺素促进肌钙蛋白释放 $Ca^{2+}$ 并加速肌质网对 $Ca^{2+}$ 的摄取,故能加速心肌舒张。

（2）心迷走神经及其作用　心脏的副交感节前纤维行走于迷走神经干中。这些节前神经元的细胞体位于延髓的迷走神经背核和疑核。节后纤维支配窦房结、心房肌、房室交界、房室束及其分支;迷走神经也支配心室肌,但其纤维末梢的数量远较心房肌中为少。两侧心迷走神经对心脏的支配也有差异,但不如两侧心交感神经支配的差异显著。右侧心迷走神经对窦房结的影响占优势,兴奋时心率减慢;而左侧迷走神经则对房室交界的作用占优势,兴奋时出现房室传导减慢。

心迷走神经节后纤维末梢释放的乙酰胆碱作用于心肌细胞膜上的 M 型胆碱能受体(简称 M 受体)后,通过抑制性 G 蛋白,抑制腺苷酸环化酶,使细胞内 cAMP 浓度降低,PKA 活性降低,使细胞膜对 $K^+$ 的通透性增大,表现出与 $\beta_1$ 受体激活相反的效应,引起心率减慢,房室传导减慢,心房肌收缩能力减弱,即产生负性变时、变传导和变力作用。心迷走神经的负性变力作用主要表现在心房肌,对心室肌作用不大。

负性变时作用的机制:乙酰胆碱与心肌细胞膜上 M 受体结合后,使窦房结 P 细胞动作电位 4 期 $Ca^{2+}$ 内流减少和 If 通道介导的 $Na^+$ 内流减少,引起 4 期自动去极化速度减慢,自律性降低,这是 ACh 引起负性变时作用的主要机制;同时,乙酰胆碱依赖性钾通道($I_{K-ACh}$ 通道)激活,使 $K^+$ 外流增加,最大复极电位增大,与阈电位水平差距增大,也导致自律性降低。负性变传导作用的机制:乙酰胆碱与 M 受体结合后,使慢反应细胞 0 期 $Ca^{2+}$ 内流减少,0 期去极化速度减慢,引起负性变传导作用。负性变力作用的机制:负性变力作用主要由于心肌细胞膜上 L 型钙通道被抑制,$Ca^{2+}$ 内流减少所引起。同时,$I_{K-ACh}$ 通道被激活,复极化时 $K^+$ 外流加速,平台期缩短,也导致 $Ca^{2+}$ 内流减少,收缩力减弱。

(3)心交感紧张与心迷走紧张　紧张(tonus)是指神经或肌肉等组织维持一定程度的持续活动。心交感神经和心迷走神经平时都有一定程度的冲动发放,分别称为心交感紧张(cardiac sympathetic tone)和心迷走紧张(cardiac vagal tone),两者相互拮抗,共同持续调节心脏活动。窦房结作为心脏的正常起搏点,其自律性为 100 次/min,但正常人安静状态下的心率约 70 次/min,这是因为安静时心迷走紧张对心脏的作用要比心交感紧张更占优势。应用 M 受体拮抗剂阿托品阻断心迷走神经的作用,可使正常人的心率加快到 150 次/min;应用美托洛尔等 $\beta_1$ 受体拮抗剂阻断心交感神经的作用,则心率可下降至每分钟 50 次左右。切断动物的迷走神经也可使心率加快,而切断心交感神经则引起心率减慢。

2. 血管的神经支配　除真毛细血管外,其他血管的血管壁都有平滑肌分布。支配血管平滑肌的神经纤维统称为血管运动神经纤维(vasomotor nerve fiber),可分为缩血管神经纤维(vasoconstrictor nerve fiber)和舒血管神经纤维(vasodilator nerve fiber)两大类。

(1)缩血管神经纤维　缩血管神经纤维都是交感神经纤维,故一般称为交感缩血管神经纤维(sympathetic vasocontrictor fiber)。其节前神经元位于脊髓胸、腰段的中间外侧柱内,末梢释放乙酰胆碱;节后神经元位于椎旁和椎前神经节内,末梢释放去甲肾上腺素。它所支配的血管平滑肌细胞上有 $\alpha$ 和 $\beta_2$ 两类肾上腺素能受体。去甲肾上腺素与 $\alpha$ 受体结合后,可使血管平滑肌收缩;而与 $\beta_2$ 受体结合后,则使血管平滑肌舒张。但是,去甲肾上腺素与 $\beta_2$ 受体结合的能力较弱。因此,缩血管纤维兴奋时主要引起缩血管效应。体内几乎所有血管都接受交感缩血管纤维的支配,但在不同部位的血管中,缩血管纤维分布的密度不同。在皮肤的血管中,缩血管纤维分布最密,在骨骼肌和内脏的血管中的分布次之,而在冠状血管和脑血管中的分布最少。在同一器官,动脉中的缩血管纤维密度高于静脉,其中以微动脉中的密度为最高,而毛细血管前括约肌中一般没有神经纤维分布。

人体内多数血管仅接受交感缩血管纤维的单一神经支配。在安静状态下,交感缩血管纤维持续发放 1～3 次/s 的低频冲动,称为交感缩血管紧张(sympathetic vasoconstrictor tone),这种紧张性活动可使血管平滑肌保持一定程度的收缩状态。当交感缩血管紧张增强时,血管平滑肌收缩进一步加强;而当交感缩血管紧张降低时,血管平滑肌的收缩程度减弱或使血管舒张。在不同的生理状态下,交感缩血管神经发放的冲动频率不同,使血管口径也发生相应的变化,以形成不同的外周阻力,从而调节不同器官的血流量。

当支配某一器官的交感缩血管神经纤维兴奋时,可引起该器官三方面的效应:①该器官的血流阻力增加,血流量减少。②由于微动脉的交感缩血管神经纤维密度高于微静脉,故该器官毛细血管前、后阻力的比值增大,使毛细血管血压降低,组织液的生成减少而重吸收增多。③使容量血管收缩,静脉回心血量增加。

(2)舒血管神经纤维　体内有一部分血管除接受缩血管神经纤维的支配外,还接受舒血管神经纤维的支配。舒血管神经纤维主要有以下几种:

交感舒血管神经纤维:有些动物如狗和猫,骨骼肌血管不仅受交感缩血管纤维支配,还接受交感舒血管纤维支配。交感舒血管神经纤维(sympathetic vasodilator nerve fiber)末梢释放乙酰胆碱,作用于血管平滑肌膜中的 M 受体,可引起骨骼肌血管舒张,骨骼肌的血流量增加,以适应骨骼肌在运动时对血流量增加的需求。阿托品可阻断其效应。交感舒血管神经纤维在平时没有紧张性活动,只有在动物处于情绪激动状态和发生防御反应时才发放冲动,使骨骼肌血管舒张,血流量增多。人体内可能也存在交感舒血管神经纤维。

副交感舒血管神经纤维:少数器官如脑膜、唾液腺、胃肠外分泌腺和外生殖器等,其血管平滑肌除接受交感缩血管神经纤维的支配外,还接受副交感舒血管神经纤维(parasympathetic vasodilator nerve fiber)的支配。这些神经纤维末梢释放乙酰胆碱,与血管平滑肌的 M 受体结合,引起血管舒张。阿托品可阻断其效应。这类纤维的分布只限于少数器官,因此只能有调节局部血流量的作用,对循环系统总外周阻力的影响较小。

脊髓背根舒血管神经纤维:皮肤伤害性感觉传入纤维在外周末梢处可发生分支。当皮肤受到伤害性刺激时,感觉冲动一方面沿传入纤维向中枢传导,另一方面可在末梢分支处沿其他分支到达受刺激部位邻近的微动脉,使微动脉舒张,局部皮肤出现红晕。这种仅通过轴突外周部位完成的反应,称为轴突反射(axon reflex)。这类神经纤维也称背根舒血管神经纤维,其所含递质尚不十分确定,根据相关的实验研究,有人认为可能是降钙素基因相关肽。

血管活性肠肽神经元:有些自主神经元内有血管活性肠肽和乙酰胆碱共存,如支配汗腺的交感神经元和支配颌下腺的副交感神经元等。这些神经元兴奋时,其末梢一方面释放乙酰胆碱,引起腺细胞分泌;另一方面释放血管活性肠肽,引起舒血管效应,使局部组织血流增加。故在功能上对汗腺分泌起协同作用。

**(二)心血管中枢**

心血管中枢(cardiovascular center)是指与控制心血管活动有关的神经元集中的部位。控制心血管活动的神经元并非集中在中枢神经系统的某个部位,而是分布在中枢神经系统从脊髓到大脑皮质的各个水平。它们各具不同的功能,又互相密切联系,使整个心血管系统的活动协调一致,并与整个机体的活动相适应。

1. 延髓　延髓是调节心血管活动最基本的中枢。动物实验中,在延髓上缘横断脑干后,血压并无明显的变化,而在延髓和脊髓之间横断,血压迅速下降至 40 mmHg 左右。这些结果说明,心血管的正常的紧张性活动不是起源于脊髓,而是起源于延髓,因为只要保留延髓及其以下中枢部分的完整,即可维持心血管正常的紧张性活动,并能完成一定的心血管反射。

延髓心血管中枢至少包括以下四个功能部位:

(1)缩血管区　包括心交感神经中枢和交感缩血管中枢。这些中枢神经元在平时都有紧张性活动,分别称心交感紧张和交感缩血管紧张。这些神经元的细胞体位于延髓头端腹外侧部。它们的轴突下行到脊髓灰质的侧角,即中间外侧细胞柱,其紧张性活动增强时,可引起心脏活动增强,血管收缩。

(2)舒血管区　位于延髓尾端腹外侧部,该部位的神经元兴奋时可抑制延髓头端腹外侧部神经元的活动,使交感缩血管紧张降低,血管舒张。

(3)传入神经接替站　指延髓孤束核,它接受来自颈动脉窦、主动脉弓和心肺感受器经舌咽神经和迷走神经传入的信息,然后发出纤维至延髓和中枢神经系统其他部位的神经元,从而影响心血管活动。

(4)心抑制区　指心迷走神经中枢,该中枢位于延髓的迷走神经背核和疑核,平时有紧张性活动,称心迷走紧张。

2. 延髓以上的心血管中枢　在延髓以上的脑干部分以及大脑和小脑中都存在与心血管活动有关的神经元。它们在心血管活动调节中所起的作用较延髓心血管中枢更为高级,表现为对心血管活动和机体其他功能之间的复杂的整合作用。例如,下丘脑在体温调节、摄食、水平衡以及发怒、恐惧等情绪反应的整合中,起着重要的作用,在这些反应中都包含有相应的心血管活动的变化。又如,在机体处于恐惧和紧张状态时,通过各级中枢的整合作用,出现心率加快、心肌收缩力增强,血压升高等心血管反射以及呼吸和其他内脏活动的变化,进而使各种功能在整体水平上相互协调。

**(三)心血管反射**

当机体处于不同的生理状态或内、外环境发生变化时,可引起各种心血管反射(cardiovascular reflex),使心输出量和各器官的血管舒缩状况发生相应的改变,以适应当时机体所处的状态或环境变化。

1. 颈动脉窦和主动脉弓压力感受性反射　压力感受性反射(baroreceptor reflex)也称减压反射(depressor reflex),是通过对颈动脉窦和主动脉弓压力感受器的刺激而引起的。

(1)压力感受器　压力感受器是存在于心血管系统相应部位血管壁外膜下的感觉神经末梢,对血管内波动性压力变化所致的牵张刺激敏感,其中最重要的是颈动脉窦和主动脉弓压力感受器(图4-23)。颈动脉窦和主动脉弓压力感受器实质上是一种牵张感受器,它们并不直接感受血压的变化,而是感受血管壁所受到的机械牵张刺激。当动脉血压升高时,动脉管壁被牵张的程度加大,压力感受器发放的神经冲动也就增多。在一定范围内,压力感受器的传入冲动频率与动脉管壁被动扩张的程度成正比。

知识点:颈动脉窦和主动脉弓压力感受器反射的组成、反射的过程和生理意义。

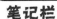

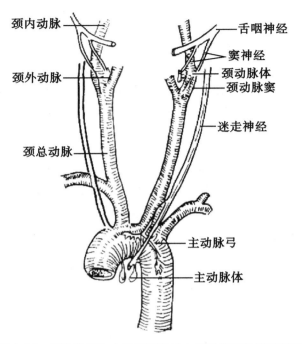

图4-23 颈动脉窦和主动脉弓的压力感受器和化学感受器

（2）传入神经和中枢联系 颈动脉窦压力感受器的传入神经纤维组成颈动脉窦神经，窦神经加入舌咽神经，进入延髓，和孤束核的神经元发生突触联系。主动脉弓压力感受器的传入神经纤维为主动脉神经，在人和其他动物加入迷走神经，在家兔不加入迷走神经，而是自成一束，称为减压神经，在颈部与迷走神经伴行，在进入颅腔前加入迷走神经干。

孤束核接受压力感受器等的传入冲动，通过神经通路：①兴奋迷走中枢，使迷走紧张增强。②经舒血管区（延髓尾端腹外侧部）抑制缩血管区（延髓头端腹外侧部）神经元的活动，同时尚与延髓内其他神经核团以及脑干其他部位的神经核团发生联系，使交感紧张减弱。③另外，压力感受器的传入冲动到达孤束核后还与迷走神经背核和疑核发生联系，使心迷走紧张增强。

（3）反射效应 动脉血压升高时，压力感受器传入冲动增多，通过有关的心血管中枢整合作用，使心迷走紧张加强，心交感紧张和交感缩血管紧张降低，其效应为心率减慢，心输出量减少，外周血管阻力降低，故动脉血压回降。反之，当动脉血压降低时，压力感受器传入冲动减少，使迷走紧张降低，交感紧张加强，于是心率加快，心输出量增加，外周血管阻力增高，血压回升。

在动物实验中可将一侧颈动脉窦从血管系统中游离出来，但保留其窦神经与中枢的联系，在这种情况下，人为地改变游离窦内的灌注压，可观察到体循环动脉血压的变化。根据窦内压和动脉血压之间变化的对应关系，可绘制出压力感受性反射功能曲线（图4-24）。该曲线中间部分较陡，两端渐趋平坦。表明当窦内压在正常平均动脉血压水平（大约100 mmHg）上下发生变动时，压力感受性反射最为敏感，纠正偏离正常水平血压的能力最强，动脉血压偏离正常平均动脉压水平愈远，压力感受性反射纠正异常血压的能力愈低。

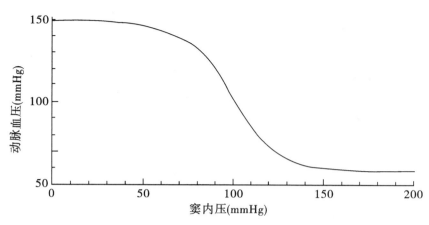

图 4-24　压力感受性反射功能曲线

（4）压力感受性反射的特点与生理学意义　压力感受性反射是典型的负反馈调节，且具有双向调节能力。压力感受性反射在心输出量、外周血管阻力、血量等发生突然改变的情况下，对动脉血压进行快速调节的过程中起重要的作用，以维持机体血压稳态。因此，生理学上将动脉压力感受器的传入神经称为缓冲神经（buffer nerve）。相反，压力感受性反射对缓慢发生的血压变化不敏感。

压力感受器反射可发生重调定。慢性高血压患者或实验性高血压动物的动脉血压持续升高，其压力感受性反射功能曲线可发生向右移位，提示压力感受性反射在高于正常的血压水平上进行工作，这种现象称为压力感受性反射的重调定（resetting）。压力感受性反射重调定的机制较为复杂。

2. 颈动脉体和主动脉体化学感受性反射　颈动脉体和主动脉体分别位于颈总动脉分叉处和主动脉弓区域，当血液的某些化学成分发生变化时，如缺氧、$CO_2$ 分压过高、$H^+$ 浓度过高等，可刺激颈动脉体和主动脉体的化学感受器（chemoreceptor），其感觉信号分别由颈动脉窦神经和迷走神经传入至延髓孤束核，然后使延髓内呼吸神经元和心血管活动神经元的活动发生改变。

化学感受器反射（chemoreceptor reflex）的效应主要是使呼吸加深加快。在动物实验中，人为地维持呼吸频率和深度不变，则化学感受器传入冲动对心血管活动的直接效应是心率减慢，心输出量减少，冠状动脉舒张，骨骼肌和内脏血管收缩。由于外周血管阻力增大的作用超过心输出量减少的作用，所以仍表现为动脉血压升高。在动物保持自然呼吸的情况下，化学感受器受刺激时引起的呼吸加深加快，可间接地引起心率加快，心输出量增加，外周血管阻力增大，血压升高。

化学感受性反射在平时对心血管活动并不起明显的调节作用。只有在低氧、窒息、失血、动脉血压过低和酸中毒等情况下才发生作用。此时的主要意义在于对体内血液进行重新分配，优先保证大脑和心脏等重要器官的血液供应。

3. 心肺感受器引起的心血管反射　在心房、心室和肺循环大血管壁内存在许多对机械牵张和化学刺激敏感的感受器，总称为心肺感受器（cardiopulmonary receptor），其传入神经纤维行走于迷走神经干内。当心房、心室或肺循环大血管中压力升高或血容

笔记栏

量增多而使心脏或血管壁受到牵张时,这些机械或压力感受器就发生兴奋。在生理情况下,心房壁的牵张主要由血容量增多而引起,因此心房壁的牵张感受器也称容量感受器(volume receptor)。

大多数心肺感受器受刺激时引起的反射效应是心交感和交感缩血管紧张降低,心迷走紧张加强,导致心率减慢,心输出量减少,外周血管阻力降低,故动脉血压下降。在多种实验动物中,心肺感受器兴奋时肾交感神经活动的抑制特别明显,使肾血流量增加,肾排水和排钠量增多。这表明心肺感受器引起的反射在调节血量及体液的量和成分方面具有重要意义。

4.躯体感受器引起的心血管反射 刺激躯体传入神经时可引起各种心血管反射。反射的效应取决于感受器的性质、刺激的强度和频率等因素。用中等强度的低频电脉冲刺激骨骼肌传入神经,常可引起降血压效应;而用高强度高频率电刺激皮肤传入神经,则常引起升血压效应。在平时,肌肉活动,皮肤冷、热刺激以及各种伤害性刺激都能引起心血管反射。

5.其他内脏感受器引起的心血管反射 扩张肺、胃、肠、膀胱等空腔器官,挤压睾丸等,常可引起心率减慢和外周血管舒张等效应。这些内脏感受器的传入神经纤维行走于迷走神经或交感神经内。

6.脑缺血反应 当脑血流量减少时,心血管中枢的神经元可发生反应,引起交感缩血管紧张显著加强,外周血管高度收缩,动脉血压升高,以改善脑血液供应,称为脑缺血反应。

(河南科技大学 任爱红)

## 二、体液调节

心血管活动的体液调节是指血液和组织液中一些化学物质对心血管活动的调节作用。这些体液因素中,有些是通过血液携带的,可广泛作用于心血管系统,属于全身性体液调节;有些则在组织中形成,主要作用于局部的血管,对局部组织的血流起调节作用。

### (一)肾上腺素和去甲肾上腺素

肾上腺素(epinephrine)和去甲肾上腺素(norepinephrine,NE 或 noradrenaline,NA)在化学结构上都属于儿茶酚胺。循环血液中的肾上腺素和去甲肾上腺素主要来自肾上腺髓质。肾上腺素约占80%,而去甲肾上腺素仅约占20%。

血液中的肾上腺素和去甲肾上腺素对心脏和血管的作用有许多共同点,但并不完全相同,这是因为两者对不同的肾上腺素能受体的结合能力不同。肾上腺素可与 α和 β(包括 $\beta_1$ 和 $\beta_2$)两类受体结合。在心脏,肾上腺素与 $\beta_1$ 受体结合后,可产生正性变时和变力作用,使心输出量增加。在血管,肾上腺素的作用取决于血管平滑肌上 α和 $\beta_2$ 受体的分布情况。在皮肤、肾和胃肠血管平滑肌上 α 受体在数量上占优势,肾上腺素能使这些器官的血管收缩。在骨骼肌和肝的血管上 $\beta_2$ 受体占优势,小剂量的肾上腺素常以兴奋 $\beta_2$ 受体的效应为主,引起血管舒张,而大剂量时则因 α 受体也兴奋,故引起血管收缩。肾上腺素可在不增加或降低外周阻力的情况下增加心输出量,故肾上腺素在临床上被用作强心药。去甲肾上腺素主要与 α 受体结合,也可与心肌的 $β_1$ 受体结合,但与血管平滑肌上 $β_2$ 受体结合的能力较弱。静脉注射去甲肾上腺素可使全身血管广泛收缩,外周阻力增加,动脉血压升高,故临床上常用做升压药。血压升高又可使压力感受性反射活动加强,由于压力感受性反射对心脏的效应超过去甲肾上腺素对心脏的直接效应,故引起心率减慢。

**(二)肾素-血管紧张素系统**

肾素(renin)是由肾近球细胞合成和分泌的一种酸性蛋白酶。肾素可使血浆中来自肝脏的血管紧张素原水解而产生一个十肽,称为血管紧张素 Ⅰ。在血浆和组织中,特别是在肺循环血管内皮表面存在有血管紧张素转换酶,可使血管紧张素 Ⅰ 水解而产生一个八肽,即血管紧张素 Ⅱ。血管紧张素 Ⅱ 在血浆和组织中的血管紧张素酶 A 的作用下,成为七肽的血管紧张素 Ⅲ。

知识点:血管紧张素 Ⅱ 的主要生物学效应。

一般而言,血管紧张素 Ⅰ 作用不明显。血管紧张素 Ⅱ 有广泛的作用:① 缩血管作用。血管紧张素 Ⅱ 可兴奋血管平滑肌细胞膜上的血管紧张素 Ⅱ 受体,使全身微动脉收缩,外周阻力增大;也可促进静脉收缩,使回心血量增多,心输出量增多,故动脉血压升高。②促进交感神经末梢释放递质。作用于交感神经末梢,促进去甲肾上腺素的释放。③对中枢神经系统的作用。血管紧张素 Ⅱ 可作用于中枢神经系统内的一些神经元,使中枢对压力感受性反射的敏感性降低,交感缩血管中枢紧张加强;并促进神经垂体释放血管升压素和缩宫素;增强促肾上腺皮质激素释放激素的作用。因此,血管紧张素 Ⅱ 可通过中枢和外周机制,使外周血管阻力增大,血压升高。④促进醛固酮的合成和释放。血管紧张素 Ⅱ 可刺激肾上腺皮质球状带细胞合成和释放醛固酮,后者可促进肾小管对 $Na^+$ 的重吸收,并使细胞外液量增加。

**(三)血管升压素**

血管升压素(vasopressin,VP)是由下丘脑视上核和室旁核的一些神经元合成的一种九肽激素,合成后经下丘脑-垂体束运输到神经垂体储存,当机体活动需要时释放入血液循环,此过程也称为神经分泌。血管升压素具有 $V_1$ 和 $V_2$ 两种受体,$V_1$ 受体主要分布在血管平滑肌细胞膜上,$V_2$ 受体主要分布在肾远端小管末段和集合管上皮细胞。VP 与肾远端小管末段和集合管上皮细胞的 $V_2$ 受体结合后可促进水的重吸收,起到抗利尿的作用,故又称抗利尿激素(antidiuretic hormone,ADH)。VP 作用于血管平滑肌上的 $V_1$ 受体则引起血管收缩,血压升高。VP 是已知最强的缩血管物质之一。但在生理情况下,血液中血管升压素浓度升高时首先出现抗利尿效应;仅在其血浓度明显高于正常时,才引起血压升高。这是因为血管升压素能提高压力感受性反射的敏感性,故能缓冲升血压效应;如切断该反射的传入神经,则给予少量的血管升压素就可以引起血压升高。在禁水、失水、失血等情况下,血管升压素释放增加;血浆渗透压升高时,也可使血管升压素释放增加。可见,血管升压素在维持细胞外液量的恒定和动脉血压的稳定中起着重要的作用。

**(四)血管内皮生成的血管活性物质**

血管内皮细胞可生成并释放多种血管活性物质,引起血管平滑肌舒张或收缩。

1.舒血管物质 血管内皮生成和释放的舒血管物质主要有一氧化氮(nitric oxide,NO)和前列环素(prostacyclin,$PGI_2$)和内皮超极化因子(endothelium-derived hyperpolarizing factor,EDHF)等。

在离体实验中观察到,将乙酰胆碱作用于内皮完整的血管,可引起血管舒张;若去除血管内皮,乙酰胆碱则产生缩血管效应。进一步研究证实,乙酰胆碱能使血管内皮释放一种舒血管物质,该物质被命名为内皮舒张因子(endothelium-derived relaxing factor,EDRF),现在认为 EDRF 就是 NO,其前体是 L-精氨酸,在一氧化氮合酶(NOS)的作用下生成。NO 可使血管平滑肌内的鸟苷酸环化酶激活,cGMP 浓度升高,$Ca^{2+}$ 浓度降低,血管舒张。血流对血管内皮产生的切应力增加可引起 NO 释放;P 物质、缓激肽、5-羟色胺、ATP、乙酰胆碱等均可通过激动相应受体促进 NO 的生成释放;有些缩血管物质,如去甲肾上腺素、血管升压素、AngⅡ、内皮素等也可引起内皮释放 NO,后者可反过来减弱这些缩血管物质对血管平滑肌的直接收缩效应。

$PGI_2$ 是血管内皮细胞膜花生四烯酸的代谢产物,在前列环素合成酶的作用下生成,其作用是舒张血管和抑制血小板聚集,搏动性血流对内皮产生的切应力可刺激内皮释放 $PGI_2$。

内皮细胞还能产生一种通过使血管平滑肌细胞超极化而引起血管舒张的因子,被命名为内皮超极化因子(EDHF)。EDHF 可通过促进 $Ca^{2+}$ 依赖的钾通道开放,引起血管平滑肌超极化,从而使血管舒张。

2. 缩血管物质　血管内皮细胞可生成多种缩血管物质,称为内皮缩血管因子(endothelium-derived vasoconstrictor factor,EDCF)。目前了解较多的是内皮素(endothelin,ET)。ET 是内皮细胞合成和释放的由 21 个氨基酸残基构成的多肽,主要有 $ET_1$、$ET_2$ 和 $ET_3$ 三种亚型。具有强烈而持久的缩血管效应和促进细胞增殖与肥大的效应,并参与心血管细胞的凋亡、分化和表型转化等多种病理过程。ET 是目前已知的最强烈的缩血管物质之一,对体内各器官血管几乎都有收缩作用。ET 的缩血管作用持久,可能参与血压的长期调节。生理情况下,血流对内皮产生的切应力可促使 ET 释放。

**(五)激肽释放酶-激肽系统**

激肽释放酶(kallikrein)是体内的一类蛋白酶,可使某些蛋白质底物激肽原(kininogen)分解为激肽(kinin)。激肽具有舒血管活性,可参与对血压和局部组织血流的调节。激肽释放酶可分为两类,一类存在于血浆中,称为血浆激肽释放酶;另一类存在于肾、唾液腺、胰腺等器官组织内,称为组织激肽释放酶。激肽原是存在于血浆中的一种蛋白质,分为高分子量激肽原和低分子量激肽原两类。在血浆中,血浆激肽释放酶作用于高分子量激肽原,使之水解,产生一种九肽,即缓激肽(bradykinin)。在肾、唾液腺、胰腺、汗腺以及胃肠黏膜等组织中,组织激肽释放酶作用于血浆中的低分子量激肽原,产生一种十肽,称为赖氨酸缓激肽,也称胰激肽或血管舒张素(kallidin)。后者在氨基肽酶的作用下失去赖氨酸,成为缓激肽。激肽可使血管平滑肌舒张和毛细血管通透性增高;但对其他的平滑肌(如内脏平滑肌)则引起收缩。缓激肽和血管舒张素是已知的最强烈的舒血管物质。在一些腺体器官中生成的激肽,可以使器官局部的血管舒张,血流量增加。循环血液中的缓激肽和血管舒张素等激肽也参与对动脉血压的调节,可使血管舒张,血压降低.

**(六)心房钠尿肽**

心房钠尿肽(natriuretic peptide,NP)是由心房肌细胞合成和释放的一类多肽,当循环血量增加,回心血量增多时,可使心房壁受到牵拉刺激,引起心房钠尿肽释放增多。其主要生物效应有:①主要作用于肾脏,抑制 $Na^+$ 的重吸收,具有强大的利钠和利尿作用;②ANP 可使血管舒张,外周阻力降低;也可使搏出量减少,心率减慢,引起心输出量减少。③ANP 可抑制血管内皮细胞、平滑肌细胞和心肌成纤维细胞等多种细胞的增殖,是一种细胞增殖的负调控因子。④ANP 还具有对抗肾素-血管紧张素系统、内皮素和交感系统等缩血管作用。

### (七)前列腺素

前列腺素(prostaglandin,PG)是一族二十碳不饱和脂肪酸,全身各部位的组织细胞几乎都含有生成前列腺素的前体及酶,因此都能产生前列腺素。前列腺素按其分子结构的差别,可分为多种类型。各种前列腺素对血管平滑肌的作用是不同的,例如前列腺素 $E_2$($PGE_2$)具有强烈的舒血管作用,前列腺素 $F_{2\alpha}$($PEF_{2\alpha}$)则使静脉收缩。前列环素(也即 $PGI_2$)是在血管组织中合成的一种前列腺素,有强烈的舒血管作用。

## 三、自身调节

实验证明,如果将调节血管活动的外部神经、体液因素都去除,则在一定的血压变动范围内,器官、组织的血流量仍能通过局部的机制得到适当的调节。这种调节机制存在于器官组织或血管本身,故也称自身调节。自身调节机制一般认为主要有以下两类。

### (一)代谢性自身调节机制

组织细胞代谢需要消耗氧,并产生各种代谢产物,如 $CO_2$、$H^+$、腺苷、ATP、$K^+$ 等。当组织代谢活动增强时,局部组织中氧分压降低和多种代谢产物积聚,都能使局部的微动脉和毛细血管前括约肌舒张,引起局部的血流量增多,向组织提供更多的氧,与增加的组织代谢水平相适应;但局部血流量增多也带走可引起血管舒张的多种代谢产物,又使微动脉和毛细血管前括约肌收缩,如此周而复始。局部组织微循环这种随氧分压下降和多种代谢产物增加而引起的局部舒血管效应,称为代谢性自身调节机制。这种代谢性局部舒血管效应有时相当明显,即使同时发生交感缩血管神经活动加强,该局部组织的血管仍能舒张。

### (二)肌源性自身调节机制

许多血管平滑肌本身经常保持一定的紧张性收缩,称为肌源性活动(myogenic activity)。血管平滑肌还有一个特性,即被牵张时其肌源性活动加强。因此,当供应某一器官血管的灌注压突然升高时,由于血管跨壁压增大,血管平滑肌受到牵张刺激而使其收缩活动增强。这种现象在毛细血管前阻力血管特别明显。其结果是增大器官的血流阻力,使器官的血流量不致因灌注压升高而增多,以保持器官血流量的相对稳定。当器官血管的灌注压突然降低时,则发生相反的变化,即阻力血管舒张,血流量仍保持相对稳定。这种肌源性的自身调节现象,在肾血管表现特别明显,也可见于脑、心、肝、肠系膜和骨骼肌的血管,但皮肤血管一般不出现这种情况。在实验中用罂粟碱、水合氯醛或氰化钠等药物抑制平滑肌的活动后,肌源性自身调节现象将随之消失。

#### 四、动脉血压的短期调节和长期调节

根据各种神经、体液因素对动脉血压调节的时程,可将动脉血压调节分为短期调节(short-term regulation)和长期调节(long-term regulation)。短期调节是指对短时间内发生的血压变化起即刻调节作用。对动脉血压的短期调节主要是通过神经反射来实现。这其中最重要的是压力感受性反射。例如体位改变引起的静脉回心血量不足,心输出量减少,这种变化立即通过压力感受性反射使交感神经紧张活动加强,心输出量不至于过少,血压也不会降低。如果压力感受性反射的敏感性降低,则从平卧位快速转为直立位时会发生直立性低血压,严重时可发生晕厥。

对动脉血压的长期调节,需要体液因素和交感神经系统的共同作用。另外,肾脏在动脉血压的长期调节中起重要作用,即通过对体内细胞外液量的调节来调控血压,因而构成肾-体液控制系统(renal-body fluid system)。当体内细胞外液量增多时,循环血量增多,循环血量和血管系统容量之间的相对关系发生改变,使动脉血压升高;而循环血量增多和动脉血压升高,又能直接导致肾排水和排钠增加,将过多的体液排出体外,从而使血压恢复到正常水平。当体内细胞外液量或循环血量减少时,血压下降时,则发生相反的调节,即肾脏排水和排钠减少,使体液量和动脉血压恢复。

肾-体液控制系统的活动也受体内一些因素的影响,其中较重要的是血管升压素和肾素-血管紧张素-醛固酮系统。血管升压素在调节体内细胞外液量中起重要作用。而肾素-血管紧张素-醛固酮系统则通过血管紧张素 II 的直接升压效应和醛固酮的保钠保水作用提高细胞外液量,使血压升高。

## 第五节　器官循环

体内各器官血流量与该器官动静脉间压力差成正比,与该器官对血流的阻力成反比。由于各器官的结构和功能不同,器官内部的血管分布也各有特点。

### 一、冠脉循环

#### (一)冠脉循环的解剖特点

冠脉循环(coronary circulation)是营养心脏自身的血液循环,由冠状动脉、毛细血管和冠状静脉组成。左、右两支冠状动脉直接起源于主动脉根部,行走于心脏表面,其小分支常垂直进入心肌,在心内膜下形成网状结构,故冠脉血流极易受到心肌收缩的挤压而明显减少。心肌内的毛细血管极为丰富,心肌纤维数与毛细血管数的比例为1:1,在心肌横截面上,毛细血管数为 2 500 ~ 3 000 根/mm$^2$,因此非常有利于心肌和冠脉循环之间物质交换的快速进行。

人类冠状动脉之间侧支吻合正常时较细小,血流量很少。当冠状动脉突然阻塞时,不易很快建立起侧支循环,常导致心肌梗死。但是,如果冠脉阻塞是缓慢形成的,则侧支可逐渐扩张,建立新的有效侧支循环,起到一定的代偿作用。

**（二）冠脉循环的血流特点**

1. 血压高，血流量大　冠状动脉直接开口于主动脉，且冠状循环途径短，故冠状动脉血压高、血流速度快、血流量大。正常成年人在安静状态下，冠脉血流量为每 100 g 心肌 60 ~ 80 mL/min，冠脉血流总量为 225 mL/min，占心输出量的 4% ~ 5%，而心脏的重量只占体重的 0.5%。冠脉血流量的大小取决于心肌的活动水平，左心室单位克重的心肌组织的血流量大于右心室。当心肌活动加强，冠脉达到最大舒张状态时，冠脉血流量可增加到每 100 g 心肌 300 ~ 400 mL/min。

2. 摄氧率高　心肌富含肌红蛋白，摄氧能力很强。动脉血流经心脏后，其中 65% ~ 70% 的氧被心肌摄取，从而能满足心肌对氧的需求，比骨骼肌的摄氧率高 1 倍左右。另一方面，心肌耗氧量大，即使在安静状态，经冠脉毛细血管后，冠状静脉血液中的氧含量较低。心肌活动增强时，依赖增加摄取血液中氧的可能性较小，此时主要依赖冠脉血管扩张，使冠脉血流量增加来满足心脏活动增强对氧的需求。

3. 冠脉血流量易受心肌收缩的影响　冠状动脉小分支垂直穿行于心肌组织中，心室收缩时，冠状血管受挤压，血流阻力增大，血流量减少。心室舒张时，冠状血管阻力减小，血流量加大，故心肌血液供应量明显受心肌舒缩的影响，左冠状动脉血流受心肌收缩的影响尤为显著（图 4-25）。一般情况下左心室收缩期的血流量仅有舒张期的 20% ~ 30%，因此，动脉舒张压的高低及心舒期的长短是影响冠脉血流量的重要因素。当体循环外周阻力增大时，动脉舒张压升高，冠脉血流量就增加；而当心率加快时，由于心舒期明显缩短，因而冠脉血流量减少。在某些病理状态（如主动脉瓣关闭不全）时，常因动脉舒张压太低而发生心肌供血不足。

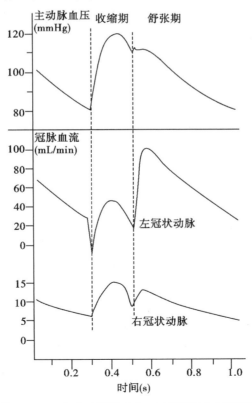

图 4-25　一个心动周期中左、右冠状动脉血流变化

**（三）冠脉血流量的调节**

1. 心肌代谢水平的影响　心肌代谢水平是调节冠脉血流量最重要的因素,冠脉血流量与心肌代谢水平成正比。目前认为,心肌代谢增强引起冠脉舒张的原因是由于心肌产生的某些代谢产物增多所致,其中腺苷所起的作用最重要。当心肌代谢增强而使局部组织中氧分压降低时,心肌细胞中的 ATP 分解为 ADP 和 AMP,AMP 经存在于冠脉血管周围间质细胞中的 5'-核苷酸酶分解而产生腺苷。腺苷对小动脉具有强烈的舒张作用,而不会引起其他器官的血管舒张。此外,心肌的其他代谢产物,如 $H^+$、$CO_2$、乳酸、缓激肽、前列腺素 E 等也有舒张冠脉的作用。

2. 神经调节　冠状动脉受交感和迷走神经支配。交感神经兴奋的直接作用是通过作用于血管平滑肌 α 受体引起冠脉血管收缩,但交感神经兴奋可作用于心肌 $β_1$ 受体,使心脏活动增强,导致代谢产物增多,因而继发引起冠脉舒张。迷走神经兴奋的直接作用是通过血管平滑肌 M 受体引起冠脉血管舒张,但迷走神经使心脏活动抑制,继发引起冠状血管收缩。总之,在完整机体,神经因素的影响在很短的时间内就被心肌代谢改变引起的血流变化所掩盖。

3. 体液调节　肾上腺素、去甲肾上腺素使心脏活动增强,代谢产物增多而间接使冠脉血管扩张,也可直接作用于血管平滑肌上 α 受体、β 受体而使血管收缩或舒张,但作用不如代谢产物强。Ang Ⅱ、大剂量 VP 可使冠状血管收缩,冠脉血流量减少。甲状腺激素增多时,心肌代谢加强,代谢产物增多,使冠脉扩张。

## 二、肺循环

肺循环(pulmonary circuladon)是指血液由右心室射出,经肺动脉及其分支到达肺毛细血管,再经肺静脉回到左心房的血液循环,其功能是使血液在流经肺毛细血管时与肺泡气进行气体交换,将含氧量较低的静脉血转变为含氧量较高的动脉血。由体循环的胸主动脉发出的支气管动脉营养肺组织,支气管静脉在肺泡附近与肺循环的肺小静脉汇合,使主动脉血中掺入 1%~2% 的静脉血。

1. 肺循环的生理特点

（1）血流阻力小、血压低　肺动脉及其分支短而粗,管壁薄,处于胸腔负压环境中,易于扩张,故肺循环的血流阻力远低于体循环。右心室收缩力远较左心室弱,肺动脉的收缩压约为 22 mmHg,舒张压约为 8 mmHg,平均压约为 13 mmHg,为主动脉压的 1/6~1/5。肺毛细血管压约为 7 mmHg,低于血浆胶体渗透压,故肺毛细血管有效滤过压较低,肺组织基本上没有组织液生成,使肺泡保持"干燥"状态,有利于肺换气。所以,肺循环是一个血流阻力小、血压低的系统。左心衰竭时,肺静脉血回流障碍,导致肺静脉压和肺毛细血管血压升高,组织液生成增多,形成肺淤血、肺水肿。

（2）肺血容量变化大　平静时肺血容量约为 450 mL,约占全身血量的 9%。因肺组织和肺血管的可扩张性大,使肺部血管容量变动较大,用力呼气时肺血容量可减少至约 200 mL,深吸气时可增加到约 1 000 mL,故有"贮血库"的作用。在每一个呼吸周期中,肺循环的血容量发生周期性变化,并对左心室输出量和动脉血压发生影响。

2. 肺循环血流量的调节

（1）肺泡气氧分压　肺泡气的氧分压对肺血管的舒缩活动具有较大影响。无论

急性或慢性 $PO_2$ 降低,均可导致肺泡周围的微动脉收缩,尤其在肺泡气的 $CO_2$ 分压升高时,低氧引起的肺部微动脉收缩更加显著。这种效应有效地调整肺泡血流量,即通气不良的肺泡,由于 $PO_2$ 降低,导致血流量减少,而通气良好的肺泡,则因 $PO_2$ 高,血流量增加,从而提高肺换气效率。在高海拔地区,吸入气 $PO_2$ 过低,肺动脉广泛收缩,肺血流阻力增大,引起肺动脉高压甚至右心室肥厚。

(2)神经调节　肺循环血管受交感神经和迷走神经的双重支配。刺激交感神经直接引起肺血管收缩和血流阻力增大;但在整体情况下,因体循环的血管收缩,将一部分血液挤入肺循环,肺循环血容量增加。刺激迷走神经可使肺血管轻度舒张,肺血流阻力稍下降。

(3)体液调节　肾上腺素、去甲肾上腺素、血管紧张素Ⅱ、前列腺素 $F_{2\alpha}$ 和血栓素 $A_2$ 等,均可使肺循环的微动脉收缩;而组胺、5-羟色胺等能使肺循环的微静脉收缩,但在流经肺循环后,即分解失活。

### 三、脑循环

脑的血液供应来源于颈内动脉和椎动脉,颈内动脉供应大脑半球前 2/3 和部分间脑;椎动脉供应大脑半球后 1/3、间脑后部、小脑和脑干。脑静脉血先汇入硬脑膜静脉窦,再经颈内静脉注入腔静脉。

**(一)脑循环的特点**

1.血流量大、耗氧量多　在安静状态下,成年人每 100 g 脑组织的血流量为 50 ~ 60 mL/min,脑组织的总血流量约为 750 mL/min,相当于心输出量的 15% 左右,而脑组织的重量仅占体重的 2%。由于脑组织代谢水平高,故耗氧量也很大。每 100 g 脑组织的耗氧量为 3 ~ 3.5 mL/min,脑的总耗氧量约为 50 mL/min,约占全身总耗氧量的 20%。当每 100 g 脑组织的血流量少于 40 mL/min 时,即可出现脑缺血、缺氧症状,故脑对缺血、缺氧极为敏感。完全中断脑血液供应 5 ~ 6 min,即可发生不可逆性脑损伤。

2.血流量变化小　脑位于由颅骨构成的颅腔内,容积较固定。由于脑组织和脑脊液均不可压缩,脑血管的舒缩程度就受到很大的限制,脑血流量的变化范围较小。脑组织血液供应的增加主要依靠提高脑循环的血流速度来实现。

3.存在血-脑脊液屏障和血-脑屏障　脑脊液的成分不同于血浆成分,其中蛋白质含量极微,葡萄糖以及 $K^+$、$HCO_3^-$ 和 $Ca^{2+}$ 的浓度也较低,但 $Na^+$ 和 $Mg^{2+}$ 的浓度则较高。表明脑脊液的形成是主动转运过程。在血液与脑脊液之间存在某种特殊的屏障,称为血-脑脊液屏障(blood-cerebrospinal fluid barrier)。这一屏障的组织学基础是无孔的毛细血管壁和脉络丛细胞中运输各种物质的特殊载体系统。

血液与脑组织之间也存在类似的屏障,可限制物质在血液和脑组织之间的自由交换,故称为血-脑屏障(blood-brain barrier)。$CO_2$、$O_2$、某些麻醉剂以及乙醇等脂溶性物质很容易通过血-脑屏障。对于不同的水溶性物质,其通透性并不一定与其分子的大小有关。葡萄糖和氨基酸的通透性较高,而甘露醇、蔗糖和许多离子的通透性则很低,甚至不能通透,说明脑内毛细血管处的物质交换与体内其他部位的毛细血管是不同的,有许多主动的转运过程。毛细血管内皮细胞、内皮下基膜和星形胶质细胞的血管周足等结构可能是血-脑屏障的结构基础。另外,毛细血管壁对各种物质的特殊的通透性也与这种屏障作用有重要的关系。

血-脑脊液屏障和血-脑屏障对于保持脑组织的内环境理化因素的相对稳定和防止血液中有害物质侵入脑组织具有重要意义。脑组织缺氧、损伤以及脑瘤可导致毛细血管的通透性增高,使平时不易通过血-脑屏障的物质进入病变部位,并导致脑脊液的理化性质、血清学和细胞学特性发生改变。临床上检查脑脊液标本,可对神经系统某些疾病的诊断提供参考依据。

由于脑脊液中物质很容易通过室管膜或软脑膜进入脑组织,故临床治疗中常将一些不易通过血-脑屏障的药物直接注入脑脊液,使其尽快进入脑组织,以达到治疗目的。

### (二)脑血流量的调节

1. 脑血流的自身调节　当平均动脉压在 60～140 mmHg 范围内变动时,脑血管可通过自身调节机制使脑血流量保持相对稳定。当平均动脉压低于 60 mmHg 时,脑血流量将明显减少,可引起脑功能障碍;当平均动脉压高于 140 mmHg 时,脑血流量则明显增加,严重时可因脑毛细血管血压过高而引起脑水肿。

2. $CO_2$ 和低氧对脑血流的影响　$CO_2$ 分压升高和低氧有直接的舒血管效应,但在整体情况下,$CO_2$ 分压升高和低氧引起的化学感受性反射可引起血管收缩。由于化学感受性反射对脑血管的缩血管效应很小,因此血液中 $CO_2$ 分压升高和低氧对脑血管的直接舒血管效应非常明显。当过度通气使 $CO_2$ 呼出过多时,脑血管收缩,脑血流量减少,可引起头晕等症状。

3. 神经调节　脑血管受交感缩血管纤维和副交感舒血管纤维的支配,但由于神经纤维的分布较少,故对正常脑血流量的调节作用不大。在多种心血管反射中,脑血流量也无明显变化。

### (三)脑脊液的生成和回流

脑室、脑周围的脑池和蛛网膜下腔中充斥有脑脊液,其总量约为 150 mL,每天生成脑脊液约为 800 mL,主要来源于脑室脉络丛上皮细胞和室管膜细胞的分泌,少量来源于软脑膜血管和脑毛细血管的滤出液体。生成的脑脊液经侧脑室室间孔、第三脑室、中脑导水管、第四脑室、正中孔、外侧孔流入蛛网膜下腔,被蛛网膜绒毛吸收至硬膜窦,而后回归于颈内静脉。

脑脊液的主要功能有:①保护脑组织。当头部受到外力冲击时,可因脑脊液的缓冲而大大减小脑的震荡或移位。②作为脑组织与血液间进行物质交换的媒介。③脑浸浴于脑脊液中,对脑有一定的浮力,使脑的重量减轻到仅 50 g 左右,减轻脑组织对颅底部神经和血管的压迫。④回收蛋白质。由于脑组织中无淋巴管,毛细血管壁漏出的少量蛋白质可随脑脊液回流入血液。

(河南科技大学　王红伟)

学习思考与能力提升

**一、名词解释**

1.心率　2.心动周期　3.搏出量　4.射血分数　5.有效不应期　6.微循环　7.中心静脉压

8.心指数　9.心输出量　10.血压

**二、单项选择题**

1.心脏在血液循环中的作用是　　　　　　　　　　　　　　　　　　　　　　　　（　　）

　　A.通道　　　　　　　　　　　　B.运输

　　C.泵血　　　　　　　　　　　　D.容器

2.心肌的后负荷是指　　　　　　　　　　　　　　　　　　　　　　　　　　　（　　）

　　A.外周阻力　　　　　　　　　　B.血量

　　C.动脉血压　　　　　　　　　　D.血液黏性

3.心室肌细胞动作电位的主要特征是　　　　　　　　　　　　　　　　　　　　（　　）

　　A.去极过程快　　　　　　　　　B.静息电位较稳定

　　C.有2期平台　　　　　　　　　D.复极过程复杂

4.微循环最主要的功能是　　　　　　　　　　　　　　　　　　　　　　　　　（　　）

　　A.物质交换　　　　　　　　　　B.调节血压

　　C.调节体温　　　　　　　　　　D.调节回心血量

5.心血管活动的基本中枢在　　　　　　　　　　　　　　　　　　　　　　　　（　　）

　　A.延髓　　　　　　　　　　　　B.脊髓

　　C.下丘脑　　　　　　　　　　　D.大脑皮质

6.关于组织液生成与回流,错误的是　　　　　　　　　　　　　　　　　　　　（　　）

　　A.小动脉收缩,外周阻力增加时,组织液生成增多

　　B.血浆胶体渗透压降低时,组织液生成增多

　　C.静脉血压升高时,组织液生成增多

　　D.淋巴回流受阻时,组织液积聚

7.心脏的正常起搏点是　　　　　　　　　　　　　　　　　　　　　　　　　　（　　）

　　A.窦房结　　　　　　　　　　　B.房室交界

　　C.房室束　　　　　　　　　　　D.浦肯野纤维

8.人体内大多数血管的神经支配属于　　　　　　　　　　　　　　　　　　　　（　　）

　　A.交感缩血管神经纤维

　　B.交感舒血管神经纤维

　　C.副交感舒血管神经纤维

　　D.交感缩血管神经纤维和副交感舒血管神经纤维

9.关于交感神经对心脏的作用,下列哪项是错误的　　　　　　　　　　　　　　（　　）

　　A.节后神经末梢释放的递质是去甲肾上腺素　　B.作用于心肌细胞膜上的$\beta_1$受体

　　C.可使心率加快,心肌收缩力加强　　　　　　　D.使心输出量减少

10.心室肌动作电位0期去极化是由于细胞膜对哪种离子通透性增高造成　　　　　（　　）

　　A.$Mg^{2+}$　　　　　　　　　　B.$Na^+$

　　C.$K^+$　　　　　　　　　　　　D.$Ca^{2+}$

11.心肌兴奋性周期性变化的特点是　　　　　　　　　　　　　　　　　　　　（　　）

　　A.有效不应期长　　　　　　　　B.超常期长

　　C.兴奋性不稳定　　　　　　　　D.相对不应期短

12.房-室延搁的生理意义是　　　　　　　　　　　　　　　　　　　　　　　（　　）

A.使心室肌不产生强直收缩　　　　　B.利于心室肌几乎同步收缩

C.使心室肌有效不应期长　　　　　　D.使心房、心室不发生同时收缩

13.使心输出量减少的因素是　　　　　　　　　　　　　　　　　（　　）

A.心率适度增加　　　　　　　　　　B.静脉回流量适度增加

C.前负荷适度增加　　　　　　　　　　D.应用乙酰胆碱

14.形成动脉血压的前提条件是　　　　　　　　　　　　　　　　（　　）

A.足够的循环血量　　　　　　　　　　B.心脏前负荷

C.心脏收缩做功　　　　　　　　　　　D.外周阻力

15.引起冠状动脉舒张作用最强的是　　　　　　　　　　　　　　（　　）

A.肾上腺素　　　　　　　　　　　　B.乙酰胆碱

C.血管紧张素　　　　　　　　　　　　D.腺苷

16.其他因素不变而搏出量增大时,动脉血压的变化主要是　　　　（　　）

A.收缩压升高明显,舒张压稍有升高　　B.舒张压升高

C.收缩压和舒张压升高幅度相同　　　　D.收缩压降低,舒张压升高

17.静脉注射去甲肾上腺素后出现血压升高,心率减慢,出现心率减慢的主要原因是　（　　）

A.去甲肾上腺素对心脏的抑制作用　　B.去甲肾上腺素对血管的抑制作用

C.减压反射活动减弱　　　　　　　　D.减压反射活动增强

18.由平卧位突然站立,静脉回心血量减少,每搏输出量减少、动脉血压降低,是由于下列哪项引起　　　　　　　　　　　　　　　　　　　　　　　　　　　（　　）

A.等长调节　　　　　　　　　　　　B.异长调节

C.心交感神经兴奋　　　　　　　　　D.心迷走神经兴奋

19.心室肌细胞不具有哪种生理特性　　　　　　　　　　　　　　（　　）

A.兴奋性　　　　　　　　　　　　　B.自律性

C.传导性　　　　　　　　　　　　　D.收缩性

20.用于分析比较不同个体心功能的常用指标是　　　　　　　　　（　　）

A.每分输出量　　　　　　　　　　　B.心指数

C.射血分数　　　　　　　　　　　　D.心脏做功量

21.心室期前收缩后出现代偿间歇的原因是　　　　　　　　　　　（　　）

A.期前兴奋有自己的有效不应期　　　B.窦房结少产生一次兴奋

C.心肌细胞需要充分恢复　　　　　　D.期前兴奋落于有效不应期内

22.心室肌细胞是否具有兴奋性的前提是 $Na^+$ 通道处于　　　　　（　　）

A.启动状态　　　　　　　　　　　　B.备用状态

C.失活状态　　　　　　　　　　　　D.激活状态

23.脑循环的生理特点是　　　　　　　　　　　　　　　　　　　（　　）

A.器官血容量的变动范围大　　　　　B.组织液的压力为负压

C.两者都有　　　　　　　　　　　　D.两者都没有

24.心动周期中,心室内压上升速度最快的是　　　　　　　　　　（　　）

A.等容收缩期　　　　　　　　　　　B.等容舒张期

C.快速射血期　　　　　　　　　　　D.减慢射血期

25.某患者出现颈静脉怒张,肝大和双下肢水肿,最可能的心血管疾病是　（　　）

A.左心衰　　　　　　　　　　　　　B.右心衰

C.肺水肿　　　　　　　　　　　　　D.高血压

26.心率为 100 次/min,心动周期为　　　　　　　　　　　　　　（　　）

A.1.0 s　　　　　　　　　　　　　B.0.8 s

C. 0.7 s          D. 0.6 s

27. 在体循环和肺循环中基本相同的是 （　　）
    A. 血流阻力         B. 心输出量
    C. 收缩压         D. 舒张压

28. 引起动脉瓣开放的原因是 （　　）
    A. 室内压>房内压         B. 室内压>大动脉压
    C. 房内压>大动脉压         D. 动脉压>室内压

29. 收缩压为 100 mmHg,舒张压为 70 mmHg,则平均动脉压为 （　　）
    A. 70 mmHg         B. 75 mmHg
    C. 80 mmHg         D. 90 mmHg

30. 心电图 PR 间期延长表示 （　　）
    A. 心房肥大         B. 心房内传导速度减慢
    C. 房室交界区传导速度减慢         D. 心室肥大

31. 反映左右心房去极过程的是 （　　）
    A. P 波         B. QRS 波群
    C. T 波         D. P-R 间期

32. 下列哪一心音可作为心室收缩期开始的标志 （　　）
    A. 第一心音         B. 第二心音
    C. 第三心音         D. 第四心音

33. 引起组织毛细血管交替开放的物质是 （　　）
    A. 激素         B. 乙酰胆碱
    C. 组胺         D. 局部代谢产物

34. 重度营养不良引起水肿的主要原因 （　　）
    A. 血浆胶体渗透压降低         B. 毛细血管血压升高
    C. 组织液胶体渗透压降低         D. 组织液静水压降低

35. 安静状态下,由于耗氧量大,以致其动脉血和静脉血的含氧量差值最大的器官是 （　　）
    A. 心脏         B. 脑
    C. 肝脏         D. 肾脏

## 三、问答题

1. 中心静脉压的临床意义是什么?
2. 试述微循环的通路类型及其生理意义。
3. 心脏受什么神经支配?支配结果如何?
4. 试述减压反射的效应和生理意义。
5. 影响心输出量的因素有哪些?其作用机制如何?
6. 影响静脉回流的因素有哪些?
7. 为什么人在蹲久了突然站立起来时会感到头晕眼花,甚至出现晕厥?若是在剧烈运动后立即停止活动,也会出现上述情况,又是为什么?
8. 根据组织液生成及回流的过程,试述引起水肿的原因。
9. 动脉血压是如何形成的?试述影响动脉血压的因素。

第五章

呼　吸

生命最基本的特征是新陈代谢,人体在维持新陈代谢正常进行的过程中,需要不断通过呼吸系统从外界环境摄取 $O_2$、排出 $CO_2$,这种机体与外环境之间的气体交换过程,称为呼吸(respiration)。在体内呼吸功能的正常进行需要循环系统的配合,在肺循环,机体完成血液与外界环境之间的气体交换,而在体循环,机体完成血液与组织细胞之间的气体交换。呼吸的生理意义是维持内环境中 $O_2$ 和 $CO_2$ 浓度的相对稳定,并且具有调节内环境酸碱平衡的功能,所以呼吸是维持生命活动所必需的基本生理过程之一,呼吸一旦停止,生命即将终结。

呼吸过程由外呼吸、气体运输和内呼吸三个互相关联的环节组成(图5-1),外呼吸(external respiration)指肺毛细血管与外界环境之间的气体交换。外呼吸包括肺通气和肺换气,肺通气(pulmonary ventilation)指肺泡气与外界环境之间的气体交换;肺换气(gas exchange in lungs)指肺泡气与肺毛细血管血液之间的气体交换。气体运输(gas transport)是通过血液流动将外呼吸摄取的 $O_2$ 运输至组织细胞,将组织细胞代谢产生的 $CO_2$ 运输至肺部的过程。内呼吸(internal respiration)又称为组织换气(gas exchange in tissues),指血液与组织细胞之间的气体交换,有时也包括组织细胞内的氧化过程。

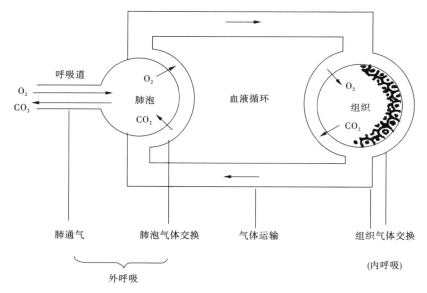

图5-1　呼吸全过程

# 第一节 肺通气

## 一、肺通气的结构

肺通气指肺与外环境之间经过呼吸道进行的气体交换过程。肺通气的结构基础是呼吸道、肺泡和胸廓等。

1. **呼吸道** 呼吸道是气体进出肺的通道,呼吸道包括鼻、咽、喉、气管和各级支气管,其中鼻、咽、喉、气管称为上呼吸道,支气管至终末细支气管部分称为下呼吸道。呼吸道黏膜为纤毛柱状上皮,其间夹杂有杯状细胞,杯状细胞与黏膜固有层中的混合腺都能分泌黏液,黏液覆盖在纤毛上皮的表面,当纤毛运动时,可将黏附有吸入气中灰尘、细菌等的黏液向咽部推送,起到净化吸入气的作用。黏膜固有层中有丰富的毛细血管,可对吸入气体进行加温、加湿;黏膜固有层内有浆细胞,能分泌 IgA 型免疫球蛋白,对防御病原微生物感染有重要意义;呼吸道黏膜受到刺激还可以引起防御性呼吸反射,排出呼吸道内异物、分泌物。

2. **肺泡** 肺泡主要有两类,Ⅰ型肺泡上皮细胞是单层扁平上皮,其通透性高,是肺泡气与血液进行气体交换的场所,Ⅱ型肺泡上皮细胞为单层立方形上皮,其能分泌表面活性物质,表面活性物质具有降低吸气阻力的作用。

3. **胸廓** 胸廓由胸骨、肋骨、脊柱骨及附着于其上的软组织(主要是肋间肌、膈肌)组成,当肋间肌和膈肌进行节律性收缩、舒张时,可改变胸廓前后径、左右径、上下径,使胸廓容积和肺容积改变,产生吸气和呼气。

> 知识点:肺通气的动力。

## 二、肺通气的动力

肺通气时气体在外界气压与肺内压之间压力差的作用下进入、排出肺,此压力差值是肺通气的直接动力。正常情况下,外界环境气压不会迅速发生明显变化,因此肺内压的周期性变化是导致外界气压与肺内压之间压力差出现明显变化的主要原因,而肺内压变化取决于呼吸过程中肺容积的增大和缩小。由于肺由上皮细胞组成,不含肌肉,没有主动收缩和舒张的能力,但肺组织借助胸膜与胸廓紧密相连,所以当呼吸肌收缩和舒张时,引起胸廓节律性扩大和缩小,使肺随之出现容积改变。因此,呼吸过程中,呼吸肌收缩和舒张引起的胸廓节律性扩大和缩小称为呼吸运动( respiratory movement),呼吸运动是实现肺通气的原动力( primary force)。肺通气的动力必须克服肺通气的阻力,才能实现肺通气。

### (一)呼吸运动

呼吸运动分为吸气运动( inspiratory movement)和呼气运动( expiratory movement)。参与呼吸运动的肌肉,称为呼吸肌。能使胸廓扩大,产生吸气运动的肌肉称为吸气肌,主要有膈肌和肋间外肌。能使胸廓缩小,产生呼气运动的肌肉称为呼气肌,主要有肋间内肌和腹肌。此外,在用力呼吸时才参与呼吸运动的肌肉,称为呼吸辅助肌,如斜角肌、胸锁乳突肌等。

笔记栏

1.吸气运动　平静吸气时,膈肌和肋间外肌收缩,引起胸廓扩大,产生吸气。胸廓形状似一圆锥体,肋间外肌起自上位肋骨的下缘,由后上向前下方斜行,止于下位肋骨的上缘,当肋间外肌收缩时,肋骨和胸骨上举,肋骨下缘向外上方偏转,可使胸廓前后径、左右径增大。膈肌封闭胸廓下口,位于胸腔和腹腔之间,构成胸腔的底和腹腔的顶,膈肌静止时呈穹隆状,收缩时,膈穹隆下降,可使胸廓的上下径增加。胸廓前后径、左右径、上下径增大(图5-2),使胸廓容积增加,肺容积随之增加,导致肺内压降低,当肺内压低于大气压时,外界环境气体顺压力差流入肺内,称为吸气(inspiratory)。平静吸气时,膈穹隆中心下移1~2 cm;深吸气时,可下降7~10 cm。据测定平静吸气时,由膈肌活动增加的肺通气量相当于肺总通气量的4/5,所以膈肌是重要的吸气肌。

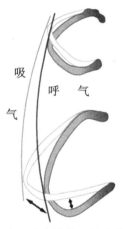
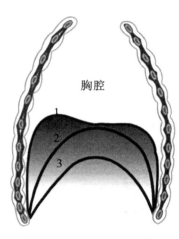

呼吸时肋骨位置的变化　　　　呼吸时膈肌位置的变化

**图5-2　呼吸时膈肌、肋间外肌活动引起胸腔容积变化**
1.平静呼气;2.平静吸气;3.深吸气

2.呼气运动　平静呼气时,膈肌和肋间外肌舒张,肺因自身回缩力发生回位,牵引胸廓,使胸廓前后径、上下径减小,胸廓容积和肺容积减小,导致肺内压升高,当肺内压高于大气压时,肺内气体又顺压力差排出至外界环境,称为呼气(expiratory)。

3.呼吸运动的形式　根据呼吸运动用力程度的不同,分为平静呼吸和用力呼吸;根据参与呼吸运动的主要呼吸肌不同,分为胸式呼吸和腹式呼吸。

(1)平静呼吸和用力呼吸　平静呼吸(eupnea)指人体安静时,平稳而均匀的呼吸,呼吸频率在12~18次/min,此时吸气为膈肌和肋间外肌收缩引起,呼气为膈肌和肋间外肌舒张引起,因此吸气是主动过程,呼气是被动过程。当机体运动、劳动或吸入气中$CO_2$含量增加、$O_2$含量降低、机体出现酸中毒或呼吸道阻力加大时,呼吸运动加深加快,称为用力呼吸(forced breathing)。用力吸气时,除膈肌和肋间外肌加强收缩外,还有辅助吸气肌如胸锁乳突肌、斜角肌等收缩,后二者收缩使胸骨和第一肋骨向外上提起,胸廓容积进一步扩大。用力呼气时,除膈肌和肋间外肌舒张外,还有呼气肌如肋间内肌、腹肌等收缩,肋间内肌收缩,使胸廓内收,胸廓前后径、左右径减小。腹肌收缩,向上推顶膈肌,使胸廓上下径减小,导致胸廓和肺容积的变化程度加大,肺内压与

知识点:呼吸运动的形式。

大气压之间的差值扩大,肺与外界环境之间的气体交换量增加,有利于吸入更多的$O_2$,排出更多的$CO_2$,因此用力呼吸时吸气和呼气都是主动过程。在某些疾病状态下,病人即使用力呼吸仍不能吸入足够的$O_2$和及时排出机体产生的$CO_2$,出现鼻翼扇动、三凹征(吸气时在胸骨上窝、锁骨上窝、肋间隙明显凹陷)、张口耸肩、甚至出现发绀等体征,主观感觉有胸部困压感,称为呼吸困难(dyspnea)。

(2)胸式呼吸和腹式呼吸　胸式呼吸(thoracic breathing)指以肋间外肌舒缩为主的呼吸运动,主要表现为胸廓的扩大和缩小。腹式呼吸(abdominal breathing)指以膈肌舒缩为主的呼吸运动,主要表现为腹壁的起伏。正常成人的呼吸多为混合式呼吸,在某些状态下可以出现胸式呼吸或腹式呼吸为主的表现,如婴幼儿,胸廓发育不良,肋骨基本上与脊柱垂直,肋间外肌收缩时,肋骨向外上提起程度较小,所以常以腹式呼吸为主。在妊娠晚期、腹膜炎、严重腹水、腹腔巨大占位性病变等多以胸式呼吸为主。而胸膜炎、胸腔大量积液、胸廓严重畸形等则以腹式呼吸为主。

### (二)肺内压

肺内压(intrapulmonary pressure)指肺泡内的压力。在呼吸运动过程中,肺内压发生周期性变化,吸气时,由于胸廓扩大,肺容积增加,肺内压逐渐降低,当低于大气压时,产生吸气。吸气过程中随气体不断进入肺泡,肺内压逐渐升高,至吸气末,肺内压升高至等于大气压,吸气停止。呼气时,肺组织发生弹性回缩,使肺容积缩小,肺内压升高,当高于大气压时,产生呼气。呼气过程中,肺泡内气体不断排出,肺内压逐渐降低,至呼气末,肺内压降低至等于大气压,呼气停止(图5-3)。

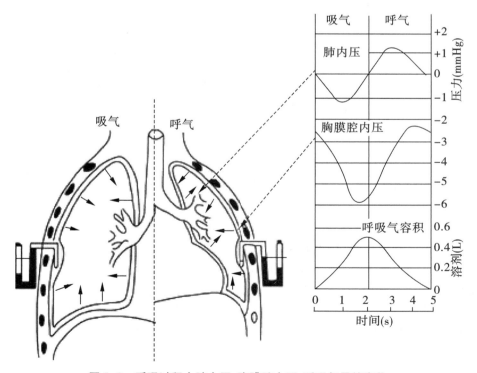

图5-3　呼吸过程中肺内压、胸膜腔内压、呼吸气量的变化

呼吸过程中,肺内压变化幅度与呼吸运动的深浅、急缓、呼吸道是否通畅等因素有关。正常人平静呼吸时,吸气开始时肺内压低于大气压 1～2 mmHg,呼气开始时肺内压高于大气压 1～2 mmHg,肺内压变化较小。但若呼吸道不通畅、用力呼吸时,肺内压波动幅度加大。如果紧闭声门,作最大呼吸,吸气时肺内压为 -30～-100 mmHg,呼气时肺内压可高达 60～140 mmHg。

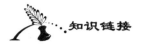

### 人工呼吸

人工呼吸是指用人为的方法,建立肺内压与大气压之间压力差,使呼吸骤停者通过被动式通气,获得氧气,排出二氧化碳,维持最基本的生命活动。人工呼吸可分为正压式人工呼吸和负压式人工呼吸。正压式人工呼吸是人为地提高外界气压,推动气体流入肺内,如使用呼吸机或口对口的人工呼吸。负压式人工呼吸则是人为造成肺内压下降或升高,导致气体的吸入或呼出,如举臂压背或挤压胸廓等。要注意无论哪种人工呼吸,都应首先保证呼吸道通畅。

### (三)胸膜腔内压

在肺通气过程中,肺容积随胸廓容积变化而变化,这种现象产生的原因是由胸膜腔的结构特点和胸膜腔内压决定的。在肺表面覆盖有脏层胸膜,在胸廓的内表面有壁层胸膜,脏层胸膜和壁层胸膜互相移行,形成一潜在密闭的间隙即胸膜腔,胸膜腔中仅有少量浆液,浆液分子间的吸引力使脏层胸膜和壁层胸膜间大部分紧密相贴而不易分开,一方面使肺与胸廓这两个独立的器官借助两层胸膜的连接成为功能统一体,保证肺容积随胸廓容积的节律性变化而改变,另一方面可减少两层胸膜间的摩擦。

胸膜腔内的压力称为胸膜腔内压(pleural pressure 或 intrapleural pressure)。测定胸膜腔内压有两种方法即直接法和间接法,直接法是将连有检压计的针头直接穿刺入胸腔,测定其中压力。此法有刺破脏层胸膜和肺组织,产生气胸的危险,多用于动物实验。间接法是让受试者吞下带有薄壁气囊的导管至胸段食管,测定呼吸过程中食管内压,间接了解胸膜腔内压。此法安全易行,多用于人体。

在呼吸运动过程中,胸膜腔内压发生周期性波动,平静吸气末,胸膜腔内压为 -5～-10 mmHg,平静呼气末,胸膜腔内压为 -3～-5 mmHg,所以称为胸膜腔负压或胸内负压。深吸气或肺通气阻力升高时,胸膜腔内压波动幅度加大。若紧闭声门,用力吸气,胸膜腔内压可为 -90 mmHg,用力呼气时,胸膜腔内压可为 +110 mmHg。

胸膜腔负压的形成与出生后肺与胸廓的发育不同步及胸膜腔保持密闭状态有关。在人体生长发育过程中,胸廓的发育速度大于肺,胸廓自然容积大于肺自然容积,因为肺与胸廓借助两层胸膜连为一体,使得肺始终处于被动扩张状态,肺组织产生回缩倾向,形成肺回缩压。同时肺借助呼吸道与大气相通,气体进入肺泡,形成扩张肺泡的肺内压。所以胸膜腔通过脏层胸膜接受了肺回缩压和肺内压这两种方向相反力的影响,

胸膜腔内压为两种力量的代数和,即:

胸膜腔内压=肺内压-肺回缩压

在吸气末或呼气末,呼吸道内气体停止流动,此时肺内压等于大气压,所以上式可以改写为:

胸膜腔内压=大气压-肺回缩压

如果将大气压设为 0 位标准,则:

胸膜腔内压=-肺回缩压

所以胸膜腔负压是由肺回缩压决定。吸气时,肺扩张程度加大,肺回缩力加大,使肺回缩压提高,胸膜腔负压加大。呼气时,肺扩张程度减小,肺回缩力减弱,使肺回缩压降低,胸膜腔负压减小。

保持胸膜腔负压有重要的生理意义。首先由于胸内负压的吸引作用,使肺脏始终处于扩张状态而不至于萎陷,并能随胸廓运动而张缩,保证了肺通气功能的正常进行。此外,胸内负压还加大了胸腔内腔静脉、胸导管等跨壁压,使腔静脉、胸导管扩张,从而有利于静脉血和淋巴液的回流。若肺组织、胸膜损伤,使胸膜腔密闭性丧失,气体进入胸膜腔,形成气胸。气胸时,胸膜腔负压减小甚至消失,一方面肺在其弹性回位力作用下发生回缩,产生肺不张,另一方面也抑制了静脉和淋巴液的回流,影响呼吸和循环功能,严重时将危及生命。

综上所述,肺通气的直接动力来源于肺与外界环境之间的压力差,而呼吸肌舒缩是压力差形成的基础,亦称为呼吸的原动力,胸膜腔保持负压状态,保证肺处于扩张状态,并且随胸廓容积周期性变化而张缩,这是原动力转化为直接动力的关键。

## 三、肺通气的阻力

肺通气过程中遇到的阻力称为肺通气的阻力。肺通气的动力必须克服肺通气的阻力才能实现肺通气。肺通气的阻力来自弹性阻力和非弹性阻力,弹性阻力又来自肺的弹性阻力和胸廓的弹性阻力,弹性阻力在呼吸停止时仍然存在,称为静态阻力;非弹性阻力包括气道阻力、黏滞阻力、惯性阻力,非弹性阻力仅在呼吸过程中存在,称为动态阻力。平静呼吸时,在总通气阻力中弹性阻力约占 70%,非弹性阻力约占 30%。各种原因导致的通气阻力增大,是临床导致通气功能障碍的主要原因。

### (一)弹性阻力和顺应性

弹性阻力(elastic resistance)是弹性物体对抗外力作用引起变形的力。胸廓和肺都具有弹性,因此当呼吸运动使胸廓或肺容积发生改变时,都会产生弹性阻力。弹性阻力与外力大小相等,方向相反。弹性阻力难以直接测量,生理学中多用顺应性来表示弹性阻力的大小。

顺应性(compliance)是指在外力作用下,弹性体发生变形的难易程度。如果在较小外力作用下,即发生较大的变形,说明此弹性体的顺应性大,弹性阻力小,反之则顺应性小,弹性阻力大,故顺应性与弹性阻力呈反比。顺应性可用在单位压力作用下所致容积变化来衡量。

$$顺应性(C) = \frac{容积变化(\Delta V)}{压力变化(\Delta P)} L/cmH_2O$$

1.肺的弹性阻力和顺应性　肺为一弹性体,其顺应性可以用在单位跨肺压(肺泡内压力与胸膜腔内压力的差值)作用下,引起的肺泡容积变化来衡量,即:

$$肺顺应性(CL) = \frac{肺容积变化(\Delta V)}{跨肺压变化(\Delta P)} L/cmH_2O$$

**知识点:肺弹性阻力的组成、作用;表面活性物质的作用。**

正常成年人在平静呼吸时,肺的顺应性约为0.2 L/cmH$_2$O。由于人出生后胸廓发育速度大于肺,所以无论吸气还是呼气,肺始终处于被动扩张状态,产生使肺趋于缩小的回缩力即肺弹性阻力,肺弹性阻力起到对抗外力作用所引起肺扩张的作用,成为吸气的阻力,呼气的动力。

肺弹性阻力来自肺泡的表面张力和肺组织弹性纤维和胶原纤维的弹性回缩力,表面张力约占肺弹性阻力的2/3;肺弹性回缩力约占肺弹性阻力的1/3。

(1)表面张力和表面活性物质　在肺泡内表面覆盖着一薄层液体,其与肺泡内气体形成液-气界面,由于肺泡近似球形,液-气界面上水分子之间、水分子与气体分子之间相互作用,形成指向肺泡中心的合力,此力具有收缩液体表面的作用,称为肺泡表面张力。因此,肺泡表面张力的作用表现为:①使肺泡趋于缩小,阻碍肺泡扩张,增加吸气的阻力。②使彼此连通的大小不同的肺泡不稳定。根据 Laplace 定律,$P = \frac{2T}{r}$,即肺泡回缩压(P)与表面张力系数(T)呈正比,与肺泡半径(r)成反比。在体内,肺部约有3亿个大小不等的肺泡,这些肺泡的表面张力系数相同,所以小肺泡回缩压大于大肺泡,在此压力差的作用下,小肺泡内气体通过肺泡孔流入大肺泡,使小肺泡越来越小甚至萎陷,大肺泡越来越大甚至破裂(图5-4)。③吸引肺毛细血管内液体至肺泡间隙甚至肺泡内,形成肺水肿。但在正常生理状态下,表面张力对肺部的不利影响不会出现,因为肺泡内存在表面活性物质(pulmonary surfactant)。

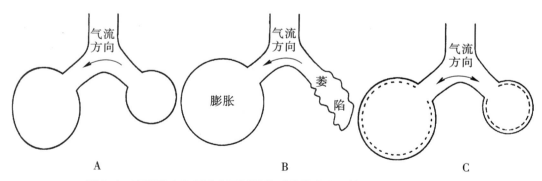

**图5-4　表面张力作用及表面活性物质维持大小不等肺泡容积相对稳定**

A:大小肺泡在无表面活性物质时,小肺泡回缩压大,气体流入大肺泡。B:为 a 的结果。C:大肺泡表面活性物质分布密度小,表面张力增大,小肺泡表面活性物质分布密度大,表面张力减小,大小肺泡容积相对稳定。箭头表示气流方向。

肺表面活性物质由肺泡Ⅱ型上皮细胞合成并释放,其中主要有效成分是二棕榈酰卵磷脂,二棕榈酰卵磷脂是双嗜性分子,其疏水端是脂肪酸,亲水端是蛋白质,肺表面活性物质以单分子层形式分布在肺泡的液-气界面上,其亲水端插入液体层的水分子间,减少水分子间的吸引力,降低肺泡表面张力,发挥以下重要生理作用:①降低肺吸气阻力,增加肺顺应性,有利于肺的扩张,使吸气省力。②稳定大小不等肺泡的容积。

肺泡表面活性物质分子的密度可随肺泡表面积的改变而变化,起调整肺泡表面张力的作用,使大小肺泡容积及肺内压保持相对稳定,防止肺泡过度膨胀或萎陷。③减少肺组织液的生成及肺泡内组织液的积聚,防止肺水肿的发生,有利于肺换气。

(2)肺弹性回缩力 来自肺的弹性纤维和胶原纤维,在一定范围内,肺扩张程度愈大,肺组织的弹性回缩力愈大,肺泡越不易扩张。

肺炎、肺血栓、严重休克等患者,肺组织缺血缺氧,肺泡Ⅱ型上皮细胞受损,表面活性物质分泌减少,肺泡表面张力增大;肺纤维化、肺充血、肺水肿时,均可使肺弹性阻力加大,顺应性减小,产生吸气性呼吸困难。肺气肿时,肺弹性组织大量破坏,使肺弹性阻力降低,顺应性增加,产生呼气性呼吸困难。

2.胸廓的弹性阻力和顺应性 胸廓也是一个弹性体,其顺应性可以用在单位跨胸壁压(大气压与胸膜腔内压力的差值)作用下,引起的胸廓容积变化来衡量,即:

$$胸廓的顺应性(Cchw) = \frac{胸腔容积变化(\Delta V)}{跨胸壁压(\Delta P)} \text{L/cmH}_2\text{O}$$

正常成年人在平静呼吸时,胸廓的顺应性约为 0.2 L/cmH$_2$O。胸廓的弹性阻力来源于胸廓的弹性成分,胸廓弹性阻力的方向随胸廓位置而不同。平静吸气末(肺容量相当于肺总量的67%),胸廓处于自然位置时,不表现出弹性阻力,无回位力;平静呼气或深呼气时,胸廓被肺回缩牵引向内回缩,使胸廓容积小于其自然位置,产生向外的弹性阻力,帮助胸廓扩张,趋于使胸廓恢复至自然位置,成为吸气的动力,呼气的阻力。深吸气时,胸廓容积大于其自然位置,产生向内的弹性阻力,帮助胸廓缩小,趋于使胸廓恢复至自然位置,此时胸廓弹性阻力与肺弹性阻力方向相同,成为吸气的阻力,呼气的动力。

肥胖、胸廓畸形、胸膜增厚、腹腔占位性病变等可使胸廓顺应性降低,弹性阻力增大。但在临床因胸廓弹性阻力增大导致的肺通气障碍较少,临床意义较小。

3.肺和胸廓的总弹性阻力和总顺应性 肺和胸廓两个弹性体呈串联排列,所以肺和胸廓的总弹性阻力应为肺弹性阻力和胸廓弹性阻力之和。由于弹性阻力等于顺应性的倒数,故肺和胸廓的总弹性阻力可用下式计算:

$$\frac{1}{C_{L+chw}} = \frac{1}{C_L} + \frac{1}{C_{chw}} = \frac{1}{0.2} + \frac{1}{0.2} = \frac{1}{0.1}$$

故平静呼吸时,肺和胸廓的总弹性阻力为 0.1 L/cmH$_2$O。

### (二)非弹性阻力

肺通气的非弹性阻力(inelastic resistance)包括惯性阻力、黏滞阻力和气道阻力。惯性阻力(inertial resistance)是气流在发动、变速、换向时,由气流和组织的惯性所产生的阻力。黏滞阻力(viscous resistance)是呼吸时组织相对移位产生的摩擦力。气道阻力(airway resistance)是气体通过呼吸道时气体分子之间以及气体与呼吸道管壁之间的摩擦力。正常情况下,惯性阻力、黏滞阻力很小,气道阻力占非弹性阻力的80%~90%,所以非弹性阻力主要指的是气道阻力,气道阻力增加是临床导致肺通气障碍的常见原因。气道阻力的大小可用维持单位气流量所需要的压力差表示,即:

$$气道阻力 = \frac{大气压与肺内压之差(\text{cmH}_2\text{O})}{单位时间内气体流量(\text{L/s})}$$

正常人平静呼吸时,总气道阻力约为 1~3 cmH$_2$O·s/L。呼吸道不同节段的阻力不同,在总气道阻力中鼻约占50%,声门约占25%,气管和支气管约占15%,口径小于2 mm的细支气管仅占约10%。上呼吸道阻力占气道总阻力的75%,故临床工作中行气管切开术,可以有效减少气道阻力,对改善通气功能有积极意义。

气道阻力受气体流速、气流形式和气道管径等因素的影响。气体流速愈快、发生涡流(如气道炎症所致黏膜肿胀、渗出;异物或肿瘤等导致气道不规则狭窄)、气道口径减小(如哮喘时支气管平滑肌收缩)都可使气道阻力增大。其中气道阻力与气道半径的4次方成反比,所以气道口径是决定气道阻力的重要因素。影响气道口径的主要因素有以下几点:

1.跨壁压 跨壁压指呼吸道内外的压力差。吸气时,跨壁压增大,气道阻力减小;呼气时,跨壁压减小,气道阻力增大。

2.肺实质对呼吸道壁的牵拉 弹力纤维和胶原纤维在小气道和肺泡壁中互相穿插,起牵拉气道的作用,尤其是没有软骨支撑的细支气管,以保持细支气管的通畅。吸气时,肺扩张,对气道的牵拉作用增强,气道口径增大,气道阻力减小。呼气时出现相反变化。

3.自主神经的调节 呼吸道管壁的平滑肌受自主神经支配,副交感神经兴奋,通过节后纤维末梢释放乙酰胆碱(ACh),作用于呼吸道平滑肌上M受体,导致呼吸道管壁平滑肌收缩,气道口径减小,气道阻力增大。交感神经兴奋,通过节后纤维末梢释放去甲肾上腺素(NE),作用于呼吸道平滑肌上肾上腺素能 $\beta_2$ 受体,使呼吸道管壁的平滑肌舒张,气道口径扩大,气道阻力减小。

4.化学因素作用 发生过敏反应时,肺组织中肥大细胞释放炎介质组胺、白三烯、内皮素等,使支气管平滑肌收缩,气道阻力增大,可导致哮喘发生。

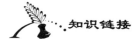知识链接

支气管哮喘是由于某些原因导致支气管平滑肌持续的强烈收缩,支气管口径变小,气道阻力增大,导致患者出现呼气性呼吸困难。

支气管哮喘的治疗:①肾上腺素能 $\beta_2$ 受体激动药(沙丁胺醇、特布他林、沙美特罗等)可兴奋 $\beta_2$ 受体,激活腺苷酸环化酶,增加细胞内cAMP的合成,舒张支气管平滑肌,是缓解哮喘症状的首选药物。②茶碱类药物(氨茶碱等)可抑制磷酸二酯酶,使细胞内cAMP升高而舒张支气管平滑肌。低浓度茶碱可抑制肥大细胞、巨噬细胞、T淋巴细胞等释放炎症介质,起到抗炎的作用。③M胆碱能受体阻断药(异丙托溴铵等)可抑制副交感神经节的神经传递,舒张支气管平滑肌。④抗过敏药物(色甘酸钠、奈多罗米钠、酮替芬、扎鲁司特等)可减少或抑制导致支气管平滑肌痉挛的炎症介质的释放和作用,起预防哮喘发作作用。⑤糖皮质激素可抑制炎症介质的释放和作用,增强支气管平滑肌对儿茶酚胺敏感性,起长期防止哮喘发作作用。

## 四、肺通气功能的评价

影响肺通气的因素有呼吸肌的舒缩活动、肺和胸廓的弹性、气道阻力等,如果因为呼吸肌麻痹、肺和胸廓的弹性降低、气胸等导致肺扩张受限,称为限制性通气障碍;如果因为支气管平滑肌痉挛、气管和支气管黏膜腺体分泌过多、气道异物、气道外肿块压迫,导致气道口径减小,称为阻塞性通气障碍。临床工作中可通过测定肺通气功能,判断有无通气功能障碍及通气功能障碍的类型。

### (一)肺容积和肺容量

1. 肺容积(pulmonary volume) 指不同状态下肺所能容纳的气体量,一般指一次吸入或呼出的气体量。包括潮气量、补吸气量、补呼气量、余气量(图5-5)。

(1)潮气量 每次呼吸时吸入或呼出的气量称为潮气量(tidal volume,TV)。正常成人平静呼吸时潮气量为0.4~0.6 L,平均0.5 L。呼吸加深时,潮气量增大。

(2)补吸气量 平静吸气末再尽力吸气所能增加吸入的气量称为补吸气量(inspiratory reserve volume,IRV)。正常成人为1.5~2.0 L。补吸气量反映吸气贮备能力。

(3)补呼气量 平静呼气末再尽力呼气所能呼出的气量,称补呼气量(expiratory reserve volume,ERV)。正常成人为0.9~1.2 L。补呼气量反映呼气贮备能力。

(4)余气量 最大呼气末肺内残留的气量称为余气量(residual volume,RV)。正常成人为1.0~1.5 L。余气量存在的生理意义为避免肺泡在肺容积较小时发生塌陷。肺气肿、支气管哮喘时产生呼气性呼吸困难,可使余气量增加。

2. 肺容量(pulmonary capacity) 指肺容积中两项以上气体量之和。包括深吸气量、功能余气量、肺活量、肺总量(图5-5)。

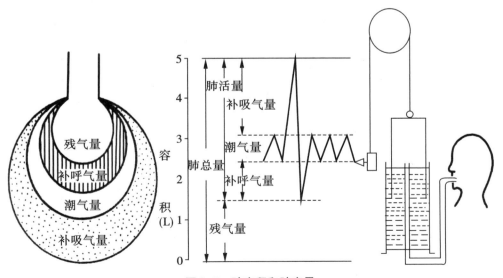

图5-5 肺容积和肺容量

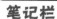

（1）深吸气量　深吸气量（inspiratory capacity，IC）指平静吸气末再做最大吸气所能吸入的气体总量。深吸气量等于潮气量与补吸气量之和，是衡量肺最大通气潜能的重要指标。

（2）功能余气量　功能余气量（functional residual capacity，FRC）指平静呼气末肺内剩余的气量。功能余气量等于余气量与补呼气量之和，正常成人约为 2.5 L。功能余气量的生理意义是缓冲呼吸过程中肺泡气氧分压和二氧化碳分压变化，有利于肺换气。

（3）肺活量　肺活量（vital capacity，VC）指一次最大吸气后再尽力呼气，所能呼出的最大气量。肺活量等于潮气量、补吸气量和补呼气量三者之和。正常成人男性平均约为 3.5 L，女性约为 2.5 L。肺活量反映一次呼吸的最大通气能力，是肺静态通气功能测定的重要指标。肺活量有年龄、性别、身材、体位、运动锻炼情况的差别。

肺活量测定时，不限制呼气时间，在某些肺气肿患者有肺弹性降低或哮喘患者有呼吸道狭窄，可通过延长呼气时间，其肺活量值仍然可以是正常的。所以肺活量不能有效反映肺弹性和呼吸道阻力的变化，因此提出了用力肺活量和用力呼气量的概念。用力肺活量（forced vital capacity，FVC）指一次最大吸气后，尽力尽快呼气所能呼出的气量。正常时用力肺活量略小于肺活量。用力呼气量（forced expiratory volume，FEV）指最大吸气后以最快速度用力呼气，在单位时间内所能呼出的气体量。通常以第 1 秒末、第 2 秒末、第 3 秒末呼出气量分别占用力肺活量的百分数来表示，即 $FEV_1/FVC$、$FEV_2/FVC$、$FEV_3/FVC$。正常成人 $FEV_1/FVC$、$FEV_2/FVC$、$FEV_3/FVC$ 分别为 83%、96%、99%。其中 $FEV_1/FVC$ 的测定意义最大。用力呼气量不仅能反映肺活量的大小，还能反映肺组织的弹性和气道阻力变化，是临床常用的用于鉴别限制性通气功能障碍和阻塞性通气功能障碍的指标。如肺通气的弹性阻力增加（肺纤维化、表面活性物质缺乏、胸廓畸形、胸膜增厚等），出现限制性通气功能障碍时，$FEV_1$ 和 FVC 均下降，但 $FEV_1/FVC$ 可以保持基本正常。如气道阻力加大（哮喘），出现阻塞性通气功能障碍时，$FEV_1$ 较 FVC 降低更明显，$FEV_1/FVC$ 减小。肺气肿时肺弹性降低，$FEV_1/FVC$ 也会减小。

（4）肺总量　肺总量（total lung capacity，TLC）指肺所能容纳的最大气体量。肺总量等于肺活量与余气量之和。肺总量受年龄、性别、身材、体位、运动锻炼情况的影响。正常成年男性约为 5 L，正常成年女性约为 3.5 L。

**（二）肺通气量和肺泡通气量**

1. 肺通气量（pulmonary ventilation）　是指每分钟吸入或呼出肺的气体总量，等于潮气量乘以呼吸频率。正常成人平静呼吸时，潮气量为 0.5 L，呼吸频率为 12～18 次/min，则肺通气量为 6.0～9.0 L/min。肺通气量随年龄、性别、身材和活动状态的不同而异。

以最大限度做深而快的呼吸时，每分钟吸入或呼出的气体量称为最大随意通气量（maximal voluntary ventilation，MVV）。最大随意通气量反映单位时间内呼吸器官发挥最大潜力后所能达到的通气量，健康成人可达 150 L/min。

最大随意通气量与肺通气量的差值占最大随意通气量的百分比称为通气储量百分比。

$$通气储量百分比 = \frac{最大随意通气量 - 每分平静通气量}{最大随意通气量} \times 100\%$$

正常成人通气储量百分比应等于或大于93%,呼吸肌收缩力降低、肺或胸廓顺应性降低、气道阻力加大等时,通气储量百分比将会降低,若低于70%,表明通气储备功能不良。

2.肺泡通气量　呼吸过程中,气体经呼吸道进出肺泡,在呼吸性细支气管和肺泡处完成与血液之间的气体交换功能,呼吸道自鼻到终末细支气管部分容纳的气体无气体交换功能,称为解剖无效腔(anatomic dead space)。正常成人解剖无效腔约为150 mL。此外由于血液在肺内分布不均,进入部分肺泡的气体不能完全与肺毛细血管血液进行气体交换,这部分肺泡容纳的气体量称为肺泡无效腔(alveolar dead space),解剖无效腔与肺泡无效腔之和称为生理无效腔(physiological dead space)。健康成年人平卧状态下,生理无效腔接近解剖无效腔。由于无效腔的存在,每次吸气时,首先吸入的是上次呼气末残留于无效腔内的肺泡气,而后新鲜空气才能进入肺泡,导致进入肺泡能进行气体交换的新鲜空气量少于潮气量,所以每分钟吸入肺泡并能与肺毛细血管血液进行气体交换的新鲜空气量称为肺泡通气量(alveolar ventilation)。其计算方法为:

知识点:肺通气量、肺泡通气量定义、作用;通气储量百分比定义、生理意义。

$$肺泡通气量 = (潮气量 - 无效腔气量) \times 呼吸频率$$

平静呼吸时,潮气量500 mL,无效腔气量150 mL,每次吸入肺泡的新鲜空气量为350 mL,能使1/7的肺泡气得到更新。若潮气量减半,呼吸频率加倍,肺通气量虽然不变,但肺泡通气量将显著减少,肺通气效能降低,不利于肺换气,故临床工作中应尽量避免浅而快呼吸的出现。反之若潮气量加倍,呼吸频率减半,肺通气量亦然不变,但肺泡通气量将显著增加,有利于肺换气,但也增加了呼吸做功(表5-1)。支气管扩张或肺梗死时可分别导致解剖无效腔、肺泡无效腔增大,肺泡通气量减少,肺换气量降低,病患可出现缺氧,甚至二氧化碳潴留。

表5-1　不同呼吸形式时的通气量(mL/min)

| 呼吸频率 | 潮气量 | 肺通气量 | 肺泡通气量 | 肺泡气体更新率 |
| --- | --- | --- | --- | --- |
| 16 | 500 | 8000 | 5600 | 1/7 |
| 8 | 1000 | 8000 | 6800 | 1/3 |
| 32 | 250 | 8000 | 3200 | 1/25 |

# 第二节　体内的气体交换

在体内呼吸气体的交换包括在肺部完成的肺泡与肺毛细血管之间的气体交换即肺换气和在组织处完成的体循环毛细血管与组织细胞之间的气体交换即组织换气。

## 一、气体交换的基本原理

气体交换的物理学原理是扩散,动力是两处气体间的压力差,即气体分子在压力

知识点:气体交换的原理。

差的作用下,从压力高处向压力低处发生静移动。在体内气体扩散速度与扩散面两侧的压力差($\Delta P$)、温度($T$)、扩散面积($A$)、溶解度($S$)呈正比,与扩散距离($d$)和分子量的平方根( $\sqrt{MW}$ )呈反比。

$$D \propto \frac{\Delta P \cdot T \cdot A \cdot S}{d \cdot \sqrt{MW}}$$

1.气体的分压(partial pressure) 是指混合气体中各组成气体分子运动所产生的压力。各组成气体占混合气体总压力的比例与该气体在混合气体中所占的容积百分比呈正比,即:

气体分压=混合气体总压力×该气体在混合气体中所占的容积百分比

大气压为760 mmHg,空气中$O_2$的容积百分比为20.84%,氧分压($PO_2$)为760×20.84% =158.4 mmHg,空气中$CO_2$的容积百分比为0.04%,二氧化碳分压($PCO_2$)为760×0.04% =0.3 mmHg。各种组成气体分子扩散的方向与速率只与该气体的分压差有关,而与其他气体的分压差无关。气体分压差愈大,扩散速率也愈大。海平面空气中各种呼吸气体容积百分比和分压见表5-2,动脉血、静脉血、组织中的$PO_2$和$PCO_2$见表5-3。

表5-2　海平面空气中各种呼吸气体的容积百分比和分压(mmHg)

|  | 容积百分比 | $PO_2$ | 容积百分比 | $PCO_2$ | 容积百分比 | $PN_2$ | 容积百分比 | $H_2O$ |
|---|---|---|---|---|---|---|---|---|
| 空　气 | 20.84 | 158.4 | 0.04 | 0.3 | 78.62 | 597.5 | 0.50 | 3.8 |
| 吸入气 | 19.67 | 149.5 | 0.04 | 0.3 | 74.09 | 563.1 | 6.20 | 47.1 |
| 呼出气 | 15.7 | 119.3 | 3.6 | 27.4 | 74.5 | 566.2 | 6.20 | 47.1 |
| 肺泡气 | 13.6 | 103.4 | 5.3 | 40.3 | 74.9 | 569.2 | 6.20 | 47.1 |
| 合计 | 100 | 760 | 100 | 760 | 100 | 760 | 100 | 760 |

表5-3　血液及组织中的气体的分压(mmHg)

|  | 动脉血 | 混合静脉血 | 组织 |
|---|---|---|---|
| $PO_2$ | 97~100 | 40 | 30 |
| $PCO_2$ | 40 | 46 | 50 |

2.气体的溶解度和分子量　其他条件不变时,气体分子扩散的速率与气体分子量(molecular weight of gas)的平方根成反比。质量小的气体分子扩散速度快。在液相和气相之间,气体分子的扩散速度与气体分子在血浆中的溶解度(solubility)成正比。溶解度指单位分压下溶解于单位容积溶液中的气体量。一般以一个大气压下、38℃时,100 mL溶液中溶解的气体毫升数表示。溶解度与分子量平方根之比称为扩散系数(diffusion coefficient)。扩散系数取决于气体分子本身的特性。在血浆中,$O_2$的分子量为32,溶解度为2.14 mL/100 mL,$CO_2$的分子量为44,溶解度为51.5 mL/100 mL,据此计算$CO_2$的扩散系数是$O_2$的20倍。

3.扩散面积和距离　气体扩散速率与扩散面积成正比,与扩散距离成反比。

4.温度 气体扩散速率与温度成正比。

综合以上因素,在体内 $CO_2$ 的扩散速度是 $O_2$ 的 2 倍,所以临床上缺 $O_2$ 比 $CO_2$ 潴留更常见。

## 二、气体交换的过程

### (一)肺换气

1.肺换气 肺泡气中 $PO_2$ 为 102 mmHg,静脉血 $PO_2$ 为 40 mmHg;肺泡气 $PCO_2$ 为 40 mmHg,静脉血 $PCO_2$ 为 46 mmHg;所以来自肺动脉的静脉血流经肺毛细血管时,在各自分压差的推动下,$O_2$ 由肺泡通过呼吸膜扩散入血液,$CO_2$ 则由静脉血通过呼吸膜扩散入肺泡,完成肺换气过程(图 5-6),使含 $O_2$ 较少、$CO_2$ 较多的静脉血变成含 $O_2$ 较多、$CO_2$ 较少的动脉血,完成 $O_2$ 进入血液、血液中 $CO_2$ 排出的过程。由于 $O_2$ 和 $CO_2$ 为脂溶性物质,所以二者通过呼吸膜的速度极快,血液通过肺毛细血管需要 0.7 s 时间,$O_2$ 和 $CO_2$ 的扩散在不到 0.3 s 的时间即可完成,由此可以看出,肺换气有很大的储备能力。

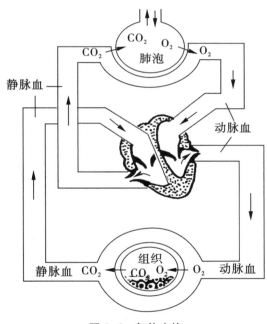

图 5-6 气体交换

2.影响肺换气的因素

(1)呼吸膜的厚度 肺换气必须通过呼吸膜(respiration membrance),肺换气速率与呼吸膜厚度呈反比。呼吸膜位于肺泡腔与肺毛细血管腔之间,由六层组成,包括含有表面活性物质的液体层、肺泡上皮细胞层、上皮基底膜、组织间隙、毛细血管基膜、毛细血管内皮细胞(图 5-7)。正常情况下呼吸膜很薄,平均厚度约为 0.6 μm,有些部位仅有 0.2 μm,而且通透性极大,因此气体分子很容易通过。呼吸膜厚度增加,如肺炎、肺水肿、肺纤维化等,可使肺部气体交换减少。

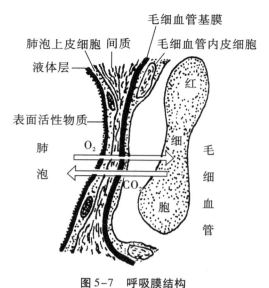

图 5-7　呼吸膜结构

（2）呼吸膜面积　正常情况下肺换气速率与呼吸膜面积成正比。呼吸膜的总面积约为 70 m²，安静状态下，仅有 40 m² 的呼吸膜进行气体交换，用力呼吸时（如劳动、运动时），肺毛细血管开放数量和开放程度增加，用于气体交换的呼吸膜面积加大，肺部气体交换增加。呼吸膜面积减小，如肺气肿、肺不张、肺梗死、肺实变、肺叶切除等，可使肺部气体交换减少。

（3）肺通气／血流比值　肺换气在肺泡气与肺毛细血管血液之间发生，若要有高效率的气体交换，肺通气量和肺血流量之间必须要有一个适宜的比值。肺通气／血流比值（ventilation/perfusion ratio，$\dot{V_A}/\dot{Q}$）是指每分钟肺泡通气量（$\dot{V_A}$）与每分钟肺血流量（$\dot{Q}$）之间的比值。正常成人安静状态下，$\dot{V_A}$ 约为 4.2 L，$\dot{Q}$ 即心输出量约为 5.0 L，$\dot{V_A}/\dot{Q}$ =4.2/5.0=0.84。$\dot{V_A}/\dot{Q}$ 在 0.84 时，肺泡通气量与肺血流量配比适当，肺换气效率最高，可使流经肺毛细血管的静脉血完全转换成动脉血。$\dot{V_A}/\dot{Q}$ 增大，说明肺泡通气相对较多或肺血流不足（如肺血管栓塞时），使部分肺泡气未能与血液充分交换，致使肺泡无效腔增大。$\dot{V_A}/\dot{Q}$ 比值减小，说明肺通气不足或肺血流相对过多，多见于部分肺泡通气不良（如支气管哮喘时），致使流经通气不良肺泡的血液不能充分进行气体交换，形成功能性动-静脉短路。因此，$\dot{V_A}/\dot{Q}$ 大于或小于 0.84，都将使肺换气效率降，出现缺 $O_2$，甚至 $CO_2$ 潴留，但以缺 $O_2$ 为主。

（二）组织换气

组织换气指体循环毛细血管血液通过组织液与组织细胞之间的气体交换。在组织中，细胞新陈代谢消耗 $O_2$，产生 $CO_2$，使组织内 $PO_2$ 降低至 30 mmHg，而 $PCO_2$ 升高至 50 mmHg 以上，动脉血 $PO_2$ 为 100 mmHg，动脉血 $PCO_2$ 为 40 mmHg，故当动脉血流经组织毛细血管时，在各自分压差的推动下，$O_2$ 由血液扩散至组织液，继而进入组织细胞，$CO_2$ 则从组织细胞扩散至组织液，继而进入血液，完成组织换气。结果使含 $O_2$ 较多、含 $CO_2$ 较少的动脉血变成了含 $O_2$ 较少、含 $CO_2$ 较多的静脉血。

# 第三节　气体在血液中的运输

机体通过肺换气从外界环境摄取 $O_2$，经血液的运输提供给组织细胞，组织细胞代谢产生 $CO_2$ 又经血液的运输输送至肺部，排出体外。$O_2$ 和 $CO_2$ 在血液中以物理溶解和化学结合两种形式存在，两者处于动态平衡之中。血中物理溶解的 $O_2$ 和 $CO_2$ 均较少，所以化学结合是 $O_2$ 和 $CO_2$ 在血液中主要的运输形式（表5-4），虽然血中物理溶解的 $O_2$ 和 $CO_2$ 少，但却是实现化学结合所必需的中间步骤，$O_2$ 和 $CO_2$ 必须先溶解于血浆，才能进行化学结合；结合状态的 $O_2$ 和 $CO_2$，也必须先溶解于血浆内，才能逸出血液，进行气体交换。

表5-4　血液中 $O_2$ 和 $CO_2$ 的含量（mL/100 mL）

|  | 动脉血 | | | 混合静脉血 | | |
| --- | --- | --- | --- | --- | --- | --- |
|  | 物理溶解 | 化学结合 | 合计 | 物理溶解 | 化学结合 | 合计 |
| $O_2$ | 0.31 | 20.00 | 20.31 | 0.11 | 15.20 | 15.31 |
| $CO_2$ | 2.53 | 46.40 | 48.93 | 2.91 | 50.00 | 52.91 |

## 一、氧的运输

### （一）氧的运输形式

1. 物理溶解　血浆中物理溶解的 $O_2$ 量极少，正常情况下，动脉血中 $O_2$ 的物理溶解量不超过 0.31 mL/100 mL，约占血液总 $O_2$ 含量的 1.5%。

2. 化学结合　$O_2$ 的主要运输形式是化学结合，化学结合形式是通过与红细胞内的血红蛋白（hemoglobin，Hb）上 $Fe^{2+}$ 结合，生成氧合血红蛋白（$HbO_2$）来完成，$HbO_2$ 运输的 $O_2$ 占血液运输 $O_2$ 总量的 98.5%。氧与血红蛋白结合的特征如下：

（1）$O_2$ 与 Hb 的结合快速、可逆、无须酶催化，$O_2$ 与 Hb 是结合还是解离取决于 $PO_2$ 的高低。当血液流经肺部时，$O_2$ 从压力高的肺泡扩散至肺毛细血管的血液中，促使 $O_2$ 与 Hb 结合，生成氧合血红蛋白（$HbO_2$），通过血液流动，将摄取的 $O_2$ 运输至组织。在组织处，$O_2$ 从压力高的血液释出至压力低的组织，成为去氧血红蛋白（Hb）。

$$Hb+O_3 \underset{PO_2 \text{ 低}}{\overset{PO_2 \text{ 高}}{\rightleftharpoons}} HbO_2$$

（2）氧与血红蛋白结合是氧合反应，而非氧化反应。Hb 上 $Fe^{2+}$ 在 $PO_2$ 作用下与 $O_2$ 结合或解离时没有电子的转移，仍保持 $Fe^{2+}$ 状态，所以血红蛋白与 $O_2$ 结合是一种疏松的、可逆的氧合反应。

（3）1 分子 Hb 可以结合 4 分子 $O_2$，因此在 Hb 与 $O_2$ 结合率达到 100% 时，1gHb 最多可结合 1.39 mL 的 $O_2$。但由于存在少量不能与 $O_2$ 结合的高铁血红蛋白，所以1gHb能结合的 $O_2$ 通常以 1.34 mL 计算。每升血液中 Hb 能结合 $O_2$ 的最大量，称为 Hb 氧容量(oxygen capacity of blood)。每升血液中的 Hb 实际结合 $O_2$ 的量称为 Hb 氧含量(oxygen content of blood)。Hb 氧含量占 Hb 氧容量的百分比称为 Hb 氧饱和度(oxygen saturation of blood),Hb 氧饱和度是常用于反映血液中含氧量多少的指标之一。由于血液中物理溶解的 $O_2$ 量极少,一般忽略不计,因此 Hb 氧容量、Hb 氧含量和 Hb 氧饱和度可分别称为血氧容量、血氧含量和血氧饱和度。血氧容量为 20.1 mL/100 mL,动脉血 $PO_2$ 较高,约为 100 mmHg,动脉血氧含量为 19.4 mL/100 mL,故动脉血氧饱和度为 97.4%。静脉血 $PO_2$ 为 40 mmHg,故静脉血氧含量为 14.4 mL/100 mL,静脉血氧饱和度为 75%。

$HbO_2$ 呈鲜红色,Hb 呈紫蓝色,如果血液中 Hb 含量超过 5.0 g/100 mL 时,在体表毛细血管丰富的部位如皮肤、甲床、口唇处呈暗紫色,称为发绀。发绀常常是机体缺氧的表现,但高原性红细胞增多症个体,由于血液中血红蛋白含量增加,使血液中去氧血红蛋白含量极易达到 5.0 g/100 mL,机体有发绀的体征,但不一定有缺氧存在。严重贫血患者,由于血液中血红蛋白含量大量减少,血液中去氧血红蛋白含量很难达到 5.0 g/100 mL,机体有缺氧存在,但没有发绀的体征。一氧化碳(CO)与 Hb 的结合能力是 $O_2$ 的 250 倍,故吸入气中 CO 含量稍有增高,Hb 便可与 CO 大量结合,生成一氧化碳血红蛋白(HbCO),使血红蛋白丧失结合氧的能力。由于 HbCO 呈樱桃红色,所以 CO 中毒患者虽有严重缺氧,却不表现发绀。

### (二)氧解离曲线

氧解离曲线(oxygen dissociation curve)是反映 $PO_2$ 与 Hb 氧饱和度关系的曲线(图 5-8)。氧解离曲线呈"S"形,从氧解离曲线可见,不同范围内 $PO_2$ 的变化对 Hb 结合 $O_2$ 能力的影响程度是不一样的,可人为分为三段。

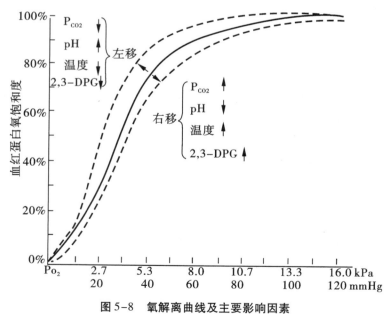

图 5-8　氧解离曲线及主要影响因素

2,3-DPG 为人体内 2,3-二磷酸甘油酸。

1.氧解离曲线上段　相当于 $PO_2$ 为 60～100 mmHg 区间,氧解离曲线较为平坦,$PO_2$ 在此区间内变动时,对 Hb 氧饱和度的影响不大,反映了 Hb 与 $O_2$ 的有效结合。当血液 $PO_2$ 为 100 mmHg 时(相当于动脉血的 $PO_2$),Hb 氧饱和度为97.4%,血氧含量为 19.4 mL/100 mL。若将血液 $PO_2$ 提高至 150 mmHg 时,Hb 氧饱和度可达 100%,血氧含量为 20.1 mL/100 mL,此时 $PO_2$ 提高了50 mmHg,而 Hb 氧饱和度仅提高了2.6%,所以当出现 $\dot{V}_A/\dot{Q}$ 不匹配时,如果仅仅依靠提高肺通气量,增加摄取 $O_2$ 的作用有限。反之即使 $PO_2$ 降至 60 mmHg 时,Hb 氧饱和度为90%,血氧含量为18.1 mL/100 mL,血液携带的 $O_2$ 仍可满足机体代谢需求,不会出现明显的缺氧症状。这种现象不利于早期发现肺部疾病和循环系统疾病。

2.氧解离曲线中段　相当于 $PO_2$ 为 40～60 mmHg 区间,氧解离曲线较为陡峭,$PO_2$ 在此区间内变动时,对 Hb 氧饱和度的影响较大,反映了 Hb 对 $O_2$ 的释放。$PO_2$ 为 40 mmHg 时(相当于静脉血的 $PO_2$),Hb 氧饱和度为75%,血氧含量为 14.4 mL/100 mL,说明当动脉血流过组织时,每 100 mL 血液释放了 5.0 mL 的 $O_2$ 供组织代谢利用。血液流经组织时释出的 $O_2$ 量占动脉血氧含量的百分比称为氧利用系数(utilization coefficient of oxygen)。安静时氧利用系数为25%左右。安静时心输出量为 5 L/min,故耗氧量为 250 mL/min。

3.氧解离曲线下段　相当于 $PO_2$ 为 15～40 mmHg 区间,氧解离曲线最为陡峭,$PO_2$ 在此区间内变动时,对 Hb 氧饱和度的影响很大,反映了 Hb 对 $O_2$ 的储备。当组织代谢增强时,血液的 $PO_2$ 可降低至 15 mmHg 时,此时 Hb 氧饱和度仅为22.6%,血氧含量为 4.4 mL/100 mL,说明当动脉血流过组织时,供组织代谢利用的 $O_2$ 可达 15.0 mL/100 mL。有利于组织获得较多的 $O_2$,此时氧利用系数为75%,由此可见血液供氧有一定的储备能力。

**(三)影响氧解离曲线的因素**

Hb 与 $O_2$ 的结合除受 $PO_2$ 影响外,还受血液中 $PCO_2$、血液 pH 值和温度等因素的影响。Hb 与 $O_2$ 亲和力的高低可用 $P_{50}$ 表示,$P_{50}$ 是指 Hb 氧饱和度达到50%时的 $PO_2$,正常时为 26.5 mmHg。$P_{50}$ 增大,氧解离曲线右移,说明需要更高的 $PO_2$,才能保持50%的 Hb 氧饱和度,提示血红蛋白与 $O_2$ 的亲和力降低。反之 $P_{50}$ 减小,氧解离曲线左移,说明较低的 $PO_2$,既能保持50%的 Hb 氧饱和度,提示血红蛋白与 $O_2$ 的亲和力升高。

1.血液 pH 值和 $PCO_2$ 的影响　血液 pH 值降低或(和)$PCO_2$ 升高时,Hb 与 $O_2$ 亲和力降低,$P_{50}$ 增大,氧解离曲线右移。反之,血液 pH 值升高或(和)$PCO_2$ 降低,Hb 与 $O_2$ 亲和力的升高,$P_{50}$ 减小,氧解离曲线左移(图 5-9)。血液酸度和 $PCO_2$ 对 Hb 与 $O_2$ 亲和力的影响称为波尔效应(Bohr effect)。血液 pH 值降低或 $PCO_2$ 升高时,Hb 分子结构变为紧密型,Hb 不易与 $O_2$ 结合,故 Hb 与 $O_2$ 的亲和力降低。反之,血液 pH 值升高或 $PCO_2$ 降低时,Hb 分子结构变为疏松型,Hb 容易与 $O_2$ 结合,Hb 与 $O_2$ 的亲和力升高。波尔效应的生理意义是促进肺毛细血管血液 Hb 与 $O_2$ 的结合和组织毛细血管血液 Hb $O_2$ 对 $O_2$ 的释放。当血液流经肺毛细血管时,血液中 $PCO_2$ 高于肺泡,促使血液中 $CO_2$ 向肺泡扩散,使血液 $PCO_2$ 降低,血液 $H^+$ 减少,Hb 与 $O_2$ 亲和力升高,氧解离曲线左移,促进 Hb 与 $O_2$ 的结合,血氧含量增加。当血液流经组织毛细血管时,组织中 $PCO_2$ 高于血液,促使组织中 $CO_2$ 向血液扩散,使血液 $PCO_2$ 升高,血液 $H^+$ 增加,Hb 与 $O_2$ 亲和力的降低,氧解离曲线右移,促进 $HbO_2$ 的解离,为组织代谢提供 $O_2$。

2. 温度的影响   温度升高可使 Hb 与 $O_2$ 的亲和力降低,$HbO_2$ 解离,释放出较多氧供给组织利用。相反,温度下降可使 Hb 与 $O_2$ 的亲和力增大,不利于 $HbO_2$ 解离。临床上低温治疗是一种重要的治疗手段,低温可降低组织的需氧量,维持组织氧的供需平衡,有利于保护细胞功能。但是低温也使 $HbO_2$ 不易解离而导致组织缺氧,如组织温度降至 20 ℃时,$PO_2$ 为 60 mmHg,Hb 氧饱和度即可达 100%,$PO_2$ 为 40 mmHg,Hb 氧饱和度仍可维持 90%,此时血液因 $O_2$ 含量高呈鲜红色,但组织可以由于缺氧而导致损伤,所以应适度控制体温。

3. 2,3-DPG 的影响   高山低氧、慢性缺氧、贫血等可使红细胞无氧糖酵解增强,细胞内产生的 2,3-二磷酸甘油酸(2,3-diphosphoglycerate 或 2,3-biphosphoglycerate,2,3-DPG)增加,导致 Hb 与 $O_2$ 的亲和力降低,氧解离曲线右移,促进 $HbO_2$ 解离释放 $O_2$,有利于缓解组织缺氧,但同时也不利于肺部 Hb 与 $O_2$ 的结合。加入抗凝剂枸橼酸-葡萄糖液保持 3 周以上的血液,红细胞无氧糖酵解停止,细胞内的 2,3-DPG 减少,Hb 与 $O_2$ 的亲和力增高,氧解离曲线左移,$HbO_2$ 不易解离,这种血液输入对组织的供氧能力较差,应予以考虑。

4. 其他因素   Hb 与 $O_2$ 结合还与其自身分子结构及含量有关,亚硝酸盐中毒时,可使血红蛋白分子中的 $Fe^{2+}$ 氧化为 $Fe^{3+}$,而失去与 $O_2$ 结合能力,即形成高铁血红蛋白血症,若高铁血红蛋白含量达 3.0 g/100 mL 时,患者即可出现发绀,并有缺氧。胎儿 Hb 与 $O_2$ 的亲和力高,有助于从母体摄取 $O_2$。

## 二、二氧化碳的运输

### (一)二氧化碳的运输形式

知识点:二氧化碳的运输形式。

1. 物理溶解   正常情况下,血液中物理溶解的 $CO_2$ 约占总运输量的 5%(表 5-5)。

2. 化学结合   化学结合的 $CO_2$ 约占总运输量的 95%,化学结合的主要形式有碳酸氢盐(bicarbonate,$HCO_3^-$)和氨基甲酰血红蛋白(carbaminohemoglobin,HHbNHCOOH 或 $HbCO_2$)两种形式。

表 5-5   血液中各种形式的 $CO_2$ 含量及其所占百分比和释出量

| $CO_2$ 总量及其运输形式 | 动脉血 | | 静脉血 | | 动、静脉血含量差值 | 释出量(%) |
| --- | --- | --- | --- | --- | --- | --- |
| | 含量 | (%) | 含量 | (%) | | |
| $CO_2$ 总量 | 48.5 | 100% | 52.5 | 100% | 4.0 | 100% |
| 溶解的 $CO_2$ | 2.5 | 5.15 | 2.8 | 5.33 | 0.3 | 7.50 |
| $HCO_3^-$ 形式的 $CO_2$ | 43 | 88.6 | 46 | 87.62 | 3.0 | 75 |
| HHbNHCOOH 的 $CO_2$ | 3.0 | 6.19 | 3.7 | 7.05 | 0.7 | 17.5 |

(1)碳酸氢盐   $HCO_3^-$ 形式是 $CO_2$ 的主要运输方式,约占运输总量的 88%。

$HCO_3^-$形成的基本过程如图5-9所示。在组织,细胞代谢产生的$CO_2$扩散入血浆并溶解于其中,血浆的$CO_2$迅速扩散入红细胞。在红细胞内碳酸酐酶(carbonic anhydrase,CA)的催化下,$CO_2$与$H_2O$结合形成$H_2CO_3$,$H_2CO_3$迅速解离成$H^+$和$HCO_3^-$。红细胞膜对一价负离子如$HCO_3^-$、$Cl^-$有较高的通透性,细胞内生成的$HCO_3^-$除小部分与细胞内的$K^+$结合成$KHCO_3$外,大部分$HCO_3^-$与细胞膜上$HCO_3^-$–$Cl^-$转运体结合顺浓度差扩散入血浆与$Na^+$结合生成$NaHCO_3$,同时将结合在$HCO_3^-$–$Cl^-$转运体上的血浆中$Cl^-$转移至细胞内,以保持红细胞内外电荷平衡,这种现象称氯转移。而红细胞内生成的$H^+$与Hb结合而被中和。由此可见,进入血浆的$CO_2$主要以$NaHCO_3$形式在血浆中运输。

上述反应是无须酶催化的可逆反应,反应方向取决于$PCO_2$的高低。当静脉血流至肺泡时,肺泡内$CO_2$分压低于血浆,故血浆中溶解的$CO_2$顺压力差排出至肺泡,而血浆中的$HCO_3^-$进入红细胞,在碳酸酐酶催化下解离,不断释放$CO_2$进入血浆,以维持血浆$PCO_2$。

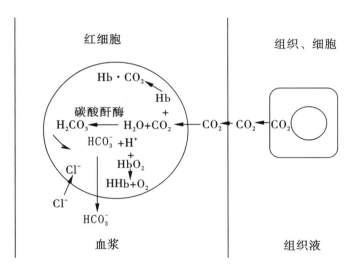

图5-9 $HCO_3^-$形式运输$CO_2$

(2)氨基甲酰血红蛋白 进入红细胞内的一部分$CO_2$能直接与Hb的氨基结合,形成氨基甲酰血红蛋白(HHbNHCOOH),如下式所示:

$$HbNH_2O_2 + H^+ + CO_2 \underset{\text{肺部}}{\overset{\text{组织}}{\rightleftharpoons}} HHbNHCOOH + O_2$$

这一反应是一种迅速、可逆、无须酶催化的反应。调节该反应进行的主要因素是氧合作用。当动脉血流经组织时,$HbO_2$释放出$O_2$,Hb较$HbO_2$的酸度低,Hb与$CO_2$结合,形成HHbNHCOOH;在肺部,Hb与$O_2$结合形成$HbO_2$,促使HHbNHCOOH中结合的$CO_2$解离,而后扩散入肺泡排出。以HHbNHCOOH形式运输的$CO_2$量仅占运输总量的7%,但其占肺部排出的$CO_2$总量的17.5%,因此对$CO_2$的排出具有重要意义。

**(二)二氧化碳解离曲线**

二氧化碳解离曲线(carbon dioxide dissociation curve)是反映血液$CO_2$含量与$PCO_2$关系的曲线(图5-10)。二氧化碳解离曲线接近线性,血液中$CO_2$含量随$PCO_2$升高而增多,无饱和点,故而二氧化碳解离曲线的纵坐标用 $CO_2$ 含量表示,而不用 $CO_2$ 饱和度。

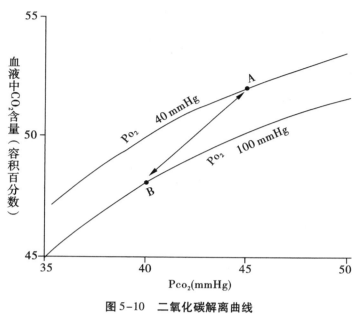

**图 5-10　二氧化碳解离曲线**

A 点为静脉血;B 点为动脉血

　　如图 5-11 所示,右下方曲线代表 $PO_2$ 为 100 mmHg 时,不同 $PCO_2$ 下的血液 $CO_2$ 含量,左上方曲线代表 $PO_2$ 为 40 mmHg 时,不同 $PCO_2$ 下的血液 $CO_2$ 含量。图中左上方曲线 A 点是静脉血 $PO_2$ 为 40 mmHg、$PCO_2$ 为 45 mmHg 时,血液 $CO_2$ 含量为 52 mL,右下方曲线 B 点是动脉血 $PO_2$ 为 100 mmHg、$PCO_2$ 为 40 mmHg 时,血液 $CO_2$ 含量为 48 mL,由此可见当每 100 mL 静脉血流经肺部时可释放出 4 mL $CO_2$,安静时每分钟肺血流量相当于心输出量,平均为 5 L/min,故每分钟经肺释放出的 $CO_2$ 为 200 mL。

**(三)影响二氧化碳运输的因素**

　　氨基甲酰血红蛋白运输 $CO_2$ 的量受氧合作用的调节,$O_2$ 与 Hb 结合促进 $CO_2$ 的释放,去氧 Hb 易与 $CO_2$ 结合,这种现象称为何尔登效应(Haldane effect)。从图 5-11 可见,在相同的 $PCO_2$ 条件下,$PO_2$ 高的动脉血(含 $HbO_2$ 多),$CO_2$ 含量较静脉血少。其原因是 $HbO_2$ 较 Hb 的酸度高,Hb 酸性低,易与 $CO_2$ 结合,生成 $HHbNHCOOH$,同时也易与 $H^+$ 结合,使 $H_2CO_3$ 解离时产生的 $H^+$ 被及时中和,有利于提高血液 $CO_2$ 的运输量。在组织,$HbO_2$ 解离出 $O_2$ 变为 Hb,何尔登效应促使血液摄取并结合 $CO_2$;在肺部,Hb 与 $O_2$ 结合,促进 $CO_2$ 释放。所以血液运输 $O_2$ 和 $CO_2$ 互相影响,$CO_2$ 通过波尔效应影响 Hb 对 $O_2$ 的运输,$O_2$ 通过何尔登效应影响 Hb 对 $CO_2$ 的运输。

知识点:何尔登效应定义及生理意义。

# 第四节　呼吸运动的调节

　　呼吸运动是依靠呼吸肌的节律性舒缩进行的,而呼吸肌是骨骼肌,本身没有自动节律性,所以呼吸肌的节律性活动是在中枢调控下进行,并可根据内外环境的变化调节呼吸的幅度和频率,以适应机体功能活动的需求。

## 一、呼吸中枢及呼吸节律的形成

### (一)呼吸中枢

呼吸中枢(respiration center)是指中枢神经系统内产生和调节呼吸运动的神经细胞群。在中枢神经系统内,呼吸中枢广泛分布于大脑皮质、间脑、脑桥、延髓和脊髓等部,它们在呼吸节律的产生和调节中发挥着不同的作用。正常呼吸运动是在各级呼吸中枢协调配合的调控下实现的。

1. 脊髓  脊髓颈段 3~5 节段有支配膈肌的运动神经元,脊髓胸段有支配肋间肌和腹肌的运动神经元,但这些运动神经元的活动接受高位中枢的控制,是高位中枢调节呼吸运动的中继站,也是某些呼吸反射活动的初级整合中枢。

2. 低位脑干  低位脑干指脑桥和延髓。当在中脑与脑桥之间横断脑干,动物呼吸无明显变化;在延髓与脊髓之间横切后,动物呼吸立即停止。上述结果表明,呼吸节律产生于低位脑干,而高位脑干对节律性呼吸的产生与维持不是必需的。

(1)延髓  延髓是产生基本呼吸节律的部位。电生理研究发现,延髓存在与呼吸有关的不同类型的神经元:在吸气时放电的神经元称为吸气神经元;在呼气时放电的神经元称为呼气神经元;还有一些神经元放电跨越呼吸两个时相。这些神经元分布相对集中,大体分为两组:在延髓背侧,主要集中在孤束核的腹外侧部,多为吸气神经元,支配对侧脊髓的膈肌运动神经元;在延髓的腹侧,主要集中在疑核、后疑核和面神经后核附近,既有吸气神经元,也有呼气神经元,支配脊髓的肋间内肌、肌间外肌和腹肌运动神经元以及咽喉部呼吸辅助肌。

(2)脑桥  在横断脑干实验中,研究者还发现,在脑桥上中部之间横切后,动物呼吸变慢变深,如再切断双侧迷走神经,吸气便大大延长,这种呼吸形式称为长吸式呼吸(图 5-11)。这一结果提示,在脑桥上部有抑制吸气的中枢结构。现已发现这些神经元主要集中在脑桥头端背侧部的臂旁内侧核等部位,当这些呼吸神经元兴奋时,使吸气抑制,转为呼气,调整呼吸节律,因此称之为呼吸调整中枢。而迷走神经传入冲动有抑制吸气的作用,当延髓失去了呼吸调整中枢和迷走神经对吸气的抑制作用后,吸气活动不能及时被中断,而出现长吸式呼吸。如再在脑桥和延髓之间横切,动物出现喘息样呼吸,主要表现为呼吸不规则。这一结果表明,延髓可独立地产生节律呼吸。

3. 高位脑  包括下丘脑、边缘系统、大脑皮质等也具有调控呼吸运动的作用。尤其是大脑皮质可通过皮层脊髓束和皮层脑干束调控低位脑干呼吸神经元活动,以确保与呼吸有关的其他活动的进行,如说话、唱歌、哭笑、咳嗽、吞咽、排便等。大脑皮质对呼吸运动的调节作用受意识控制,称为随意呼吸调节系统。

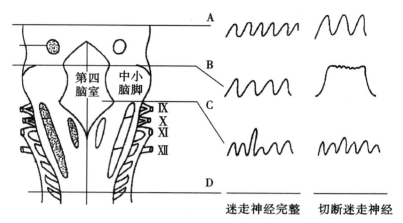

图5-11　脑干不同平面横切后呼吸形式的改变（脑干背面观）

在A线横切时，呼吸的节律性不受影响，迷走神经切断后，呼吸频率变慢，但其幅度增加；在B线横切时，只要迷走神经完整，呼吸节律仍能照常，但迷走神经切断后，则出现长吸式呼吸；在C线横切时，呼吸变为不规则，当迷走神经切断后频率减慢；在D线横切时，呼吸停止。

**（二）呼吸节律的形成**

正常呼吸节律形成机制主要有两种假说：一是起步细胞学说，认为节律性呼吸是由延髓内具有起步样活动的神经元的节律性兴奋引起的。另一学说是神经元网络学说，认为在延髓内存在的一些神经元之间的相互联系、相互作用产生了呼吸节律。到目前为止，各种研究都不能很好解释呼吸节律产生机制。

## 二、呼吸的反射性调节

中枢神经系统接受各种感受器的传入冲动，进而调节呼吸运动的频率、幅度、形式，使呼吸运动满足机体不同功能状态下对$O_2$的需求，及对$CO_2$的排出。

**（一）化学感受性呼吸反射**

血液、组织液或脑脊液中的$PCO_2$、$PO_2$和$H^+$浓度的变化，通过化学感受器（chemoreceptor）反射性调节呼吸运动的过程，称为化学感受性反射（chemoreceptor reflex）。化学感受性呼吸反射经常调节呼吸运动，对维持血液$PO_2$、$PCO_2$及$H^+$浓度具有十分重要的作用。

1. 化学感受器

（1）外周化学感受器　外周化学感受器（peripheral chemoreceptor）位于颈总动脉分叉处的颈动脉体和主动脉弓下方的主动脉体，它们感受血液中$PCO_2$升高、$H^+$浓度升高及$PO_2$下降的刺激而兴奋，颈动脉体冲动经窦神经（走入舌咽神经）传入，主动脉体冲动经主动脉神经（走入迷走神经）传入，兴奋延髓呼吸中枢，反射性引起呼吸加深加快和心血管功能变化，但颈动脉体主要起调节呼吸作用，主动脉体主要起调节心血管作用。

（2）中枢化学感受器　中枢化学感受器位于延髓腹外侧浅表部位（图5-12），中枢化学感受器的生理刺激物是脑脊液和局部组织间液的 $H^+$ 浓度的升高,但 $CO_2$ 能迅速通过血-脑屏障,在碳酸酐酶催化下,与 $H_2O$ 结合,生成 $H_2CO_3$,$H_2CO_3$ 解离出 $H^+$,使中枢化学感受器周围的 $H^+$ 浓度升高,从而兴奋中枢化学感受器。中枢化学感受器对缺氧的变化及脑脊液中的 $CO_2$ 不敏感,血液中的 $H^+$ 不易通过血-脑屏障,故而血液 pH 的变化对中枢化学感受器的刺激作用较弱。

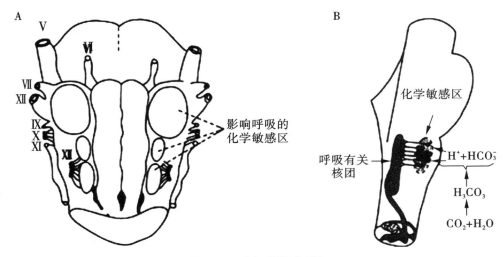

**图 5-12　中枢化学感受器**

A:延髓腹外侧浅表部位的中枢化学感受区;B:血液或脑脊液 $PCO_2$ 升高兴奋呼吸运动的中枢机制;

Ⅴ、Ⅵ、Ⅶ、Ⅷ、Ⅸ、Ⅹ、Ⅺ、Ⅻ分别为第5、6、7、8、9、10、11、12对脑神经。

　　2. $CO_2$ 对呼吸运动的调节　$CO_2$ 是调节呼吸最重要的生理性化学刺激物,血液中一定浓度的 $CO_2$ 是维持呼吸中枢兴奋所必需的。实验表明若动脉血中的 $PCO_2$ 降到很低水平时,可出现呼吸暂停;若适度增加吸入气中 $CO_2$ 浓度,可使呼吸加深加快(图5-13)。若吸入气中 $CO_2$ 含量由正常的 0.04% 增加到 1% 时,呼吸开始加深;吸入气中 $CO_2$ 含量增加至 4%,呼吸加深加快,肺通气量增加一倍;吸入气中 $CO_2$ 含量增加至 7% 时,增加的肺通气量不足以完全清除体内的 $CO_2$,导致血液中 $PCO_2$ 显著上升,出现头晕、头痛、呼吸困难。如果吸入气中 $CO_2$ 含量增加至 15%～20%,出现呼吸抑制,表现为惊厥、昏迷甚至呼吸停止,称为 $CO_2$ 麻醉。

　　$CO_2$ 通过两条途径兴奋呼吸,一是刺激中枢化学感受器,即 $CO_2$ 通过血-脑屏障进入脑脊液,生成 $H^+$ 刺激中枢化学感受器,兴奋呼吸中枢。二是刺激外周化学感受器,兴奋呼吸中枢。实验表明如果去除外周化学感受器后,$CO_2$ 兴奋呼吸引起的通气量增加仅减少 20%,且中枢化学感受器对 $PCO_2$ 的升高更敏感,因此 $PCO_2$ 升高时呼吸加强主要通过中枢化学感受器实现。而外周化学感受器在 $PCO_2$ 突然升高及中枢化学感受器对高浓度 $CO_2$ 产生适应时的呼吸调节具有重要作用。

　　3. $H^+$ 对呼吸运动的调节　动脉血中 $H^+$ 浓度升高时,可使呼吸加深加快,肺通气量增加(图5-14)。反之,动脉血中 $H^+$ 浓度降低时,可抑制呼吸,使肺通气量减少。$H^+$ 通过两条途径兴奋呼吸,一是刺激外周化学感受器,兴奋呼吸中枢。二是刺激中枢化学感受器,兴奋呼吸中枢。中枢化学感受器对 $H^+$ 的敏感性是外周化学感受器的 25

笔记栏

倍,但 $H^+$ 不易通过血-脑屏障,从而使 $H^+$ 刺激中枢化学感受器的作用减弱,因此血液中 $H^+$ 对呼吸运动的调节作用主要是通过刺激外周化学感受器实现。

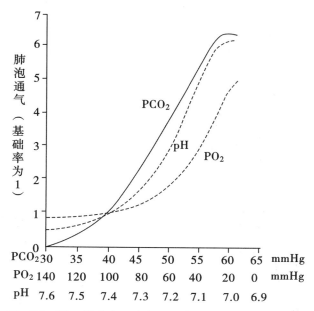

图 5-13　动脉血 $PCO_2$、$PO_2$、$H^+$ 三因素之一改变而另外两个因素维持正常时对肺泡通气量的影响

4. 低 $O_2$ 对呼吸运动的调节　动脉血中 $PO_2$ 降低时,可使呼吸加深加快,肺通气量增加(图 5-14)。当血液中 $PO_2$ 降低到 80 mmHg 以下时,方可觉察到肺通气量的增加,因此动脉 $PO_2$ 对正常呼吸的调节作用不大。动物实验可见,若切断外周化学感受器的传入神经,急性低 $O_2$ 对呼吸的兴奋效应完全消失,说明低 $O_2$ 对呼吸的兴奋作用完全是通过刺激外周化学感受器实现的。低 $O_2$ 对呼吸中枢的直接作用是抑制,并且这种抑制作用随着低 $O_2$ 程度加重而加强。在一定范围内的低 $O_2$,来自外周化学感受器的传入冲动对呼吸中枢的兴奋作用,能对抗低 $O_2$ 对呼吸中枢的直接抑制作用,使呼吸中枢兴奋,呼吸加强,肺通气量增加。但严重低 $O_2$($PO_2$ 低于 30 mmHg 时),来自外周化学感受器的兴奋作用不足以对抗低 $O_2$ 对中枢的抑制作用,将导致呼吸抑制。

5. $CO_2$、低 $O_2$、$H^+$ 在呼吸运动调节中的相互作用　在整体情况下,体内 $CO_2$、低 $O_2$、$H^+$ 对呼吸的调节往往是两个或两个以上因素共同作用引起(图 5-14),如果血液 $PCO_2$ 升高时,血液 $H^+$ 浓度随之升高,二者协同作用,使肺通气量的增加较单纯 $PCO_2$ 升高时更明显。如果血液 $H^+$ 浓度升高时,刺激化学感受器,使肺通气量增加,$CO_2$ 排出增加,继之血液 $PCO_2$ 降低,部分抵消了 $H^+$ 对呼吸的刺激作用,使肺通气量增加较单纯 $H^+$ 浓度升高时为小。缺氧时,刺激外周化学感受器,使呼吸加深加快,$CO_2$ 排出增加,继之血液 $PCO_2$ 和 $H^+$ 浓度降低,使肺通气量增加较单纯缺氧时为小。

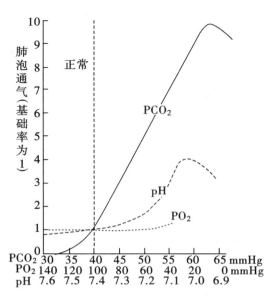

**图 5-14　动脉血 $PCO_2$、$PO_2$、$H^+$ 三因素之一改变而不控制另外两个因素时对肺泡通气量的影响**

**（二）呼吸运动的神经反射性调节**

1. 肺牵张反射　肺扩张或肺缩小引起吸气抑制或兴奋的呼吸反射称为肺牵张反射（pulmonary stretch reflex）或黑-伯反射（Hering-Breuer reflex），包括肺扩张反射和肺萎陷反射。

（1）肺扩张反射　肺扩张反射（pulmonary inflation reflex）是肺充气或扩张时抑制吸气的反射。肺扩张反射的感受器位于支气管和细支气管壁的平滑肌内，属于牵张感受器，吸气时肺扩张，牵拉支气管和细支气管，使肺扩张反射的感受器兴奋，冲动经迷走神经传入延髓，通过一定的神经联系使吸气切断，转为呼气。肺扩张反射的生理意义是加速吸气和呼气的交替，使呼吸频率增加，阻止吸气过深过长。

肺扩张反射有种属差异，兔的肺扩张反射最敏感，但人的敏感性较差，人出生后 3~5 d 后肺扩张反射明显减弱，成年人潮气量超过 1 500 mL 时，肺扩张反射才能发挥调节呼吸作用。但在肺顺应性降低时如肺炎、肺水肿、肺充血、肺纤维化等病理情况下，病人加强吸气时对气道的牵拉作用较强，可出现肺扩张反射，使呼吸变浅变快。

（2）肺萎陷反射　肺萎陷反射（pulmonary deflation reflex）是肺萎陷时加强吸气或促进呼气向吸气转化的反射。肺萎陷反射的感受器位于气道的平滑肌内，但其性质不详，仅在肺出现明显的萎陷时才发挥调节作用，对于预防呼气过深或出现肺不张有一定意义。在平静呼吸时其调节作用不大。

2. 呼吸肌本体感受性反射　呼吸肌内有本体感受器肌梭，当肌梭受到牵拉而伸长时，可反射性地引起受牵拉的呼吸肌收缩，使呼吸运动加强，称为呼吸肌本体感受性反射。该反射属于骨骼肌的牵张反射，对正常呼吸运动有一定调节作用，尤其在气道阻力增加或运动时，克服气道阻力，维持正常肺通气有重要作用。

**（三）防御性呼吸反射**

1. 咳嗽反射　咳嗽反射（cough reflex）的感受器位于喉、气管和支气管的黏膜内，感受机械性或化学性刺激,传入冲动经迷走神经传入延髓,先产生一次短促的深吸气,继之声门关闭,随后呼气肌强烈收缩,肺内压迅速升高,然后声门突然打开,气体快速由肺内冲出,同时将肺及呼吸道内异物或分泌物排出。正常的咳嗽是一种保护性反射,但剧烈咳嗽,胸膜腔内压显著升高将影响静脉血回流。

2. 喷嚏反射　喷嚏反射(sneeze reflex)是鼻黏膜受刺激而引起,其传入神经是三叉神经,先出现腭垂下降,舌压向软腭,使肺内气体从鼻腔冲出,可以清除鼻腔中的异物。

（河南科技大学　胡咏梅）

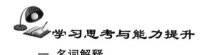
## 学习思考与能力提升

### 一、名词解释

1. 肺通气　2. 通气/血流比值　3. 血红蛋白氧容量　4. 肺牵张反射　5. 肺活量　6. 氧解离曲线

### 二、单项选择题

1. 肺通气的原动力是　　　　　　　　　　　　　　　　　　　　　（　　）

　　A. 呼吸运动　　　　　　　　　　B. 肋间内肌和外肌的收缩

　　C. 胸膜腔内压和肺内压之差　　　D. 肺内压与大气压之差

2. 肺泡内压在下列哪一个呼吸时相中与大气压相等　　　　　　　　（　　）

　　A. 吸气初与呼气末　　　　　　　B. 吸气末与呼气末

　　C. 吸气初与呼气初　　　　　　　D. 吸气末与呼气初

3. 维持胸膜腔内负压的必要条件是　　　　　　　　　　　　　　　（　　）

　　A. 呼吸道存在阻力　　　　　　　B. 胸膜腔密闭

　　C. 胸膜腔内有少量浆液　　　　　D. 肺内压低于大气压

4. 体内 $CO_2$ 分压最高的部位是　　　　　　　　　　　　　　　　（　　）

　　A. 静脉血　　　　　　　　　　　B. 毛细血管血液

　　C. 组织液　　　　　　　　　　　D. 细胞内液

5. 下列哪种情况使氧解离曲线右移　　　　　　　　　　　　　　　（　　）

　　A. pH 值升高　　　　　　　　　 B. 血液温度降低

　　C. 2.3-DPG 减少　　　　　　　　D. $CO_2$ 分压升高

6. 下列关于肺泡表面活性物质的叙述,错误的是　　　　　　　　　（　　）

　　A. 由肺泡Ⅱ型细胞所分泌　　　　B. 降低肺泡表面张力

　　C. 增多时使肺泡回缩力增加　　　D. 防止肺萎陷,增大肺顺应性

7. 测定肺通气效率较好的指标是　　　　　　　　　　　　　　　　（　　）

　　A. 肺活量　　　　　　　　　　　B. 时间肺活量

　　C. 潮气量　　　　　　　　　　　D. 通气/血流比值

8. 血液中 $H^+$ 浓度升高时,使呼吸运动加强是通过　　　　　　　　（　　）

　　A. 刺激中枢化学感受器　　　　　B. 刺激外周化学感受器

　　C. 刺激心肺感受器　　　　　　　D. 直接刺激呼吸中枢神经元

9. 每分钟吸入肺泡的新鲜空气量是　　　　　　　　　　　　　　　（　　）

　　A. 肺泡通气量　　　　　　　　　B. 功能余气量

　　C. 用力肺活量　　　　　　　　　D. 潮气量

10. 潮气量为600 mL,呼吸频率为15次/min,无效腔气量为150 mL,则肺泡通气量为每分钟 （  ）

A. 9 L                    B. 5 L

C. 24 L                   D. 6.75 L

**三、问答题**

1. 试述正常呼吸过程中,胸膜腔内压和肺内压的周期性变化。

2. 为什么从气体交换的角度,肺通气量相等的浅而快呼吸较深而慢呼吸不利?

3. 什么是肺牵张反射?其基本过程如何?

4. $PCO_2$升高、缺$O_2$和$H^+$对呼吸有何影响?为什么?

# 消化和吸收

## 第一节　消化系统的解剖结构与生理特性

　　人体的消化系统包括口腔、咽、食管、胃、小肠、大肠等消化道及唾液腺、肝脏和胰腺等消化腺。通过这些消化器官对食物的消化和吸收，为人体提供各种营养物质，包括蛋白质、脂肪、糖类、维生素、无机盐和水，以满足机体新陈代谢的需要。

知识点：机械性消化和化学性消化的定义。

　　消化（digestion）是指食物中的大分子营养物质在消化道内被分解为小分子物质的过程，包括机械性消化和化学性消化。通过消化道肌肉的舒缩活动将食物磨碎，并与消化液充分混合，同时将食物不断地向消化道远端推送的过程，称为机械性消化；由消化液中的各种消化酶将食物中的大分子物质分解为可吸收的小分子物质的过程，称为化学性消化。食物经消化后，通过消化道黏膜进入血液和淋巴的过程，称为吸收（absorption）。消化和吸收相辅相成，紧密联系。不被消化和吸收的食物残渣，最后以粪便的形式排出体外。

### 一、消化道平滑肌的生理特性

　　消化道中除口腔、咽、食管上端和肛门外括约肌为骨骼肌外，其余部分均属于平滑肌。这些平滑肌的舒缩活动参与了对食物的机械性消化，也促进了食物的化学性消化和吸收。它们具有肌肉组织的共同特性，但又有自身的特点。

　　1. 一般生理特性　①兴奋性较低，对电刺激较不敏感，但对牵张、温度和化学刺激却非常敏感。②具有自律性，但节律较慢。③收缩缓慢，但具有紧张性，即经常保持微弱的持续收缩状态，以维持胃肠一定的形状和位置。④富有伸展性，能容纳几倍于原容积的食物并保持消化道内的压力基本不变。

　　2. 电生理特性　消化道平滑肌电活动的形式比骨骼肌复杂，包括三种电位变化：静息电位、慢波电位和动作电位。

　　（1）静息电位　消化道平滑肌的静息电位较小且很不稳定，波动较大，幅值为 $-60 \sim -50$ mV，主要由 $K^+$ 的平衡电位形成，但 $Na^+$、$Cl^-$、$Ca^{2+}$ 以及钠泵的活动也参与了静息电位的形成。

　　（2）慢波电位　在静息电位的基础上，消化道平滑肌细胞节律性地产生自发性去极化和复极化的电位波动,由于其频率较慢而被称为慢波电位(slow wave),又称基本电节律(basic electrical rhythm,BER)。其波幅为 10~15 mV,持续数秒,频率因部位不同而异,人的胃的慢波频率为 3 次/min,十二指肠为 12 次/min,回肠末端为 8~9 次/min。慢波起源于消化道的纵行肌和环行肌之间的 Cajal 细胞,产生的离子机制尚未完全清楚,可能与细胞膜上生电性钠泵活动的周期性减弱有关。用毒毛花苷抑制钠泵活动后,胃肠道平滑肌的慢波电位随之消失。

3. 动作电位  当消化道平滑肌的慢波电位去极化达到阈电位时即可爆发一个或多个动作电位。与慢波相比,动作电位的时程很短,10~20 ms,常叠加于慢波之上,也可呈簇出现(2~10 次/s)。其形成主要与大量的 $Ca^{2+}$ 内流有关。动作电位的频率越高,肌肉收缩的幅度和张力也越大(图6-1)。

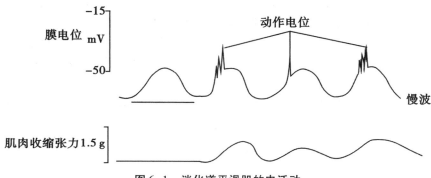

**图6-1  消化道平滑肌的电活动**

上图为细胞内电极记录的基本电节律(慢波电位),在 2~4 个慢波电位期间,出现数目不同的动作电位;下图曲线为肌肉收缩张力,收缩波只出现在动作电位时,动作电位数目越多,收缩幅度也越大。

消化道平滑肌的慢波电位去极化达到阈电位时即可爆发一个或多个动作电位。动作电位的频率越高,肌肉收缩产生的张力也越大。

## 二、消化腺的分泌功能

人体每日各种消化腺分泌的消化液总量达到 6~8 L,其主要由有机物(含消化酶、黏液和抗体)、离子和水组成。大部分消化液的分泌率随食物的变化而改变。消化液的主要功能为:①稀释食物,使其渗透压与血浆渗透压相等,以利于食物的吸收。②提供消化道内适宜的 pH 值,以适应消化酶活性的需要。③将食物中的大分子营养物质分解为易被吸收的小分子物质,以利于吸收。④黏液、抗体和大量液体可以保护消化道黏膜免受物理性和化学性损伤。

消化液的分泌是主动过程,受神经和体液因素的调节。腺细胞膜上存在着多种受体,不同的刺激物与相应的受体结合,可引起细胞内一系列的生化反应,最终导致分泌物的释放。

## 三、胃肠的神经支配及其作用

1. 内在神经系统  内在神经系统又称为壁内神经丛或肠神经系统,由分布在从食管至肛门的管壁内的大量神经元和神经纤维组成的神经网络构成(图6-2)。根据其所在位置又分为两类神经丛:①位于胃肠壁黏膜下层的黏膜下神经丛;②位于环行肌和纵行肌之间的肌间神经丛。这些神经丛内的神经元包括感觉神经元、运动神经元和大量的中间神经元。而神经纤维将胃肠壁的各种感受器和效应器与这些神经元相连,构成一个完整且相对独立的整合系统,可完成局部反射。

2. 外来神经系统　支配消化道的外来神经包括交感神经和副交感神经。

(1)交感神经　支配消化道的交感神经指内脏大、小神经和腹下神经。交感神经节前纤维来自胸腰段脊髓侧角,经过腹腔神经节和肠系膜神经节换元后发出节后纤维分布到胃肠道各部分。节后纤维末梢释放去甲肾上腺素,主要抑制胃肠运动,减少腺体分泌。

(2)副交感神经　支配消化道的副交感神经主要来自迷走神经和盆神经。迷走神经的节前纤维支配横结肠以上的消化道。盆神经支配降结肠及其以下部分。这些节前纤维进入消化道壁后,主要与肌间神经丛和黏膜下神经丛的神经元形成突触,发出节后纤维支配腺细胞、上皮细胞和平滑肌细胞。副交感节后纤维释放的神经递质大部分是ACh,其作用与交感神经相反,能够增强胃肠运动,增加腺体分泌。而少部分副交感节后纤维释放肽类物质,如血管活性肠肽(vasoactive intestinal peptide,VIP)等。

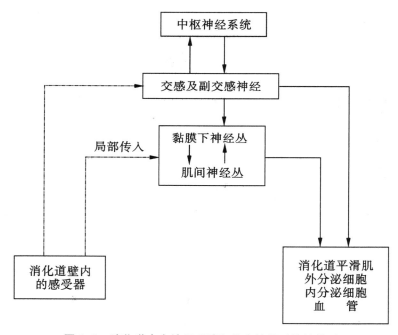

图6-2　消化道内在神经系统和外来神经系统的关系

## 四、胃肠激素

1. APUD细胞及胃肠激素　目前已发现胃肠道黏膜层内分布着四十余种内分泌细胞,其总量超过体内所有内分泌细胞的总和。所以胃肠道不仅是消化器官,也是迄今已知的最大最复杂的内分泌器官。胃肠道内分泌细胞都具有摄取胺的前体物质、进

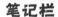

行脱羧产生肽类或活性胺的能力,这些细胞被称为 APUD 细胞(amine precuror uptake and decarboxylation cell)。由这些内分泌细胞合成和释放的激素,统称为胃肠激素(gastrointestinal hormone)。主要的内分泌细胞,其名称、分布和分泌的物质见表6-1。

表6-1　消化道内分泌细胞的种类、分布及分泌物

| 细胞 | 分泌物质 | 细胞分布 |
|---|---|---|
| α 细胞 | 胰高血糖素 | 胰岛 |
| β 细胞 | 胰岛素 | 胰岛 |
| δ 细胞 | 生长抑素 | 胃、小肠、大肠、胰岛 |
| G 细胞 | 促胃液素 | 胃窦、十二指肠 |
| I 细胞 | 缩胆囊素 | 小肠上部 |
| S 细胞 | 促胰液素 | 小肠上部 |

　　2. 胃肠激素的作用　　胃肠激素的生理作用非常广泛,但主要在于调节消化器官的功能,表现为三个方面:

　　(1)调节消化腺分泌和消化道运动　一种激素可对多种胃肠功能进行调节,而一种胃肠功能又受多种胃肠激素的影响。表6-2列举了3个主要胃肠激素的作用。

　　(2)调节其他激素的释放　如抑胃肽能促进胰岛素的释放,生长抑素能抑制胰岛素、促胃液素等的释放。

　　(3)营养作用　某些胃肠激素可促进胃肠道组织的代谢和生长,称为营养作用。如促胃液素能刺激胃黏膜的生长。临床上患有胃泌素瘤的患者胃黏膜增生和肥厚,发现其血清中促胃液素水平很高。而切除胃窦的患者血清促胃液素水平下降,使胃黏膜萎缩。

**知识点:胃肠激素的定义、主要种类和作用。**

　　近年来的研究发现,被认为是胃肠激素的肽类物质,不仅存在于胃肠道,也存在于中枢神经系统内,提示神经系统和消化道之间存在着密切的内在联系。这些在消化道和中枢神经系统双重分布的肽类物质被统称为脑-肠肽(brain-gut peptide)。已知的这些物质有20多种,如促胃液素、缩胆囊素等。

表6-2　三种重要胃肠激素的生理作用

| 胃肠激素 | 主要生理作用 |
|---|---|
| 促胃液素 | 促进胃液、胰液、胆汁和小肠液的分泌,促进胃肠运动、胆囊收缩,促进胃黏膜上皮生长 |
| 缩胆囊素 | 促进胰液尤其是胰酶的分泌,促进胆囊收缩和肠道平滑肌收缩,抑制胃排空 |
| 促胰液素 | 促进胰液尤其是 $HCO_3^-$ 的分泌,促进胆汁和小肠液的分泌,抑制胃酸分泌和胃肠运动 |

笔记栏

# 第二节　口腔内消化

食物的消化过程是从口腔开始的。通过口腔的咀嚼和唾液的湿润,食物被初步消化并便于吞咽。食物在口腔内停留时间短暂,15～20 s,却能引起整个消化系统功能状态的改变。

唾液是由口腔内许多散在分布的小唾液腺和三对大唾液腺(腮腺、颌下腺和舌下腺)分泌的液体。

## 一、唾液的分泌

### (一)唾液的性质、成分和作用

知识点:唾液的作用。

唾液是无色无味近中性(pH 值 6.6～7.1)的低渗液体,每日分泌量可达 1～1.5 L。其中水分约占 99%,无机物包括钠、钾、钙、氯、硫氰酸盐等,有机物主要为黏蛋白,还有免疫球蛋白、氨基酸、尿素、尿酸、唾液淀粉酶和溶菌酶等。

唾液的生理作用包括:①唾液淀粉酶可将淀粉分解为麦芽糖,达到初步消化的目的,这是在口中长时间咀嚼淀粉类食物产生甜感觉的原因。②唾液可以清除口腔中的细菌和食物颗粒,溶菌酶等蛋白水解酶和免疫球蛋白有杀灭细菌和病毒的作用,达到保护和清洁口腔的目的。③湿润和溶解食物,便于吞咽和引起味觉。

### (二)唾液分泌的调节

除睡眠时间外,安静时机体不断分泌少量唾液以湿润口腔,称为基础分泌。唾液分泌的调节完全是神经反射性的,包括非条件反射和条件反射两种。进食时,食物对口腔的机械、化学和温度刺激,通过非条件反射引起唾液分泌。而进食前,食物的颜色、形状、气味、进食环境及和进食有关的语言等都通过条件反射引起唾液分泌。

知识点:交感和副交感神经兴奋引起唾液分泌的区别。

调节唾液分泌的基本中枢在延髓,下丘脑和大脑皮质等存在更高级的调节中枢。条件反射引起的唾液分泌是在大脑皮质的参与下完成的。支配唾液腺的传出神经(面神经和舌咽神经)中的副交感神经纤维为主,其末梢释放为 ACh,作用于 M 受体后,使腺体分泌大量稀薄的唾液。使用 M 受体拮抗剂阿托品后,唾液分泌被明显抑制,产生口渴感觉。传出神经中的交感神经纤维兴奋也能引起唾液分泌增加,其末梢释放为 NE,使腺体分泌少量浓稠的唾液。

## 二、咀嚼与吞咽

1.咀嚼　咀嚼是由各咀嚼肌按一定顺序收缩所组成的复杂的反射动作。口腔通过咀嚼对食物进行机械性消化,所起的作用包括:①将食物切碎、研磨、搅拌,使食物与唾液混合成食团;②使唾液淀粉酶与食物充分接触发挥化学性消化作用;③通过食物对口腔内感受器的刺激,反射性地引起胃、肝脏、胆囊和胰腺等消化器官的活动加强,为食物的进一步消化做好准备。

2.吞咽　吞咽是指食团受舌背推动经咽和食管入胃的过程,需要一系列复杂的反射活动才能完成。吞咽动作可分为三期。

（1）口腔期　指食团由口腔入咽的时期，主要通过大脑皮质控制舌肌的运动来实现，属于随意运动。

（2）咽期　指食团由咽进入食管上端的时期，受脑干网状结构中的吞咽中枢控制，通过一系列快速反射动作，将食团从咽送入食管，属于不随意的反射动作。

（3）食管期　指食团由食管上端经贲门入胃的时期。食管平滑肌按顺序舒缩产生向前推进的蠕动波，食团前的食管呈舒张状态，食团后的食管呈收缩状态，通过挤压将食团推送入胃。

在食管下段近胃的贲门处，有一段长 3 ～ 5 cm 的高压区，其内压比胃内压高 5 ～ 10 mmHg。虽然在解剖上该处并不存在括约肌，但可阻止胃内容物返流入食管，起类似括约肌的作用，称为食管下括约肌。食管下括约肌受迷走神经兴奋性和抑制性纤维的双重支配。当食管壁内的感受器受到食团刺激时，迷走神经的抑制性纤维兴奋，其末梢释放 VIP 和 NO，引起食管下括约肌舒张，便于食团通过；随后，兴奋性纤维发放冲动增多，其末梢释放 ACh，使食管下括约肌收缩，防止胃内容物返流入食管。

知识点：食管下括约肌的生理作用。

# 第三节　胃内消化

胃是消化道中最膨大的部分，成人的胃容量为 1 ～ 2 L，能够暂时储存和初步消化食物。食物入胃后，经过胃的化学性消化和机械性消化后，形成食糜（chyme），然后逐渐被排入十二指肠。

## 一、胃液的分泌

胃黏膜中有三种外分泌腺：①贲门腺：为黏液腺，分布在胃与食管连接处的宽 1 ～ 4 cm 的环状区，分泌碱性黏液；②泌酸腺：分布在胃底的大部和胃体的全部，包括壁细胞、主细胞和颈黏液细胞，分别分泌盐酸、胃蛋白酶原和黏液，壁细胞还分泌内因子；③幽门腺：分布在幽门部，含黏液细胞和 G 细胞，前者分泌黏液等，后者分泌促胃液素（gastrin）。

### （一）胃液的成分和作用

纯净的胃液是一种无色酸性液体，pH 值 0.9 ～ 1.5。正常成人每日分泌量为 1.5 ～ 2.5 L。其主要成分为盐酸、胃蛋白酶原、黏液和内因子，其余为水、$Na^+$、$K^+$、$HCO_3^-$ 等无机物。

知识点：胃液的四种主要成分及作用。

1. 盐酸　胃液中的盐酸（hydrochloric acid，HCl）也称胃酸，包括游离酸和结合酸两种形式，二者在胃液中的总浓度称为胃液的总酸度。正常人空腹时盐酸也有少量分泌，称为基础胃酸分泌，平均为 0 ～ 5 mmol/h，且表现出昼夜节律性，即早晨 5 ～ 11 时分泌率最低，午后 6 时至次晨 1 时分泌率最高。在食物或药物的刺激下，胃酸分泌量大大增加，正常人的盐酸最大排出量可达 20 ～ 25 mmol/h。

盐酸由壁细胞分泌，其过程如图 6-3 所示。胃液中 $H^+$ 的最大浓度可达 150 ～ 170 mmol/L，比血浆中 $H^+$ 浓度高 300 万倍。故壁细胞分泌 $H^+$ 是逆着巨大的浓度梯度进行的主动过程，需要消耗细胞内的大量能量。$H^+$ 的分泌是依靠壁细胞顶端膜上的知识点:盐酸分泌的机制。

质子泵实现的。质子泵位于壁细胞顶端膜内陷形成的分泌小管膜上,是一种转运蛋白,有转运 $H^+$、$K^+$ 和催化 ATP 水解的功能,也称为 $H^+,K^+-ATP$ 酶。

壁细胞分泌的 $H^+$ 来自细胞内水的解离。在顶端膜质子泵的作用下,$H^+$ 从细胞内被转运到分泌小管腔内。壁细胞内丰富的碳酸酐酶催化 $OH^-$ 和从血液进入细胞的 $CO_2$ 结合,生成 $HCO_3^-$。$HCO_3^-$ 通过壁细胞基底侧膜上的 $Cl^- - HCO_3^-$ 逆向交换体被转运出细胞,而转运入细胞的 $Cl^-$ 再经顶端膜上的 $Cl^-$ 通道进入分泌小管腔。这样,在分泌小管腔,$H^+$ 与 $Cl^-$ 结合形成 HCl;$HCO_3^-$ 则经细胞间隙进入血液。因此,餐后大量胃酸分泌的同时有大量的 $HCO_3^-$ 进入血液,使血液的 pH 值升高呈碱性,形成所谓的餐后碱潮。

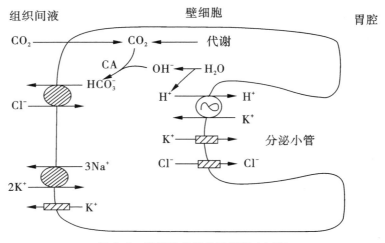

图 6-3  壁细胞分泌盐酸的基本过程

盐酸的主要作用有:①杀灭随食物进入胃内的细菌,维持胃和小肠内的相对无菌状态;②激活胃蛋白酶原为胃蛋白酶,并为胃蛋白酶作用提供适宜的酸性环境;③使食物中的蛋白质变性,有利于蛋白质的分解;④盐酸随食糜进入小肠后,可以引起促胰液素和缩胆囊素的释放,进而促进胰液、胆汁和小肠液的分泌;⑤胃酸造成的酸性环境有利于小肠对 $Ca^{2+}$ 和 $Fe^{2+}$ 的吸收。

2. 胃蛋白酶原(pepsinogen)  由主细胞合成和分泌,不具有活性。被分泌入胃腔后,在 HCl 的作用下,被激活为有活性的胃蛋白酶(pepsin)。激活的胃蛋白酶对胃蛋白酶原也有激活作用,即自身催化。胃蛋白酶能水解食物中的蛋白质,生成胨、胨、少量多肽和氨基酸。胃蛋白酶只有在酸性环境中才能发挥作用,其最适 pH 值为 1.8 ~ 3.5。当 pH 值超过 5.0 时便完全失活。

3. 黏液和碳酸氢盐  胃液中的大量黏液是由胃黏膜表面的上皮细胞、泌酸腺的黏液颈细胞、贲门腺和幽门腺的黏液细胞共同分泌的,其主要成分为糖蛋白。黏液覆盖在胃黏膜的表面,形成一个厚约 500 μm 的保护层,为胃黏膜上皮厚度的 10 ~ 20 倍。它具有润滑作用,可减少粗糙食物对胃黏膜的机械性损伤。胃内 $HCO_3^-$ 主要是由胃黏膜的非泌酸细胞分泌,从黏液层近黏膜细胞侧向胃腔扩散,能与黏液形成黏液-碳酸氢盐屏障(mucus-bicarbonate barrier),对保护胃黏膜有更重要的意义。由于黏液的黏稠度是水的 30 ~ 260 倍,能显著减慢 $H^+$ 等离子在黏液层中的扩散速度。并且 $H^+$ 不断

地与扩散来的 $HCO_3^-$ 相遇发生中和。这样,黏液层形成一个 pH 梯度,即近胃腔侧呈酸性,pH 值约 2.0,而近黏膜侧呈中性,pH 值约 7.0。这种中性 pH 环境使黏膜表面的胃蛋白酶失活而保护胃黏膜不被消化。因此,黏液–碳酸氢盐屏障能有效地防止 $H^+$ 对胃黏膜的侵蚀和胃蛋白酶对胃黏膜的消化(图 6–4)。

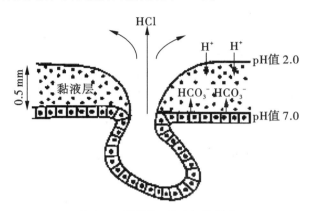

图 6–4　胃黏液–碳酸氢盐屏障

　　黏液覆盖在胃黏膜的表面,形成一个厚约 500 μm 的保护层,$HCO_3^-$ 由胃黏膜的非泌酸细胞分泌,从黏液层近黏膜细胞侧向胃腔扩散,能与黏液形成黏液–碳酸氢盐屏障。由于黏液能显著减慢 $H^+$ 的扩散速度。并且 $H^+$ 不断地与 $HCO_3^-$ 相遇中和。这样,黏液层形成一个 pH 值梯度,即近胃腔侧 pH 值约 2.0,而近黏膜侧 pH 值约 7.0。这种中性 pH 值环境使黏膜表面的胃蛋白酶失活而保护胃黏膜不被消化。

　　4. 内因子(intrinsic factor)　是壁细胞分泌的分子量为 60 kD 的糖蛋白。它有两个活性部位,分别与入胃的维生素 $B_{12}$ 和回肠黏膜上皮上的受体结合,保护维生素 $B_{12}$ 免受小肠内水解酶的破坏而促进维生素 $B_{12}$ 的吸收。当内因子分泌不足时(如萎缩性胃炎),会出现维生素 $B_{12}$ 缺乏,导致巨幼红细胞性贫血。

**(二)消化期胃液分泌的调节机制**

　　胃液分泌受许多因素的影响。空腹(消化间期)时,胃液分泌很少,称为基础胃酸分泌或消化间期胃液分泌。强烈的情绪刺激可使消化期间的胃液分泌明显增加,且为高酸度、高蛋白酶的胃液。进食后,胃液分泌明显增多。一般按消化道感受食物刺激的部位,将消化期的胃液分泌分为头期、胃期和肠期。实际上,这三个时期几乎是同时开始和相互重叠的。

知识点:胃液分泌的调节机制。

　　1. 头期胃液分泌　头期胃液分泌是指食物的颜色、形状、气味、声音以及对食物的咀嚼、吞咽动作,可刺激头部(眼、耳、鼻、口腔、咽、食管等)感受器传入冲动而引起的胃液分泌。用假饲的方法可证明头期胃液分泌的存在。事先给狗手术造一个食管瘘和胃瘘。当狗进食时,食物经过口腔进入食管后,随即从食管瘘流出体外(此过程即为假饲)。食物虽未进入胃内,但此时胃液却从胃瘘流出。

　　此期机制包括条件反射和非条件反射。前者是由食物的颜色、形状、气味、声音等刺激了视、嗅、听等感受器引起的;后者则是当咀嚼和吞咽食物时,刺激了口、咽、食管等处的机械和化学感受器引起的。迷走神经是这些反射的共同传出神经。迷走神经兴奋刺激胃液分泌包括两种机制；一是通过末梢释放 ACh 直接作用于胃黏膜的壁细胞引起胃液分泌；二是刺激胃窦部 G 细胞，释放促胃液素，经过血液循环间接地促进胃液分泌。故头期胃液分泌属于神经-体液性调节。

头期胃液分泌的特点是持续时间长、量大、酸度高和胃蛋白酶的含量高，且与食欲和进食时的精神状态密切相关。

2. 胃期胃液分泌　胃期胃液分泌是指食物入胃后，通过对胃的机械性和化学性刺激，继续引起的胃液分泌。其主要途径为：①扩张刺激胃底、胃体部的感受器，通过迷走-迷走反射和壁内神经丛的短反射，直接或通过促胃液素间接引起胃液分泌。②扩张刺激胃幽门部的感受器，通过壁内神经丛作用于 G 细胞，进而引起促胃液素的释放。③食物的化学成分，主要是蛋白质的消化产物肽和氨基酸，可直接作用于 G 细胞，引起促胃液素的分泌。

胃期胃液分泌的特点是胃液分泌量大，占进食后总分泌量的 60%，酸度和胃蛋白酶的含量也很高。

3. 肠期胃液分泌　肠期胃液分泌是指食物进入十二指肠后引起的胃液分泌。将食糜、肉的提取液和蛋白胨液由瘘管直接注入十二指肠内，可引起胃液分泌的轻度增加；游离的空肠袢受到机械扩张的刺激时，胃液分泌也增加，表明当食物离开胃进入小肠后，还有继续刺激胃液分泌的作用。

此期胃液分泌的机制主要是体液调节。当食物进入小肠后，通过机械性和化学性刺激作用于小肠黏膜，可使其分泌一种或几种胃肠激素，如促胃液素、肠泌酸素等，通过血液循环再作用于胃促进胃液分泌。

肠期胃液分泌的特点是分泌量小，约占进食后总分泌量的 10%，酸度和胃蛋白酶的含量均较低，这可能与食物进入小肠后还能对胃液分泌起抑制作用有关。

**（三）调节胃液分泌的抑制性因素**

进食过程中，胃液分泌受兴奋性因素和抑制性因素的共同调节。在消化期，抑制胃液分泌的因素除精神、情绪因素外，主要还有盐酸、脂肪、高张溶液。

1. 盐酸　当胃内分泌的盐酸过多时，可负反馈抑制胃酸的分泌。当胃窦内 pH 值降到 1.2～1.5 时，胃酸分泌即受到抑制。这是因为盐酸可直接抑制胃窦部的 G 细胞，减少促胃液素的释放。盐酸还可刺激胃黏膜的 D 细胞释放生长抑素，间接地抑制促胃液素和胃液的分泌。另外，盐酸作用于十二指肠黏膜，还可引起促胰液素和球抑胃素释放，通过血液循环抑制胃酸分泌。

2. 脂肪　脂肪及其消化产物可以抑制胃酸分泌，可能是通过刺激小肠黏膜释放肠抑胃素，后者能够抑制胃液分泌和胃运动。肠抑胃素迄今尚未提纯，目前认为它可能不是一个独立的激素，而是几种具有此作用的激素的混合物。

3. 高张溶液　在十二指肠内，高张溶液可刺激小肠内渗透压感受器，通过肠-胃反射抑制胃酸分泌；同时也能刺激小肠黏膜释放几种抑制性激素而抑制胃液分泌。

## 二、胃的运动

胃底和胃体的上 1/3 称为头区，运动较弱，主要功能是储存食物；胃体的下 2/3 和胃窦称为尾区，运动较强，主要功能是磨碎食物，并使食物与胃液充分混合形成食糜，以及将食糜逐步排入十二指肠。

**（一）胃的运动形式**

1. 容受性舒张 咀嚼和吞咽时,食物对咽、食管等处感受器的刺激,可反射性地引起胃头区肌肉的舒张,称为容受性舒张(receptive relaxation)。此时胃容量由空腹时的50 mL增加到1.5 L,可容纳摄入的食物,而胃内压却保持相对稳定不变。胃的容受性舒张是通过迷走-迷走反射实现的,在这个反射中迷走神经的传出纤维属于抑制性纤维,其末梢释放的递质是某种肽类物质。

2. 蠕动 空腹时,胃基本上不出现蠕动。食物入胃后约5 min蠕动即开始。胃的蠕动始于胃的中部,并有节律地向幽门方向推进(图6-5)。蠕动波的频率约每分钟3次,每个蠕动波约需1 min左右到达幽门。蠕动波初起时一般较小,在向幽门方向推进过程中,波幅和波速逐渐增加。当幽门括约肌舒张时,在蠕动波产生的压力下,胃窦内1~2 mL食糜被排入十二指肠;当幽门括约肌收缩时,食糜将被反向推回到近侧胃窦或胃体部。食糜的这种后退有利于食物和胃液的混合,还有利于块状固体食物在胃内进一步被磨碎。所以胃蠕动的生理意义在于磨碎进入胃内的食物,使之与胃液充分混合,并将形成的糊状食糜逐步推入十二指肠。

胃的蠕动受到胃的慢波电位的控制。胃平滑肌的收缩通常发生在慢波电位出现后6~9 s,动作电位出现后1~2 s。胃的慢波电位起源于胃大弯的上部,每分约3次,向幽门方向传播。迷走神经兴奋、促胃液素均可使胃的慢波电位和动作电位频率增加,从而使胃的蠕动频率和强度增加;而交感神经兴奋、促胰液素和抑胃肽等的作用则相反。

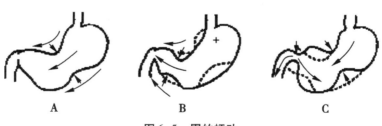

**图6-5　胃的蠕动**

A. 胃的蠕动起始于胃的中部,向幽门方向推进。B. 胃的蠕动将食糜推入十二指肠。C. 胃强有力的收缩波还可将部分食糜反向推回到近侧胃窦或胃体,使食糜在胃内进一步被磨碎。

**（二）胃排空**

食物由胃排入十二指肠的过程称为胃排空(gastic emptying)。一般在食物入胃后5 min即有胃排空。胃排空的速度因食物的物理性状和化学组成的不同而不同。稀的、流体食物比稠的、固体食物排空快;小颗粒食物比大块食物排空快;等渗溶液比非等渗溶液快。三大营养物质中,糖类食物的排空最快,蛋白质类食物次之、脂肪类食物最慢。混合食物的完全排空需要4~6 h。

胃排空的动力是胃运动产生的胃内压力增高,当胃内压超过十二指肠内压,并且胃窦、幽门和十二指肠起始部舒张时,便发生一次胃排空。而胃窦、幽门及十二指肠的收缩是胃排空的阻力。因此,胃排空的速度受胃和十二指肠两方面因素的控制。

1. 胃内因素促进胃排空　进入胃内的食物容积越大越促进胃排空。胃内容物对胃壁的扩张刺激,通过壁内神经丛局部反射和迷走-迷走反射使胃运动增强,加速胃排空。其次,食物的扩张刺激和某些化学成分,主要是蛋白质消化产物,可引起胃窦部黏膜释放促胃液素。后者能增强胃的运动,促进胃排空。

2. 十二指肠内因素抑制胃排空　十二指肠壁上存在着多种化学感受器和机械感受器,可感受食物中的酸、脂肪、渗透压和机械性扩张刺激,反射性地抑制胃运功,导致胃排空减慢,这个反射称为肠-胃反射。一般十二指肠内食糜的 pH 值低于 3.5 ~ 4.0时,该反射即可抑制胃运动,使排空暂停,从而延缓酸性胃内容物进入十二指肠。另外,食糜中的酸或脂肪还可刺激小肠黏膜释放多种胃肠激素,如促胰液素、缩胆囊素和抑胃肽,这些激素通过血液循环到达胃后,抑制胃的运动,延缓胃排空。

随着盐酸在肠道内被中和,食物的消化产物被吸收,对胃运动的抑制因素逐渐消失,胃运动又逐渐增强,胃排空再次发生,食糜再次被推送入十二指肠。如此重复,直到食糜全部从胃排入十二指肠。所以,胃排空是间断进行的。胃内因素和十二指肠内因素互相消长,控制着胃排空的速度,使胃内容物的排空能较好地适应十二指肠内消化和吸收的速度。

# 第四节　小肠内消化

食糜由胃进入十二指肠后,就开始了小肠内的消化。食物在小肠内的停留时间因食物的性质而有所不同,混合性食物在小肠内停留时间一般为 3 ~ 8 h。通过小肠内三种重要的消化液(胰液、胆汁和小肠液)的化学性消化作用以及小肠运动的机械性消化作用,营养物质被分解为可吸收的小分子物质。因此,食物在经过小肠后,消化过程基本完成。未被消化的食物残渣从小肠进入大肠,形成粪便。所以,小肠内的消化是整个消化过程中最重要的阶段。

## 一、胰液的分泌

胰腺是参与食物消化过程的重要器官,是具有外分泌和内分泌双重功能的腺体。胰腺的内分泌物与糖代谢有关,详见内分泌章节。胰腺的外分泌物为胰液,由胰腺的腺泡细胞和小导管细胞分泌,具有很强的消化能力。

### (一)胰液的性质、成分和作用

胰液(pancreatic juice)是一种无色无嗅的碱性液体,pH 值为 7.8 ~ 8.4,其渗透压与血浆的基本相等。正常成人每日分泌的胰液量为 1 ~ 2 L。

胰液中除了含有大量的水分之外,还有无机物和有机物。

知识点:胰液的成分和作用。

1. 无机物　胰液中的无机物主要是碳酸氢盐($HCO_3^-$)和其他多种离子($Cl^-$、$Na^+$、$K^+$、$Ca^{2+}$)。$HCO_3^-$ 由小导管细胞分泌,这也是胰液呈碱性的主要原因。在小导管细胞内,$CO_2$ 和水在碳酸酐酶的催化下,生成 $H_2CO_3$,后者再解离成 $HCO_3^-$ 和 $H^+$。$H^+$ 与血浆中的 $Na^+$ 逆向交换,$HCO_3^-$ 和交换入细胞的 $Na^+$ 从小导管细胞进入管腔,形成碳酸氢盐。当胰液大量分泌时,$HCO_3^-$ 的浓度可高达 140 mmol/L,是血浆中 $HCO_3^-$ 浓度的 5

倍。胰液中 $HCO_3^-$ 的主要作用是中和进入十二指肠的胃酸,使肠黏膜免受强酸的侵蚀;同时为小肠内多种消化酶的活动提供最适 pH 值环境(pH 值 7.0 ~ 8.0)。胰液中无机物含量其次的是 $Cl^-$,其浓度随 $HCO_3^-$ 浓度的变化而变化,两者呈成反变关系。当胰液分泌速度增加时,$HCO_3^-$ 的浓度随之增加,$Cl^-$ 的浓度则下降。而胰液中阳离子的浓度不随分泌速度的改变而改变。

2. 有机物　胰液中的有机物主要是蛋白质,由腺泡细胞分泌的多种消化酶组成,还包括一些抑制因子。

(1)胰淀粉酶　胰淀粉酶作用的最适 pH 值为 6.7 ~ 7.0,能将食物中的淀粉水解成糊精、麦芽糖。

(2)胰脂肪酶　胰脂肪酶作用的最适 pH 值为 7.5 ~ 8.5,能将食物中的三酰甘油分解成脂肪酸、单酰甘油和甘油。此外,胰液中还含有胆固醇酯酶和磷脂酶 A,能够分别水解胆固醇酯和卵磷脂。

(3)胰蛋白酶和糜蛋白酶　这两种酶均以无活性的酶原形式存在于胰液中。肠液中的肠激酶能够激活胰蛋白酶原,使后者激活成为具有活性的胰蛋白酶。此外,胃酸和组织液等也能激活胰蛋白酶原。糜蛋白酶原在激活的胰蛋白酶的作用下,可转化成有活性的糜蛋白酶。胰蛋白酶和糜蛋白酶作用相似,都能使蛋白质分解为胨和脒。当两者共同作用于蛋白质时,能使蛋白质分解为小分子的多肽和氨基酸。

正常情况下,胰液中的蛋白水解酶并不消化胰腺本身。一方面是因为这些酶类以酶原的形式分泌,另一方面是因为腺泡细胞同时分泌胰蛋白酶抑制物,后者使胰蛋白酶不具有活性。急性胰腺炎时,胰腺内大量胰液淤积,胰蛋白酶抑制物的功能被破坏,胰蛋白酶原被迅速激活,并大量激活其他蛋白水解酶,使这些蛋白酶对胰腺自身进行消化,短期内引起胰腺炎症和坏死,甚至危及生命。

除此以外,胰液中还有羧基肽酶、DNA 酶和 RNA 酶,能够分别水解多肽、DNA 和 RNA。由于胰液中含有水解糖、脂肪和蛋白质三种主要营养物质的消化酶,因而是一种消化力最强和消化功能最全面的消化液。当胰液分泌障碍时,即使其他消化液的分泌正常,也会严重影响食物消化,尤其是脂肪和蛋白质的消化吸收,糖类一般不受影响。

**(二)胰液分泌的调节**

非消化期内胰液几乎不分泌或者很少分泌。进食后胰液开始分泌。故食物是刺激胰液分泌的自然因素。胰液的分泌受神经和体液调节双重控制,但以体液调节为主。

知识点:胰液分泌的调节机制,尤其是体液调节。

1. 神经调节　食物的颜色、形状、气味、声音,以及食物对消化道的刺激,均可通过条件和非条件反射引起胰液分泌。迷走神经是反射的传出神经。切断迷走神经,或注射阿托品阻断迷走神经的作用,都可显著减少胰液分泌。迷走神经通过其末梢释放 ACh 直接作用于胰腺,也可通过促胃液素的释放,间接引起胰液分泌。迷走神经主要作用于腺泡细胞,故其兴奋后引起胰液分泌的特点是水和碳酸氢盐含量很少,而酶的含量却很丰富。

内脏大神经对胰液分泌的影响不大,因为其中的胆碱能纤维可增加胰液分泌,但肾上腺素能纤维则因使胰腺血管收缩,对胰液分泌产生了抑制作用。

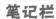

2.体液调节　调节胰液分泌的体液因素主要有促胰液素和缩胆囊素两种。

（1）促胰液素　食糜进入小肠后,其中的盐酸可刺激小肠黏膜 S 细胞释放促胰液素(secretin)。盐酸是刺激促胰液素释放的最强因素,其次是蛋白质分解产物和脂酸钠。促胰液素通过血液循环作用于胰腺小导管细胞,引起水和碳酸氢盐的大量分泌,使胰液的分泌量明显增加,而酶的含量却很低,这样可保护小肠黏膜免受强酸的侵蚀,并为胰酶提供最适宜的 pH 值环境。

（2）缩胆囊素　缩胆囊素(cholecystokinin,CCK,也称促胰酶素)是由小肠黏膜 I 细胞释放的一种含 33 个氨基酸残基的肽类激素。引起 CCK 释放的最有效刺激是蛋白质分解产物,其次是脂酸钠、盐酸和脂肪,糖类没有刺激作用。CCK 通过血液循环作用于胰腺腺泡细胞,使胰酶大量分泌,而水和碳酸氢盐的分泌较少。其另一重要作用是促进胆囊强烈收缩以排出胆汁。

影响胰液分泌的体液因素还有胃窦分泌的促胃液素、小肠分泌的血管活性肠肽等,它们的作用分别与 CCK 和促胰液素相似。

促胰液素和 CCK 之间具有协同作用,即两者可以相互加强作用。CCK 可加强促胰液素对胰腺导管的作用,促胰液素也可加强 CCK 对胰腺腺泡的作用。此外,迷走神经也能加强促胰液素的作用。阻断迷走神经后,促胰液素引起的胰液分泌量明显减少。总之,胃肠激素之间,以及激素与神经之间的相互作用对于进食后胰液的大量分泌具有重要的意义。

## 二、胆汁的分泌

胆汁(bile)是由肝细胞产生和分泌的。非消化期,胆汁生成后主要储存在胆囊内。进食后,食物和消化液刺激胆囊收缩,将胆汁排入十二指肠,参与小肠内食物的消化过程。

### （一）胆汁的性质、成分和作用

1.性质　胆汁是一种有色味苦的液体。直接从肝细胞分泌的胆汁称为肝胆汁,呈金黄色透明清亮,为弱碱性,pH 值 7.4。而储存在胆囊内被浓缩并由胆囊排出的胆汁称为胆囊胆汁,呈深棕色,为弱酸性,pH 值 6.8。正常成人每日分泌胆汁 800～1 000 mL。

知识点:胆汁的成分和作用。

2.成分　除水分外,胆汁中还包括 $Na^+$、$K^+$、$Ca^{2+}$、$HCO_3^-$ 等无机物以及胆盐、胆色素、卵磷脂、胆固醇等有机物。胆汁是唯一一种不含消化酶的消化液。胆盐主要是肝细胞合成的胆汁酸和甘氨酸或牛磺酸结合形成的钠盐,是胆汁中最重要的成分。胆色素是血红素的分解产物,其种类和浓度决定了胆汁的颜色。胆固醇是肝脏脂肪代谢的产物,卵磷脂是胆固醇的有效溶剂。正常情况下,胆汁中的胆固醇和卵磷脂的适当比例是维持胆固醇处于溶解状态的必要条件。当胆固醇分泌过多,或卵磷脂合成减少时,胆固醇就容易从胆汁中析出而形成结晶沉积在胆管或胆囊内,这是胆结石形成的原因之一。

3.作用　胆汁主要参与了脂肪的消化和吸收。主要作用包括:

（1）促进脂肪的消化　胆汁中的胆盐、胆固醇和卵磷脂等都可作为乳化剂来减低脂肪的表面张力,使脂肪乳化成微滴分散在肠腔的水性环境中。所以可增加脂肪与胰脂肪酶的接触面积,促进脂肪的分解。

(2)促进脂肪和脂溶性维生素的吸收　小肠绒毛表面覆盖着一层不流动水层,即静水层。脂肪分解产物很难穿过静水层到达肠黏膜表面被吸收。胆盐与卵磷脂都是双嗜性分子,可聚集形成圆筒形的微胶粒,其疏水端基团朝向内部,亲水端基团朝外与水接触。脂肪酸、单酰甘油等脂肪分解产物可掺入微胶粒中,形成水溶性的混合微胶粒。而后者很容易穿过静水层到达肠黏膜表面,从而促进小肠上皮细胞对它们的吸收。胆盐的这一作用,也有利于小肠吸收脂溶性维生素 A、D、E、K。

(3)中和作用　胆汁进入十二指肠后可中和部分胃酸,并提供多种消化酶发挥作用所需的弱碱性环境。

(4)促进胆汁合成和分泌　进入小肠的胆盐绝大部分(90%以上)在小肠内(主要为回肠末端)吸收入血,经门静脉回到肝脏再形成胆汁,这一过程称为胆盐的肠肝循环。返回到肝脏的胆盐有刺激肝细胞合成和分泌胆汁的作用,称为胆盐的利胆作用。

**(二)胆汁分泌和排出的调节**

食物是刺激胆汁分泌和排出的自然因素,其中高蛋白食物作用最强,高脂肪或混合食物次之,而糖类食物的作用最弱。胆汁的分泌和排出受神经和体液因素的双重调节,但以体液调节为主。

1.神经调节　食物或进食动作可通过条件和非条件反射引起胆汁分泌的少量增加,胆囊收缩轻度增强。迷走神经是反射的传出神经,它可直接作用于肝细胞和胆囊,促进胆汁分泌和胆囊收缩,也可通过引起促胃液素释放而间接引起胆汁的分泌和排放。

2.体液调节　多种体液因素参与了调节胆汁的分泌和排出。

(1)CCK　CCK是引起胆囊收缩作用最强的胃肠激素,能促进胆囊平滑肌收缩和壶腹括约肌舒张,有利于胆囊胆汁的排出。此外,CCK也有较弱的刺激胆汁分泌的作用。

(2)促胃液素　促胃液素通过血液循环引起肝胆汁的分泌,但作用较弱;也可先引起胃酸分泌,然后通过胃酸作用于十二指肠黏膜,使后者释放促胰液素进而促进胆汁分泌。

(3)促胰液素　促胰液素主要刺激胆管上皮细胞分泌 $H_2O$ 和 $HCO_3^-$,而刺激肝细胞分泌胆盐的作用并不显著。

(4)胆盐　胆盐有很强的刺激肝细胞分泌胆汁的功能,但无明显的收缩胆囊的作用。胆盐每循环一次约损失5%,每次进餐后可进行2~3次肠肝循环。

## 三、小肠液的分泌

小肠液是由十二指肠腺和小肠腺分泌的。十二指肠腺位于十二指肠黏膜下层,分泌富含黏蛋白和黏稠度很高的碱性十二指肠液,这种液体可起润滑作用,并保护十二指肠黏膜免受消化液的侵蚀;小肠腺位于全部小肠的黏膜层内,其分泌液构成了小肠液的主要部分。

1.小肠液的性质、成分和作用　小肠液是一种弱碱性液体,pH 值约 7.6,渗透压和血浆的相等。小肠液是分泌量最多的一种消化液,其分泌量变化范围很大,成人每日分泌量约1～3 L。大量的小肠液可以稀释肠腔内的消化产物,使其渗透压下降,有利于吸收。

小肠液除了水分之外,还包括无机物,主要有 $Na^+$、$K^+$、$Ca^{2+}$、$Cl^-$ 等,以及有机物,有黏蛋白、IgA 和肠激酶等。其中 IgA 是从肠上皮细胞分泌入肠腔的,可使小肠免受有害抗原物质的损害。而目前认为,真正由小肠腺分泌的酶只有肠激酶一种。肠激酶能使胰蛋白酶原激活成为具有活性的胰蛋白酶,有利于蛋白质的消化。营养物质被吸收入小肠上皮细胞后,细胞内多种消化酶,如肽酶、蔗糖酶、麦芽糖酶可将这些寡肽、双糖进一步分解为氨基酸和单糖,从而参与了营养物质的消化。

**知识点:肠激酶的作用。**

2. 小肠液分泌的调节　小肠液的分泌是经常性的,不同条件下其分泌量变化很大。对小肠分泌的调节中,以肠神经丛的局部反射最为重要。食糜对小肠黏膜局部的机械性和化学性刺激均可导致小肠液的分泌增加。刺激迷走神经可引起十二指肠腺分泌增加。此外,胃肠激素如促胃液素、促胰液素、缩胆囊素和血管活性肠肽等都有刺激小肠分泌的作用。

## 四、小肠的运动

小肠运动对食物的消化和吸收有重要作用.其主要功能是进一步研磨、搅拌和混合食糜,推送食糜向大肠方向移动,并促进营养物质的消化吸收。

**知识点:小肠的主要运动形式和作用。**

1. 小肠的运动形式　小肠的运动是由外层较薄的纵行肌和内层较厚的环行肌共同完成的,其运动形式包括紧张性收缩、分节运动和蠕动以及周期性移行性复合运动。

(1)紧张性收缩　小肠平滑肌的紧张性收缩是进行其他运动形式的基础,也是维持小肠基本形状和位置的基础。小肠紧张性减弱时,肠腔扩张,肠内容物的混合和运送速度减慢;而当小肠紧张性增强时,肠内容物的混合和运送速度加快。

(2)分节运动　小肠的分节运动是一种以环行肌为主的节律性舒缩交替的运动。食糜对肠壁的牵张刺激使一定间隔的环行肌在多点同时收缩和舒张,把食糜分割成许多节段;之后,收缩与舒张交替,原收缩处开始舒张,而原舒张处开始收缩,使原来的食糜节段分为两半,而相邻的两半又混合成一个新的节段。如此反复,食糜不断地分开又不断地混合(图6-6)。分节运动的主要作用在于使食糜与消化液充分混合,便于消化酶对食物的化学性消化;同时使食糜与肠壁紧密接触,并不断地挤压肠壁促进血液和淋巴的回流,便于消化分解产物的吸收;另外,分节运动存在频率梯度,十二指肠约为 11 次/min,回肠末端为 8 次/min,对食糜有一定的推进作用。

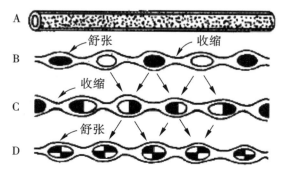

**图6-6　小肠的分节运动**
A.肠管表面观　B、C、D.肠管切面观
表示不同阶段的食糜节段分割和合拢的情况。

(3)蠕动 小肠的蠕动可发生在小肠的任何部位,其速度为 0.5~2.0 cm/s,是一种环形肌和纵形肌相互协调收缩的连续性推进运动,近端速度大于远端。小肠蠕动波很弱,通常传播数厘米后即消失,使食糜在小肠内的推进速度只有 1 cm/min。蠕动的作用在于使经过分节运动的食糜向前推进一段距离后,在新肠段处再开始分节运动。小肠还有一种传播很快很远的蠕动,称为蠕动冲(2~25 cm/s),它可迅速把食糜从小肠始端推送末端,甚至到大肠。小肠蠕动时,肠内容物被推动而产生一种声音,称为肠鸣音。肠蠕动亢进时,肠鸣音增强;肠麻痹时,肠鸣音减弱或消失。

消化间期或禁食期,小肠平滑肌的电活动和收缩活动呈周期性变化,即移行性复合运动。其起源于胃,每 60~90 min 发生一次,随传播距离的增加其速度逐渐减慢。其意义可能在于将肠内容物,包括上次进餐后遗留的食物残渣、脱落的细胞碎片和细菌等清除干净;阻止结肠内的细菌在消化间期逆向迁入回肠;使小肠平滑肌在消化间期或禁食期保持良好的功能状态。

2.小肠运动的调节 小肠的运动主要受内在神经丛的调节。食糜对肠黏膜的机械性和化学性刺激,通过内在神经丛的局部反射使运动加强。另外,迷走神经兴奋能增强肠蠕动,而交感神经兴奋则产生抑制作用。

多种体液因素也可调节小肠的运动。促胃液素、CCK 和 5-羟色胺等能增强小肠蠕动,而促胰液素、肾上腺素和生长抑素等则可抑制小肠蠕动。

3.回盲括约肌的功能 回盲括约肌是位于回肠末端和盲肠交界处的环行肌,其显著加厚,起括约肌作用。其在平时保持轻度收缩状态,可是防止回肠内容物向大肠过快排放,延长食糜在小肠内的停留时间,有利于营养物质的消化吸收;此外,回盲括约肌的活瓣样作用还可阻止大肠内食物残渣返流入小肠。当蠕动波到达进回盲括约肌处,括约肌舒张,将少量肠内容物推入大肠。

# 第五节　大肠内消化

人类的大肠没有重要的消化活动,其主要功能是吸收水分、无机盐及大肠内细菌合成的维生素 B 和 K 等物质,并储存食物残渣形成粪便。

## 一、大肠液的分泌

大肠液由大肠黏膜表面的柱状上皮细胞和杯状细胞分泌,是一种呈碱性黏稠液体,pH 值 8.3~8.4,富含黏液和 $HCO_3^-$。其主要作用是保护肠黏膜和润滑粪便。大肠液中也含有少量二肽酶和淀粉酶,但对食物的分解作用不大。大肠液的分泌主要由食物残渣对肠壁的机械性刺激引起。

## 二、大肠的运动和排便

与小肠相比,大肠的蠕动少而慢,且对刺激的反应比较迟缓。

1.大肠的运动形式

(1)袋状往返运动 袋状往返运动由环行肌无规律地收缩引起,在空腹时多见。

该运动使结肠袋中的内容物向两个相反方向作短距离往返位移,但并不向前推进。其作用是使肠内容物能与肠黏膜充分接触,有利于水的吸收。

（2）分节推进运动 分节推进运动是指环形肌通过有规律的收缩将一个结肠袋的内容物向前推进的运动,其作用是缓慢地将肠内粪便推向远处。进食后这种运动增多。

（3）多袋推进运动 如果一段结肠同时发生多个结肠袋的收缩,使其内容物向更远处推移,这种运动称为多袋推进运动。它较分节推进运动推进的距离更远。

（4）蠕动 大肠的蠕动类似于小肠,蠕动波以较慢的速度（1～2 cm/min）把肠腔内容物向前推进。大肠还有一种进行很快且推进很远的蠕动,可将横结肠内容物推送至降结肠或乙状结肠,称为集团蠕动。这种运动常见于进食后,最常发生在早餐后一小时内。阿片类药物和抗酸药等可降低结肠集团蠕动的频率,使用后易产生便秘。

2.排便 食物残渣在大肠内停留十余小时,在这个过程中,其中的一部分水分被大肠黏膜吸收;剩余的经过大肠内细菌的发酵和腐败以及黏液的黏结作用后形成粪便。粪便中除食物残渣外,还包括脱落的肠上皮细胞、大量的细菌和机体的代谢废物（如肝排出的胆色素衍生物）等。

知识点:排便的神经机制。

正常人的直肠内没有粪便。当大肠的集团蠕动将粪便推入直肠时,粪便可刺激直肠壁内的感受器,冲动沿盆神经和腹下神经传至脊髓腰骶段的初级排便中枢,同时上传到大脑皮质引起便意。如果条件许可,大脑皮质发出下行冲动到脊髓初级排便中枢,冲动沿盆神经传出,使降结肠、乙状结肠和直肠收缩,肛门内括约肌舒张。同时阴部神经冲动传出减少,使肛门外括约肌舒张,于是粪便被排出体外。

正常人的直肠对粪便的机械刺激具有一定的阈值,当达到此阈值时即可产生便意。如果条件不许可,大脑皮质发出抑制性冲动;同时阴部神经兴奋,肛门外括约肌仍保持收缩,排便反射便消失。如果大脑皮质经常发出抑制性冲动,就会使直肠对粪便的压力刺激失去正常的敏感性,即阈值升高,造成粪便在大肠内停留过久,使水分吸收过多而变得干硬,引起排便困难,从而造成习惯性便秘。

# 第六节　吸收

## （一）吸收的部位

营养物质的吸收为机体提供了能量,有极其重要的生理意义。消化道的不同部位吸收能力和吸收速度是不同的（图6-7）。在口腔和食管内,食物一般不被吸收。胃对食物的吸收功能很弱,仅能吸收少量水和乙醇。小肠是吸收的主要部位,糖、脂肪、蛋白质的消化产物、水、无机盐和维生素大部分在十二指肠和空肠被吸收,回肠可以主动吸收胆盐和维生素 $B_{12}$。大肠主要吸收水分和盐类,一般可吸收进入其内的 80% 的水和 90% 的 $Na^+$ 和 $Cl^-$。

知识点:小肠是主要吸收部位的原因。

小肠之所以是营养物质的主要吸收部位,主要原因包括:①小肠吸收面积巨大:正常成人的小肠长 4～5 m。其黏膜具有许多环形皱襞,并拥有大量绒毛,绒毛外边的一层柱状上皮细胞顶端又形成许多微绒毛,最终使小肠的吸收面积比同样长的直筒面积增加约 600 倍,达到 200 $m^2$ 左右（图6-8）。②小肠绒毛内有丰富的毛细血管、毛细淋巴管和平滑肌,进食引起绒毛节律性的摆动和平滑肌纤维的舒缩运动,加速绒毛内血液和淋巴流动,有利于吸收。③食物在小肠内已被消化成小分子物质,为吸收提供了条件。④食物在小肠内的停留时间长,一般为 3~8 h,能够被充分的吸收。

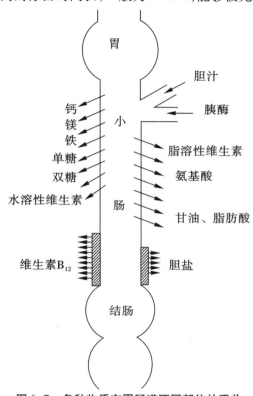

图 6-7　各种物质在胃肠道不同部位的吸收

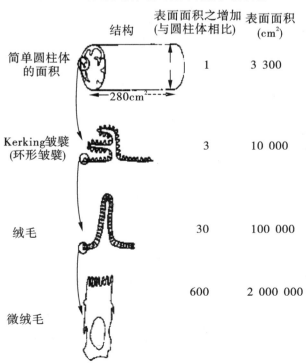

| 结构 | 表面面积之增加<br>(与圆柱体相比) | 表面面积<br>(cm²) |
|---|---|---|
| 简单圆柱体<br>的面积 | 1 | 3 300 |
| Kerking皱襞<br>(环形皱襞) | 3 | 10 000 |
| 绒毛 | 30 | 100 000 |
| 微绒毛 | 600 | 2 000 000 |

图 6-8　小肠皱襞、绒毛和微绒毛

营养物质和水可经跨细胞途径和旁细胞途径两种方式进入血液或淋巴（图6-9）。跨细胞途径指通过绒毛柱状上皮的腔面膜进入细胞,再经基底膜进入血液或淋巴。旁细胞途径指通过细胞间的紧密连接进入细胞间隙,然后再进入血液或淋巴。营养物质通过质膜的机制包括被动转运、主动转运和胞饮等,详见物质的跨膜转运章节。

营养物质和水可经跨细胞途径和旁细胞途径两种方式进入血液或淋巴。跨细胞途径指通过绒毛柱状上皮的腔面膜进入细胞,再经基底膜进入血液或淋巴。旁细胞途径指通过细胞间的紧密连接进入细胞间隙,然后再进入血液或淋巴。

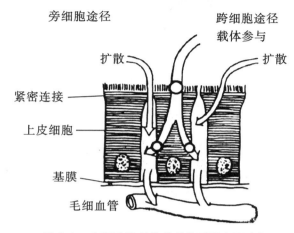

图6-9 小肠黏膜吸收营养物质的主要途径

### （二）小肠内主要营养物质的吸收

小肠的吸收能力很强,且具有很大的储备力。在小肠中被吸收的物质不仅包括从口腔摄入的食物,还包括各种消化腺分泌入消化道内的水、无机盐和有机物。例如,正常人每日饮水量和各种消化腺分泌的消化液中的水分可达 8 ~ 10 L,而每日由粪便中排出的水分只有 150 mL 左右。急性呕吐和腹泻时,机体短时间内丢失大量液体造成严重脱水,会引起内环境稳态的紊乱。每日小肠还吸收几百克糖,100 g 以上的脂肪,50 ~ 100 g 氨基酸和 50 ~ 100 g 离子等。

1. 水的吸收  大部分水在小肠上段即被吸收。水是随着溶质分子的吸收而被动吸收的,各种溶质,尤其是 NaCl 的主动吸收产生的渗透压梯度是水吸收的主要动力。细胞之间的紧密连接和细胞膜对水的通透性都很大,故推动水被动吸收的渗透压只有 3 ~ 5 mOsm/L。

2. 无机盐的吸收  单价碱性盐类如钠、钾、铵盐的吸收很快,多价碱性盐类的吸收很慢。能与钙结合形成沉淀的盐,如硫酸盐、磷酸盐、草酸盐等,则不能被吸收。

（1）钠的吸收  成人每日摄入 5 ~ 8 g 的钠,消化液中可分泌 20 ~ 30 g 的钠。肠内容物中 95% ~ 99% 的钠都能被吸收,为 25 ~ 35 g。$Na^+$ 吸收为主动过程。$Na^+$ 在肠黏膜上皮细胞的腔面膜通过易化扩散方式与其他物质同向转运入细胞内,然后在细胞的基底膜上通过钠泵被主动转运至细胞外液,再进入血液。

（2）铁的吸收  成人每日吸收的铁约为 1 mg,仅为每日膳食中含铁量的 1/10。铁主要在十二指肠和空肠吸收,属于主动过程。小肠对铁的吸收和机体对铁的需要量有关。人体缺铁时,小肠吸收铁的能力增强。食物中的铁绝大部分是三价的高铁形式,不易被吸收,需被还原为亚铁后才能被吸收。维生素 C 能将高铁还原为亚铁而促进铁的吸收。胃酸能使铁溶解而促进铁的吸收,故胃大部切除的患者因胃酸缺乏可伴发缺铁性贫血。

(3)钙的吸收 十二指肠是钙的主要吸收部位。食物中的钙仅有一小部分被吸收,且只有在水溶液状态下(如氯化钙、葡萄糖酸钙溶液)才能被吸收,大部分随粪便排出体外。钙的吸收主要是通过主动转运完成。影响钙吸收的因素主要是有:①机体对钙的需求,儿童、孕妇和哺乳期妇女因对钙的需要量增多导致钙的吸收增多。②活性维生素 D 能促进小肠对钙的吸收。③肠腔呈酸性时钙呈离子状态,易被吸收。④胆汁酸、脂肪食物对钙的吸收有促进作用。⑤磷酸盐与钙形成不溶性的磷酸钙而减少钙的吸收。

(4)负离子的吸收:在小肠内吸收的负离子主要是 $Cl^-$ 和 $HCO_3^-$。由钠泵产生的电位差可促进负离子由肠腔向细胞内移动。但也有证据表明,负离子也可独立地跨膜移动。

3. 糖的吸收 只有单糖才能被小肠上皮细胞吸收,葡萄糖和半乳糖的吸收最快,果糖次之。单糖的吸收以继发性主动转运方式进行,详见物质的跨膜转运章节。进入细胞的单糖以经载体易化扩散的方式跨过基底膜进入组织间液。钠和钠泵对葡萄糖的吸收是必需的,钠泵的抑制剂毒毛花苷能抑制葡萄糖的吸收。

4. 蛋白质的吸收 蛋白质经消化分解为氨基酸后,可以全部被小肠吸收。氨基酸的吸收机制和葡萄糖相似,也是通过继发性主动转运的方式进入小肠上皮细胞内,然后再以经载体易化扩散的方式跨过基底膜进入组织间液。小肠黏膜上皮细胞的刷状缘上还存在有二肽和三肽的转运系统,许多二肽和三肽也可完整地被小肠上皮细胞吸收,而且肽的吸收效率可能比氨基酸更高。此外,有少量的蛋白质可以被小肠上皮细胞吸收入血液,但却作为抗原而引起过敏反应。

知识点:糖、蛋白质和脂肪的吸收机制。

5. 脂肪的吸收 在小肠内,三酰甘油被胰脂肪酶水解为甘油、脂肪酸和单酰甘油。由于长链脂肪酸和单酰甘油是非水溶性的,故不能直接进入血液,而是通过淋巴途径被吸收。长链脂肪酸、单酰甘油、胆固醇等很快与胆汁中的胆盐形成混合微胶粒,然后通过小肠绒毛表面的静水层到达微绒毛,再逐渐从混合微胶粒中释放出来,通过上皮细胞的脂质膜而进入黏膜细胞。而胆盐一部分留在肠腔内被再利用,另一部分在回肠被吸收入血。进入上皮细胞内的长链脂肪酸和单酰甘油,在细胞内大部分重新合成为三酰甘油,并与细胞生成的载脂蛋白结合成乳糜微粒。乳糜微粒形成后即进入高尔基复合体中被包裹成囊泡。囊泡经出胞方式释放乳糜微粒进入细胞间隙,再扩散入淋巴(图6-10)。中、短链三酰甘油水解产生的脂肪酸和单酰甘油,由于是水溶性的,可在十二指肠和空肠直接进入血液。由于食物中的长链脂肪酸很多,故脂肪的吸收途径以淋巴为主。

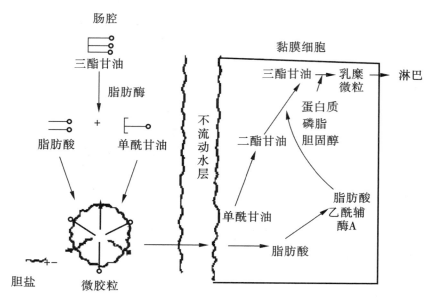

图 6-10　脂肪在小肠内消化吸收的过程

在小肠内,三酰甘油被胰脂肪酶水解,其产物中的长链脂肪酸、单酰甘油、胆固醇等很快与胆汁中的胆盐形成混合微胶粒,然后通过小肠绒毛表面的静水层到达微绒毛,再被释放出来后进入黏膜上皮细胞。细胞内的长链脂肪酸和单酰甘油,在细胞内重新合成三酰甘油,进而形成乳糜微粒。乳糜微粒经出胞方式再入淋巴吸收。

6.胆固醇的吸收　食物中的胆固醇部分是酯化的,而只有游离形式的胆固醇才能被吸收。消化液中的胆固醇酯酶把酯化胆固醇水解为游离形式,后者通过形成混合微胶粒在小肠上部被吸收。被吸收的胆固醇大部分在小肠黏膜上皮细胞中又重新酯化,生成胆固醇酯,经淋巴进入血液循环。

胆固醇的吸收受多种因素影响。食物中胆固醇含量越高,其吸收也越多。食物中的脂肪和脂肪酸能提高胆固醇的吸收。胆盐可与胆固醇形成混合微胶从而有助于胆固醇的吸收,食物中不能被利用的纤维素、果胶等容易与胆盐结合形成复合物,从而妨碍微胶粒的形成,使胆固醇的吸收降低。

7.维生素的吸收　维生素包括水溶性和脂溶性两种。绝大部分维生素在小肠上段被吸收,主要依赖 $Na^+$ 的同向转运体,与葡萄糖的吸收机制相似。维生素 $B_{12}$ 必须在胃内和内因子结合后,才能在回肠被吸收。而脂溶性维生素(维生素 A、D、E、K)的吸收与脂肪消化产物相同。

8.便秘　便秘是因为粪便在大肠中推进速度较慢造成其在大肠内停留过久,使水分吸收过多而变得干硬,临床表现为便意少,排便次数也少,排便不畅,排便艰难、费力和大便干结,排便不净感。

便秘可以影响各年龄段的人,且发病率很高。女性多于男性,老年多于青壮年。便秘分为器质性便秘和功能性便秘两种。前者常由于肠道内肿瘤、炎症等引起的肠梗阻造成。后者多由于不规律的排便习惯造成,即有便意时不排便。此时大脑皮质经常发出抑制性冲动抑制正常的排便反射,使直肠内感受器对粪便的压力刺激失去正常的敏感性,即感受器兴奋阈值升高,造成粪便在大肠内停留时间过长导致粪便内水分吸收过多而变得干硬,引起排便困难。

新生儿很少发生便秘,因为新生儿一有便意就立即排便。但如果一个儿童或成人经常在有便意时控制排便,即抑制正常的排便反射,就会导致便秘。临床上观察到当一个人经常在排便反射出现时因条件不允许而不排便,或者经常滥用泻药去替代自然的排便功能,排便反射就会越来越弱,结肠的紧张性也会降低。所以一个人在年幼时就养成规律的排便习惯,即总在上午早餐后排便,这时胃十二指肠反射会引起大肠的集团运动引起排便。幼年的这种良好习惯可以很好地预防成年甚至到老年后的便秘的发生。

(郑州大学 张桂红)

### 学习思考与能力提升

**一、名词解释**

1. 消化 2. 吸收 3. 内因子 4. 容受性舒张 5. 分节运动 6. 蠕动

**二、单项选择题**

1. 关于胃液分泌的描述错误的是 （ ）

   A. 壁细胞分泌盐酸        B. 主细胞分泌胃蛋白酶原

   C. 黏液细胞分泌糖蛋白     D. 幽门腺分泌糖蛋白

2. 对于保护胃黏膜具有重要作用的物质基础是 （ ）

   A. 胃蛋白酶原         B. 黏液-碳酸氢盐屏障

   C. 内因子               D. 无机离子

3. 下列哪一项不是小肠的运动形式 （ ）

   A. 紧张性收缩         B. 分节运动

   C. 蠕动                D. 容受性舒张

4. 在所有消化液中最重要的是 （ ）

   A. 胃液               B. 胆汁

   C. 胰液               D. 小肠液

5. 下列哪种消化液对食物的消化和吸收有促进作用,但不含有消化酶 （ ）

   A. 胃液               B. 胆汁

   C. 胰液               D. 小肠液

6. 胆汁中参与消化作用的主要成分是 （ ）

   A. 胆盐               B. 胆色素

   C. 胆固醇            D. 卵磷脂

7. 营养物质被吸收的主要部位是 （ ）

   A. 胃液               B. 十二指肠

   C. 空肠和回肠        D. 大肠

8. 激活糜蛋白酶原的主要物质是 （ ）

   A. 盐酸               B. 肠激酶

   C. 胰蛋白酶         D. 糜蛋白酶自身

9. 吸收胆盐和维生素 $B_{12}$ 的部位是 （ ）

A. 空肠          B. 十二指肠

C. 回肠          D. 结肠上段

10. 钙和铁的吸收主要在                                          （    ）

A. 胃               B. 十二指肠和空肠

C. 回肠          D. 大肠

11. 以下哪一项不是促胃液素的主要生理功能                  （    ）

A. 促进胃酸分泌          B. 刺激消化道黏膜生长

C. 促进胃肠运动          D. 抑制食管–胃括约肌

### 三、问答题

1. 简述胃液的成分及其作用。

2. 简述胰液的成分及其作用。

3. 胃大部分切除的患者，可能会出现贫血症状，为什么？

4. 从消化道补铁时为什么要同时服用维生素 C 或者稀盐酸？

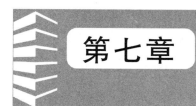

# 能量代谢与体温

## 第一节　能量代谢

　　人体的各项生命活动需要能量(energy)的驱动。糖、蛋白质和脂肪等营养物质在体内通过分解代谢和合成代谢不仅为人体提供营养物质来构筑机体的组成成分或更新衰老的组织,更为人体的各项生命活动提供能量。人体中用来维持体温的热能、体内物质渗透的渗透能、肌肉收缩的机械能、神经传导兴奋的电能等等,这些生理活动所需要的能量都是通过机体不断进行物质交换,并通过物质代谢获得的。在分解代谢过程中,营养物质蕴藏的化学能便释放出来。这些化学能经过转化,便成了机体各种生命活动的能源,所以说分解是代谢的放能反应。而在合成代谢过程中,需要供给能量,因此是吸能反应。可见,在机体内物质代谢过程中伴随着能量的贮存、释放、转移和利用等,这些过程称为能量代谢(energy metabolism)。

### 一、机体能量的来源与利用

#### (一)机体可利用的能量形式

　　食物中能源物质的碳氢键蕴藏着化学能,在氧化过程中碳氢键断裂,释放出蕴藏的能量。机体的组织细胞并不能直接利用食物中的能量来进行各种生理活动。机体能量的直接提供者是腺苷三磷酸(adenosine triphosphate,ATP),是营养物质在生物氧化过程中合成的一种高能磷酸键化合物。当机体需要消耗能量时,ATP 断裂一个高能磷酸键,成为腺苷二磷酸(adenosine diphosphate,ADP),同时释放出能量。

#### (二)机体能量的来源

　　机体生命活动所需能量主要来源于食物中的糖、脂肪和蛋白质。

　　1. 糖(carbohydrate)　糖的主要功能是供给机体生命活动所需要的能量,人体所需能量的 50% ~70% 由糖类的氧化分解所提供。食物中的糖经过消化被分解为单糖,主要是葡萄糖。葡萄糖被吸收入血后,可供全身细胞利用,也可以糖原形式贮存于肝脏和肌肉中,分别称为肝糖原和肌糖原。肝糖原的贮量不大,它的主要作用是维持血糖水平的相对稳定。一方面,血糖的消耗可以从肝糖原得到补充;另一方面,血糖浓度增高,如餐后吸收了较多的糖,则又在肝脏内合成糖原而贮存起来。肌糖原是骨骼肌中随时可以动用的储备能源,用来满足骨骼肌在紧急情况下的需要。

糖分解供能的途径受供氧的情况不同而各异。在供氧充分时,糖通过有氧氧化途径供能,葡萄糖完全氧化分解成 $CO_2$ 和水,1 moL 葡萄糖可合成 38 moL ATP。在供氧不足时,则通过无氧酵解途径供能,葡萄糖只分解到乳酸阶段,1 moL 葡萄糖仅合成 2 moL ATP。糖酵解所释放的能量虽然很少,但在人体处于缺氧时极为重要,因为这是人体内能源物质唯一不需要氧的供能途径。例如,人在进行剧烈运动时,骨骼肌的耗氧量猛增,但由于循环、呼吸等功能活动只能逐渐加强,不能很快地满足机体对氧的需要,骨骼肌因而处于相对缺氧的状态,这种现象称为氧债(oxygen debt)。在这种情况下,机体只能动用贮备的能量和进行无氧酵解来提供能量。脑组织所消耗的能量均来自糖的有氧氧化,故对缺氧非常敏感。加之脑组织细胞中糖原贮量极少,代谢消耗的糖主要依靠摄取血糖来补给,所以脑的功能对血糖水平有较大的依赖性。如果血糖水平低于正常值的 $1/3 \sim 1/2$,即可出现脑的功能障碍,出现头晕等症状,重者可发生抽搐甚至昏迷。

2. 脂肪(fat) 在体内的主要功能是贮存和供给能量。在短期饥饿的情况下,主要由贮存脂肪来供能。从体内能量的贮存方式来看,脂肪贮存的能量远比糖多。通常成人糖的贮存量仅约 150 g,而贮存的脂肪则可占体重的 20% 左右。正常情况下,人体所消耗的能源物质中有 30% ~ 50% 来自贮存的脂肪,被消耗的脂肪可以由三大营养物质(主要是糖)的转化来补充。所以,摄取过多的糖可能导致肥胖。

3. 蛋白质(protein) 蛋白质的基本组成单位是氨基酸。不论是肠道吸收的氨基酸,还是机体自身蛋白质分解的氨基酸,都主要用于重新合成蛋白质,作为细胞的成分以实现组织的自我更新,或用于合成酶、激素等生物活性物质。为机体提供能量只是蛋白质的次要功能。只有在某些特殊情况下,如长期不能进食或体力极度消耗时,机体才会依靠氨基酸供能。

**(三)能量的利用**

各种能源物质在体内氧化过程中释放能量,其中 50% 以上直接转化为热能,其余不足 50% 则以高能磷酸键(如 ATP)的形式贮存于体内,供机体完成各种生理活动,如肌肉的收缩和舒张,合成组织细胞成分及生物活性物质,物质的跨膜主动转运,产生生物电活动,腺体的分泌和递质的释放等。以上除骨骼肌运动时所完成的机械功(外功)以外,其余的能量最后都转变为热能,用于维持体温。

## 二、能量代谢的测定

### (一)能量代谢的测定原理

机体的能量代谢遵循能量守恒定律,即在整个能量转化过程中,机体所利用的蕴藏于食物中的化学能与最终转化成的热能和所作的外功,按能量来折算是完全相等的。因此,测定在一定时间内机体所消耗的食物,或者测定机体所产生的热量与所做的外功,都可测算出整个机体在单位时间内所消耗的能量,即能量代谢率(energy metabolism rate)。

**（二）能量代谢的测定方法**

测定能量代谢率有直接测热法和间接测热法两种。

1. 直接测热法（direct calorimetry） 是测定整个机体在单位时间内向外界环境发散的总热量,此总热量就是能量代谢率。受试者居于一个特殊的隔热小室内,并保持安静状态。根据流经隔热室的水量和水温变化,计算出受试者单位时间内发散的总热量。直接测热法的设备复杂,操作烦琐,一般主要用于科学研究。

2. 间接测热法（indirect calorimetry） 是指根据受试者安静状态下一定时间内的耗氧量和 $CO_2$ 产生量,推算消耗的能源物质的量,进而计算出产热量的方法。这种方法是依据化学反应的定比定律,即反应物与产物的量和产生（或消耗）的能量之间呈一定的比例关系。例如,氧化 1 moL 葡萄糖,需要 6 moL $O_2$,同时产生 6 moL $CO_2$ 和 6 moL $H_2O$,并释放一定量的能量。下列反应式表明了这种关系:

$$C_6H_{12}O_6 + 6O_2 \rightarrow 6CO_2 + 6H_2O + \triangle H$$

同一种化学反应,不论经过什么样的中间步骤,也不论反应条件差异多大,这种定比关系仍然不变。例如,在人体内氧化 1 moL 葡萄糖,同在体外氧化燃烧 1 moL 葡萄糖一样,都要消耗 6 moL $CO_2$ 和 6 moL$H_2O$,而且产生的热量也相等。

利用糖、脂肪和蛋白质在体内氧化分解时的耗氧量、$CO_2$ 产生量以及释放的热量之间的比例关系,可推算出机体在一定时间内所消耗各种营养物质的量,计算出其产生的热量。

利用间接测热法测算单位时间内机体的产热量常涉及以下几个基本概念。

食物的热价:1 g 某种食物氧化（或在体外燃烧）时所释放出来的能量称为食物的热价（thermal equivalent of food）。食物的热价通常用焦耳（J）作为计量单位。食物的热价分为物理热价和生物热价。前者指食物在体外燃烧时释放的热量,后者系食物经过生物氧化所产生的热量。糖（或脂肪）的物理热价和生物热价是相等的,而蛋白质的生物热价则小于它的物理热价。因为蛋白质在体内不能被彻底氧化分解,有一部分主要以尿素的形式从尿中排泄。

食物的氧热价:某种食物氧化时消耗 1 L 氧所产生的能量称为该种食物的氧热价（thermal equivalent of oxygen）。氧热价在能量代谢的测算方面有重要意义,可根据机体在一定时间内的氧耗量计算出能量代谢率。三种营养物质的氧热价见表7-1。

知识点:能量代谢的测定方法。

表7-1　三种营养物质氧化时的几种数据

| 营养物质 | 产热量（kJ/g） | | 耗氧量<br>（L/g） | $CO_2$产量<br>（L/g） | 氧热价<br>（kJ/L） | 呼吸商<br>（RQ） |
| --- | --- | --- | --- | --- | --- | --- |
| | 物理热价 | 生物热价 | | | | |
| 糖 | 17.2 | 17.2 | 0.83 | 0.83 | 21.1 | 1.00 |
| 脂肪 | 39.8 | 39.8 | 2.03 | 1.43 | 19.6 | 0.71 |
| 蛋白质 | 23.4 | 18.0 | 0.95 | 0.76 | 18.9 | 0.80 |

（引自:朱大年. 生理学[M]. 人民卫生出版社,2013.）

知识点:呼吸商的定义。

呼吸商:营养物质在细胞内进行氧化的过程中,需要消耗 $O_2$,并产生 $CO_2$。一定时间内机体的 $CO_2$ 产量与耗氧量的比值称为呼吸商（respiratory quotient,RQ）。严格说来,应该以 $CO_2$ 和 $O_2$ 的摩尔数来表示呼吸商。但在同一温度和气压条件下,摩尔数相等的不同气体,其容积也相等,所以通常都用容积数(mL 或 L)来计算 $CO_2$ 与 $O_2$ 的比值,即:

$$RQ = \frac{产生的\ CO_2 moL\ 数}{消耗的\ CO_2 moL\ 数} = \frac{产生的\ CO_2 mL\ 数}{消耗的\ CO_2 mL\ 数}$$

糖、脂肪和蛋白质氧化时,它们的 $CO_2$ 产量与耗氧量各不相同,三者的呼吸商也不一样。葡萄糖氧化时消耗的 $O_2$ 和产生的 $CO_2$ 分子数相等,呼吸商应该等于 1。蛋白质和脂肪氧化时的呼吸商分别为 0.71 和 0.80。在人的日常生活中,营养物质是糖、脂肪和蛋白质混合而成的(混合膳食)。所以,呼吸商常变动于 0.71~1.00 之间。人体在特定时间内的呼吸商要看哪种营养物质是当时的主要能量来源而定。若能源主要是糖类,则呼吸商接近于 1.00;若主要是脂肪,则呼吸商接近于 0.71。在长期病理性饥饿情况下,能源主要来自机体本身的蛋白质和脂肪,则呼吸商接近于 0.80。一般情况下,摄取混合食物时,呼吸商常在 0.85 左右。

在一般情况下,体内能量主要来自糖和脂肪的氧化,蛋白质的代谢可以忽略不计。为了计算方便,可根据糖和脂肪按不同比例氧化时产生的 $CO_2$ 产量和耗氧量的比值计算出相应的呼吸商,即非蛋白呼吸商(non-protein respiratory quotient,NPRQ)。研究工作者早已按从 0.707 到 1.00 范围内的非蛋白呼吸商,计算出糖和脂肪两者氧化的各自百分比以及氧热价(表 7-2)。

表 7-2　非蛋白呼吸商和氧热价

| 非蛋白呼吸商 | 糖% | 脂肪% | 氧热价(kJ) |
| --- | --- | --- | --- |
| 0.707 | 0.00 | 100.0 | 19.62 |
| 0.71 | 1.10 | 98.90 | 19.64 |
| 0.72 | 4.75 | 95.20 | 19.69 |
| 0.73 | 8.40 | 91.60 | 19.74 |
| 0.74 | 12.00 | 88.00 | 19.79 |
| 0.75 | 15.60 | 84.40 | 19.84 |
| 0.76 | 19.20 | 80.80 | 19.89 |
| 0.77 | 22.80 | 77.20 | 19.95 |
| 0.78 | 26.30 | 73.70 | 19.99 |
| 0.79 | 29.00 | 70.10 | 20.05 |
| 0.80 | 33.40 | 66.60 | 20.10 |
| 0.81 | 36.90 | 63.10 | 20.15 |
| 0.82 | 40.30 | 59.70 | 20.20 |
| 0.83 | 43.80 | 56.20 | 20.26 |
| 0.84 | 47.20 | 52.80 | 20.31 |
| 0.85 | 50.70 | 49.30 | 20.36 |

续表 7-2

| 非蛋白呼吸商 | 糖% | 脂肪% | 氧热价（kJ） |
|---|---|---|---|
| 0.86 | 54.10 | 45.90 | 20.41 |
| 0.87 | 57.50 | 42.50 | 20.46 |
| 0.88 | 60.80 | 39.20 | 20.51 |
| 0.89 | 64.20 | 35.80 | 20.56 |
| 0.90 | 67.50 | 32.50 | 20.61 |
| 0.91 | 70.80 | 29.20 | 20.67 |
| 0.92 | 74.10 | 25.90 | 20.71 |
| 0.93 | 77.40 | 22.60 | 20.77 |
| 0.94 | 80.7 | 19.30 | 20.82 |
| 0.95 | 84.00 | 16.00 | 20.87 |
| 0.96 | 87.20 | 12.80 | 20.93 |
| 0.97 | 90.40 | 9.58 | 20.98 |
| 0.98 | 93.60 | 6.37 | 21.03 |
| 0.99 | 96.80 | 3.18 | 21.08 |
| 1.00 | 100.0 | 0.0 | 21.13 |

临床上和劳动卫生常采用简略法，即用气体分析法测得一定时间内的耗氧量和 $CO_2$ 产量，并求出呼吸商，并且不考虑蛋白质代谢部分，就根据非蛋白呼吸商表 7-2 查出呼吸商的氧热价，然后将氧热价乘以耗氧量，便得出该时间内的产热量。

另一种更简便的简略法只利用肺量计测出受试者一定时间内（通常为 6 min）的耗氧量。受试者一般都吃混合膳食，所以通常将非蛋白呼吸商定为 0.82，氧热价为 20.20 kJ。因此，测出一定时间内的耗氧量后，使可依下式来计算：产热量＝20.19×耗氧量（kJ）。实际上用简化方法所获得的数值与上述经典测算方法所得数值非常接近，仅相差 1% ~2% 。

**（三）耗氧量与 $CO_2$ 产量的测定方法及临床应用**

测定耗氧量和 $CO_2$ 产量的方法有两种：闭合式测定法和开放式测定法。

1. 闭合式测定法　在动物实验中，将受试动物置于一个密闭的能吸热的装置中。通过气泵，不断将定量的氧气送入装置。动物不断地摄取氧，可根据装置中氧量的减少计算出该动物在单位时间内的耗氧量。动物呼出的 $CO_2$ 则由装在气体回路中的 $CO_2$ 吸收剂吸收。然后根据实验前后 $CO_2$ 吸收剂的重量差，算出单位时间内的 $CO_2$ 产量。由耗氧量和 $CO_2$ 产量算出呼吸商。

临床上为了简便，通常只使用肺量计（图 7-1）来测量耗氧量。该装置的气体中容器中装置氧气，受试者通过呼吸口瓣将氧气吸入呼吸器官。此时气体容器的上盖随吸气而下降，并由连于上盖的描笔记录在记录纸上。根据记录纸上的方格还可读出潮气量值。受试者的呼出气则通过吸收容器（呼出气中的 $CO_2$ 和水可除掉）进入气体容器中，于是气体容器的上盖又复升高，描笔也随之升高。由于受试者摄取了一定量的氧气,呼出气中 $CO_2$ 又被除掉,气体容器中的氧气量因而逐渐减少。描笔则记录出曲线逐渐下降的过程。在一定时间内(通常为 6 min),描笔的总下降高度,就是该时间内的耗氧量。

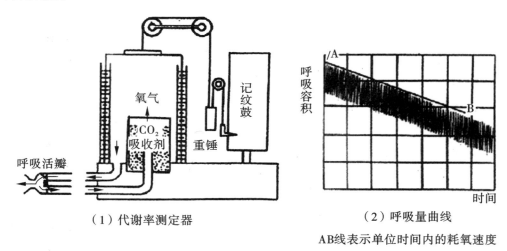

图 7-1　肺量计结构

2. 开放式测定法(气体分析法)　采集受试者一定时间内的呼出气,测定呼出气量并分析呼出气中 $O_2$ 和 $CO_2$ 的容积百分比。由于吸入气就是空气,所以 $O_2$ 和 $CO_2$ 的容积百分比是已知的。根据吸入气和呼出气中氧和 $CO_2$ 的容积百分比的差数,可算出该时间内的耗氧量和 $CO_2$ 排出量。

### 三、影响能量代谢的主要因素

影响能量代谢的因素有肌肉活动、精神活动、食物的特殊动力作用和环境温度等。

知识点:影响能量代谢的主要因素。

1. 肌肉活动　肌肉活动对能量代谢的影响最为显著。机体任何轻微的活动都可以提高代谢率。人在运动或劳动时耗氧量显著增加,因为肌肉活动需要补给能量,而能量则来自大量营养物质的氧化,导致机体耗氧量的增加。机体耗氧量的增加与肌肉活动的强度呈正比关系,耗氧量最多可达安静时的 10～20 倍。肌肉活动的强度通常用单位时间内机体的产热量来表示,也就是说,可以把能量代谢率作为评估肌肉活动强度的指标。从表 7-3 可以看出各种活动时的能量代谢率的增长情况。

表 7-3　运动或劳动时的能量代谢率

| 肌肉活动形式 | 产热量<br>平均[kJ/(m² · min)] | 肌肉活动形式 | 产热量<br>平均[kJ/(m² · min)] |
|---|---|---|---|
| 躺卧 | 2.73 | 扫地 | 11.37 |
| 开会 | 3.40 | 打排球 | 17.05 |
| 擦窗子 | 8.30 | 打篮球 | 24.22 |
| 洗衣 | 9.98 | 踢足球 | 24.98 |

(引自:朱大年.生理学[M].人民卫生出版社,2013.)

2. 精神活动    脑的重量只占体重的 2.5%,但在安静状态下,却有 15% 左右的循环血量进入脑循环系统,这说明脑组织的代谢水平是很高的。在安静状态下,100 g 脑组织的耗氧量为 3.5 mL/min(氧化的葡萄糖量为 4.5 mg/min),此值接近安静肌肉组织耗氧量的 20 倍,脑组织的代谢率虽然如此之高,但据测定,在睡眠中和在活跃的精神活动情况下,脑中葡萄糖的代谢率却几乎没有差异。可见,在精神活动中,中枢神经系统本身的代谢率即使有些增强,其程度也是可以忽略的。

人在平静地思考问题时,能量代谢受到的影响并不大,产热量增加一般不超过 4%。但在精神处于紧张状态,如烦恼、恐惧或强烈情绪激动时,由于随之出现的无意识的肌紧张以及刺激代谢的激素释放增多等原因,产热量可以显著增加。因此,在测定基础代谢率时,受试者必须摒除精神紧张的影响。

3. 食物的特殊动力作用    在安静状态下摄入食物后,人体释放的热量比摄入的食物本身氧化后所产生的热量要多。例如摄入能产 100 kJ 热量的蛋白质后,人体实际产热量为 130 kJ,额外多产生了 30 kJ 热量,表明进食蛋白质后,机体产热量超过了蛋白质氧化后产热量的 30%。食物能使机体产生"额外"热量的现象称为食物的特殊动力作用(specific dynamic action of food)。糖类或脂肪的食物特殊动力作用分别为其产热量的 6% 和 4%,即进食能产 100 kJ 热量的糖类或脂肪后,机体产热量分别为 106 kJ 和 104 kJ。而混合食物可使产热量增加 10% 左右。这种额外增加的热量不能被利用来做功,只能用于维持体温。因此,在为病人配餐时,应考虑到这部分能量消耗,给予相应的能量补充。体内额外的热量消耗,机体必须多进食一些食物补充这份多消耗的能量。

食物特殊动力作用的机制尚未完全了解。这种现象在进食后 1 h 左右开始,并延续到 7~8 h。有人将氨基酸注入静脉内,仍可出现这种现象,但在切除肝脏后此现象即消失。因此,食物特殊动力作用与食物在消化道内的消化和吸收无关,可能主要与肝脏处理氨基酸或合成糖原等过程有关。

4. 环境温度    人(裸体或只着薄衣)安静时的能量代谢,在 20~30 ℃ 的环境中最为稳定。实验证明,当环境温度低于 20 ℃ 时,代谢率开始有所增加,在 10 ℃ 以下,代谢率便显著增加。环境温度低时,代谢率增加,主要是由于寒冷刺激反射地引起寒战以及肌肉紧张增强所致。在 20~30 ℃ 时代谢稳定,主要是由于肌肉松弛的结果。当环境温度为 30~45 ℃ 时,代谢率又会逐渐增加。这可能是因为体内化学过程的反应速度有所增加的缘故,这时还有发汗功能旺盛及呼吸、循环功能增强等因素的作用。

## 四、基础代谢

基础代谢(basal metabolism)是指基础状态下的能量代谢。基础代谢率(basal metabolic rate,BMR)是指单位时间内的基础代谢,即在基础状态下,单位时间内的能量代谢。所谓基础状态是指人体处在清醒而又非常安静、不受肌肉活动、环境温度、食物及精神紧张等因素的影响时的状态。测定 BMR,要在清晨未进餐以前(即食后 12~14 h)进行。前一日晚餐最好是清淡菜肴,而且不要吃得太饱,这样,过了 12~14 h,胃肠的消化和吸收活动已基本完毕,也排除了食物的特殊动力作用的影响。测定之前 2 h 以上无剧烈活动,而且必须静卧半小时以上。测定时平卧,全身肌肉要松弛,尽量排除肌肉活动的影响。这时还应要求受试者排除精神紧张的影响,如摒除焦虑、烦恼、

知识点:什么是基础代谢?

恐惧等心理活动。室温要保持在 20～25 ℃之间,以排除环境温度的影响。基本条件下的代谢率,比一般安静时的代谢率可低些(比清醒安静时低 8%～10%)。BMR 以每小时,每平方米体表面积的产热量为单位,通常以 kJ/(m² · h)来表示。要用每平方米体表面积而不用每公斤体重的产热量来表示,是因为 BMR 的高低与体重并不成比例关系,而与体表面积基本上成正比。

若以每公斤体重的产热量进行比较,则小动物每公斤体重的产热量要比大动物高得多。若以每平方米体表面积的产热量进行比较,则不论机体的大小,各种动物每平方米每 24 h 的产热量很相近。因此,用每平方米体表面积标准来衡量能量代谢是比较合适的。有意义的事实是:肺活量、心输出量、主动脉和气管的横截面、肾小球滤过率等都与体表面积有一定的比例关系。

我国人的体表面积可根据下列 Stevenson 算式来计算:

体表面积(m²)= 0.0061×身长(cm)+0.0128×体重(kg)−0.1529

另外,体表面积还可根据图 7-2 直接求出。其用法是,将受试者的身高和体重在相应两条标尺的两点连成一直线,该直线与中间的体表面积标尺的交点就是该人的体表面积。

通常采用前述简略法来测定和计算 BMR。

下面举一实例供参考:

某受试者,男性,20 岁。基础状态下 1 h 的耗氧量为 14 L,此人的体表面积为1.6 m²。非蛋白呼吸商定为 0.82,氧热价为 20.20,其 BMR 为:

20.20 kJ/L×14 L/h÷1.6 m²=176.75 kJ/(m² · h)

20 岁男子的正常 BMR 为 157.8 kJ/m² · h,所以此人超出正常值的数字为18.95 kJ/m² · h,超出正常值的百分数为 18.95×100/157.8%≈12.0%,临床上通常用+12.0%来表示。

实际测定结果表明,BMR 随性别、年龄等不同而有生理变化。当其他情况相同时,男子的 BMR 平均比女子的高;幼年人比成年人的高;年龄越大,代谢率越低,但是,同一个体的 BMR,只在测定时的条件完全符合前述的要求,则不同时日重复测定的结果基本上无差异。这就反映了正常人的 BMR 是相当稳定的。关于我国正常人 BMR的水平,男女各年龄组的平均值如表 7-4 所示。

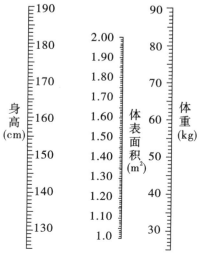

图 7-2　体表面积测算用图

一般来说,BMR 的实际数值同上述正常的平均值比较,相差±10% ~15%之内,无论较高或较低,都不属病态。当相差之数超过 20% 时,才有可能是病理变化。在各种疾病中,甲状腺功能的改变总是伴有 BMR 异常变化。甲状腺功能低下时,BMR 将比正常值低 20% ~40% ;甲状腺功能亢进时的 BMR 将比正常值高出 25% ~80%。因此,BMR 的测量是临床诊断甲状腺疾病的重要辅助方法,也可用于疗效观察。其他如肾上腺皮质和垂体的功能低下时,BMR 也要降低。

表 7-4    我国人正常的 BMR 平均值[ kJ/( m² · h ) ]

| 年龄( 岁) | 11-15 | 16-17 | 18-19 | 20-30 | 31-40 | 41-50 | 51 以上 |
| --- | --- | --- | --- | --- | --- | --- | --- |
| 男性 | 195.5 | 193.4 | 166.2 | 157.8 | 158.6 | 154.0 | 149.0 |
| 女性 | 172.5 | 181.7 | 154.0 | 146.5 | 146.9 | 142.4 | 138.6 |

(引自:朱大年. 生理学[ M]. 人民卫生出版社,2013. )

当人体发热时,BMR 将升高。一般说来,体温每升高 1 ℃,BMR 可升高 13%。其他如糖尿病、红细胞增多症、白血病以及伴有呼吸困难的心脏病等,也伴有 BMR 升高。当机体处于病理性饥饿时,BMR 将降低。其他如艾迪生病、肾病综合征以及垂体肥胖症也常伴有 BMR 降低。

# 第二节    体温及其调节

## 一、体温

人和高等动物机体都具有一定的温度,这就是体温( body temperature )。体温是机体进行新陈代谢和正常生命活动的必要条件。

### ( 一) 表层体温和深部体温

人体的外周组织即表层,包括皮肤、皮下组织和肌肉等的温度称为表层温度( shell temperature )。表层温度不稳定,各部位之间的差异也较大。

机体深部(心、肺、脑和腹腔内脏等处)的温度称为深部温度( core temperature )。深部温度比表层温度高,且比较稳定,各部位之间的差异也较小。这里所说的表层与深部,不是指严格的解剖学结构,而是生理功能上的体温分布区域。在不同环境中,深部温度和表层温度的分布会发生相对改变。在较寒冷的环境中,深部温度分布区域较缩小,主要集中在头部与胸腹内脏,而且表层与深部之间存在明显的温度梯度。在炎热环境中,深部温度可扩展到四肢(图 7-3),表层与深部之间的温度梯度变小。

体温是指机体深部的平均温度。由于体内各器官的代谢水平不同,它们的温度略有差别,但不超过 1 ℃。在安静时,肝代谢最活跃,温度最高;其次,是心脏和消化腺。在运动时则骨骼肌的温度最高。循环血液是体内传递热量的重要途径。由于血液不断循环,深部各个器官的温度会经常趋于一致。因此,血液的温度可以代表重要器官温度的平均值。

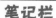

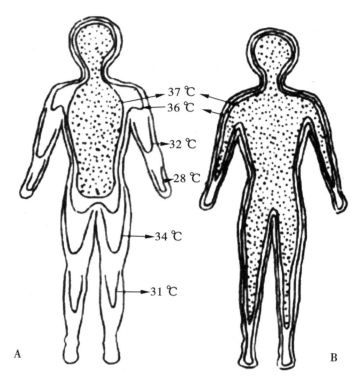

图7-3　在不同环境温度下人体体温分布
A：环境温度20 ℃　B：环境温度35 ℃

　　临床上通常用口腔温度、直肠温度和腋窝温度来代表体温。直肠温度（rectal temperature）的正常值为36.9～37.9 ℃，测量时温度计应插入直肠6 cm以上才能比较接近体核温度。直肠温度易受下肢温度影响，当下肢冰冷时，由于下肢血液回流至髂静脉时的血液温度较低，会降低直肠温度。口腔温度（oral temperature）（舌下部）的正常值为36.7～37.7 ℃，但它易受经口呼吸、进食和喝水等影响。此外，对于不能配合测量的患者，如哭闹的小儿和精神病患者，则不宜测口腔温度。腋窝温度（axillary temperature）的正常值一般为36.0～37.4 ℃。需要指出的是，腋窝是皮肤表面的一部分，并不能代表深部温度。只有让被测者将上臂紧贴胸廓，使腋窝紧闭成人工体腔，机体内部的热量才能逐渐传导至腋窝，使腋窝的温度至少升高至接近机体深部温度的水平，这时测得的温度才能反映深部温度。因此测定腋窝温度的时间至少要持续10 min左右，而且在测温时还应保持腋窝处干燥。

　　此外，食管温度比直肠温度约低0.3 ℃。食管中央部分的温度与右心的温度大致相等，而且体温调节反应的时间过程与食管温度变化过程一致。所以，在实验研究中，食管温度可以作为深部温度的一个指标。鼓膜温度与下丘脑温度十分接近，所以在体温调节生理实验中常常用鼓膜温度来反映脑组织温度。

**（二）体温的生理性波动**

　　1.体温的日节律　在一昼夜之中，人体体温呈周期性波动。清晨2～6时体温最低，午后1～6时最高。波动的幅值一般不超过1 ℃。体温的这种昼夜周期性波动称为昼夜节律或日节律(circadian rhythm)。体温的日节律取决于生物体的内在因素,而与精神活动或肌肉活动状态等无关。

2. 性别的影响　通常情况下,成年女性的体温平均高于男性0.3℃。此外,女子的基础体温随月经周期而发生变动。所谓基础体温是指在基础状态下的体温,一般在早晨起床前测定。在月经周期中,体温在卵泡期较低,排卵日最低,排卵后升高0.3~0.6℃,并且一直持续至下次月经开始(图7-4)。因此,育龄期女性通过每天测定基础体温有助于了解是否排卵和排卵的日期。目前认为排卵后体温升高很可能同孕激素的分泌有关。实验证明,这种变动性同血中孕激素及其代谢产物的变化相吻合。

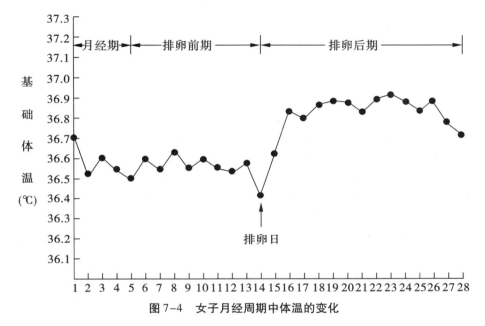

图7-4　女子月经周期中体温的变化

3. 年龄的影响　体温也与年龄有关。一般说来,儿童和青少年的体温较高,老年人因基础代谢率低而体温偏低。新生儿,特别是早产儿,由于体温调节机制发育还不完善,调节体温的能力差,所以他们的体温容易受环境温度的影响而变动。如果给婴儿洗澡时不注意保温,其体温可降2~4℃,同时新生儿尤其是早产儿,皮下脂肪少,缺少使饱和脂肪酸变为不饱和脂肪酸的酶,皮下脂肪中饱和脂肪酸含量高,体温稍降低极易发生凝固,容易产生新生儿低体温及硬肿症,因而对婴幼儿应加强保温护理。麻醉药物能降低体温,所以麻醉时或手术后一段时间,均应注意病人的保温。

4. 运动的影响　肌肉活动时代谢加强,产热量因而增加,结果可导致体温升高。所以,临床上应让病人安静一段时间以后再测体温。测定小儿体温时应防止哭闹。

此外,情绪激动、精神紧张、进食等情况对体温都会有影响,环境温度的变化对体温也有影响,测定体温应充分考虑到这些情况。

**(三)皮肤温度**

机体表层的最外层即皮肤的温度称为皮肤温度(skin temperature)。体表各部位的皮肤温度差别较大。在环境温度为23℃时进行测定,足部皮肤温度为27℃,手皮肤温度为30℃,躯干为32℃,额部为33~34℃。四肢末梢皮肤温度最低,越近躯干、

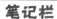

头部,皮肤温度越高。气温达32℃以上时,皮肤温度的部位差将变小,在寒冷环境中,随着气温下降,手、足的皮肤温度降低最显著,但头部皮肤温度变动相对较小。

皮肤与局部血流量有密切关系。凡是能影响皮肤血管舒缩的因素(如环境温度变化或精神紧张等)都能改变皮肤的温度。在寒冷环境中,由于皮肤血管收缩,皮肤血流量减少,皮肤温度随之降低,体热散失因此减少。相反,在炎热环境中,皮肤血管舒张,皮肤血流量增加,皮肤温度因而上升,同时起到了增强体热发散的作用。人情绪激动时,由于血管紧张度增加,皮肤温度、特别是手的皮肤温度便显著降低。例如手指的皮肤温度可从30℃骤降到24℃。当然情绪激动的原因解除后,皮肤温度会逐渐恢复。由于皮肤温度的变化与血管舒缩的关系十分密切,它在一定程度上可以反映血管的功能状态。因此临床上常用皮肤温度作为诊断外周血管疾病的指标。

### (四)体温异常

正常情况下,人的体温是稳定的。当某种原因造成体温异常升高或降低时,机体的许多生理功能将受到影响,甚至会危及生命。

当体温超过42℃时,由于脑组织对温度变化非常敏感。脑功能将严重受损,诱发脑电反应可完全消失。因此,发热、中暑等体温异常增高时,应及时应用物理降温等方法以防止脑温过高。当体温超过44~45℃时,蛋白质可发生不可逆变性导致机体死亡。机体的体温低于35℃称为低温。低温影响脑和心脏的功能,并妨碍葡萄糖的代谢。体温在26~33℃时,寒冷直接作用于心肌,使心跳减慢和心律失常;17~26℃时,血红蛋白与氧亲和力提高,氧的释放减少,使组织缺氧;12℃时,细胞膜钠通道阻断,钠离子不能进入细胞内,肌纤维收缩受到影响,并出现感觉和运动神经麻痹,周围血管扩张进一步导致失热。倘若低温为时较短,体温回升时神经和肌肉的功能可以恢复。如果低温持续数小时,神经和肌肉发生退行性变,即使体温恢复正常,其功能亦难以恢复。

## 二、机体的产热与散热

如第一节所述,机体内营养物质代谢释放出来的化学能,其中50%以上以热能的形式用于维持体温,其余不足50%的化学能则载荷于ATP,经过能量转化与利用,最终也变成热能,并与维持体温的热量一起,由循环血液传导到机体表层并散发于体外。因此,机体在体温调节机制的调控下,使产热(heat production)和散热(heat loss)两个生理过程处于平衡,即体热平衡,维持正常的体温。如果机体的产热量大于散热量,体温就会升高;散热量大于产热量则体温就会下降,直到产热量与散热量重新取得平衡时才会使体温稳定在新的水平。

### (一)产热过程

机体的总产热量主要包括基础代谢,食物特殊动力作用和肌肉活动所产生的热量。基础代谢是机体产热的基础。基础代谢高,产热量多;基础代谢低,产热量少。正常成年男子的BMR约为170 kJ/(m²·h),成年女子约155 kJ/(m²·h),在安静状态下,机体产热量一般比BMR增高25%,这是由于维持姿势时肌肉收缩所造成的。食物特殊动力作用可使机体进食后额外产生热量。骨骼肌的产热量则变化很大,在安静时产热量很小。运动时则产热量很大;轻度运动如平行时,其产热量可比安静时增加

3～5倍,剧烈运动时,可增加10～20倍。

1.主要的产热器官　体内的热量是三大营养物质在各组织器官中进行分解代谢产生的。但是从影响整体体温的角度看,人体主要的产热器官是肝脏和骨骼肌。肝脏是人体内代谢最旺盛的器官,产热量最大。安静时,肝脏血液的温度比主动脉内高0.4～0.8 ℃。虽然在安静状态下每块骨骼肌的产热量并不是很大,但由于骨骼肌的总重量占全身体重的40%左右,因而具有巨大的产热潜力。骨骼肌的紧张性稍有增强,它的产热量即可发生明显的改变。

2.机体的产热形式　当机体处于寒冷环境中时,散热量明显增加,机体便通过战栗产热(shivering thermogenesis)和非战栗产热(non-shivering thermogenesis)两种形式来增加机体产热量以维持体温。

(1)战栗产热　战栗是骨骼肌发生不随意的节律性收缩的表现,其节律为9～11次/min。发生战栗的肌肉在肌电图上表现出一簇一簇的高波幅群放电,这是不同肌纤维的动作电位同步化的结果。战栗的特点是屈肌和伸肌同时收缩,所以基本上不做功,但产热量很高,发生战栗时,代谢率可增加4～5倍。机体受寒冷刺激时,通常在发生战栗之前,首先出现寒冷性肌紧张(thermal muscle tone)或称战栗前肌紧张(pre-shivering tone),此时代谢率就有所增加。以后由于寒冷刺激的持续作用,便在寒冷性肌紧张的基础上出现肌肉战栗,产热量大大增加,这样就维持了在寒冷环境中的体热平衡。

(2)非战栗产热　非战栗产热又称代谢产热。此种产热以褐色脂肪组织(brown fat tissue,BFT)的产热量为最大,约占非战栗产热总量的70%。由于新生儿不能发生战栗,所以非战栗产热对新生儿来说尤为重要。非战栗产热发生于细胞水平,牵涉到能量代谢的很多环节,如食物的氧化分解、ATP以及CP的降解等。BFT发生于出生后,分布于人类的腹股沟、腋窝、肩胛下区,以及颈部大血管的周围等处。

3.产热活动的调节　参与产热活动调节的有体液因素和神经因素。甲状腺激素则使产热缓慢增加,但维持时间长,是调节产热的最重要的体液因素。机体在寒冷环境中度过几周后,甲状腺激素分泌可增加2倍左右,代谢率可增加20%～30%。肾上腺素、去甲肾上腺素以及生长激素也可使产热量迅速增加,但维持时间短。

寒冷刺激可兴奋机体的交感神经系统,交感神经兴奋引起肾上腺髓质活动增强,导致肾上腺素和去甲肾上腺素等激素释放增多,使产热增加。寒冷对于甲状腺激素释放的影响也是通过神经系统实现的,即寒冷刺激引起下丘脑释放促甲状腺激素释放激素,后者再刺激腺垂体释放促甲状腺激素,从而加强甲状腺的活动。

**(二)散热过程**

人体的主要散热部位是皮肤。当环境温度低于体温时,大部分的体热通过皮肤的辐射、传导和对流散热。一部分热量通过皮肤汗液蒸发来散发,呼吸、排尿和排粪也可散失一小部分热量。

1.辐射、传导和对流散热

(1)辐射(radiation)散热　这是机体以热射线的形式将热量传给外界较冷物质的一种散热形式。以此种方式散发的热量,在机体安静状态下所占比例较大(约占全部散热量的60%左右)。辐射散热量同皮肤与环境间的温度差以及机体有效辐射面积等因素有关。皮肤温稍有变动,辐射散热量就会有很大变化。四肢表面积比较大,因

知识点:散热分为几种方式?

此在辐射散热中有重要作用。气温与皮肤的温差越大,或是机体有效辐射面积越大,辐射的散热量就越多。

（2）传导（conduction）和对流（convection）散热　传导散热是机体的热量直接传给同它接触的较冷物体的一种散热方式。机体深部的热量以传导方式传到机体表面的皮肤,再由后者直接传给同它相接触的物体,如床或衣服等。但由于此等物质是热的不良导体,所以体热因传导而散失的量不大。另外,人体脂肪的导热度也低,肥胖者皮下脂肪较多,女子一般皮下脂肪也较多,所以,他们由深部向表层传导的散热量要少些。皮肤涂油脂类物质,也可以起减少散热的作用。水的比热较大,根据这个道理可利用冰囊、冰帽给高热病人降温。

对流散热是指通过气体或液体或交换热量的一种方式。人体周围总是绕有一薄层同皮肤接触的空气,人体的热量传给这一层空气,由于空气不断流动（对流）,便将体热发散到空间。对流是传导散热的一种特殊形式。通过对流所散失的热量的多少,受风速影响极大。风速越大,对流散热量也越多,相反,风速越小,对流散热量也越少。

辐射、传导和对流散失的热量取决于皮肤和环境之间的温度差,温度差越大,散热量越多,温度差越小,散热量越少。皮肤温度为皮肤血流量所控制。皮肤血液循环的特点是:分布到皮肤的动脉穿透隔热组织（脂肪组织等）,在乳头下层形成动脉网;皮下的毛细血管异常弯曲,进而形成丰富的静脉丛;皮下还有大量的动-静脉吻合支。这些结构特点决定了皮肤的血流量可以在很大范围内变动。机体的体温调节机制通过交感神经系统控制着皮肤血管的口径,可以通过增减皮肤血流量以改变皮肤温度,从而使散热量符合于当时条件下体热平衡的要求。

在炎热环境中,交感神经紧张度降低,皮肤小动脉舒张,动-静脉吻合支开放,皮肤血流量因而大大增加（据测算,全部皮肤血流量最多可达到心输出量的12%）。于是较多的体热从机体深部被带到体表层,提高了皮肤温,增强了散热作用。

在寒冷环境中,交感神经紧张度增强,皮肤血管收缩,皮肤血流量剧减,散热量也因而大大减少。此时机体表层宛如一个隔热器,起到了防止体热散失的作用。此外,四肢深部的静脉是和动脉相伴走行的。这样的解剖结构相当于一个热量逆流交换系统。深部静脉呈网状围绕着动脉。静脉血温度较低,而动脉血温度较高。两者之间由于温度差而进行热量交换。逆流交换的结果,动脉血带到末梢的热量,有一部分被静脉血带回机体深部。这样就减少了热量的散失。如果机体处于炎热环境中,从皮肤返回心脏的血液主要由皮肤表层静脉来输送,此时逆流交换机制将不再起作用。

2. 蒸发散热

（1）不感蒸发和发汗　在人的体温条件下,蒸发（evaporation）1 g水分可使机体散失2.4 kJ热量。当环境温度为21 ℃时,大部分的体热（70%）靠辐射、传导和对流的方式散热,少部分的体热（29%）则由蒸发散热。当环境温度升高时,皮肤和环境之间的温度差变小,辐射、传导和对流的散热量减小,而蒸发的散热作用则增强。当环境温度等于或高于皮肤温度时,辐射、传导和对流的散热方式就不起作用,此时蒸发就成为机体唯一的散热方式。

人体蒸发有两种形式:即不感蒸发（insensible perspiration）和发汗（sweating）。人体即使处在低温中,没有汗液分泌时,皮肤和呼吸道都不断有水分渗出而被蒸发掉,这种水分蒸发称为不感蒸发,其中皮肤的水分蒸发又称为不显汗,即这种水分蒸发不为人们所觉察,并与汗腺的活动无关。在室温 30 ℃ 以下时,不感蒸发的水分相当恒定,有 12 ~ 15 g/(h·m²) 水分被蒸发掉。人体 24 h 的不感蒸发量为 1 000 mL,其中 200 ~ 400 mL 是呼吸道蒸发的水分,600 ~ 800 mL 是由皮肤的组织间隙直接渗出而蒸发的。婴幼儿的不感蒸发的速率比成人大,因此,在缺水时婴幼儿更容易造成严重脱水。不感蒸发是一种很有成效的散热途径,有些动物如狗,虽有汗腺结构,但在高温环境下也不能分泌汗液,此时,它必须通过热喘呼吸(panting)由呼吸道来增强蒸发散热。

发汗汗腺分泌汗液的活动称为发汗。发汗是可以意识到的有明显的汗液分泌,因此,汗液的蒸发又称为可感蒸发。

人在安静状态下,当环境温度达 30 ℃ 左右时便开始发汗。如果空气湿度大,而且着衣较多时,气温达 25 ℃ 便可引起人体发汗。人进行劳动或运动时,气温虽在 20 ℃ 以下,亦可出现发汗,而且汗量往往较多。

(2)汗液　汗液中水分占 99%,而固体成分则不到 1%,在固体成分中,大部分为氯化钠,也有少量氯化钾、尿素等。同血浆相比,汗液的特点是:氯化钠的浓度一般低于血浆。在高温作业等大量出汗的人,汗液中可丧失较多的氯化钠,因此应注意补充氯化钠。汗液中葡萄糖的浓度几乎是零,乳酸浓度等于血浆,蛋白质的浓度为零。实验测得在汗腺分泌时,分泌管腔内的压力高达 37.3 kPa(250 mmHg)以上。这表明汗液不是简单的血浆滤出液,而是由汗腺细胞主动分泌的。大量的乳酸是腺细胞进入分泌活动的产物。刚刚从汗腺细胞分泌出来的汗液,与血浆是等渗的,但在流经汗腺管腔时,由于钠和氯被重吸收,所以,最后排出的汗液是低渗的。汗液中排出的钠量也受醛固醇的调节。因为汗液是低渗的,所以当机体因大量发汗而造成脱水时,可导致高渗性脱水。

(3)发汗的调节　发汗是反射活动。人体汗腺接受交感胆碱能纤维支配,所以乙酰胆碱对小汗腺有促进分泌作用。发汗中枢分布在从脊髓到大脑皮质的中枢神经系统中。在正常情况下,起主要作用的是下丘脑的发汗中枢,它很可能位于体温调节中枢之中或其附近。

在温热环境下引起全身各部位的小汗腺分泌汗液称为温热性发汗。始动温热性发汗的主要因素有:①温热环境刺激皮肤中的热感受器,冲动传入至发汗中枢,反射性引起发汗。②温热环境使皮肤血液被加温,被加温的血液流至下丘脑发汗中枢的热敏神经元,可引起发汗。温热性发汗的生理意义在于散热。若每小时蒸发 1.7 L 汗液,就可使体热散发约 4 200 kJ 的热量。但是,如果汗水从身上滚落或被擦掉而未被蒸发,则无蒸发散热作用。

发汗速度受环境温度和湿度影响。环境温度越高,发汗速度越快。如果在高温环境中时间太长,发汗速度会因汗腺疲劳而明显减慢。湿度大,汗液不易被蒸发,体热因而不易蒸发,体热因而不易散失。此外,风速大时,汗液易蒸发,汗液蒸发快,容易散热而使发汗速度变小。

劳动强度也影响发汗速度。劳动强度大,产热量越多,发汗量越多。

精神紧张或情绪激动而引起的发汗称为精神性发汗(mental sweating),主要见于掌心、脚底和腋窝。精神性发汗在体温调节中的作用不大。进食辛辣食物时,可反射性地引起头部和颈部发汗,称为味觉性发汗(gustatory sweating)。

笔记栏

## 三、体温调节

恒温动物包括人,有完善的体温调节机制。在外界环境温度改变时,通过调节产热过程和散热过程,维持体温相对稳定。例如,在寒冷环境下,机体增加产热和减少散热;在炎热环境下,机体减少产热和增加散热,从而使体温保持相对稳定。这是复杂的调节过程,涉及感受温度变化的温度感觉器,通过有关传导通路把温度信息传达到体温调节中枢,经过中枢整合后,通过自主神经系统调节皮肤血流量、竖毛肌和汗腺活动等,通过躯体神经调节骨骼肌的活动,如寒战等,通过内分泌系统,改变机体的代谢率。

体温调节是生物自动控制系统的实例。如图7-5所示,下丘脑体温调节中枢,包括调定点(set point)神经元在内,属于控制系统。它的传出信息控制着产热器官如肝、骨骼肌以及散热器官如皮肤血管、汗腺等受控系统的活动,使受控对象—机体深部温度维持一个稳定水平。而输出变量体温总是会受到内、外环境因素干扰的(譬如机体的运动或外环境气候因素的变化,如气温、湿度、风速等)。此时则通过温度检测器——皮肤及深部温度感受器(包括中枢温度感受器)将干扰信息反馈于调定点,经过体温调节中枢的整合,再调整受控系统的活动,仍可建立起当时条件下的体热平衡,收到稳定体温的效果。

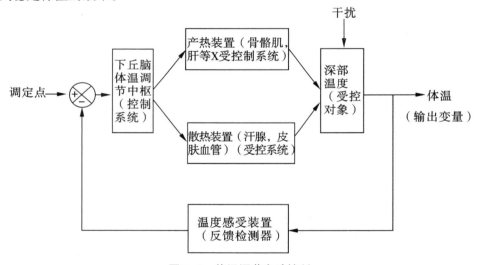

图7-5 体温调节自动控制

### (一)温度感受器

对温度敏感的感受器称为温度感受器,温度感受器分为外周温度感受器和中枢温度感受器。

1. 外周温度感受器 外周温度感受器在人体皮肤、黏膜和内脏中,温度感受器分为冷感受器和热感受器,它们都是游离神经末梢。当皮肤温度升高时,热感受器兴奋,而当皮肤温度下降时,则冷感受器兴奋。从记录温度感受器发放冲动可看到,冷感受器在28 ℃时发放冲动频率最高,而热感受器则在43 ℃时发放冲动频率最高。当皮肤温度偏离这两个温度时,两种感受器发放冲动的频率都逐渐下降(图7-6)。此外,温度感受器对皮肤温度变化速率更敏感。

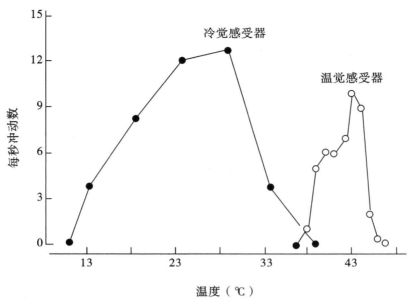

图 7-6　大鼠阴囊皮肤冷觉和温觉感受器

内脏器官也有温度感受器。有人将电热器埋藏在羊腹腔内并加温至 43～44 ℃，观察到羊的呼吸频率和蒸发散热迅速增加，加热 3～5 min 后，动物开始喘息，使下丘脑温度下降。说明内脏温度升高可引起明显的散热反应。

2.中枢温度感受器　存在于中枢神经系统内对温度变化敏感的神经元称为中枢温度感受器，分为热敏神经元（warm-sensitive neuron）和冷敏神经元（cold-sensitive neuron）。热敏神经元表现为在局部组织温度升高时发放冲动频率增加，冷敏神经元则在局部组织温度降低时发放冲动频率增加。实验证明，局部脑组织温度变动 0.1 ℃，这两种温度敏感神经元的放电频率就会反映出来，而且不出现适应现象。脊髓、延髓、脑干网状结构及下丘脑中都有温度敏感神经元，其中以视前区——下丘脑前部（preoptic anterior hypothalamus，PO/AH）居多。

### （二）体温调节中枢

调节体温的基本中枢在下丘脑，PO/AH 则是体温调节的基本部位。前已述及，PO/AH 就有热敏神经元和冷敏神经元，不仅能感受它们所在部位的温度变化，又能对传入的温度信息进行整合。因此，当外界环境温度改变时，可通过以下途径调节体征：①皮肤的温、冷觉感受器的刺激，将温度变化的信息沿躯体传入神经经脊髓到达下丘脑的体温调节中枢。②外界温度改变可通过血液引起深部温度改变，并直接作用于下丘脑前部。③脊髓和下丘脑以外的中枢温度感受器也将温度信息传给下丘脑前部。

通过下丘脑前部和中枢其他部位的整合作用，由下述 3 条途径发出指令调节体温：①通过交感神经系统调节皮肤血管舒缩反应和汗腺分泌；②通过躯体神经改变骨骼肌的活动，如在寒冷环境时的寒战等；③通过甲状腺和肾上腺髓质的激素分泌活动的改变来调节机体的代谢率。通过上述的复杂调节过程，使机体在外界温度改变时能维持体温相对稳定。

知识点:调定点学说。

### (三)调定点学说

此学说认为,体温的调节类似于恒温器的调节,PO/AH 中有个调定点,即规定数值(如 37 ℃)。如果偏离此规定数值,则由反馈系统将偏离信息输送到控制系统,然后经过对受控系统的调整来维持体温的恒定。通常认为,PO/AH 中的温度敏感神经元可能在体温调节中起着调定点的作用。例如,此学说认为,由细菌所致的发热是由于热敏神经元的阈值因受到致热原(pyrogen)的作用而升高,调定点上移(如 39 ℃)的结果。因此,发热反应开始先出现恶寒、战栗等产热反应,直到体温升高到 39 ℃以上时才出现散热反应。只要致热因素不消除,产热与散热两个过程就继续在此新的体温水平上保持着平衡。应该指出的是,发热时体温调节功能并无阻碍,而只是由于调定点上移,体温才被调节到发热水平。

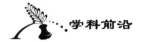
学科前沿

### 微生物感染引起发热的生理机制

细菌、病毒以及真菌等微生物含有外源性致热源,进入机体后作用于巨噬细胞、淋巴细胞、单核细胞等免疫活性细胞,引起内源性致热源的释放。内源性致热源直接或间接通过中枢介质作用于体温调节中枢,引起体温调定点上移导致发热。该机制可能与"去抑制"现象有关。正常情况下,下丘脑对棕色脂肪组织发挥着抑制作用。当致热原作用于下丘脑前部时,抑制被解除,随后棕色脂肪分解增加、产热增多而导致发热。

(郑州大学 赵文超)

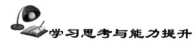
学习思考与能力提升

**一、名词解释**

1. 能量代谢 2. 体温 3. 基础代谢率 4. 基础状态 5. 食物的特殊动力效应 6. 氧热价

7. 呼吸商

**二、单项选择题**

1. 机体主要能量来源是 （ ）

    A. 糖                B. 脂肪

    C. 蛋白质           D. 维生素

2. 体内既是重要的储能物质又能直接供能的物质是 （ ）

    A. 脂肪            B. 葡萄糖

    C. 氨基酸           D. ATP

3. 3 d 未进食的情况下,机体的主要供能物质是 （ ）

    A. 葡萄糖           B. 脂肪

    C. 蛋白质           D. ATP

4. 下列对能量代谢影响最显著的是 （　　）
　　A. 高温环境　　　　　　　　　B. 肌肉运动
　　C. 寒冷刺激　　　　　　　　　D. 精神紧张

5. 下列哪种食物的特殊动力效应最明显 （　　）
　　A. 混合食物　　　　　　　　　B. 脂肪
　　C. 蛋白质　　　　　　　　　　D. 糖

6. 下列哪种情况下基础代谢率最低 （　　）
　　A. 安静时　　　　　　　　　　B. 基础状态下
　　C. 睡眠但无做梦状态下　　　　D. 清晨醒后未进食之前

7. 当环境温度高于30℃时,人体能量代谢的变化是 （　　）
　　A. 降低　　　　　　　　　　　B. 升高
　　C. 先升高后降低　　　　　　　D. 先降低后升高

8. 下列哪种情况下,基础代谢率明显升高 （　　）
　　A. 糖尿病　　　　　　　　　　B. 呆小症
　　C. 肾上腺皮质功能减退　　　　D. 甲状腺功能亢进

9. 下列关于基础代谢率的叙述,正确的是 （　　）
　　A. 代谢率是最低的　　　　　　B. 能量消耗用于维持一些基本的生命活动
　　C. 男性比女性低　　　　　　　D. 与体重成正比

10. 安静时,机体的主要产热器官是 （　　）
　　A. 皮肤　　　　　　　　　　　B. 内脏
　　C. 脑　　　　　　　　　　　　D. 心脏

11. 在寒冷环境中机体增加产热量的主要方式是 （　　）
　　A. 甲状腺激素分泌增加　　　　B. 肝脏代谢加强
　　C. 寒战产热　　　　　　　　　D. 皮肤血流量减少

12. 机体主要的散热器官是 （　　）
　　A. 皮肤　　　　　　　　　　　B. 肺脏
　　C. 消化道　　　　　　　　　　D. 脑

13. 对高热患者用冰袋或者冰帽降温属于 （　　）
　　A. 增加传导散热　　　　　　　B. 增加蒸发散热
　　C. 增加对流散热　　　　　　　D. 增加辐射散热

14. 对高热患者酒精擦浴降温属于 （　　）
　　A. 增加传导散热　　　　　　　B. 增加蒸发散热
　　C. 增加对流散热　　　　　　　D. 增加辐射散热

15. 当环境温度等于或高于体温时,机体的散热方式是 （　　）
　　A. 辐射　　　　　　　　　　　B. 传导
　　C. 对流　　　　　　　　　　　D. 蒸发

16. 能使汗液分泌增加的是 （　　）
　　A. 空气干燥　　　　　　　　　B. 环境湿度增大
　　C. 风速增大　　　　　　　　　D. 劳动强度减小

17. 正常人体的腋窝温度正常值是 （　　）
　　A. 36.0 ℃ ~37.4 ℃　　　　　　B. 36.7 ℃ ~37.7 ℃
　　C. 36.9 ℃ ~37.9 ℃　　　　　　D. 36.4 ℃ ~37.4 ℃

18. 女性月经周期中,基础体温何时最低 （　　）
　　A. 月经期　　　　　　　　　　B. 排卵前

C. 排卵后              D. 排卵日

19. 女性的基础体温随月经周期而变动,这可能与下列哪种激素有关     (　　)

     A. 甲状腺激素          B. 肾上腺素

     C. 雌激素              D. 孕激素

20. 决定体温调定点的部位在                                  (　　)

     A. 下丘脑             B. 大脑皮质

     C. 下丘脑后部          D. 视前区-下丘脑前部

21. 某人处于寒冷环境中,下列哪项反应不会出现           (　　)

     A. 甲状腺激素分泌增加      B. 出现寒战

     C. 皮肤血管舒张,血流量增加    D. 组织代谢率升高,产热量增加

22. 在下列叙述中错误的是                                   (　　)

     A. 新生儿的体温易波动      B. 清晨 2 点到 6 点体温最低

     C. 情绪激动时体温可上升      D. 女子体温表低于同龄男子

## 三、问答题

1. 人体体温临床上常用的测量部位有哪些? 其正常值各是多少?

2. 体温的生理变动表现在哪些方面?

3. 简述人体的散热部位和散热方式。

4. 根据散热原理,如何给高热患者降温?

# 尿的生成和排出

人体的细胞是由细胞外液的水样环境所包绕,而细胞的正常生命活动则需要细胞外液化学成分及容量相对的恒定,肾脏通过尿生成(urine formation)与排出(excretion)参与维持内环境的稳定。肾脏是机体主要的排泄器官,主要功能是排除代谢的废弃产物及进入体内过剩的物质和异物,调节水和电解质平衡,调节体液渗透压、体液量和电解质浓度,以及调节酸碱平衡等。

尿生成包括三个基本过程:①血浆在肾小球毛细血管处的滤过,形成超滤液(ultra-filtrate),称为肾小球的滤过。②超滤液在流经肾小管和集合管的过程中经过选择性重吸收(selective reabsorption)。③肾小管和集合管的分泌。经过这三个过程,最后形成尿液。

肾脏也是一个内分泌器官,可合成和释放肾素,参与动脉血压的调节;可合成和释放促红细胞生成素等,调节骨髓红细胞的生成;肾的 $1\alpha$-羟化酶可使 25-羟维生素 $D_3$ 转化为 1,25-二羟维生素 $D_3$(1,25-dihydroxycholecalciferol),从而调节钙的吸收和血钙水平;肾脏还能生成激肽、前列腺素($PGE_2$,$PGI_2$),参与局部或全身血管活动和机体多种活动的调节。此外,在长期饥饿时,肾还是糖异生的场所之一。可见,肾具有多种功能。

本章重点讨论尿的生成和调节,以及输尿管和膀胱的排尿过程。

## 第一节　肾的功能解剖和肾血流量

### 一、肾的功能解剖

肾脏是实质性器官,位于腹腔后上部,脊椎两旁,左右各一。肾实质分为皮质和髓质两部分。皮质位于髓质表层,富有血管,主要由肾小体和肾小管构成。髓质位于皮质深部,血管较少,由 15~25 个肾锥体(renal pyramid)构成。锥体的底朝向皮质髓质交界,而顶部伸向肾窦,终止于肾乳头(renal papilla)。在肾单位和集合管生成的尿液,经集合管在肾乳头处开口进入肾小盏(minor calyx),再进入肾大盏(minor calyx)和肾盂(pelvis),最后经输尿管进入膀胱。肾盏、肾盂和输尿管壁含有平滑肌,其收缩运动可将尿液驱向膀胱。在排尿时,膀胱内的尿液经尿道排出体外。

**（一）肾单位的构成**

人类每个肾约有 $10^6$ 个肾单位（nephron）。肾单位是尿生成的基本功能单位，它与集合管共同完成尿的生成过程。肾单位不能再生，因此，肾脏损伤、疾病或者正常老化时，肾单位的数目将逐渐减少。40 岁后，每 10 年肾单位将减少 10%。肾单位由肾小体（renal corpuscle）及与之相连接的肾小管（renal tubule）构成。肾小体由肾小球（glomerulus）和肾小囊（Bowman's capsule）组成（图 8-1）。肾小球是位于入球小动脉（afferent arteriole）和出球小动脉（efferent arteriole）之间的一团彼此之间分支又再吻合的毛细血管网。肾小囊有脏层和壁层，脏层和肾小球毛细血管共同构成滤过膜，壁层则延续至肾小管。肾小管包括近端小管（proximal tubule）、髓袢（loop of Henle）和远端小管（distal tubule）。髓袢按其行走方向又分为降支（descending limb）和升支（ascending limb）。前者包括髓袢降支粗段和髓袢降支细段；后者包括髓袢升支细段和升支粗段。远端小管经连接小管（connecting tubule）与集合管（collecting duct）相连接。集合管不属于肾单位的组成成分，但功能上与肾小管的远端小管有许多相通之处。集合管与远端小管在尿液浓缩过程中起重要作用。

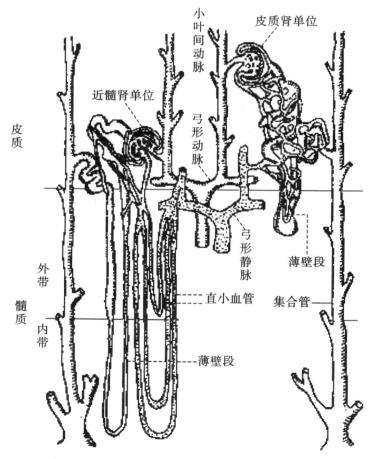

图 8-1　肾单位和肾血管

肾单位按其所在的部位可分为皮质肾单位和近髓肾单位两类。肾小体位于外皮质和中皮质层的肾单位称为皮质肾单位(cortical nephron),约占肾单位总数的80%～90%。这类肾单位的特点为:①肾小体相对较小;②髓袢较短,只达外髓质层,有的甚至不到髓质;③入球小动脉口径比出球小动脉大,二者的比例约为2∶1;④出球小动脉分支形成小管周围毛细血管网,包绕在肾小管的外面,有利于肾小管的重吸收。

近髓肾单位(juxtamedullary nephron)的肾小体位于靠近髓质的内皮质层,其特点是:①肾小球较大;②髓袢长,可深入到内髓质层,有的可到达肾乳头部;③入球小动脉和出球小动脉口径无明显差异;④出球小动脉进一步分支形成两种小血管,一种为网状小血管,缠绕于邻近的近曲和远曲小管周围,另一种是细而长的"U"形直小血管(vasa recta)。网状血管有利于肾小管的重吸收,直小血管在维持髓质高渗中起重要作用。在人类,近髓肾单位仅占全部肾单位的10%～15%。

**(二)球旁器**

知识点:什么是球旁器?

球旁器(juxtaglomerular apparatus)主要分布于皮质肾单位,是指分布在肾小球周围的一些具有特定功能的细胞群。由球旁细胞(juxtaglomerular cell)、球外系膜细胞(extraglomerular mesangial cell)和致密斑(macula densa)三部分组成(图8-2),主要分布于皮质肾单位。

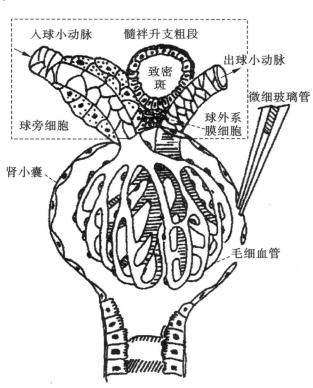

**图8-2 肾小球、肾小囊微穿刺和球旁器**
(方框示球旁器)

1.**球旁细胞** 又称颗粒细胞,是入球小动脉和出球小动脉中一些特殊分化的平滑肌细胞,细胞内含分泌颗粒,能合成、储存和释放肾素。球旁细胞的大小与血流量及血压有关,肾内动脉血压降低或严重高血压,球旁细胞的容积增加。

2.致密斑 是远端小管起始部的一小块高柱状上皮细胞构成的组织。致密斑穿过由同一肾单位入球小动脉和出球小动脉间的夹角并与球旁细胞及球外系膜细胞相接触。它能感受小管液中 NaCl 含量的变化,并通过某种形式的信息传递,调节球旁细胞对肾素的分泌和该肾单位的肾小球滤过率。这一调节过程称为管-球反馈。

3.球外系膜细胞 是位于入球小动脉、出球小动脉和致密斑之间的一群细胞,细胞聚集成一锥形体,其底面朝向致密斑。该细胞具有吞噬和收缩等功能。

### (三)滤过膜的构成

肾小球毛细血管内的血浆经滤过进入肾小囊,其间的结构称为滤过膜(filtration membrane)。正常人两侧肾脏全部肾小球的总滤过面积达 $1.5\ m^2$ 左右,且保持相对稳定(图 8-3)。滤过膜由毛细血管内皮细胞、基膜和肾小囊脏层足细胞(podocyte)的足突(foot process)构成。滤过膜的内层是毛细血管内皮细胞,细胞上有许多直径为 $70\sim90\ nm$ 的小孔,称为窗孔(fenestration),小分子溶质以及小分子量的蛋白质可自由通过,但血细胞不能通过;内皮细胞表面富含唾液酸蛋白等带负电荷的糖蛋白,可阻碍带负电荷的蛋白质通过。基膜层为非细胞性结构,由基质和一些带负电荷的蛋白质构成。膜上有直径为 $2\sim8\ nm$ 的多角形网孔,网孔的大小决定分子大小不同的溶质是否可以通过,以及带负电荷的硫酸肝素和蛋白聚糖,也是阻碍血浆蛋白滤过的一个重要屏障。滤过膜的外层是肾小囊上皮细胞,上皮细胞有很长突起,相互交错对插,在突起之间形成滤过裂隙膜(filtration slit membrane),膜上有直径 $4\sim11\ nm$ 的小孔,是滤过膜的最后一道屏障。足细胞裂隙膜的主要蛋白成分是 nephrin,其作用是防止蛋白质的漏出。缺乏 nephrin,尿中将出现蛋白质。

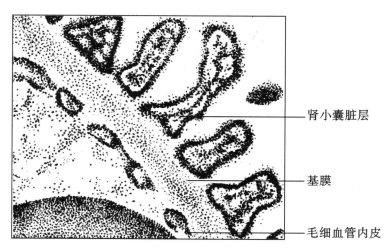

肾小囊脏层

基膜

毛细血管内皮

图 8-3 滤过膜结构

不同物质通过滤过膜的能力取决于两个因素:被滤过物质分子的大小及其所带的电荷。一般来说,分子有效半径小于 $2.0\ nm$ 的中性物质可自由滤过,如葡萄糖;有效半径大于 $4.2\ nm$ 的物质则不能滤过;有效半径在 $2.0\sim4.2\ nm$ 之间的各种物质随有效半径的增加,其滤过量逐渐降低。用不同有效半径的中性右旋糖酐分子进行实验,也清楚地证明滤过物质分子的大小与滤过的关系。然而,有效半径约为 3.6 nm 的血浆清蛋白(分子量为 96 000)却很难滤过,这是因清蛋白带负电荷。用带不同电荷的右旋糖酐进行实验可观察到,即使有效半径相同,带负电荷的右旋糖酐也较难通过,而带正电荷的右旋糖酐则较易通过。以上结果表明滤过膜的通透性不仅取决于滤过膜孔的大小,还取决于滤过膜所带的电荷。在病理情况下,滤过膜的面积和通透性均可发生变化,从而影响肾小球的滤过。

**(四)肾脏的神经支配和血管分布**

支配肾脏的神经主要是肾交感神经,其节前神经元胞体位于脊髓胸 12 至腰 2 节段的中间外侧柱,其纤维进入腹腔神经节和位于主动脉、肾动脉部的神经节。节后纤维与肾动脉伴行,支配肾动脉(尤其是入球小动脉和出球小动脉的平滑肌)、肾小管和球旁细胞。肾交感神经节后纤维末梢释放的递质是去甲肾上腺素,调节肾血流量、肾小球滤过率、肾小管的重吸收和肾素的释放。有资料表明,肾神经中有一些纤维释放多巴胺,可引起肾血管舒张。肾脏各种感受器的感觉信息可经肾传入神经纤维传入至中枢(包括脊髓以及其他高位中枢),从而调节肾脏的功能。一般认为肾脏无副交感神经末梢分布。

肾动脉由腹主动脉垂直分出,入肾后依次分支形成叶间动脉、弓状动脉、小叶间动脉、入球小动脉。入球小动脉分支并相互吻合形成肾小球毛细血管网,然后再汇集形成出球小动脉。离开肾小体后,出球小动脉再次分支形成肾小管周围毛细血管网或直小血管,最后汇入静脉。

肾脏血管分布的特点是有两套相互串联的毛细血管网,两者之间由出球小动脉相连。肾小球毛细血管网血压较高,约为主动脉平均压的 40% ~ 60%,故有利于肾小球的滤过。由于出球小动脉口径小,阻力大,故肾小管周围毛细血管血压较低,且胶体渗透压高,有利于肾小管的重吸收。

## 二、肾血流量的特点及其调节

肾是机体供血量最丰富的器官[400 mL/(100 g·min)]。在安静状态下,健康成年人每分钟两肾的血流量约 1 200 mL,相当于心输出量的 1/5 ~ 1/4,而肾仅占体重的 0.5% 左右。此外,肾脏具有两套毛细血管网:肾小球毛细血管血压较高,有利于血浆的滤过;肾小管周围毛细血管管内的血浆胶体渗透压较高,有利于肾小管的重吸收;直小血管的双向流动有利于肾髓质高渗透压的维持。肾脏在尿生成过程中需大量能量,约占机体基础氧耗量的 10%,可见肾血流量(renal blood flow,RBF)远超过其代谢需要,大量的肾血流量主要是为了完成肾脏的排泄功能。肾血流量的另一特点是不同部位的供血不均,约 94% 的血流供应肾皮质,约 5% 供应外髓部,剩余不到 1% 供应内髓。

**(一)肾血流量的自身调节**

安静情况下,当肾动脉灌注压在一定范围内(80 ~ 180 mmHg)变动时,肾血流量能保持相对稳定,即使在离体实验中也如此,这是肾脏的一个重要特性。当肾动脉灌注压在一定范围内降低时,肾血管阻力将相应降低;反之,当肾动脉灌注压升高时,肾血管阻力则相应增加,因而肾血流量能保持相对恒定。在没有外来神经支配的情况下,肾血流量在动脉血压一定的变动范围内能保持恒定的现象,称为肾血流量的自身调节。肾血流量的这种调节不仅使肾血流量保持相对恒定,而且使肾小球滤过率在此血压范围内保持相对恒定。这可防止肾排泄(如水和钠等)因血压波动而出现大幅度波动,从而使肾脏排泄功能保持相对稳定。当肾动脉灌注压超出上述范围时,肾血流量将随灌注压的改变而发生相应的变化。肾血流量主要取决于肾血管阻力,包括入球小动脉、出球小动脉和叶间小动脉的阻力,其中最重要的是入球小动脉的阻力。关于肾血流量自身调节的机制有以下两种学说。

1. 肌源性学说　这一学说认为,当肾血管的灌注压升高时,肾入球小动脉血管平滑肌因压力升高而受到的牵张刺激加大,使平滑肌的紧张性加强,阻力加大。反之,当动脉血压降低时,肾入球小动脉平滑肌受到的牵张刺激降低,血管平滑肌就舒张,阻力降低。当动脉血压低于 80 mmHg 时,平滑肌舒张达到极限;当动脉血压高于 180 mmHg 时,平滑肌达收缩极限,故肾血流量随血压改变而变化。用罂粟碱、水合氯醛或氰化钠等药物抑制血管平滑肌活动后,自身调节即减弱或消失,表明自身调节与血管平滑肌的功能有关。

2. 管-球反馈　管-球反馈是肾血流量自身调节的另一种机制。当肾血流量和肾小球滤过率增加时,到达远曲小管致密斑的小管液流量增加,$Na^+$、$K^+$、$Cl^-$ 的转运速率也就增加,致密斑将信息反馈至肾小球,使入球小动脉和出球小动脉收缩,肾血流量和肾小球滤过率将恢复正常;反之,当肾血流量和肾小球滤过率减少时,流经致密斑的小管液流量减少,致密斑又将信息反馈至肾小球,使肾血流量和肾小球滤过率增加至正常水平。这种由小管液流量变化而影响肾小球滤过率和肾血流量的现象称为管-球反馈(tubuloglomerular feedback,TGF)。有关管-球反馈的机制目前尚不十分清楚,可能与肾脏局部的肾素-血管紧张素系统有关。实验证明,当肾血流量和肾小球滤过率降低时,致密斑感受器感受 NaCl 降低的信号,引起两个效应:一方面降低入球小动脉的阻力,另一方面增加近球细胞释放肾素,进而激活血管紧张素家族,其中血管紧张素Ⅱ选择性地使出球小动脉收缩,两方面共同作用提高肾小球毛细血管静水压,即可使肾小球滤过率恢复正常。因此,临床上某些特殊情况下使用血管紧张素的受体阻断剂时应特别慎重,如用血管紧张素Ⅱ的受体阻断剂治疗肾动脉狭窄引起的高血压时,可严重降低肾小球滤过率,最终导致急性肾功能衰竭。另外,肾局部产生的腺苷、一氧化氮(NO)和前列腺素等也可能参与管-球反馈的调节过程。

**(二)肾血流量的神经和体液调节**

入球小动脉和出球小动脉血管平滑肌受肾交感神经支配。安静时,肾交感神经具有紧张性活动,使血管平滑肌处于一定程度的收缩状态。肾交感神经兴奋时,末梢释放去甲肾上腺素作用于血管平滑肌 α 受体,可使肾血管强烈收缩,肾血流量减少。体液因素中,如肾上腺髓质释放的去甲肾上腺素和肾上腺素,循环血液中的血管升压素和血管紧张素Ⅱ,以及内皮细胞分泌的内皮素等,均可引起血管收缩,肾血流量减少;肾组织中生成的 $PGI_2$、$PGE_2$、NO 和缓激肽等,可引起肾血管舒张,肾血流量增加;而腺苷则引起入球小动脉收缩,肾血流量减少。

总之,肾血流量的神经和体液调节能使肾血流量与全身血液循环相配合。例如,在血容量减少,强烈的伤害性刺激或情绪激动,剧烈运动时,交感神经活动加强,肾血流量减少;反之。当血容量增加或心肺容量感受器、动脉压力感受器受刺激时,将反射性抑制交感神经的活动,使肾血流量增加。此外,当细胞外液的渗透压升高,下丘脑渗透压感受器受刺激时,可选择性减弱肾交感神经活动,但其他器官的交感神经活动则加强。

综上所述,在正常血压情况下,肾脏主要通过自身调节来保持肾血流量和肾小球滤过率的稳定,以维持正常的尿生成的功能;但在紧急情况下,可通过交感神经和肾上腺髓质激素等神经体液调节使全身血量重新分配,减少肾血流量,以确保心脑等重要器官的血液供应,使肾血流量适应全身循环血量的变化。

# 第二节　肾小球的滤过功能

尿生成的第一步为肾小球滤过,指当血液流经肾小球毛细血管时,除蛋白质分子外的血浆成分被滤过进入肾小囊腔而形成超滤液的过程。用微穿刺的方法获取肾小囊腔内的超滤液,并对超滤液进行分析,结果表明:超滤液中所含的各种晶体物质的成分和浓度与血浆基本相似,由此证明囊内液是血浆的超滤液而非分泌物。

单位时间内(每分钟)两肾生成的超滤液量称为肾小球滤过率(glomerular filtration rate,GFR)。菊粉(inulin)的清除率可用来代表肾小球滤过率。据测定,正常成年人的肾小球滤过率平均值为 125 mL/min,故每天两肾的肾小球滤过液总量可达 180 L。若用微穿刺方法则可测定单个肾单位肾小球滤过率(single nephron glomerular filtration rate,SNGFR)。GFR 在不同个体之间存在差异,与基础代谢率、心输出量一样,GFR 也与体表面积成比例,当用单位体表面积来比较 GFR 时,个体差异明显减小。经体表面积校正后,男性的 GFR 稍微高于女性;另外,运动、情绪、饮食、年龄、妊娠和昼夜节律等对 GFR 也有影响。在不同情况下,肾小球滤过率的大小取决于有效滤过压和滤过系数。

（知识点:什么是肾小球滤过率?）

肾小球滤过率与肾血浆流量的比值称为滤过分数(filtration fraction,FF)。从肾小球滤过率和红细胞比容可计算肾血浆流量(renal plasma flow,RPF)。若肾血浆流量为 660 mL/min,肾小球滤过率为 125 mL/min,则滤过分数约为 19%。这表明当血液流经肾脏时,约有 19% 的血浆经滤过进入肾小囊腔,形成超滤液。肾小球滤过率和滤过分数均可作为衡量肾功能的重要指标。

## 一、有效滤过压

肾小球毛细血管上任何一点的滤过动力可用有效滤过压来表示(图 8-4)。有效滤过压是指促进超滤的动力与对抗超滤的阻力之间的差值。超滤的动力包括肾小球毛细血管血压和肾小囊内超滤液胶体渗透压;正常情况下,前者约为 45 mmHg,后者接近于 0 mmHg。超滤的阻力包括肾小球毛细血管内的血浆胶体渗透压和肾小囊内的静水压;正常情况下,肾小球毛细血管始端胶体渗透压约为 25 mmHg,肾小囊内压约为 10 mmHg。所以:

（知识点:什么是有效滤过压?）

肾小球有效滤过压=(肾小球毛细血管血压+囊内液胶体渗透压)-
(血浆胶体渗透压+肾小囊内压)

将上述数据代入公式,则肾小球毛细血管始端的:

有效滤过压 = (45+0) − (25+10) = 10(mmHg)

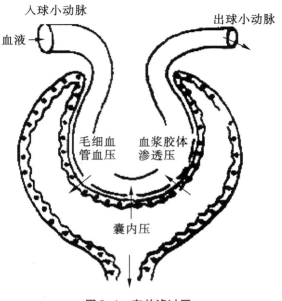

图 8-4　有效滤过压

　　肾小球毛细血管不同部位的有效滤过压是不同的,越靠近入球小动脉端,有效滤过压越大。这主要是因为肾小球毛细血管内的血浆胶体渗透压不是固定不变的,当毛细血管血液从入球小动脉端流向出球小动脉端时,由于不断生成超滤液,血浆中蛋白质浓度就会逐渐升高,血浆胶体渗透压逐渐增大,使滤过的阻力逐渐增大,因而有效滤过压的值就逐渐减小。当滤过阻力等于滤过动力时,有效滤过压降低到零,即达到滤过平衡(filtration equilibrium),滤过也就停止(图 8-5)。

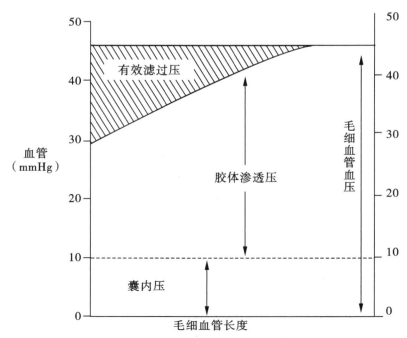

图 8-5　肾小球毛细血管血压、血浆胶体渗透压和囊内压对肾小球滤过压的影响

## 二、影响肾小球滤过的因素

血浆在肾小球毛细血管处的超滤过受许多因素影响,如滤过系数、有效滤过压和滤过平衡的血管长度等。

1. 肾小球毛细血管血压　肾小球毛细血管血压较高,血液流经肾小球毛细血管全长时,血压下降不超过 3 ~ 4 mmHg。前已述及,正常情况下,当血压在 80 ~ 180 mmHg 范围内变动时,由于肾血流量的自身调节机制,肾小球毛细血管血压可保持稳定,故肾小球滤过率基本不变。但是如超出此自身调节范围,肾小球毛细血管血压、有效滤过压和肾小球滤过率就会发生相应的改变。如在血容量减少,剧烈运动,强烈的伤害性刺激或情绪激动等情况下,可使交感神经活动加强,入球小动脉强烈收缩,导致肾血流量、肾小球毛细血管血量和毛细血管血压下降,从而影响肾小球滤过率。

2. 囊内压　正常情况下囊内压一般比较稳定,大约 10 mmHg。但当肾盂或输尿管结石、肿瘤压迫或任何原因引起输尿管阻塞时,小管液或终尿不能排出,可引起逆行性压力升高,最终导致囊内压升高,从而降低有效滤过压和肾小球滤过率。

3. 血浆胶体渗透压　正常情况下,血浆胶体渗透压不会发生大幅度波动。静脉输入大量生理盐水,或病理情况下肝功能严重受损,血浆蛋白合成减少,或因毛细血管通透性增大,血浆蛋白丧失,都会导致血浆蛋白浓度降低,胶体渗透压下降,使有效滤过压和肾小球滤过率增加。

4. 肾血浆流量　肾血浆流量对肾小球滤过率的影响并非通过改变有效滤过压实现,而是改变滤过平衡点。当肾血浆流量增大时,肾小球毛细血管中血浆胶体渗透压上升速度减缓,滤过平衡点向出球小动脉端移动,甚至不出现滤过平衡的情况,故肾小球滤过率增加;反之,当肾血浆流量减少时,滤过平衡点则靠近入球小动脉端,故肾小球滤过率减少。当肾交感神经强烈兴奋引起入球小动脉阻力明显增加时,如剧烈运动、失血、缺氧和中毒性休克等情况下,肾血流量和肾血浆流量明显减少,滤过平衡点也会靠近入球小动脉端,肾小球滤过率也显著降低。

5. 滤过系数(filtration coefficient,$K_f$)　是指在单位有效滤过压的驱动下,单位时间内经过滤过膜的滤液量。$K_f$是滤过膜的有效通透系数(k)和滤过膜的面积(s)的乘积。因此,凡能影响滤过膜通透系数和滤过面积的因素都能影响肾小球滤过率。在生理情况下,两肾全部肾小球都处于正常状态,有效滤过面积相对稳定。但在一些病理情况下,如急性肾小球肾炎、肾小球毛细血管腔狭窄堵塞,有滤过功能的肾单位数量减少,则滤过面积减少,导致少尿或者无尿。

与肾血流量一样,肾小球滤过率受许多因素的调节,在安静时通过自身调节能维持相对稳定;应急状态下则受到神经和体液因素的调节,其调节机制与肾血流量的调节基本相同。

# 第三节　肾小管和集合管的物质转运功能

正常人两肾生成的超滤液每天达 180 L,而终尿量仅 1.5 L 左右,表明超滤液中的水分约 99% 被肾小管和集合管重吸收,超滤液中的其他物质被选择性重吸收

(selective reabsorption)或被肾小管上皮细胞主动分泌(exception)。如滤过的葡萄糖和氨基酸可全部被重吸收,而肌酐、$H^+$和$K^+$等则可被分泌到小管液中而排出体外;$Na^+$、$Ca^{2+}$和尿素等则不同程度地被重吸收。

## 一、肾小管和集合管中物质转运的方式

肾小管和集合管的物质转运功能包括重吸收和分泌。重吸收是指肾小管上皮细胞将物质从肾小管液中转运至血液中;分泌则为肾小管上皮细胞将自身产生的物质或血液中的物质转运至小管液(tubular fluid)中。

肾小管和集合管的物质转运方式也分为被动转运和主动转运,其详细机制见第二章。

1. 被动转运 包括扩散、渗透和易化扩散。此外,当水分子通过渗透被重吸收时有些溶质可随水分子一起被转运,这一转运方式称为溶剂拖曳(solvent drag)。

2. 主动转运 包括原发性主动转运和继发性主动转运。前者包括钠泵、质子泵和钙泵等;继发性主动转运包括:$Na^+$-葡萄糖、$Na^+$-氨基酸同向转运,$K^+$-$Na^+$-$2Cl^-$同向转运;还有$Na^+$-$H^+$和$Na^+$-$K^+$逆向转运等。此外,肾小管上皮细胞还可通过入胞方式重吸收少量小管液中的小分子蛋白质。

各种转运体在肾小管上皮管腔面即细胞顶端膜(apical membrane)上的分布与在细胞基底侧膜(basolateral membrane)上的分布是不同的。因此上皮细胞的管腔面和基底侧膜对各种物质的转运情况是不同的。肾小管和集合管中物质转运的途径可分为两种,一种为跨细胞转运途径(transcellular pathway)重吸收。这一过程包括两个步骤:小管液中的溶质通过管腔膜进入小管上皮细胞内,进入细胞内的物质通过一定的方式跨过基底侧膜进入组织间隙液。另一途径为细胞旁途径(paracellular pathway)重吸收。例如,小管液中的水分子和$Cl^-$、$Na^+$可直接通过小管上皮细胞间的紧密连接进入细胞间隙而被重吸收,有些物质如$K^+$和$Ca^{2+}$也可通过这一途径以溶剂拖曳的方式被重吸收。

## 二、肾小管和集合管中各种物质的重吸收与分泌

由于肾小管和集合管各段的结构和功能(各种转运体的分布)不同,小管液的成分也不同。故肾小管各段的物质转运方式、转运量和转运机制亦不相同。以下讨论几种重要物质在肾小管和集合管的转运。

### (一)$Na^+$、$Cl^-$和水的重吸收

1. 近端小管 近端小管重吸收超滤液中约70%的$Na^+$、$Cl^-$和水;其中约2/3经跨细胞转运途径被重吸收,主要发生在近端小管的前半段;约1/3经细胞旁途径被重吸收,主要发生在近端小管的后半段(图8-6)。

在近端小管的前半段,$Na^+$进入上皮细胞的过程与$H^+$的分泌以及与葡萄糖、氨基酸的转运相偶联。由于上皮细胞基底侧膜上钠泵的作用,细胞内$Na^+$浓度较低,小管液中的$Na^+$和细胞内的$H^+$由管腔膜的$Na^+$-$H^+$交换体进行逆向转运,$H^+$被分泌到小管液中,而小管液中的$Na^+$则顺浓度梯度进入上皮细胞内。小管液中的$Na^+$还可由管腔膜上的$Na^+$-葡萄糖同向转运体和$Na^+$-氨基酸同向转运体与葡萄糖、氨基酸共同转

运,$Na^+$顺电化学梯度通过管腔膜进入细胞内,同时将葡萄糖和氨基酸转运入细胞内。进入细胞内的 $Na^+$ 经基底侧膜上的钠泵被泵出细胞,进入组织间隙。进入细胞内的葡萄糖和氨基酸则以易化扩散的方式通过基底侧膜离开上皮细胞,进入血液循环。由于 $Na^+$、葡萄糖和氨基酸等进入细胞间隙,使细胞间隙中的渗透压升高,通过渗透作用,水便进入细胞间隙。由于上皮细胞间存在紧密连接,故细胞间隙内的静水压升高,可促使 $Na^+$ 和水进入毛细血管而被重吸收。在近端小管前半段,因 $Na^+$–$H^+$ 交换使细胞内的 $H^+$ 进入小管液,$HCO_3^-$ 则被重吸收,而 $Cl^-$ 不被重吸收,其结果是小管液中 $Cl^-$ 的浓度高于管周组织间液中的浓度。

在近端小管后半段,有 $Na^+$–$H^+$ 交换和 $Cl^-$–$HCO_3^-$ 逆向转运体,其转运结果是 $Na^+$ 和 $Cl^-$ 进入细胞内,$H^+$ 和 $HCO_3^-$ 进入小管液,$HCO_3^-$ 可重新进入细胞(以 $CO_2$ 方式)。进入细胞内的 $Cl^-$ 由基底侧膜上的 $K^+$–$Cl^-$ 同向转运体转运至细胞间隙,再吸收入血。前已述及,由于进入近端小管后半段小管液的 $Cl^-$ 浓度比细胞间隙液中浓度高20% ~ 40% ,$Cl^-$ 顺浓度梯度经紧密连接进入细胞间隙被重吸收。由于 $Cl^-$ 被动扩散进入间隙后,小管液中正离子相对增多,造成管内外电位差,管腔内带正电荷,驱使小管液内的 $Na^+$ 顺电位梯度通过细胞旁途径被动重吸收。因此这部分 $Na^+$ 顺电位梯度吸收是被动的,$Cl^-$ 为顺浓度差被动扩散,$Na^+$ 为顺电位差扩散,均经过上皮细胞间的紧密连接进入细胞间隙液。近端小管对水的重吸收是通过渗透作用进行的。因为上皮细胞主动和被动重吸收:$Na^+$、$HCO_3^-$、$Cl^-$、葡萄糖和氨基酸进入细胞间隙后,小管液的渗透压降低,细胞间隙液的渗透压升高。水在这一渗透压差的作用下通过跨上皮细胞和紧密连接两条途径进入细胞间隙,然后进入管周毛细血管而被吸收。因此,近端小管中物质的重吸收为等渗性重吸收,小管液为等渗液。

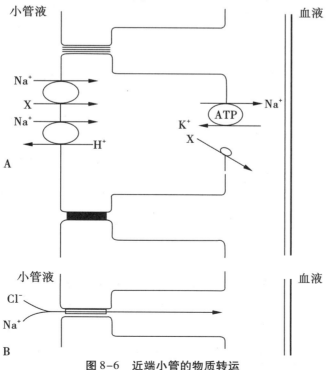

**图 8-6 近端小管的物质转运**

A:近端小管前半段 X 代表葡萄糖、氨基酸、磷酸盐和 $Cl^-$ 等
B:近端小管的后半段的细胞旁途径转运

2. 髓袢 在髓袢,肾小球滤过的 NaCl 约 20% 被重吸收,水约 15% 被重吸收。髓袢降支细段钠泵活性很低,对 Na$^+$ 也不易通透,但对水通透性较高。在组织液高渗作用下水被重吸收。故小管液在流经髓袢降支细段时,渗透压逐渐升高。髓袢升支细段对水不通透,但对 Na$^+$ 和 Cl$^-$ 易通透,NaCl 扩散进入组织间液。故小管液流经髓袢升支细段时,渗透压逐渐下降。升支粗段是 NaCl 在髓袢重吸收的主要部位,而且是主动重吸收。髓袢升支粗段的顶端膜上有电中性的 Na$^+$-K$^+$-2Cl$^-$ 同向转运体,该转运体可使小管液中 1 个 Na$^+$、1 个 K$^+$ 和 2 个 Cl$^-$ 同向转运进入上皮细胞内(图 8-7)。Na$^+$ 进入细胞是顺电化学梯度的,进入细胞内的:Na$^+$ 通过细胞基底侧膜的钠泵泵至组织间液,Cl$^-$ 由浓度梯度经管周膜上的 Cl$^-$ 通道进入组织间液,而 K$^+$ 则顺浓度梯度经管腔膜返回小管液中,并使小管液呈正电位。用毒毛花苷抑制钠泵后,Na$^+$ 和 Cl$^-$ 的重吸收明显减少;呋塞米(呋喃苯胺酸)可抑制 Na$^+$-K$^+$-2Cl$^-$ 同向转运,所以能抑制 Na$^+$ 和 Cl$^-$ 的重吸收。

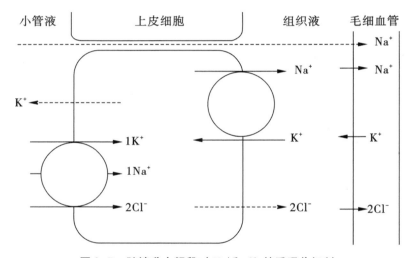

图 8-7　髓袢升支粗段对 Na$^+$ 和 Cl$^-$ 的重吸收机制

　　由于 K$^+$ 返回小管中造成正电位,这一电位差又使小管液中的 Na$^+$、K$^+$ 和 Ca$^{2+}$ 等正离子经细胞旁途径而重吸收。这一部分重吸收属于被动转运。

　　髓袢升支粗段对水不通透,故小管液在流经升支粗段时,渗透压逐渐降低,但管外渗透压升高。

　　3. 远端小管和集合管 滤过的 Na$^+$ 和 Cl$^-$ 约 12% 在远曲小管和集合管被重吸收,同时有不同量的水被重吸收。远曲小管和集合管对 Na$^+$、Cl$^-$ 和水的重吸收可根据机体的水、盐平衡状况进行调节。Na$^+$ 的重吸收主要受醛固酮调节,水的重吸收则主要受血管升压素调节。

　　在远曲小管始段,上皮细胞对水仍不通透,但仍能主动重吸收 NaCl,使小管液渗透压继续降低。Na$^+$ 在远曲小管和集合管的重吸收是逆电化学梯度进行的,属于主动转运。在远曲小管始段的管腔膜,小管液中的 Na$^+$ 和 Cl$^-$ 经 Na$^+$-Cl$^-$ 同向转运体进入细胞内,细胞内的 Na$^+$ 由钠泵泵出。噻嗪类(thiazide)利尿剂可抑制此处的 Na$^+$-Cl$^-$ 同向转运。

远曲小管后段和集合管的上皮有两类不同的细胞,即主细胞(principal cell)和闰细胞(intercalated cell)(图8-8)。主细胞基底侧膜上的 $Na^+$ 泵起维持细胞内低 $Na^+$ 的作用,并成为小管液中 $Na^+$ 经顶端膜 $Na^+$ 通道进入细胞的动力源泉。而 $Na^+$ 的重吸收又造成小管液呈负电位,可驱使小管液中的 $Cl^-$ 经细胞旁途径而被动重吸收,也成为 $K^+$ 从细胞内分泌入小管腔的动力。阿米洛利(氨氯吡咪)可抑制远曲小管和集合管上皮细胞顶端膜的 $Na^+$ 通道,既减少 $Na^+$ 的重吸收,又减少 $Cl^-$ 经细胞旁途径的被动转运。闰细胞的功能与 $H^+$ 的分泌有关(见后文 $H^+$ 的分泌节)。远曲小管和集合管上皮细胞的紧密连接对 $Na^+$、$K^+$、$Cl^-$ 等离子的通透性较低,因此这些离子不易透过该部位返回小管液。

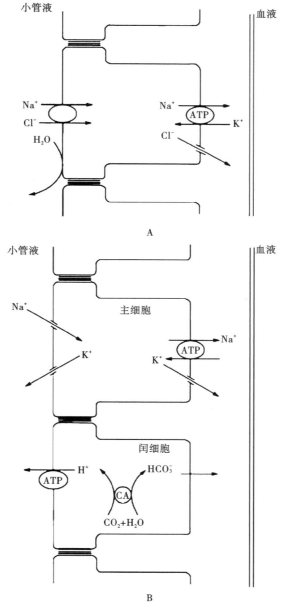

**图8-8　远曲小管和集合管重吸收 NaCl、分泌 $K^+$ 与 $H^+$**

A:远曲小管初段　　B:远曲小管后段和集合管

集合管对水的重吸收量取决于集合管主细胞对水的通透性。主细胞管腔膜侧胞质的囊泡内含水孔蛋白(aquaporin)AQP2,而基底侧膜有 AQP3 和 AQP4 分布。插入上皮细胞顶端膜 AQP2 的多少决定上皮对水的通透性,而 AQP2 的插入又受血管升压素控制。

### (二)$HCO_3^-$ 的重吸收与 $H^+$ 的分泌

在一般膳食情况下,代谢的酸性产物多于碱性产物。机体产生的挥发性酸($CO_2$)主要由呼吸道排出。肾脏通过重吸收 $HCO_3^-$ 和分泌 $H^+$,以及分泌氨,回收 $HCO_3^-$,对机体酸碱平衡的维持起重要的调节作用。

1. 近端小管    正常情况下,从肾小球滤过的 $HCO_3^-$ 几乎全部被肾小管和集合管重吸收,高达 80% 的 $HCO_3^-$ 是由近端小管重吸收的。血液中的 $HCO_3^-$ 是以钠盐 $NaHCO_3$ 的形式存在,当滤过进入肾小囊后,离解为 $Na^+$ 和 $HCO_3^-$。前已述及,近端小管上皮细胞通过 $Na^+-H^+$ 交换使 $H^+$ 进入小管液,进入小管液的 $H^+$ 与 $HCO_3^-$ 结合生成 $H_2CO_3$,很快生成 $CO_2$ 和水,这一反应由上皮细胞顶端膜表面的碳酸酐酶(carbonic anhydrase,CA)催化,近端小管重吸收 $HCO_3^-$ 的机制如图 8-9 所示。$CO_2$ 为高度脂溶性,很快以单纯扩散方式进入上皮细胞内,在细胞内,$CO_2$ 和水又在碳酸酐酶的催化下形成 $H_2CO_3$,后者很快离解成 $H^+$ 和 $HCO_3^-$。$H^+$ 则通过顶端膜上的 $Na^+-H^+$ 逆向转运进入小管液,再次与 $HCO_3^-$ 结合形成 $H_2CO_3$。细胞内的大部分 $HCO_3^-$ 与其他离子以联合转运方式进入细胞间隙;小部分通过 $Cl^--HCO_3^-$ 逆向转运方式进入细胞外液。两种转运方式所需的能量均由基底侧膜上的钠泵提供。由此可见,近端小管重吸收 $HCO_3^-$ 是以 $CO_2$ 的形式进行的,故 $HCO_3^-$ 的重吸收优先于 $Cl^-$ 的重吸收。碳酸酐酶在 $HCO_3^-$ 重吸收过程中起重要作用,用碳酸酐酶抑制剂,如乙酰唑胺(acetazolamide)可抑制 $H^+$ 的分泌。此外,小部分 $H^+$ 可由近端小管顶端膜上的质子泵($H^+-ATP$ 酶)主动分泌入管腔。

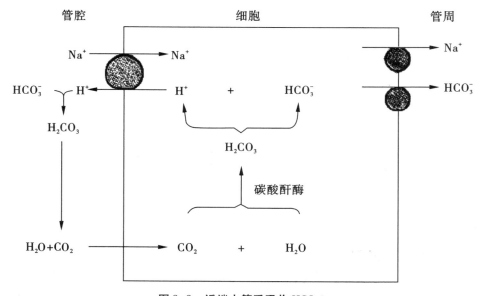

图 8-9　近端小管重吸收 $HCO_3^-$

2. 髓袢　髓袢对 $HCO_3^-$ 的重吸收主要发生在升支粗段。其机制同近端小管。

3. 远端小管和集合管　远曲小管和集合管的闰细胞可主动分泌 $H^+$。一般认为，远曲小管和集合管的管腔膜上存在两种质子泵，一种是 $H^+-ATP$ 酶，另一种为 $H^+-K^+-ATP$ 酶，均可将细胞内的 $H^+$ 泵入小管液中。泵入小管液中的 $H^+$ 可与 $HCO_3^-$ 结合，形成 $H_2O$ 和 $CO_2$；也可与 $HPO4^{2-}$ 反应生成 $H_2PO_4^-$；还可与 $NH_3$ 反应生成 $NH_4^+$，从而降低小管液中的 $H^+$ 浓度。肾小管和集合管 $H^+$ 的分泌量与小管液的酸碱度有关。小管液 pH 值降低时，$H^+$ 的分泌减少。闰细胞的质子泵可逆 1 000 倍左右的 $H^+$ 浓度差而主动转运，当小管液 pH 值降至 4.5 时，$H^+$ 的分泌便停止。肾小管和集合管上皮细胞的碳酸酐酶活性受 pH 值的影响，当 pH 值降低时，其活性增加，生成更多的 $H^+$，有利于肾脏排 $H^+$ 保碱。

### (三) $NH_3$ 的分泌与 $H^+$、$HCO_3^-$ 的转运的关系

近端小管、髓袢升支粗段和远端小管上皮细胞内的谷氨酰胺在谷氨酰胺酶（glutaminase）的作用下脱氨，生成谷氨酸根和 $NH_4^+$；谷氨酸根又在谷氨酸脱氢酶（glutamate dehydrogenase）作用下生成 α-酮戊二酸和 $NH_4^+$；α-酮戊二酸代谢用去 2 个 $H^+$ 又生成二分子 $HCO_3^-$。这一反应过程中，谷氨酰胺酶是生成 $NH_3$ 的限速酶。在细胞内，$NH_4^+$ 与 $NH_3+H^+$ 两种形式处于一定的平衡状态。$NH_4^+$ 通过上皮细胞顶端膜逆向转运体（$Na^+-H^+$ 转运体）进入小管液（由 $NH_4^+$ 代替 $H^+$）。$NH_3$ 是脂溶性分子，可通过细胞膜单纯扩散进入小管腔，也可通过基底侧膜进入细胞间隙。$HCO_3^-$ 与 $Na^+$ 一同跨过基底侧膜进入组织间液。因此，1 分子谷氨酰胺被代谢时，生成 2 个 $NH_4^+$ 进入小管液，机体获得 2 个 $HCO_3^-$（新生成的 $HCO_3^-$）。这一反应过程主要发生在近端小管。

在集合管，$NH_3$ 的分泌机制有所不同。集合管细胞膜对 $NH_3$ 能高度通透，而对 $NH_4^+$ 的通透性较低，故细胞内生成的 $NH_3$ 通过扩散方式进入小管液，与分泌的 $H^+$ 结合形成 $NH_4^+$，并随尿排出体外。这一反应过程中，尿中每排出 1 个 $NH_4^+$ 就有 1 个 $HCO_3^-$ 被重吸收回血液。

$NH_3$ 的分泌与 $H^+$ 的分泌密切相关。如集合管 $H^+$ 的分泌被抑制，尿中 $NH_4^+$ 的排出也就减少。生理情况下，肾脏分泌的 $H^+$，约 50% 由 $NH_3$ 缓冲。慢性酸中毒时可刺激肾小管和集合管上皮细胞谷氨酰胺的代谢，增加 $NH_4^+$ 和 $NH_3$ 的排泄和生成 $HCO_3^-$。故 $NH_3$ 的分泌也是肾脏调节酸碱平衡的重要机制之一。

### (四) $K^+$ 的重吸收和分泌

肾脏对 $K^+$ 的排出量取决于肾小球滤过量、肾小管对 $K^+$ 的重吸收量和肾小管对 $K^+$ 的分泌量，但决定尿 $K^+$ 排出量最重要的因素是 $K^+$ 在远端小管和集合管的分泌量。

小管液中的 $K^+$ 有 65% ～70% 在近端小管重吸收，25% ～30% 在髓袢重吸收，这些部位对 $K^+$ 的重吸收比例是比较固定的。远端小管和皮质集合管既能重吸收 $K^+$，也能分泌 $K^+$，并可接受多种因素的调节，因而其重吸收和分泌的速率是可变的。

远端小管和集合管上皮细胞内的 $K^+$ 浓度较高，管腔顶端膜对 $K^+$ 有通透性，$K^+$ 可顺电化学梯度通过 $K^+$ 通道进入小管液（$K^+$ 的分泌）。基底侧膜上的钠泵可将细胞内的 $Na^+$ 泵出细胞，同时将细胞外液中的 $K^+$ 泵入细胞，这是形成细胞内高 $K^+$ 的基础。由于远端小管和集合管顶端膜有 $Na^+$ 通道，小管液中的 $Na^+$ 可顺电化学梯度扩散进入上

皮细胞内,造成小管液呈负电位,也构成了 $K^+$ 扩散的电位梯度。

远端小管后半段和集合管约 90% 的上皮细胞是主细胞。主细胞可分泌 $K^+$,而闰细胞则可重吸收 $K^+$,但其机制尚不十分清楚。有人认为是位于管腔膜的 $H^+-K^+-ATP$ 酶的作用,即每分泌 1 个 $H^+$ 进入小管液中,可交换 1 个 $K^+$ 进入上皮细胞内,进入细胞内的 $K^+$ 再扩散进入血液。一般认为,这一交换过程只有当细胞外液中 $K^+$ 浓度较低时才发挥作用,而在正常情况下作用不大。

由于肾对 $K^+$ 的排出量主要取决于远端小管和集合管主细胞 $K^+$ 的分泌量,故凡能影响主细胞基底侧膜上钠泵活性和顶端膜对 $Na^+$、$K^+$ 通透性的因素,均可影响钾的分泌量。

刺激主细胞分泌 $K^+$ 的因素包括细胞外液 $K^+$ 浓度升高、醛固酮分泌增加和小管液流速(tubular flow rate)增高;而 $H^+$ 浓度升高,细胞外液 $K^+$ 浓度降低,小管液流速降低时,则 $K^+$ 的分泌减少。细胞外液 $K^+$ 浓度升高可通过三方面机制使 $K^+$ 分泌增加:①刺激钠泵,加速 $K^+$ 通过基底侧膜进入细胞内的过程,由于细胞内 $K^+$ 浓度升高,有利于 $K^+$ 通过顶端膜分泌入小管液。②细胞外液 $K^+$ 的浓度升高,可增高小管顶端膜对 $K^+$ 的通透性,也有利于 $K^+$ 的分泌。③细胞外 $K^+$ 浓度升高可刺激肾上腺皮质分泌醛固酮,醛固酮则能促进 $K^+$ 的分泌(见后文尿生成的调节)。给予利尿剂,或当细胞外液量增加时,小管液流速增加,而小管液流速增加可促进 $K^+$ 的分泌。因为肾小管细胞将 $K^+$ 分泌入小管液后,小管液的 $K^+$ 浓度升高,可对抗小管细胞对 $K^+$ 的进一步分泌;而小管液流速增加时,可将分泌的 $K^+$ 加快带走,故小管液中 $K^+$ 的浓度不容易升高,从而有利于 $K^+$ 的分泌。

### (五)钙的重吸收和排泄

约 50% 的血浆 $Ca^{2+}$ 呈游离状态,其余部分与血浆蛋白结合。经肾小球滤过的 $Ca^{2+}$ 约 70% 在近端小管重吸收,与 $Na^+$ 的重吸收平行;20% 在髓袢重吸收,9% 在远端小管和集合管重吸收,少于 1% 的 $Ca^{2+}$ 随尿排出。

近端小管对 $Ca^{2+}$ 的重吸收约 80% 由溶剂拖曳的方式经细胞旁途径进入细胞间隙,约 20% 经跨细胞途径重吸收。上皮细胞内的 $Ca^{2+}$ 浓度远低于小管液中的 $Ca^{2+}$ 浓度,且细胞内电位相对小管液为负,此电化学梯度驱使 $Ca^{2+}$ 从小管液扩散进入上皮细胞内,细胞内的 $Ca^{2+}$ 则经基底侧膜上的 $Ca^{2+}-ATP$ 酶和 $Na^+-Ca^{2+}$ 交换机制逆电化学梯度转运出细胞。髓袢降支细段和升支细段对 $Ca^{2+}$ 均不通透,仅髓袢升支粗段能重吸收 $Ca^{2+}$。升支粗段小管液为正电位,该段膜对 $Ca^{2+}$ 也有通透性,故可能存在被动重吸收,也存在主动重吸收。在远端小管和集合管,小管液为负电位,故 $Ca^{2+}$ 的重吸收是跨细胞途径的主动转运。

肾脏对 $Ca^{2+}$ 的排泄受多种因素影响,最主要的因素是甲状旁腺激素(parathyroid hormone,PTH)。细胞外液 $Ca^{2+}$ 浓度升高一方面增加肾小球的滤过,使 $Ca^{2+}$ 排泄增加,同时又抑制 PTH 的分泌,使 $Ca^{2+}$ 重吸收减少。血浆磷浓度升高可刺激 PTH 分泌,使肾小管对 $Ca^{2+}$ 的重吸收增加,减少 $Ca^{2+}$ 的排泄。细胞外液量增加或动脉血压升高可降低近端小管对 $Na^+$ 和水的重吸收,也能减少 $Ca^{2+}$ 的重吸收,这是因为 80% 的 $Ca^{2+}$ 是由溶剂拖曳而重吸收的。此外,血浆 pH 值的改变能影响远端小管对 $Ca^{2+}$ 的重吸收,代谢性酸中毒时 $Ca^{2+}$ 的重吸收增加,而代谢性碱中毒时 $Ca^{2+}$ 的重吸收减少。

### （六）葡萄糖和氨基酸的重吸收

肾小囊超滤液中的葡萄糖浓度与血浆相等,但在正常情况下,尿中几乎不含葡萄糖,表明葡萄糖全部被重吸收。微穿刺实验证明,滤过的葡萄糖在近端小管,特别是近端小管的前半段被重吸收。

近端小管上皮细胞顶端膜上有 $Na^+$ –葡萄糖同向转运机制,小管液中 $Na^+$ 和葡萄糖与转运体结合后,被转入细胞内,属于继发性主动转运。进入细胞内的葡萄糖则由基底侧膜上的葡萄糖转运体2（glucose transporter 2）转运入细胞间隙。

近端小管对葡萄糖的重吸收是有一定限度的。当血糖浓度达 180 mg/100 mL时,有一部分肾小管对葡萄糖的吸收已达极限,尿中开始出现葡萄糖,此时的血浆葡萄糖浓度称为肾糖阈（renal threshold for glucose）。每一肾单位的肾糖阈并不完全一样。当血糖浓度继续升高时,尿中葡萄糖浓度也随之增高;当血糖浓度升至 300 mg/100 mL时,全部肾小管对葡萄糖的重吸收均已达到或超过近球小管对葡萄糖的最大转运率（maximal rate of transport of glucose）,此时每分钟葡萄糖的滤过量达两肾葡萄糖重吸收极限,尿糖排出率则随血糖浓度升高而平行增加。正常人两肾的葡萄糖重吸收的极限量,男性平均为 375 mg/min,女性平均为 300 mg/min。

肾小球滤过的氨基酸和葡萄糖一样,主要在近端小管被重吸收,其吸收方式也是继发性主动重吸收,需 $Na^+$ 的存在,但有氨基酸转运体的类型多种多样。

### （七）一些代谢产物和进入体内的异物的排泄

肌酐可通过肾小球滤过,也有少量可被肾小管和集合管分泌和重吸收;青霉素、酚红和一些利尿剂可与血浆蛋白结合,不能被肾小球滤过,但可在近端小管被主动分泌进入小管液中而被排出。进入体内的酚红,94%由近端小管主动分泌进入小管液中并随尿液排出。因此,检测尿中酚红的排泄量可作为判断近端小管排泄功能的粗略指标。

## 第四节　尿液的浓缩和稀释

知识点:什么是高渗尿和低渗尿?

尿液的排出量和渗透压可随体内液体量和渗透压的改变而发生大幅度的变化。机体缺水时,尿量减少,尿液被浓缩,尿液的渗透压高于血浆渗透压,称为高渗尿。体内液体量过多时,尿量增加,尿液被稀释,尿液的渗透压低于血浆渗透压,形成低渗尿。正常人尿液的渗透压可在 $50 \sim 1\ 200\ mOsm/(kg \cdot H_2O)$ 范围内变动。这表明肾脏有较强的浓缩和稀释能力。这对维持机体内体液量的平衡和渗透压稳定方面起极为重要的作用。

肾小球超滤液在流经肾小管各段时,其渗透压发生变化,在近端小管和髓袢中,渗透压的变化是固定的,但经过远端小管后段和集合管时,渗透压可随体内缺水或水过多等不同情况出现大幅度的变动（图8–10）。近端小管为等渗重吸收,故在近端小管末端,小管液渗透压仍与血浆渗透压相等。髓袢降支细段对水有高度通透性,而对NaCl和尿素（urea）则不易通透,在小管外组织液高渗透压作用下,水被重吸收,故小管液在流经髓袢降支细段时,渗透浓度（osmolality）逐渐升高,直至与髓质组织液渗透浓度相近。髓袢升支细段对水不通透,对 NaCl 和尿素则能通透。由于小管液 NaCl 的浓度高于同一平面髓质间液中的浓度,故 NaCl 被重吸收;但尿素浓度则低于髓质间液,故尿素由组织间隙扩散进入小管。在此过程中,小管液渗透浓度逐渐降低。髓袢升支粗段对水和尿素不通透,但能主动重吸收 NaCl,当小管液流经髓袢升支粗段时,由于 NaCl 不断被重吸收,渗透浓度逐渐下降,至升支粗段末端,小管液为低渗(与血浆渗透压相比)。可见,尿液的浓缩与稀释主要发生在远端小管末段和集合管。水重吸收的驱动力是小管内、外的渗透浓度梯度,因此,肾髓质部渗透压的高低成为水重吸收的动力;另一方面,远端小管末段和集合管上皮对水的通透性又决定了水是否能被重吸收,故尿液的浓缩和稀释取决于肾髓质部渗透压的高低和集合管对水的通透性。

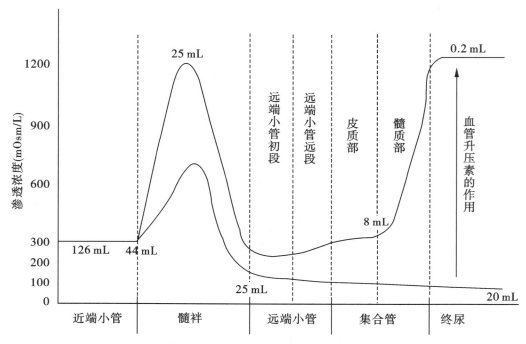

图 8-10 肾小管各段小管液渗透压和流量的变化

图中数字系两肾全部肾小管与集合管各段每分钟的小管液流量

## (一)尿液的稀释

尿液的渗透浓度最低可至 50 mOsm/(kg·H₂O)。尿液的稀释主要发生在远端小管和集合管。如前所述,在髓袢升支粗段末端,小管液是低渗的。如果机体内水过多而造成血浆晶体渗透压下降,可使血管升压素的释放被抑制,远曲小管和集合管对水的通透性很低,水不能被重吸收,而小管液中的 NaCl 继续被重吸收,特别是髓质部的集合管,故小管液的渗透浓度进一步降低,形成低渗尿。如饮大量清水后,血浆晶体渗透压降低,血管升压素释放减少,引起尿量增加,尿液稀释。如血管升压素完全缺乏或肾小管和集合管缺乏血管升压素受体时,可出现尿崩症(diabetes insipidus),每天可排出高达 20 L 的低渗尿。

### (二)尿液的浓缩

在失水、禁水等情况下,血浆晶体渗透压升高,可引起尿量减少,尿液浓缩,终尿的渗透浓度可高达 1 200 mOsm/(kg·H₂O)。尿液浓缩也发生在远端小管和集合管,是由于小管液中的水被继续吸收而溶质仍留在小管液中所造成的。同其他部位一样,肾对水的重吸收方式是渗透,其动力来自肾髓质部肾小管和集合管内、外的渗透浓度梯度,换言之,水的重吸收要求小管周围组织液是高渗的。用冰点降低法测定鼠肾组织的渗透浓度,发现肾皮质部的渗透浓度与血浆是相等的,由髓质外层向乳头部逐渐升高,内髓部的渗透浓度为血浆渗透浓度的 4 倍,约 1 200 mOsm/(kg·H₂O)(图 8-11)。在不同动物中的观察发现,动物肾髓质越厚,内髓部的渗透浓度也越高,尿的浓缩能力也越强。如沙鼠肾可产生 20 倍于血浆渗透浓度的高渗尿。人类肾最多能生成 4～5 倍于血浆渗透浓度的高渗尿。可见,肾髓质的渗透浓度梯度是尿浓缩的必备条件。

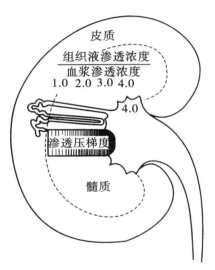

**图 8-11　肾髓质渗透梯度**
线条越密,表示渗透浓度越高

髓袢的形态和功能特性是形成肾髓质渗透浓度梯度的重要条件。超滤液从近端小管经髓袢降支向下流动,折返后经髓袢升支向相反方向流动,再经集合管向下流动,最后进入肾小盏。以下详细讨论肾髓质渗透梯度形成的过程及机制。

1. 髓袢升支粗段　小管液经髓袢升支粗段向皮质方向流动时,由于该段上皮细胞主动重吸收 NaCl,而对水又不通透,结果是小管液在向皮质方向流动时渗透浓度逐渐降低,而小管周围组织中由于 NaCl 的堆积,渗透浓度升高,形成髓质高渗。故外髓部组织间隙液高渗是 NaCl 主动重吸收而形成的,但该段膜对水不通透亦是形成外髓质高渗的重要条件。呋塞米可抑制髓袢升支粗段的 Na⁺-K⁺-2Cl⁻ 同向转运,故可降低外髓组织的高渗程度,从而降低管内、外渗透浓度梯度,使水重吸收减少,产生利尿效应。

2. 髓袢降支细段　髓袢降支细段对水通透,而对 NaCl 和尿素相对不通透。由于髓质从外髓部向内髓部的渗透浓度梯度,降支中的水不断进入组织间隙,使小管液从上至下形成一个逐渐升高的浓度梯度,至髓袢折返处,渗透浓度达到峰值。

3. 髓袢升支细段　髓袢升支细段对水不通透,而对 NaCl 能通透,对尿素为中等度通透。当小管液从内髓部向皮质方向流动时,NaCl 不断向组织间液扩散,其结果是小管液的 NaCl 浓度越来越低,小管外组织间液 NaCl 浓度升高。由于髓袢升支粗段对 NaCl 的主动重吸收,使等渗的近端小管液流入远端小管时变为低渗,而髓质中则形成高渗。

4. 髓质集合管　从肾小球滤过的尿素除在近端小管被吸收外,髓袢升支对尿素中等度通透,内髓部集合管对尿素高度通透,其他部位对尿素不通透或通透性很低。当小管液流经远端小管时,水被重吸收,使小管液内尿素浓度逐渐升高,到达内髓部集合管时,由于上皮细胞对尿素通透性增高,尿素从小管液向内髓部组织液扩散,使组织间液的尿素浓度升高,同时使内髓部的渗透浓度进一步增加。所以内髓部组织高渗透浓度是由 NaCl 和尿素共同构成的(据估计二者所起的作用各占一半)。血管升压素可增加内髓部集合管对尿素的通透性,从而增高内髓部的渗透浓度。严重营养不良时,尿素生成减少,可使内髓部高渗的程度降低,从而减弱尿的浓缩功能。由于升支细段对尿素有一定通透性,且小管液中尿素浓度比管外组织液低,故髓质组织液中的尿素扩散进入升支细段小管液,并随小管液重新进入内髓集合管,再扩散进入内髓组织间液。这一尿素循环过程称为尿素的再循环(urea recycling)(图 8-12)。

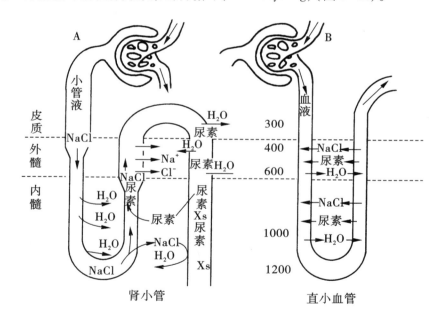

**图 8-12　尿液浓缩机制**

粗箭头表示升支粗段主动重吸收 $Na^+$ 和 $Cl^-$。髓袢升支粗段和远曲小管前段对水不通透。Xs 表示未被重吸收的溶质;图中数字表示该处的渗透浓度,单位:mOsm/(kg·$H_2O$)

**(三)直小血管在维持肾髓质高渗浓度梯度中的作用**

前面讨论了肾髓质高渗的建立主要是由于 NaCl 和尿素在小管外组织间液中积

聚。这些物质能持续滞留在该部位而不被血液循环带走,从而维持肾髓质的高渗环境,与直小血管的逆流交换作用密切相关。直小血管的降支和升支是并行的血管,与髓袢相似,在髓质中形成逆流系统。直小血管壁对水和溶质都有高度通透性。在直小血管降支进入髓质处,血浆的渗透压约 300 mOsm/(kg·H$_2$O),当血液经直小血管降支向髓质深部流动时,在任一平面的组织间液渗透浓度均比直小血管内血浆的渗透浓度高,即组织间液中的溶质浓度比血浆中的高,故组织间液中的溶质不断向直小血管内扩散,而血液中的水则进入组织间液,使直小血管内血浆渗透浓度与组织液趋向平衡。愈向内髓部深入,直小血管中血浆的渗透浓度越高,在折返处,其渗透浓度达最高值[约 1 200 mOsm/(kg·H$_2$O)]。当直小血管内血液在升支中向皮质方向流动时,髓质渗透浓度越来越低,即在升支任一平面的血浆渗透浓度均高于同一水平的组织间液渗透浓度,血浆中的溶质浓度比组织间液中的高,这一血管内外的渗透梯度和浓度梯度又使血液中的溶质向组织液扩散,而水又从组织间液向血管中渗透。直小血管的这一作用与其血流量有关。当直小血管的血流量增加,血流速度过快时,可从肾髓质带走较多的溶质,因此髓质部的渗透梯度将变小;反之,当直小血管血流量减少,血流速度减慢时,肾髓质供氧量降低,肾小管中的物质转运,特别是髓袢升支粗段主动重吸收 NaCl 的功能减弱,故髓质部的高渗梯度也就不能维持。这两种情况都可使肾脏对尿液的浓缩能力降低。

综上所述,直小血管通过其逆流交换作用,既可将肾小管重吸收的一部分溶质和水带回血液循环,又可维持肾髓质间质的渗透浓度梯度,保证了肾脏对尿液的浓缩和稀释功能的正常进行。

如前所述,小管液在流经近端小管、髓袢直至远曲小管前段时,其渗透压的变化基本是固定的,而终尿的渗透压则可随机体内水和溶质的情况发生较大幅度的变化,可低至 50 mOsm/(kg·H$_2$O)或高达 1200 mOsm/(kg·H$_2$O)。这一渗透压变化取决于小管液中水与溶质重吸收的比例,主要由远曲小管后半段和集合管控制。髓质高渗是对小管液中水重吸收的动力,但重吸收的量又取决于远曲小管和集合管对水的通透性。集合管上皮细胞对水的通透性增加时,水的重吸收量就增加,小管液的渗透浓度就升高,尿液即被浓缩。当远曲小管和集合管对水的通透性降低时,水的重吸收就减少,远曲小管近端的低渗的小管液得不到浓缩,尿液则为低渗。同时,集合管还主动重吸收 NaCl,使尿液的渗透浓度进一步降低,可低至 50 mOsm/(kg·H$_2$O)。血管升压素是决定远曲小管和集合管上皮细胞对水通透性的最重要的激素。任何能影响肾髓质高渗的形成与维持和影响集合管对水通透性的因素,都将影响肾脏对尿液的浓缩过程,使尿量和渗透浓度发生改变。

# 第五节　尿生成的调节

尿生成的过程包括肾小球的滤过、肾小管和集合管的重吸收和分泌。机体对尿生成的调节就是通过影响尿生成的这三个基本过程而实现的。两肾每天生成的超滤液量可达 180 L,而终尿量仅 1.5 L,表明约 99% 以上的水被重吸收。有关肾小球滤过量的调节已在前文叙述,本节主要讨论影响肾小管和集合管重吸收和分泌的因素,包括

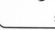

神经调节、体液调节和自身调节。

## 一、肾功能的自身调节

在没有外来的神经、体液因素作用的情况下,肾本身对肾血流量、肾小球滤过率,以及肾小管的重吸收都存在自身调节的机制。

### (一)小管液中溶质的浓度对肾小管功能的调节

小管液中溶质浓度升高是对抗肾小管水重吸收的力量,因为小管内、外的渗透压梯度是水重吸收的动力。例如,近端小管液中某些物质未被重吸收而导致小管液渗透浓度升高,可保留一部分水在小管内,使小管液中的 $Na^+$ 被稀释而浓度降低,因此小管液和上皮细胞内 $Na^+$ 的浓度梯度减小,从而使 $Na^+$ 的重吸收减少或停止。$Na^+$ 的重吸收减少,小管液中较多的 $Na^+$ 又通过渗透作用保留相应的水,结果使尿量增多,NaCl 排出量增多。这种情况也称渗透性利尿(osmotic diuresis)。体内许多物质,当其在肾小管内的量超过了肾小管的重吸收能力时,就会产生渗透性利尿效应。正常人进食大量葡萄糖后,肾小球滤过的葡萄糖量可超过近端小管对糖的最大转运率,造成小管液渗透压升高,结果将阻碍水和 NaCl 的重吸收,不仅尿中出现葡萄糖,而且尿量也增加。糖尿病病人出现多尿即由渗透性利尿所致。

临床上给病人静脉注入可通过肾小球自由滤过但不被肾小管重吸收的物质,如甘露醇(mannitol)等,也可产生渗透性利尿效应。

### (二)球-管平衡

近端小管对溶质(特别是 $Na^+$)和水的重吸收可随肾小球滤过率的变化而改变,即当肾小球滤过率增大时,近端小管对 $Na^+$ 和水的重吸收率也增大;反之,肾小球滤过率减少时,近端小管对 $Na^+$ 和水的重吸收也减少。这种现象称为球-管平衡(glomerulotubular balance)。实验证明,近端小管中 $Na^+$ 和水的重吸收率总是占肾小球滤过率的65%~70%,称为近端小管的定比重吸收(constant fraction reabsorption)。定比重吸收的形成机制主要与肾小管周围毛细血管的血浆胶体渗透压变化有关。如前所述,由于肾小球毛细血管中的蛋白质不能被滤过,因此出球小动脉和小管周围毛细血管内血浆的蛋白质浓度即胶体渗透压较高,有利于对小管液内溶质和水的重吸收。如果肾血流量不变而肾小球滤过率增加(如出球小动脉阻力增加而入球小动脉阻力不变),则进入近端小管旁毛细血管网的血流量就会减少,毛细血管血压下降,而血浆胶体渗透压升高,这些改变都进一步增加近端小管内 $Na^+$ 和水的重吸收;当肾小球滤过率减少时,近端小管旁毛细血管网的血压和血浆胶体渗透压将发生相反的变化,故 $Na^+$ 和水的重吸收量减少。在上述两种情况下,近端小管对 $Na^+$ 和水重吸收的百分率仍保持在65%~70%。

球-管平衡的生理意义在于使尿中排出的 $Na^+$ 和水不会随肾小球滤过率的增减而出现大幅度的变化,从而保持尿量和尿钠的相对稳定。例如,当肾小球滤过率为125 mL/min时,近端小管重吸收约87.5 mL/min,流向肾小管远端的液量约为37.5 mL/min,终尿量约为1 mL/min。假如没有球-管平衡,则当肾小球滤过率增至126 mL/min时,终尿量就会是2 mL/min,尿 $Na^+$ 排出量也增加1倍。反之,肾小球滤过率减至124 mL/min时,尿量就会减少至0.5 mL/min。球-管平衡在某些情况下可被破坏,如发生渗透性利尿时,虽然肾小球滤过率不变,但近端小管重吸收减少,尿量和尿 $Na^+$ 的排出将明显增多。

## 二、神经和体液调节

### (一)肾交感神经的作用

实验证明,肾交感神经不仅支配肾血管,还支配肾小管上皮细胞和球旁器,对肾小管的支配以近端小管、髓袢升支粗段和远端小管为主。

肾交感神经主要释放去甲肾上腺素。肾交感神经兴奋时,可通过下列方式影响肾脏的功能:①通过肾脏血管平滑肌的 α 受体,引起肾血管收缩而减少肾血流量。由于入球小动脉比出球小动脉收缩更明显,使肾小球毛细血管血浆流量减少,毛细血管血压下降,肾小球滤过率下降。②通过激活 β 受体,使球旁器的近球细胞释放肾素,导致血液循环中血管紧张素 II 和醛固酮浓度增加,血管紧张素 II 可直接促进近端小管重吸收 $Na^+$,醛固酮可使髓袢升支粗段、远端小管和集合管重吸收 $Na^+$,并促进 $K^+$ 的分泌。③可直接刺激近端小管和髓袢(主要是近端小管)对 $Na^+$、$Cl^-$ 和水的重吸收。

肾交感神经活动受许多因素的影响,如血容量改变(通过心肺感受器反射)和血压改变(通过压力感受器反射)等均可引起肾交感神经活动改变,从而调节肾脏的功能。

### (二)血管升压素

血管升压素(vasopressin,VP)也称抗利尿激素(antidiuretic hormone,ADH),是一种九肽激素。血管升压素在下丘脑视上核(supraoptic nucleus)和室旁核(paraventricular nucleus)神经元胞体内合成,沿下丘脑-垂体束被运输到神经垂体储存。

血管升压素的受体有两类,即 $V_1$ 和 $V_2$ 受体。$V_1$ 受体分布于血管平滑肌,激活后可引起平滑肌收缩,血管阻力增加,血压升高;$V_2$ 受体主要分布在肾远端小管后段和集合管上皮细胞,激活后通过兴奋性 G 蛋白($G_s$)激活腺苷酸环化酶,使细胞内 cAMP 增加,cAMP 再激活蛋白激酶 A,使上皮细胞内含水孔蛋白 AQP2 的小泡镶嵌在上皮细胞的顶端膜上,形成水通道,从而增加顶端膜对水的通透性。小管液中的水在管内外渗透浓度梯度的作用下,通过顶端膜水通道进入上皮细胞,再经基底侧膜的水孔蛋白(AQP-3 和 AQP-4)进入细胞间隙而被重吸收。血管升压素通过调节远曲小管和集合管上皮细胞膜上的水通道而调节顶端膜对水的通透性,对尿量产生明显影响。当缺乏血管升压素时,细胞内 cAMP 浓度下降,顶端膜上含水通道的小泡内移,进入上皮细胞胞质,上皮对水的通透性下降或不通透,水的重吸收就减少,尿量明显增加。

血管升压素的释放受多种因素的调节和影响,其中最重要的是血浆晶体渗透压和血容量。

1. 血浆晶体渗透压  血浆晶体渗透压的改变是调节血管升压素分泌的最重要因素。在正常情况下,人血浆的渗透浓度为 280~290 mOsm/(kg·$H_2O$),引起血管升压素分泌的血浆渗透浓度阈值为 275~290 mOsm/(kg·$H_2O$),血浆中血管升压素浓度为 0~4 pg/mL。血浆渗透压低于引起血管升压素分泌的渗透浓度阈值时,血管升压素分泌停止,血浆中血管升压素浓度可接近于零;当血浆晶体渗透压升高达血管升压素释放的阈值后,血浆晶体液渗透压每升高 1%。血管升压素浓度可升高 1 pg/mL。血浆晶体渗透压升高还可引起渴觉。正常人引起渴觉的血浆渗透浓度阈值为 289 ~ 307 mmOsm/(kg·H₂O);血浆血管升压素浓度达 5 pg/mL 时也可以引起渴觉。

血浆晶体渗透压改变对血管升压素分泌的影响是通过对渗透压感受器(osmoreceptor)的刺激而实现的,这是一种反射活动。渗透压感受器的所在部位还不完全清楚,但有资料证明它们集中在下丘脑第三脑室前腹侧部(anteroventral region of the third ventricle,AV3V)。该区域的上部是穹隆下器(subfomical organ),下部是终板血管器(organum vasculosum of the lamina terminalis,OVLT),二者之间有内侧视前核(median preoptic nucleus,MPN)。渗透压感受器对不同溶质引起的血浆晶体渗透压升高的敏感性是不同的。$Na^+$ 和 $Cl^-$ 形成的渗透压是引起血管升压素释放最有效的刺激;静脉注射甘露糖和蔗糖也能刺激血管升压素分泌,但葡萄糖和尿素则无作用。

大量出汗、严重呕吐或腹泻等情况可引起机体失水多于溶质丧失,使血浆晶体渗透压升高,可刺激血管升压素的分泌,通过肾小管和集合管增加对水的重吸收,使尿量减少,尿液浓缩;相反,大量饮水后,体液被稀释,血浆晶体渗透压降低,引起血管升压素释放减少或停止,肾小管和集合管对水的重吸收减少,尿量增加,尿液稀释。若饮用生理盐水,则排尿量不会出现饮清水后的那种变化(图 8-13)。饮用大量清水引起尿量增多的现象,称为水利尿(water diuresis)。

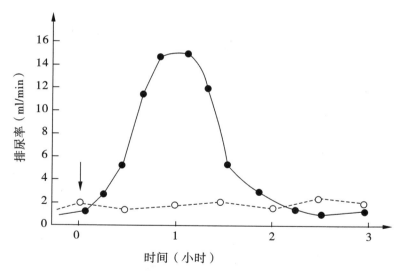

图 8-13　一次饮 1 L 清水(实线)和饮 1 L 等渗盐水(0.9% NaCl 溶液)
(虚线)后的排尿率(箭头表示饮水时间)

2. 血容量　当血容量减少时,对心肺感受器的刺激减弱,经迷走神经传入至延髓后,再上行至下丘脑的信号减少,对血管升压素释放的抑制作用减弱或取消,故血管升压素释放增加;反之,当循环血量增多,回心血量增加时,可刺激心肺感受器,抑制血管升压素释放。动脉血压的改变也可通过压力感受器对血管升压素的释放进行调节。当动脉血压在正常范围时(平均压为 100 mmHg),压力感受器传入冲动对血管升压素的释放起抑制作用,当动脉血压低于正常水平时,血管升压素释放增加。

心肺感受器和压力感受器在调节血管升压素释放时,其敏感性比渗透压感受器要低,一般需血容量或动脉血压降低5%～10%时,才能刺激血管升压素释放。但血容量或动脉血压降低时,可降低引起血管升压素释放的血浆晶体渗透浓度阈值,即血管升压素释放的调定点下移;反之,当血容量或动脉血压升高时,可使调定点上移。

3.其他因素　恶心是引起血管升压素分泌的有效刺激;疼痛、应激性刺激、血管紧张素Ⅱ和低血糖可刺激血管升压素分泌;某些药物,如尼古丁(nicotine)和吗啡(morphine),也可刺激血管升压素分泌;乙醇可抑制血管升压素分泌,故饮酒后尿量可增加。

**(三)肾素–血管紧张素–醛固酮系统**

知识点:肾素–血管紧张素–醛固酮系统。

肾素–血管紧张素系统的组成已在第四章中介绍,由于血管紧张素Ⅱ(AngⅡ)和血管紧张素Ⅲ(AngⅢ)均可促进肾上腺皮质球状带合成和释放醛固酮(aldosterone),所以这一系统可扩展为肾素–血管紧张素–醛固酮系统(renin–angiotension–aldosterone system,RAAS)。

1.血管紧张素Ⅱ的功能　AngⅡ对尿生成的调节包括直接作用于肾小管影响其重吸收功能、改变肾小球滤过率和间接通过刺激血管升压素和醛固酮而的合成和分泌影响尿的生成。AngⅡ可促进近端小管对$Na^+$的重吸收(包括直接作用和改变肾血流动力学的间接作用)。AngⅡ对肾小球滤过率的影响则比较复杂。在AngⅡ浓度较低时,它主要引起出球小动脉收缩(出球小动脉对AngⅡ的敏感性比入球小动脉大),在这种情况下,肾血流量减少,但肾小球毛细血管血压升高,因此,肾小球滤过率变化不大。在AngⅡ浓度较高时,入球小动脉强烈收缩,则肾小球滤过率减小。AngⅡ还引起系膜细胞收缩,滤过膜的面积减少,$K_f$值减小,也可使肾小球滤过率降低。当肾动脉血压降低时,肾内AngⅡ的生成增加,由于出球小动脉收缩明显,故滤过分数增加,肾小球滤过率能维持正常,这是肾小球滤过率自身调节的机制之一。此外,在入球小动脉,AngⅡ可使血管平滑肌生成前列环素($PGI_2$)和NO,这些物质又能减弱AngⅡ的缩血管作用。AngⅡ作用于脑内一些部位,可引起血管升压素的释放。

2.醛固酮的功能　AngⅡ和AngⅢ均可刺激肾上腺皮质球状带分泌醛固酮。醛固酮作用于远曲小管和集合管的上皮细胞,可增加$K^+$的排泄和增加$Na^+$、水的重吸收。醛固酮进入远曲小管和集合管上皮细胞胞质后,与胞质内受体结合,形成激素–受体复合物。激素–受体复合物穿过核膜进入核内,通过基因调节机制,生成特异性mRNA。mRNA进入胞质后,由内质网合成多种醛固酮诱导蛋白(aldosterone–induced protein)。这些诱导蛋白可能就是:①管腔膜钠通道蛋白,因而使钠通道数目增加,有利于小管液中的$Na^+$向细胞内扩散。②线粒体中合成ATP的酶,因而使ATP的生成量增加,为基底侧膜钠泵提供生物能。③基底侧膜上的钠泵,因而可加速将细胞内的$Na^+$泵出和将$K^+$泵入细胞的过程,增大细胞内与小管液之间的$K^+$浓度差,有利于$K^+$的分泌(图8–14)。由于$Na^+$的重吸收,小管液呈负电位,因此有利于$K^+$的分泌,同时也有利于$Cl^-$的重吸收。

3.肾素分泌的调节　肾素的分泌受多方面因素的调节,包括肾内机制、神经和体液机制。

(1)肾内机制　肾内机制是指可在肾内完成的调节。其感受器是位于入球小动脉的牵张感受器和致密斑。前者能感受肾动脉的灌注压(对动脉壁的牵张程度),后者能感受流经该处小管液中的 $Na^+$ 量。当肾动脉灌注压降低时,入球小动脉壁受牵拉的程度减小,可刺激肾素释放;反之,当灌注压升高时则肾素释放减少。当肾小球滤过率减少或其他因素导致流经致密斑的小管液中 $Na^+$ 量减少时,肾素释放增加;反之,通过致密斑处 $Na^+$ 量增加时则肾素释放减少。

（2）神经机制　肾交感神经兴奋时释放去甲肾上腺素,后者作用于近球细胞的 β 受体,可直接刺激肾素释放。如急性失血,血量减少,血压下降,可反射性兴奋肾交感神经,从而使肾素释放增加。

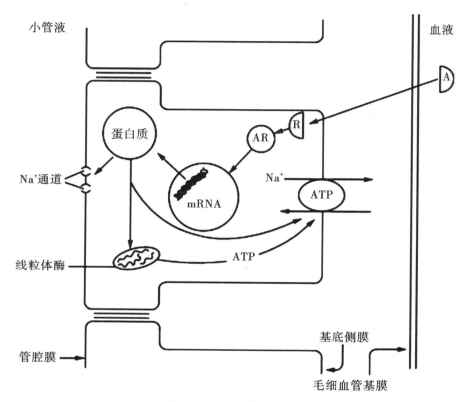

图 8-14　醛固酮作用机制

A. 醛固酮;R. 受体

（3）体液机制　血液循环中的儿茶酚胺(肾上腺素和去甲肾上腺素),肾内生成的 $PGE_2$ 和 $PGI_2$,均可刺激近球细胞释放肾素。血管紧张素Ⅱ、血管升压素、心房钠尿肽、内皮素和 NO 则可抑制肾素的释放。

**（四）心房钠尿肽**

心房钠尿肽(atrial natriuretic peptide,ANP)是由心房肌细胞合成并释放的肽类激素(见第四章),人血液循环中的 ANP 由 28 个氨基酸残基组成。当心房壁受牵拉(如血量过多、头低足高位、中心静脉压升高和身体浸入水中等)均可刺激心房肌细胞释放 ANP。此外,乙酰胆碱、去甲肾上腺素、降钙素基因相关肽(CGRP)、血管升压素和高血钾也能刺激 ANP 的释放。ANP 的主要作用是使血管平滑肌舒张和促进肾脏排钠、排水。ANP 对肾脏的作用主要有以下几方面。

1. 对肾小球滤过率的影响　ANP 能使血管平滑肌胞质中的 $Ca^{2+}$ 浓度下降,使入球小动脉舒张,并可使滤过分数增加,因此肾小球滤过率增大。此外,ANP 还能使系膜细胞舒张,导致 $K_f$ 值增大。

2. 对集合管的影响　ANP 可通过第二信使 cGMP 使集合管上皮细胞管腔膜上的钠通道关闭,抑制 NaCl 的重吸收,因而水的重吸收也减少。ANP 还能对抗肾素–血管紧张素系统和血管升压素的作用,抑制集合管对水的重吸收,使尿量增多。

3. 对其他激素的影响　ANP 还可抑制肾素、醛固酮和血管升压素的分泌。

### (五)其他激素

肾可生成多种局部激素,影响肾自身的血流动力学和肾小管的功能,如缓激肽可使肾小动脉舒张,抑制集合管对 $Na^+$ 和水的重吸收;NO 可对抗血管紧张素 II 和去甲肾上腺素的缩血管作用;$PGE_2$ 和 $PGI_2$ 能舒张小动脉,增加肾血流量,抑制近端小管和髓祥升支粗段对 $Na^+$ 的重吸收,导致尿钠排出量增加,且可对抗血管升压素,使尿量增加和抑制近球细胞释放肾素等。

# 第六节　清除率

## 一、清除率的概念和计算方法

两肾在 1 min 内能将多少毫升血浆中所含的某种物质完全清除出去,这个被完全清除了这种物质的血浆毫升数,就称为该物质的清除率(clearance,C)。由于肾对各种物质的排出是通过肾小球滤过、肾小管与集合管的重吸收和分泌而完成的,而各种物质的重吸收量和分泌量也不尽相同,故不同物质的清除率是不同的。

知识点:什么是清除率?

由清除率的定义可知,计算某种物质×的清除率 Cx,需要测定三个数值:①尿中该物质的浓度(Ux),单位为 mg/100 mL;②每分钟尿量(V),单位为 mL/min;③血浆中该物质的浓度(Px),单位为 mg/100 mL。因为尿中的物质均来自血浆(滤过或分泌),所以:

$$Ux \times V = Px \times Cx$$

亦即:

$$Cx = Ux \times V / Px$$

需指出的是,清除率只是一个推算的数值。实际上,肾并不可能只把这部分血浆中的某种物质完全清除掉,而是指 1 min 内所清除的该物质的量来自多少毫升血浆,或相当于多少毫升血浆中所含的这种物质。

## 二、测定清除率的意义

### (一)测定肾小球滤过率

已知肾每分钟排出某种物质 X 的量为 Ux×V,如果该物质可经肾小球自由滤过进入肾小管,又可被肾小管和集合管重吸收和分泌,则 Ux×V 应是每分钟肾小球滤过量、重吸收量（Rx）和分泌量（Sx）的代数和，而每分钟内肾小球滤过该物质的量为肾小球滤过率（GFR）和该物质血浆浓度（Px）的乘积，因此每分钟该物质的排出量为：

$$U_x \times V = GFR \times P_x - R_x + S_x$$

1. 菊粉清除率　　如果某种物质可自由通过肾小球滤过膜，则该物质在肾小囊超滤液中的浓度与血浆浓度相同，同时，如果该物质在肾小管和集合管中既不被重吸收又不被分泌，则单位时间内该物质在肾小球处滤过的量（GFR×Px）应等于从尿中排出该物质的量（Ux×V），因此该物质的清除率就等于肾小球滤过率。菊粉（inulin）是符合这个条件的物质，所以它的清除率可用来代表肾小球滤过率，即：

$$U_{In} \times V = GFR \times P_{In}$$

$$C_{In} = GFR = \frac{U_{In} \times V}{P_{In}}$$

式中 $C_{In}$ 是菊粉的清除率，$U_{In}$ 和 $P_{In}$ 分别代表尿中和血浆中菊粉的浓度。

2. 内生肌酐清除率　　内生肌酐（endogenous creatinine）清除率的值很接近肾小球滤过率，故临床上常用它来推测肾小球滤过。所谓内生肌酐是指体内组织代谢所产生的肌酐。由于肉类食物中含肌酐以及剧烈肌肉活动可产生额外肌酐，故在进行内生肌酐测定前应禁食肉类食物，避免剧烈运动。内生肌酐清除率可按下式计算：

$$内生肌酐清除率 = \frac{尿肌酐浓度（mg/L）\times 尿量（L/24\ h）}{血浆肌酐浓度（mg/L）}$$

由于肾小管和集合管能分泌少量肌酐，也可重吸收少量肌酐，因此如果要准确地测定肾小球滤过率，不能直接用内生肌酐清除率的值来代替。

**（二）测定肾血流量**

如果血浆在流经肾脏后，肾静脉血中某种物质的浓度接近于零，则表示血浆中该物质经肾小球滤过和肾小管、集合管转运后，从血浆中全部被清除，因此该物质在尿中的排出量（Ux×V）应等于每分钟肾血浆流量（RPF）与血浆中该物质浓度的乘积，即：

$$U_x \times V = RPF \times P_x$$

如静脉滴注碘锐特（diodrast）或对氨基马尿酸（para-aminohippuric acid, PAH）的钠盐，使其血浆浓度维持在 1～3 mg/100 mL，当血液流经肾一次后，血浆中碘锐特和 PAH 可几近完全（约90％）被肾清除，因此碘锐特或 PAH 的清除率可用来代表有效肾血浆流量（effective renal plasma flow），即每分钟流经两肾全部肾单位的血浆量。因肾动脉的血液有一部分是供应肾单位以外的组织，这部分血液不被肾小球滤过，也不被肾小管分泌，故实际肾静脉血中碘锐特和 PAH 的浓度并不等于零。通过测定 PAH 清除率可以计算肾血浆流量。

**（三）推测肾小管的功能**

通过对各种物质清除率的测定，可推测哪些物质能被肾小管净重吸收（net tubular reabsorption），哪些物质能被肾小管净分泌（net tubular secretion），从而推论肾小管对不同物质的转运功能。例如，葡萄糖可自由通过肾小球滤过，但其清除率几近于零，表明葡萄糖可全部被肾小管重吸收。尿素清除率小于肾小球滤过率，表明它被滤过之后，又被肾小管和集合管净重吸收。假如某一物质的清除率小于肾小球滤过率，该物质一定在肾小管被重吸收，但不能排除该物质也被肾小管分泌的可能性，因为当重吸收量大于分泌量时,其清除率仍可小于肾小球滤过率;如果某种物质的清除率大于肾小球滤过率,则表明肾小管必定能分泌该物质,但不能排除该物质也被肾小管重吸收的可能性,因为当其分泌量大于重吸收量时,清除率仍可高于肾小球滤过率。

**(四)自由水清除率**

自由水清除率(flee-water clearance,$C_{H_2O}$)是用清除率的方法定量测定肾排水情况的一项指标,即对肾产生无溶质水(又称自由水)能力进行定量分析的一项指标。在肾脏生理学中,无溶质水(solute-flee water)是指尿液在被浓缩的过程中肾小管每分钟从小管液中重吸收的纯水量,即从尿中除去的那部分纯水量;或指尿液在被稀释的过程中,体内有一定量的纯水被肾排出到尿液中去,即在尿中加入的那部分纯水量,否则尿液的渗透压将不可能成为高渗或低渗,而将与血浆相等。

在计算自由水清除率时,须先算出肾对血浆全部溶质的清除率(clearance of total solute)。由于血浆中的全部溶质形成血浆的渗透压,故可用渗透单位清除率(osmolar-clearance,$C_{osm}$)来反映血浆全部溶质的清除率。$C_{osm}$可用一般的清除率测定方法测得,即分别测定血浆渗透压($P_{osm}$)、尿液渗透压($U_{osm}$)和单位时间内的尿量(V),然后用清除率的算式计算,即:

$$C_{osm} = \frac{U_{osm} \times V}{P_{osm}}$$

单位时间内生成的尿量等于渗透单位清除率和自由水清除率之和,即:

$$V = C_{osm} + C_{H_2O}$$

所以:

$$C_{H_2O} = V - C_{osm} = V - \frac{U_{osm} \times V}{P_{osm}} = \left(1 - \frac{U_{osm}}{P_{osm}}\right) \times V$$

由上式可见,当 $U_{osm}/P_{osm} < 1$,即尿液低渗时,$C_{H_2O}$ 为正值;而当 $U_{osm}/P_{osm} > 1$,即尿液高渗时,$C_{H_2O}$ 则为负值。在肾脏生理学中,$C_{H_2O}$ 为负值时可称之为自由水重吸收量(free-water reabsorption),用 $T^c_{H_2O}$ 来表示,可作为肾小管保留水分的能力(tubular conservation of water)的一个指标。例如,机体在高渗性脱水时,ADH 分泌增加,肾小管将重吸收更多的无溶质水,结果使 $C_{H_2O}$ 值降低而出现高渗尿。当 ADH 发挥最大抗利尿作用时,$C_{H_2O}$ 值可降至 -1.3 mL/min;而在水过多或缺乏 ADH 时,$C_{H_2O}$ 值可高达 14.3 mL/min。

# 第七节　尿液及排放

## 一、尿液

### (一)尿量

正常成年人每昼夜的尿量为 1~2 L,平均约 1.5 L。尿量的多少取决于机体每天摄入的水量和其他途径的排水量。如果其他途径排水量不变,摄水量增多,尿量也相

知识点:正常尿量、多尿、少尿、无尿的定义。

应增多,摄水量少则尿量减少。如果每昼夜尿量(urine volume)超过 2.5 L,称为多尿(polyuria);24 h 尿量少于 400 mL,称为少尿(oliguria);24 h 尿量少于 100 mL,则称为无尿(anuria)。无论是少尿还是多尿,都会给机体带来不良后果。因为,通过肾脏的排泄物都是溶解于尿液中随尿排出体外的。正常成年人每天约产生 35 g 固体代谢产物,最少需 0.5 L 尿量才能将其溶解并排出。少尿和无尿会使代谢终产物因排出不畅而在体内积聚,严重时可导致尿毒症;多尿则可使机体丧失大量水分,使细胞外液量减少。这些变化都会干扰内环境理化性质的相对稳定,严重时将危及生命。

### (二)尿的理化性质

尿液中的主要成分是水,占 95% ~ 97%,溶质占 3% ~ 5%。溶质中以电解质和非蛋白含氮化合物为主。后者中尿素最多,其次是肌酐、尿酸和铵盐等。电解质中 $Na^+$、$Cl^-$、$K^+$ 三种离子最多,硫酸盐和磷酸盐次之。正常尿中糖、蛋白质的含量极微,临床常规方法不能将其测出。如用常规方法在尿中检测出糖或蛋白质,则为异常。但正常人一次性食入大量的糖或高度精神紧张时,也可出现一过性糖尿。

由于体内的代谢产物多偏酸性,正常人尿液一般呈弱酸性,pH 值变更在 5.0 ~ 7.0之间。尿的酸碱度受食物性质的影响,变动很大,最大变动范围可达 pH 值 4.5 ~ 8.0。荤素杂食者,由于蛋白质分解后产生的硫酸盐和磷酸盐等经肾排出,故尿 pH 值约为 6.0;植物酸可在体内氧化,酸性产物较少,排出的碱基较多,故素食者尿偏碱性。

正常新鲜排出的尿液呈淡黄色,比重(密度)1.015 ~ 1.025,最大变动范围为 1.002 ~ 1.035。大量饮清水后,尿被稀释,颜色变浅,密度降低;尿量少时,尿被浓缩,颜色变深,密度升高。若尿的密度长期在 1.010 以下,表示尿浓缩功能障碍,为肾功能不全的表现。

## 二、尿的排放

尿液是连续不断生成的,由集合管、肾盏、肾盂经输尿管进入膀胱。尿液在膀胱内储存达一定量时,即可引起反射性排尿(micturition),尿液遂经尿道排出体外。

### (一)膀胱和尿道的神经支配

膀胱逼尿肌和尿道内括约肌受副交感和交感神经的双重支配(图8-15)。副交感神经节前神经元的胞体位于脊髓第 2 ~ 4 骶段,节前纤维行走于盆神经(pelvic nerve)中,在膀胱壁内换元后,节后纤维分布于逼尿肌和尿道内括约肌,其末梢释放乙酰胆碱,能激活逼尿肌上的 M 受体,使逼尿肌收缩。盆神经中也含感觉纤维,能感受膀胱壁被牵拉的程度。后尿道的牵张刺激是诱发排尿反射的主要信号。除盆神经外,阴部神经(pudendal nerve)支配尿道外括约肌。阴部神经为躯体运动神经,故尿道外括约肌的活动可随意控制。阴部神经兴奋时,尿道外括约肌收缩;反之,尿道外括约肌舒张。排尿反射时可反射性抑制阴部神经的活动。支配膀胱的交感神经起自腰段脊髓,经腹下神经(hypogastric nerve)到达膀胱。刺激交感神经可使膀胱逼尿肌松弛,尿道内括约肌收缩(通过 α 受体)和血管收缩。交感神经亦含感觉传入纤维,可将引起痛觉的信号传入中枢。

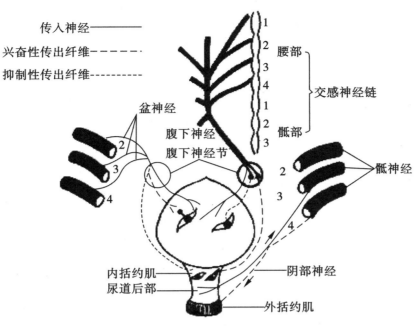

传入神经————

兴奋性传出纤维-----

抑制性传出纤维---------

腰部

交感神经链

骶部

盆神经

腹下神经

腹下神经节

骶神经

内括约肌

尿道后部

阴部神经

外括约肌

图8-15　膀胱和尿道的神经支配

### (二)排尿反射

排尿是一个反射过程,称为排尿反射(micturition reflex)。排尿反射是一种脊髓反射,但脑的高级中枢可抑制或加强其反射过程。

当膀胱内无尿时,膀胱内压为零,当膀胱内尿液在 30 ~ 50 mL 时,其压力可升至 5 ~ 10 cmH$_2$O,到膀胱内尿量为 200 ~ 300 mL 时,膀胱内压仅稍有升高。膀胱平滑肌和其他平滑肌具有相同的特性,当被牵拉时,起初平滑肌张力加大,以后平滑肌松弛,张力恢复到原先水平,这称为应力舒张(stress relaxation)。当膀胱的容积大于 300 ~ 400 mL 时,膀胱内压才明显升高(图8-16),在此基础上,尿量稍有增加就会引起膀胱内压迅速升高。

当膀胱内尿量达到一定充盈度(400 ~ 500 mL)时,膀胱壁上,特别是后尿道的感受器受牵张刺激而兴奋,冲动沿盆神经传入纤维传至脊髓骶段的排尿反射初级中枢,同时,冲动也上传到达脑干(脑桥)和大脑皮质的排尿反射高位中枢,并产生尿意。高位中枢可发出强烈抑制或兴奋冲动控制骶髓初级排尿中枢。脑桥可产生抑制和兴奋冲动;大脑皮质主要产生抑制性冲动。

在发生排尿反射时,骶段脊髓排尿中枢的传出信号经盆神经传出,引起逼尿肌收缩,尿道内括约肌舒张,于是尿液被压向后尿道。进入后尿道的尿液又刺激尿道的感受器,冲动沿传入神经再次传至骶段脊髓排尿中枢,进一步加强其活动,这是一个正反馈过程,使逼尿肌收缩更强,尿道外括约肌开放,于是尿液被强大的膀胱内压(可高达 150 cmH$_2$O)驱出。这一正反馈过程可反复进行,直至膀胱内的尿液被排完为止。排尿后残留在尿道内的尿液,在男性可通过球海绵体肌的收缩将其排尽;而在女性则依靠尿液的重力而排尽。

若膀胱充盈后引起尿意,而条件不许可排尿时,人可有意识地通过高级中枢的活动来抑制排尿。随着膀胱的进一步充盈,引起排尿的传入信号越来越强烈,尿意也越来越强烈。

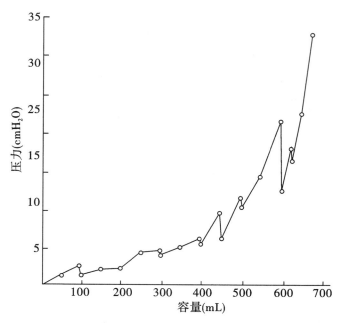

**图 8-16　人膀胱充盈过程中膀胱容量与压力的关系**
图中压力垂直下降表示容量恒定时膀胱的适应过程

（郑州大学　杨　春　朱　涵）

**学习思考与能力提升**

**一、名词解释**

1.排泄　2.滤过分数　3.肾小球滤过率　4.水利尿　5.多尿　6.少尿　7.肾糖阈　8.球-管平衡　9.渗透性利尿　10.无尿

**二、单项选择题**

1.人体最主要的排泄器官是　　　　　　　　　　　　　　　　　　　　　　　　　　（　　）

　　A.皮肤　　　　　　　　　　　　　　　B.呼吸道

　　C.肾　　　　　　　　　　　　　　　　D.肺

2.肾脏通过下列哪项完成泌尿功能　　　　　　　　　　　　　　　　　　　　　　　（　　）

　　A.肾小体和肾小管的活动　　　　　　　B.肾小体、肾小管和集合管的活动

　　C.肾小体、肾小管和输尿管的活动　　　D.肾单位和输尿管的活动

3.当肾动脉压由 120 mmHg 上升到 150 mmHg 时,肾血流量的变化是　　　　　　　　（　　）

　　A.明显增加　　　　　　　　　　　　　B.明显减少

　　C.无明显改变　　　　　　　　　　　　D.先增加后减少

4.下列情况中肾血流量最多的是　　　　　　　　　　　　　　　　　　　　　　　　（　　）

A. 剧烈运动时　　　　　　　　　　B. 立位时

C. 环境温度升高时　　　　　　　　D. 卧位时

5. 关于致密斑的描述正确的是　　　　　　　　　　　　　　　　　（　　）

A. 可感受入球小动脉血压的变化　　B. 可感受血液中 NaCl 含量的变化

C. 可感受小管液中 NaCl 含量的变化　D. 可调节血管升压素的分泌

6. 肾脏球旁细胞的生理功能是　　　　　　　　　　　　　　　　　（　　）

A. 分泌血管紧张素　　　　　　　　B. 分泌肾素

C. 分泌醛固酮　　　　　　　　　　D. 分泌促红细胞生成素

7. 肾小球滤过率指的是　　　　　　　　　　　　　　　　　　　　（　　）

A. 一侧肾脏每分钟生成的超滤液量　B. 两侧肾脏每分钟生成的超滤液量

C. 两侧肾脏每分钟生成的尿量　　　D. 两侧肾脏每分钟的血浆流量

8. 正常情况下, 肾小球滤过率为　　　　　　　　　　　　　　　　（　　）

A. 100 mL/min　　　　　　　　　　B. 125 mL/min

C. 150 mL/min　　　　　　　　　　D. 200 mL/min

9. 滤过分数是指　　　　　　　　　　　　　　　　　　　　　　　（　　）

A. 肾小球滤过率/肾血浆流量　　　　B. 肾血浆流量/肾血流量

C. 肾血流量/肾血浆流量　　　　　　D. 肾小球滤过率/肾血流量

10. 正常情况下, 流过肾脏的血浆被滤出约有　　　　　　　　　　　（　　）

A. 15%　　　　　　　　　　　　　　B. 19%

C. 45%　　　　　　　　　　　　　　D. 81%

11. 对肾小球滤过起决定性作用的结构是　　　　　　　　　　　　　（　　）

A. 肾小球毛细血管内皮细胞　　　　B. 肾小囊壁层上皮细胞

C. 基膜层　　　　　　　　　　　　D. 肾小囊脏层上皮细胞

12. 肾小球毛细血管内血浆滤出的直接动力是　　　　　　　　　　　（　　）

A. 入球小动脉血压　　　　　　　　B. 出球小动脉血压

C. 肾小球毛细血管血压　　　　　　D. 全身动脉血压

13. 下列哪种情况可导致肾小球滤过率增高　　　　　　　　　　　　（　　）

A. 注射大量肾上腺素　　　　　　　B. 快速静脉注射大量生理盐水

C. 静脉滴注高渗葡萄糖液　　　　　D. 注射血管升压素

14. 肾炎出现蛋白尿的原因是　　　　　　　　　　　　　　　　　　（　　）

A. 血浆蛋白浓度升高　　　　　　　B. 肾小球滤过率增高

C. 肾小球毛细血管血压升高　　　　D. 滤过膜的糖蛋白减少或消失

15. 一般情况下, 肾小球的滤过率主要取决于　　　　　　　　　　　（　　）

A. 全身血浆胶体渗透压的改变　　　B. 滤过面积的改变

C. 滤过膜的通透性　　　　　　　　D. 肾血浆流量的改变

16. 使肾小球滤过率降低的因素是　　　　　　　　　　　　　　　　（　　）

A. 肾小球毛细血管血压降低　　　　B. 血浆蛋白减少

C. 肾小球的血浆流量增加　　　　　D. 肾小囊内压降低

17. 急性肾小球肾炎引起少尿的主要原因是　　　　　　　　　　　　（　　）

A. 血浆胶体渗透压升高　　　　　　B. 囊内压升高

C. 滤过膜的通透性降低　　　　　　D. 肾小球滤过膜总面积减少

18. 正常终尿量占原尿量的　　　　　　　　　　　　　　　　　　　（　　）

A. 1%　　　　　　　　　　　　　　B. 2%

C. 5%　　　　　　　　　　　　　　D. 10%

19. 各段肾小管,重吸收物质量最大的是 （　　）
   A. 集合管　　　　　　　　　B. 远曲小管
   C. 近端小管　　　　　　　　D. 髓袢

20. 对葡萄糖具有重吸收能力的是 （　　）
   A. 近端小管　　　　　　　　B. 远曲小管
   C. 髓袢细段　　　　　　　　D. 集合管

21. 正常人的肾糖阈约为 （　　）
   A. 80～100 mg/mL　　　　　B. 120～60 mg/mL
   C. 160～180 mg/mL　　　　　D. 80～200 mg/mL

22. 正常人摄入 $K^+$ 多,由肾脏排出也多,其原因是 （　　）
   A. 肾小球滤过率增加　　　　B. 近端小管重吸收 $K^+$ 减少
   C. 远曲小管和集合管分泌 $K^+$ 增多　　D. 髓袢重吸收 $K^+$ 减少

23. 若肾小管和集合管对水的重吸收减少1%,尿量将增加 （　　）
   A. 1%　　　　　　　　　　　B. 2%
   C. 10%　　　　　　　　　　 D. 100%

24. 原尿的成分 （　　）
   A. 比终尿多葡萄糖　　　　　B. 比血浆少蛋白质
   C. 比终尿少葡萄糖　　　　　D. 比血浆多蛋白质

25. 决定终尿量多少的是 （　　）
   A. 近端小管　　　　　　　　B. 髓袢升支
   C. 远曲小管和集合管　　　　D. 髓袢降支

26. 构成内髓质部渗透压梯度的主要溶质是 （　　）
   A. 尿素和 NaCl　　　　　　 B. 尿素和葡萄糖
   C. NaCl 和 KCl　　　　　　 D. KCl 和尿素

27. 参与尿液浓缩和稀释调节的主要激素是 （　　）
   A. 肾素　　　　　　　　　　B. 血管紧张素
   C. 醛固酮　　　　　　　　　D. 抗利尿激素

28. 原尿流经下列哪一部分后其成分将不再变化而成为终尿 （　　）
   A. 近端小管　　　　　　　　B. 髓袢
   C. 远曲小管　　　　　　　　D. 集合管

29. 糖尿病患者尿量增多的原因是 （　　）
   A. 肾小球滤过率增加　　　　B. 渗透性利尿
   C. 水利尿　　　　　　　　　D. 抗利尿激素分泌减少

30. 静脉注射甘露醇引起尿量增加是通过 （　　）
   A. 增加肾小球滤过率　　　　B. 增加肾小管液中溶质的浓度
   C. 减少血管升压素的释放　　D. 减少远曲小管和集合管对水的通透性

31. 给家兔静脉注射20%葡萄糖注射液5 mL,引起尿量增多的原因是 （　　）
   A. 肾小球有效滤过压升高　　B. 血浆胶体渗透压升高
   C. 肾小球滤过率增加　　　　D. 肾小管液中溶质浓度增加

32. 注射去甲肾上腺素引起少尿的主要原因是 （　　）
   A. 肾小球毛细血管血压明显降低　　B. 血浆胶体渗透压升高
   C. 滤过膜的通透性降低　　　D. 囊内压升高

三、问答题

1. 简述肾血液循环的特点。

笔记栏

2. 简述尿液生成的基本过程。

3. 简述影响肾小球滤过的因素。

4. 简述肾小球分泌 $H^+$ 和重吸收 $HCO_3^-$ 的过程。

5. 简述抗利尿激素的来源、作用和分泌调节因素。

6. 下列情况下尿量分别发生什么变化？为什么？

（1）大量出汗。

（2）大量饮用清水。

（3）大量静脉输入生理盐水。

（4）静脉注射 50% 的葡萄糖注射液 100 mL。

7. 试分析大量失血时尿量的改变及机制。

8. 简述排尿反射。

**笔记栏**

# 第九章

## 感觉器官

感觉（sensation）是客观事物在人脑中的主观反映。它是人和动物机体为了保持内环境的相对稳定，为了适应内、外环境的不断变化所必需的一种功能。机体通过感觉系统感知世界，主要的感觉有视觉、听觉、化学感觉（嗅觉、味觉）、躯体感觉和平衡觉。

## 第一节　感受器的分类与生理特性

感觉的产生首先是内、外环境中的各种刺激作用于不同的感受器或感觉器官，通过感受器的换能作用，将各种刺激所含的能量转换为相应的神经冲动，后者沿一定的神经传入通路到达大脑皮质的特定部位，经过中枢神经系统的整合，产生相应的感觉。由此可见，各种感觉都是通过特定的感受器或感觉器官、传入神经和大脑皮质的共同活动而产生的。

### （一）感受器和感觉器官

感受器（receptor）是指分布于体表或组织内部的一些专门感受机体内、外环境变化的结构或装置。感受器的结构形式是多种多样的，可以是简单的感觉神经末梢（如体表和组织内部的痛觉感受器），或包有结缔组织包囊的神经末梢（如环层小体、触觉小体和肌梭等），也可以是高度分化的感受细胞，如视网膜中视杆细胞和视锥细胞、内耳的毛细胞、味蕾中的味觉细胞等。感受细胞和它们的附属结构（如眼的屈光系统、耳的集音与传音装置）构成了复杂的感觉器官（sense organ）。高等动物最主要的感觉器官有眼（视觉）、耳（听觉）、前庭器官（平衡觉）、鼻（嗅觉）、舌（味觉）等，这些感觉器官都分布在头部，称为特殊感觉器官。

### （二）感受器的分类

根据感受器在人体分布的部位，并结合功能上的一些特点，感受器分为：外感受器、内感受器和本体感受器。位于体表和头部的皮肤、眼、耳、鼻及舌等各种感觉器官内的感受器，能感受体外的刺激，即为外感受器。内感受器是指存在于内脏壁内、血管壁内、腹膜、胸膜及关节等处，接受体内物理、化学变化的感受器。本体感受器是指位于肌肉、肌腱及关节内，提供身体在空间位置的信息感受器。根据感受器所受刺激性质的不同,也可将其分为温度感受器、化学感受器和机械感受器等。

**(三)感受器的一般生理特性**

1.感受器的适宜刺激　一种感受器通常只对某种特定形式的刺激最敏感(感觉阈值较低),即某种特定的能量形式,这种形式的刺激就称为该感受器的适宜刺激(adequate stimulus)。大多数感受器包含特殊的细胞器,它们对特异刺激极为敏感,只需较小的刺激强度就能引起兴奋。例如,视杆细胞外段中的感光色素在受到一个光量子照射后就会发生立体构型的变化,使视杆细胞兴奋。感受器并不是只对适宜刺激有反应,例如所有的感受器均能被电刺激所兴奋,大多数感受器也对突发的压力和化学环境的变化有反应。适宜刺激作用于感受器,也必须达到一定的刺激强度和持续一定的作用时间才能引起某种相应的感觉。

考点:感受器的一般生理特性。

2.感受器的换能作用　每一种感受器都可以看作是一种特殊的生物换能器。它能把作用于它的适宜刺激转换为传入神经纤维上的动作电位,这种能量转换称为感受器的换能作用(transducer function)。在换能过程中,各种能量刺激不是直接转变为神经冲动,而是先在感受器细胞或传入神经末梢改变膜的电荷分布,导致膜电位的变化,即感受器电位。感受器电位属于局部电位,大小与刺激强度和感受器的功能状态有关,可以发生时间和空间总和。以电紧张形式扩布的感受器电位在传入神经纤维中编码为神经脉冲,并由传入神经传至神经系统的其他部分。

3.感受器的编码功能　感受器不仅是进行能量形式的转换,更重要的是把刺激所包含的环境变化信息转移到新的电信号系统中,此即为感受器的编码作用(encoding function)。也就是把一定的信息内容包含在一种特定信号的排列组合中。神经中枢根据这些信号获得对刺激性质和强度的主观感觉。不同的感受器所产生的脉冲在形式上十分相似,它引起何种感觉不仅决定于刺激的性质和被刺激的感受器,也取决于传入冲动所到达的大脑皮质的终端部位。如肿瘤等病变压迫听神经,冲动到达听觉中枢,产生耳鸣的症状。关于刺激强度的编码,则是以通过单一神经纤维上的脉冲频率高低和参加这一信息传输的神经纤维的数目决定。例如,耳蜗受到刺激时,不但将声能转换成神经冲动,还能把声音的音量、音调、音色等信息蕴含在神经冲动的序列之中。

4.感受器的适应现象　当一个恒定强度的刺激施加于感受器时,其感觉传入神经中的冲动频率随时间逐渐下降,因而感觉强度逐渐减退,这一现象称为感受器的适应(adaptation)。适应的程度因感受器的类型而异。触觉和嗅觉感受器适应很快,如果对这类感受器施加恒定的刺激,感受器电位衰减得十分迅速。这种感受器显然不能用于传递持续性信号,但对刺激的变化却十分灵敏,且所产生的脉冲频率与变化发生的速率直接相关,因此常称为瞬变感受器或快适应感受器,它适于传递快速变化的信息。另一方面,颈动脉窦、肌梭、关节囊感受器、伤害感受器的适应很慢,且不完全,即长时间刺激后感受器电位及脉冲频率仍然维持在相当高的水平,称为慢适应感受器。这种缓慢而不完全的适应过程对动物的生命活动有一定意义。例如,肌肉牵张在持续的姿势调节中起作用;引起痛觉和冷的感觉往往可能是潜在的伤害性刺激,如果感受器显示明显的适应,在一定程度上就会失去其报警的意义。

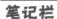

笔记栏

# 第二节　视觉器官

视觉(vision)是人体从外界获得信息的最主要来源。研究表明,在人脑所获得的外界信息中,至少有 70% 以上来自于视觉。视觉器官是眼,人眼的基本结构如图 9-1 所示,眼内与视觉传入信息的产生有关的结构是折光系统和感光系统。人眼的适宜刺激是波长 370~740 nm 的电磁波,在这个可见光谱范围内,来自外界物体的光线,透过眼的折光系统成像在视网膜上。视网膜含有感光细胞,能够将外界光刺激所包含的视觉信息转变成电信号,并在视网膜内进行编码、加工,由视神经传向视觉中枢做进一步分析,最后形成视觉。

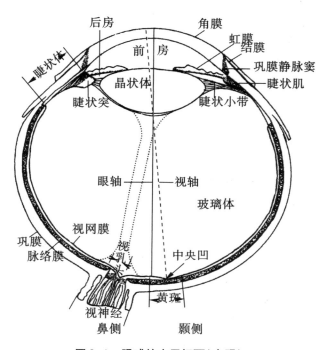

图 9-1　眼球的水平切面(右眼)

# 一、眼的折光系统及其调节

知识点:眼折光系统的组成。

## (一)眼折光系统的光学特征

人眼的折光系统由角膜、房水、晶状体和玻璃体组成,构成了一个复杂的光学系统。射入眼内的光线,必须通过空气-角膜前表面、角膜后表面-房水、房水-晶状体前表面和晶状体后表面四个不同介质的球形折光界面,才能够在视网膜上形成物象。

由于眼内有多个折光体,要用一般几何光学的原理画出光线在眼内的行进途径和成像情况时,显得十分复杂。因此,有人根据眼的实际光学特性,设计了一种和正常眼在折光效果上相同、但更为简单的等效光学系统或模型,称为简化眼(reduced eye)。

简化眼只是一种假想的人工模型,但它的光学参数和其他特性与正常眼等值,故可用来分析眼的成像情况和进行其他计算。常用的一种简化眼模型是设想眼球由一个前后径为20 mm的单球面折光体构成,折光指数为1.333,与水的折射率相同;入射光线只在由空气进入球形界面时折射一次,此球面的曲率半径为5 mm,亦即节点在球形界面后方5 mm的位置,后主焦点正相当于此折光体的后极,相当于人眼视网膜的位置。显然,这个模型和正常安静时成年人的眼一样,正好能使平行光线聚焦在视网膜上(图9-2)。

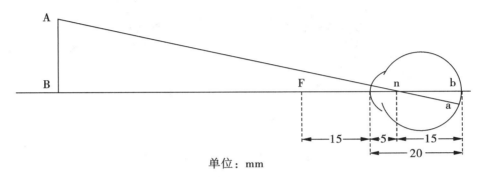

单位:mm

**图9-2 简化眼及其成像**
n 为节点;AB 为物体;ab 为物像;F 为前主焦点

F 为前焦点,n 为节点,△AnB 和△anb 是两个相似直角三角形。如果物距(近似于 Bn)和物体大小(AB)为已知,由于 nb 不变,则可根据相似三角形对应边的比例关系计算出视网膜上物像的大小(ab),也可以计算出两三角形对顶角(即视角)的大小

利用简化眼可以方便地计算出不同远近的物体在视网膜上成像的大小。如图9-2所示,AnB 和 anb 是具有对顶角的两个相似的三角形,因而有:

$$\frac{AB(物体的大小)}{Bn(物体至节点距离)}=\frac{ab(物像的大小)}{nb(节点至视网膜距离)}$$

其中 nb 固定不变,相当于15 mm,那么根据物体的大小以及它与眼的距离,就可算出视网膜上物像的大小。

**(二)眼的调节**

对于正常眼来说,6 m 以外远处物体的各点光线认为是近乎平行的,不需做任何调节即可在视网膜上形成清晰的像。通常将人眼不做任何调节时所能看清的物体的最远距离称为远点(far point)。当眼看6 m 以内的物体时,从物体上每点发出的光线呈不同程度的辐射状,光线通过眼的折光系统将成像在视网膜之后,由于光线到达视网膜时尚未聚焦,因而只能产生一个模糊的视觉形象。但正常眼在看近物时也十分清楚,这是由于当眼睛观察远近不同和亮度不同的物体时,为了能看清楚所观察的物体,眼睛就要根据所视物体的距离和明暗情况进行调节。眼的调节包括晶状体的调节、瞳孔的调节和双眼会聚。

1. 晶状体的调节 晶状体是一个富有弹性的双凸透镜的透明体,由晶状体囊和晶状体纤维组成。其周边由悬韧带将其与晶状体相连。当眼看远物时,睫状肌处于松弛状态,这时悬韧带保持一定的紧张度,晶状体受悬韧带的牵引,其形状相对扁平;当看近物时,可反射性地引起睫状肌收缩,悬韧带松弛,晶状体因其自身的弹性而向前和向后凸。晶状体的变凸使其表面(主要是前表面)的曲率增加,折光能力增强,从而使物像前移而成像于视网膜上(图9-3)。

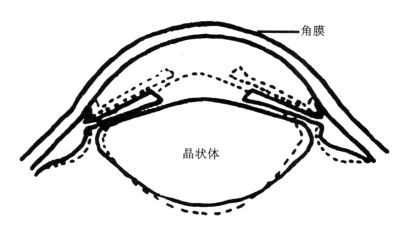

**图9-3　睫状体位置和晶状体形态在眼的调节中发生的改变**

实线表示眼未做调节时的情况;虚线表示眼看近物时经过调节后的情况。
注意晶状体的前凸比后凸明显。

人眼看近物的能力,亦即晶状体的调节能力是有一定限度的,这决定于晶状体变凸的最大限度。随着年龄的增加,晶状体自身的弹性将下降,因而调节能力也随年龄的增加而降低。因此老年人看近物时需佩戴凸透镜,这种现象称为老视。晶状体的最大调节能力可用眼所能看清物体的最近距离来表示,这个距离称为近点(near point)。近点愈近,说明晶状体的弹性愈好,亦即眼的调节能力越强。例如,10岁左右儿童的近点平均约9 cm,20岁左右的成年人约为11 cm,而60岁时可增大到83 cm。

2. 瞳孔的调节　虹膜由散瞳肌和缩瞳肌两种平滑肌纤维组成,中间的圆孔称为瞳孔。当视近物时,正常人眼瞳孔的直径可变动于1.5～8.0 mm之间,瞳孔的大小可调节进入眼内的光量。当视近物时,可反射性地引起双侧瞳孔缩小,称为瞳孔近反射或瞳孔调节反射。

除了瞳孔近反射,瞳孔的大小还由环境中光线的亮度所决定。当环境较亮时瞳孔缩小,环境变暗时瞳孔散大。瞳孔大小由于入射光量强弱而发生的变化称为瞳孔对光反射。

3. 双眼会聚　当双眼注视某一近物或被视物体由远移近时,两眼视轴向鼻侧会聚的现象称为双眼会聚,也称辐辏反射(convergence reflex)。其意义在于使物像始终能落在两眼视网膜的对称点上。

**(三)眼的折光能力异常**

正常人眼的折光系统在无须进行调节的情况下,就可使平行光线聚焦在视网膜上,因而可看清远处的物体;经过眼的调节,只要物体的距离不小于近点的距离,也能看清6 m以内的物体(图9-4A)。若眼的折光能力异常,或眼球的形态异常,使平行光线不能聚焦于安静未调节眼的视网膜上,则称为非正视眼(ametropia),也称为屈光不正或折光异常,包括近视眼、远视眼和散光眼。

1. 近视(myopia)　近视的发生是由于眼球的前后径过长(轴性近视)或折光系统的折光能力过强(屈光性近视),致使来自远方物体的平行光线聚焦在视网膜的前方,此后光线又开始分散,到视网膜时形成扩散开的光点,以致物像模糊(图9-4B)。近视眼视近物时,由于近物发出的是辐射光线,故不需调节或只需作较小程度的调节,就能使光线聚焦在视网膜上。因此,近视眼的近点和远点都比正视眼近。纠正近视眼的方法是在眼前增加一个一定焦度的凹透镜,使入眼的平行光线适当辐散,以便聚焦位置移后,正好能成像在视网膜上,这样使远物可以看清,而近物则像正常眼一样,依靠眼睛自身的调节能力。

2. 远视(hyperopia)　远视的发生是由于眼球前后径过短(轴性远视)或折光系统的能力太弱(屈光性远视),致使来自远方物体的平行光线聚焦在视网膜的前方,这样入眼的平行光线在到达视网膜时尚未聚焦,形成一个模糊的像,引起模糊的视觉(图9-4C)。远视眼的特点是视远物时就要调节,视近物时则需要作更大程度的调节才能看清物体,因此远视眼的近点比正视眼远。由于远视眼不论视近物还是视远物都需要调节,因此容易发生调节疲劳,尤其是进行近距离作业或长时间阅读时可因调节疲劳而引起头痛,长时间的视轴会聚还将导致斜视。远视眼可用凸透镜进行矫正。

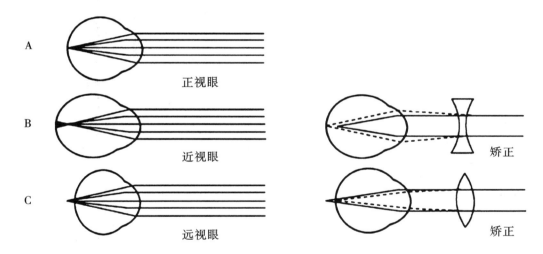

图9-4　正视眼、近视眼及远视眼的矫正

3. 散光　正常人眼角膜表面呈正球形,即在球形表面任何一点的曲率半径都是相等的,因而到达角膜表面各个点上的平行光线经折射后均能聚焦于视网膜上。散光(astigmatism)是指角膜表面在不同方向上曲率半径不同,一部分光线经曲率半径较小的角膜表面发生折射,聚焦于视网膜的前方;一部分光线经曲率半径正常的角膜表面发生折射聚焦于视网膜上;另一部分光线经曲率半径较大的角膜表面折射的光线,则聚焦于视网膜的后方。因此,平行光线经角膜表面各个方向入眼后不能在视网膜上形成焦点,因而造成视物不清或物像变形。

## 二、眼的感光换能系统

外界物体的光线通过眼折光系统在视网膜上形成一个清晰的物像。最终主观意识上形成的视觉必须通过视网膜的感光作用,并转换成神经纤维上的电信号,最后传入大脑皮质视觉中枢才能完成。

**(一)视网膜的结构及其特点**

视网膜(retina)是位于眼球最内层的神经组织,经典的组织学将视网膜分为十层,厚度为 0.1～0.5 mm,主要含有五类细胞,即感光细胞、水平细胞、双极细胞、无长突细胞和神经节细胞。

视网膜最外侧为色素上皮层,它含有黑色素颗粒和维生素 A,黑色素颗粒能够吸收光线,因此能防止光线反射而影响视觉,也能消除来自巩膜侧的散射光线。维生素 A 可参与视色素的合成。

感光细胞分为视杆和视锥两种特殊分化的神经上皮细胞,它们都含有特殊的视色素。两种感光细胞在视网膜不同区域的分布很不均匀,在中央凹的中央只有视锥细胞,且在该处的密度最高;中央凹以外的周边部分则主要是视杆。视杆和视锥细胞在形态上都可分为三部分,由外向内依次称为外段、内段和终足(图9-5);其中外段是视色素集中的部位,在感光换能中起重要作用。视杆细胞和视锥细胞在形状上的区别,也主要在于它们的外段形状和所含视色素的不同。视杆细胞的外段呈圆柱状,该段胞质很少,绝大部分空间被重叠成层而排列整齐的圆盘状结构所占据,这些圆盘状结构称为膜盘。它们是一些具有一般细胞膜脂质双分子层结构的扁平囊状物,膜盘膜上镶嵌着蛋白质,这些蛋白质绝大部分是一种称为视紫红质的视色素,该色素在光的作用下发生一系列光化学反应,是产生视觉的物质基础。视锥细胞外段呈圆锥状,胞内也有类似的膜盘结构,膜盘膜上也含有特殊的视色素。人和绝大部分哺乳动物都具有三种不同的视锥色素,分别存在于三种不同的视锥细胞中。

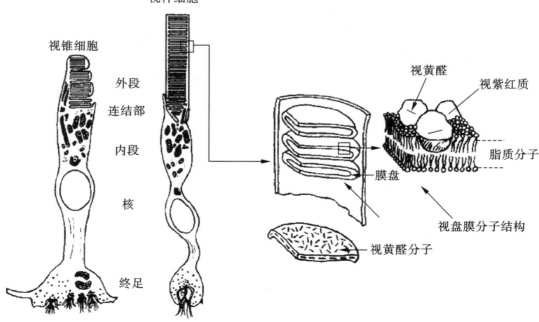

图9-5 哺乳动物感光细胞结构模式

两种感光细胞都通过终足和双极细胞发生化学性突触联系,双极细胞一般再和神经节细胞建立化学性突触联系。视网膜中除了这种纵向的细胞间联系外,还存在横向的联系。如在光感受器细胞层和双极细胞层之间有水平细胞,在双极细胞层和神经节细胞层之间有无长突细胞。这些细胞的突起在两层细胞之间横向伸展,可以在水平方向传递信息,使视网膜在不同区域之间有可能相互影响。有些无长突细胞还可直接向神经节细胞传递信号。神经节细胞的树突短而分支多,轴突细长,汇集于眼球后极,稍偏向于鼻侧穿出巩膜,组成视神经,在视网膜形成视神经乳头。因为该处无感光细胞,所以无感光作用,在视野中形成生理盲点(blind spot)。但正常时由于都用双眼视物,一侧眼视野中的盲点可被对侧眼的视野所补偿,因此人们并不会感觉到自己的视野中有盲点存在。

**考点:生理盲点的定义。**

### (二)视网膜的两种感光换能系统

在人和大多数脊椎动物的视网膜中存在着两种感光换能系统,即视杆系统和视锥系统。视杆系统由视杆细胞和与它们相联系的双极细胞和神经节细胞等组成,它们对光的敏感度较高,能在昏暗的环境中感受弱光刺激而引起视觉,但视物无色觉而只能区别明暗,且视物时只能有较粗略的轮廓,精确性差,又称为晚光觉或暗视觉系统;视锥系统由视锥细胞和与它们相联系的双极细胞和神经节细胞等组成,它们对光的敏感性较差,只有在强光条件下才能被激活,但视物时可辨别颜色,且对物体表面的细节和轮廓境界看得很清楚,有高分辨能力,又称为昼光觉或明视觉系统。

**考点:视紫红质的组成。**

### (三)视杆细胞的感光换能机制

1. 视紫红质的化学反应　视紫红质是一种由视杆细胞提取的结合蛋白质,由一分子视蛋白和一分子生色基团视黄醛组成。

视紫红质在光照时迅速分解为视蛋白和视黄醛,这是一个多阶段的反应。视黄醛分子在光照时由11-顺型视黄醛转变为全反型视黄醛,导致它与视蛋白分子之间的构型不贴切而相互分离,再经过较复杂的信号转导系统的活动,诱发视杆细胞出现感受器电位。在亮处分解的视紫红质,在暗处又可重新合成。视紫红质的合成有两条途径,其一是全反型视黄醛异构为11-顺型视黄醛,这一过程需要耗能,而且需要视黄醛异构酶的催化,而色素上皮细胞能为这一反应提供能量和必要的酶。其二,全反型视黄醛也可先转变为全反型视黄醇(维生素A的一种形式),然后在异构酶的作用下转变为11-顺型视黄醇,最后再转变为11-顺型视黄醛而与视蛋白结合(图9-6)。

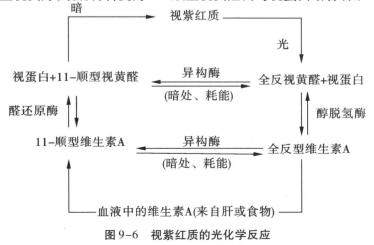

图9-6　视紫红质的光化学反应

2.视杆细胞的感受器电位　用细胞内微电极技术研究视杆细胞外段内外的电位差在光照前后的变化,结果发现视杆细胞未经光照射时的静息电位只有$-30 \sim -40$ mV,比一般细胞小得多。这是由于外段膜在无光照时,就有相当数量的$Na^+$通道处于开放状态并有持续的$Na^+$内流所造成,而内段膜有$Na^+$泵的连续活动将$Na^+$移出膜外,这样就维持了膜内外的$Na^+$平衡。而且在视杆细胞膜外,也产生了由内段向外段的$Na^+$流动,称为暗电流(图9-7)。当视网膜受到光照时,可看到外段膜两侧电位短暂地向超极化的方向变化,由此可见,外段膜同一般的细胞膜不一致,它是在暗处或无光照时处于去极化状态,而在受到光刺激时,跨膜电位反而向超极化方向变化,因此视杆细胞的感受器电位(视锥细胞也一样),表现为一种超极化型的慢电位。

据估计,1 个光量子便足以在外段膜上引起大量的$Na^+$通道关闭,而产生超极化型电变化。视杆细胞没有产生动作电位的能力,但是外段膜上的超极化型感受器电位能以电紧张的形式扩布到细胞的终足部分,影响终足处的递质释放。

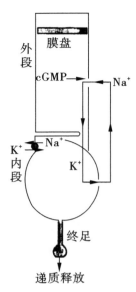

图9-7　视杆细胞感受器电位的产生机制

### (四)视锥系统的换能和颜色视觉

视锥系统外段也具有与视杆细胞类似的盘状结构,并含有特殊的视色素,但分子数目较少。已知大多数脊椎动物具有三种不同的视锥色素,分别存在于不同的视锥细胞中。三种视锥色素都含有同样的11-顺型视黄醛,只是视蛋白的分子结构稍有不同。正是视蛋白分子结构中的这种微小差异,决定了同它结合在一起的视黄醛分子对何种波长的光线最为敏感,因而才有视杆细胞中的视紫红质和三种不同的视锥色素的区别。

1. 色觉与三原色学说　视锥细胞有辨别颜色的能力。颜色视觉是一种复杂的物理心理现象,对不同颜色的识别,主要是不同波长的光线作用于视网膜后在人脑引起的主观映象。正常视网膜可分辨波长380～760 nm 之间的150 种左右不同的颜色,每种颜色都与一定波长的光线相对应。因此,在可见光谱的范围内,波长长度只要有3～5 nm 的增减,就可被视觉系统分辨为不同的颜色。

关于颜色视觉的形成,早在19 世纪初,有学者就提出了视觉的三原色学说,该学说认为在视网膜中存在着三种视锥细胞,分别含有对红、绿、蓝三种光线敏感的视色素。当某一波长的光线作用于视网膜时,可以一定的比例使三种视锥细胞产生不同程度的兴奋,这样的信息传至中枢,就产生某一种颜色的感受。如果红、绿、蓝三种色光按各种不同的比例作适当的混合,就会产生任何颜色的感觉。

近年来,三原色学说已被许多实验所证实。有人用不超过单个视锥细胞直径的细小单色光束,逐个检查并绘制在体视锥细胞的光谱吸收曲线,发现视网膜上存在三类吸收光谱,其峰值分别在564 nm、534 nm 和420 nm 处,相当于红、绿、蓝三色光的波长(图9-8)。用微电极记录单个视锥细胞感受器电位的方法,也得到了类似的结果,即不同单色光引起的超极化型感受器电位的大小,在不同视锥细胞是不一样的,峰值出现的情况也符合三原色学说。但三原色学说并不能解释颜色对比现象。例如,将蓝色纸块放在黄色或其他颜色的背景上,会觉得放在黄色背景上那个蓝纸块特别蓝,同时觉得背景也比未放蓝纸块时更黄,这种现象称为颜色对比,而黄和蓝则称为对比色或互补色。19世纪下半叶 Hering 提出与三原色不同的另一重要色觉学说——四色学说,即红、绿、蓝、黄学说,又称为拮抗色学说。Hering 认为,视觉具有红—绿,蓝—黄及黑—白三对拮抗色,这三对拮抗色在感觉上是不相容的。根据 Hering 的理论,任何颜色都是由红、绿、蓝、黄四种颜色按不同比例混合而成的。如果等量的红光和绿光混合,由于两种颜色互相抵消,结果就会产生白色效应。加入黄光和蓝光混合,而且黄光的亮度高于蓝光时,由于蓝光不能完全抵消黄光的效应,结果产生不饱和的黄色感觉。如果同时呈现红光和黄光,由于这两种光同时分别影响红—绿和蓝—黄,结果产生橙色感觉。由此可见,色觉的形成是极其复杂的,除视网膜的功能外,可能还需在神经系统的共同参与下才能完成。

2. 色盲与色弱  色盲(color blindness)是一种对全部颜色或某些颜色缺乏分辨能力的色觉障碍。色盲可分为全色盲和部分色盲。全色盲极为少见,表现为只能分辨光线的明暗,呈单色视觉。部分色盲又可分为红色盲、绿色盲及蓝色盲,其中以红色盲和绿色盲最为多见。色盲属遗传缺陷疾病,男性居多,女性少见。有些色觉异常的人,只是对某种颜色的识别能力差一些,亦即他们不是由于缺乏某种视锥细胞,而只是后者的反应能力较正常人为弱的结果,这种情况有别于真正的色盲,称为色弱(color weakness)。色弱常由后天因素引起。

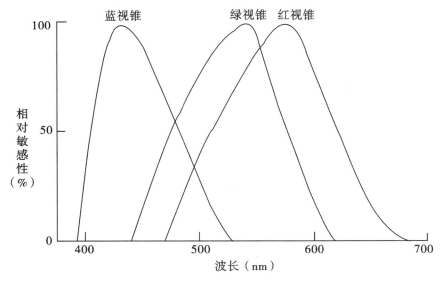

图9-8　人视网膜中三种不同视锥细胞对不同波长光的相对敏感性

## 三、与视觉有关的若干生理现象

### (一)视敏度

眼对物体细小结构的分辨能力称为视敏度(visual acuity),又称视力或视锐度。视力通常以视角的大小作为衡量标准。视角是指从物体两端的光线射入眼球后,在节

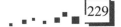

笔记栏

点上相交形成的夹角。受试者能分辨的视角越小,两端光点间距越小,其视力越好。视网膜上物象的大小与视角的大小有关,当视角为 1 分,视网膜上的物象约为 5 μm,稍大于一个视锥细胞的平均直径,此时两点间刚好隔着一个未被兴奋的视锥细胞,当冲动传入中枢后,就会产生两点分开的感觉。因此,视角为 1 分的视力为正常视力。视力表就是根据这个原理设计的,将视力表置于眼前 5 m 处,字形或图形的缺口为 1.5 mm时,所对应的视角为 1 分。此时能看清楚,说明视力是正常的,按照国际标准视力表表示为 1.0,按对数视力表表示为 5.0。

### (二)暗适应和明适应

人从亮处进入黑暗的环境,最初看不清楚任何东西,经过一定时间,视觉敏感度才逐渐增高,恢复了在暗处的视力,这称为暗适应(dark adaption)。相反,当人长时间在暗处而突然到达强光处,最初感到一片耀眼的光亮,不能看清物体,只有稍待片刻才能恢复视觉,这称为明适应(dark adaption)。

考点:明适应与暗适应的定义。

暗适应是人眼对光的敏感度逐渐升高,视觉阈值逐渐变小。如图 9-9 所示,一般是在进入暗室后的最初 5~8 min 内,有一个阈值的明显下降期,以后又出现更为明显的下降;大约进入暗室后的 25~30 min 时,阈值下降到最低点,并稳定于这一水平。暗适应的产生机制与视网膜中视色素在暗处时再合成增加,因而增加了视网膜中处于未分解状态的视色素的量有关。据分析,暗适应的第一阶段主要与视锥细胞视色素的合成量增加有关;第二阶段亦即暗适应的主要构成部分,则与视杆细胞中视紫红质的合成增强有关。

明适应出现较快,通常在几秒内即可完成。耀眼的光感主要是由于在暗处蓄积起来的合成状态的视紫红质在进入亮处时先迅速分解,因为它对光的敏感性较视锥细胞中的感光色素为高;只有在较多的视杆细胞色素迅速分解之后,对光较不敏感的视锥细胞色素才能在亮光环境中感光。

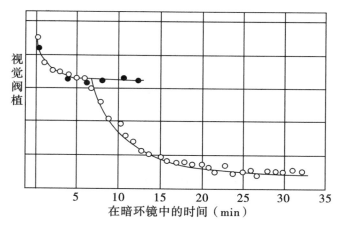

**图 9-9　暗适应曲线**

○表示用白光对全眼的测定结果,●表示用红光对中央凹测定的结果(表示视锥细胞单独的暗适应曲线,因中央凹为视锥细胞集中部位,且红光不易被视杆细胞所感受)

### （三）视野

单眼固定地注视前方一点不动,该眼所能看到的范围称为视野(visual field)。在同一光照条件下,用不同颜色的目标物测得的视野大小不一样,白色视野最大,其次为黄蓝色,再次为红色,而以绿色视野为最小。视野的大小可能除与各类感光细胞在视网膜中的分布范围有关外,还与视线被面部结构所阻挡受到的影响有关。如一般人颞侧视野较大,鼻侧视野较小。

> 知识点:视野的定义。

### （四）双眼视觉和立体视觉

> 考点:双眼视觉的定义。

两眼观看同一物体时所产生的感觉称为双眼视觉(binocular vision)。人和灵长类动物的眼球位于头部额面,双眼视野大部分重叠。当双眼注视某一物体时,在两眼视网膜上各形成一个完整的物像,兴奋感受器后,冲动沿着特定的神经通路传向视觉中枢。但在正常情况下,人在主观上产生单一物体的感觉,这主要是由于来自物体同一部分的光线总是能成像于两眼视网膜的对称点上,通过视觉中枢的整合作用,形成单视。假如物像落在两眼视网膜的非对称点上,将产生复视。在临床上,眼外肌瘫痪或眼球内肿瘤压迫等均可产生复视。双眼视觉可弥补单眼视野中的盲区缺损,扩大视野并产生立体视觉。

双眼视物时,同一被视物体在两眼视网膜上的像并不完全相同,左眼从左方看到物体的左侧面较多,而右眼则从右方看到物体的右侧面较多,来自两眼并不完全相同的图像经中枢神经系统处理后,便融合成一个立体视觉影像。单眼视物时,也能产生一定程度的立体感觉,这主要与头部和眼球的运动、眼的调节及生活经验等有关。

## 第三节　听觉器官

听觉器官的适宜刺激是声波。声波通过外耳和中耳组成的传音系统传递到内耳,经内耳的换能作用将声波的机械能转变为听神经纤维上神经冲动,后者传送到大脑皮质,便产生听觉。听觉功能对动物适应环境和人类认识自然起着重要作用。

### 一、听觉的一般特征

在日常生活中,人类能感觉到的声波频率在 20 ~ 20 000 Hz 范围之内,感受声波的压强范围为 0.0002 ~ 1 000 dyn/cm$^2$。对于每一种频率的声波,都有一个刚能引起听觉的最小强度,称为听阈(hearing threshold)。当声音的强度在听阈以上继续增加时,听觉的感受也相应地增加,但当增加到某一限度时,它引起的将不单是听觉,同时还会引起鼓膜的疼痛感觉,这个限度称为最大可听阈。图 9-10 是以声波的频率为横坐标,以声音的强度或声压为纵坐标绘制的听力曲线,该曲线反映了整个听觉系统的频率响应特性。图中下方的曲线表示不同频率的听阈,上方的曲线表示其最大可听阈,两者所包含的面积为听域。在这个区域内,听觉器官能感受不同强度与不同频率的全部声音。从图上可看出,人耳最敏感的声波频率在 1 000 ~ 3 000 Hz 之间,人类的语言频率也主要分布在 300 ~ 3 000 Hz 的范围内。

> 考点:听阈的定义。

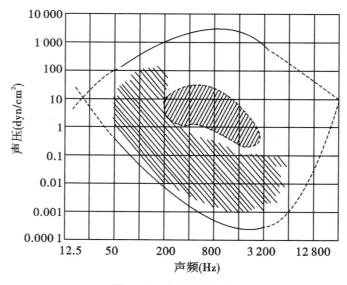

**图 9-10 人的正常听域**

图中心部分斜线区为通常的会话语言区,下方的斜线区为次主要语言区

## 二、外耳的功能

外耳包括由皮肤覆盖的软骨所形成漏斗状的耳郭和通向耳内部入口的外耳道。耳郭有利于收集声波,有利于接受外来的声波。外耳道是一条略呈 S 形弯曲的管道,长度为 2.5~3.5 cm,从颅骨处延伸至鼓膜处,是声波传入内耳的通路,可与声波产生共振。在外耳道口与鼓膜附近分别测量不同频率声波的声压时,当频率为 3 000~5 000 Hz 的声波传至鼓膜时,其强度比外耳道口增强 10 dB。

## 三、中耳的功能

中耳由鼓膜、鼓室、听骨链和咽鼓管等所组成。中耳的主要功能是将空气中的声波振动能量高效地传递到内耳淋巴液。这种作用主要是通过鼓膜和听骨链组成的传音装置来完成。

1. 鼓膜  鼓膜呈椭圆形,面积约 50~90 mm$^2$,厚约 0.1 mm,为顶点朝向中耳的浅漏斗形,内侧与锤骨柄相连。鼓膜很像电话机受话器中的振膜,是一个压力承受装置,具有较好的频率响应和较小的失真度。据观察,当频率在 2 400 Hz 以下的声波作用于鼓膜时,鼓膜都可以复制外加振动的频率,其振动与声波振动同始终,很少残余振动。

2. 听骨链  听骨链由锤骨、砧骨和镫骨三块听小骨组成。锤骨柄附着于鼓膜,镫骨的底板正嵌在内耳的前庭窗上,砧骨居中。三块听小骨不仅仅是传导声波,还能在传音过程中减小振幅,增强振动力量。如图 9-11 所示,主要因为:①鼓膜的有效振动面积约为 55 mm$^2$,而前庭窗的面积只有 3.2 mm$^2$,二者之比 17:1。如果听骨链传递时总压力不变,则作用于前庭窗膜上的压强将增多 17 倍;②三块听小骨形成一个固定角度的杠杆,锤骨柄为长臂,砧骨长突为短臂,二者长度之比为 1.3∶1,因此通过杠杆的作用,短臂一侧的压力增大为原来的 1.3 倍。通过以上两方面的作用,在整个中耳传递过程中总的增压效应为 17×1.3 倍,即 22 倍。

听骨链上附有两条肌肉,即镫骨肌和鼓膜张肌。当声强过大(70 dB)时,可反射性地引起这两块肌肉的收缩,结果使鼓膜的紧张度增加,各听小骨之间的连接更为紧密,听骨链的劲度增大,导致听骨链传递振动的幅度减小,阻力加大,可阻止较强的振动传到内耳,从而对感音装置有一定的保护作用。但是,完成这一反射活动需要 40 ~ 160 ms,所以对突发性爆炸声的保护作用不大。

*考点:听骨链的组成。*

3. 咽鼓管　咽鼓管是鼓室和鼻咽部的通道,全长 31 ~ 38 mm,幼儿仅及成人的一半。咽鼓管通常情况下为瓣膜所关闭,在吞咽和打哈欠时开放,使鼓室空气暂时与大气相通。咽鼓管的主要功能是调节鼓室内的压力,使之与外界大气压保持平衡,这对于维持鼓膜的正常位置、形状和振动性能有重要的意义。如耳咽部由于炎症肿胀而致咽鼓管狭窄或闭塞时,鼓室内空气逐渐被吸收而压力降低,引起鼓膜内陷,限制了听小骨的运动,会使听力受到影响。

*考点:咽鼓管的作用。*

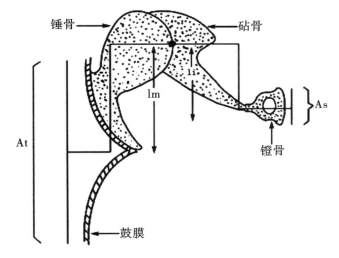

**图 9–11　中耳的增压功能**

At 和 As 分别为鼓膜和镫骨板的面积;lm 和 li 为长臂(锤骨)和
短臂(砧骨)的长度;圆点为杠杆支点。

## 四、声波传入内耳的途径

声音是通过气传导和骨传导两种途径传入内耳。

1. 气传导　声波经外耳道空气引起鼓膜振动,再经听骨链和前庭窗膜进入内耳,这一条声波传导的途径称为气传导,是声波传导的主要途径。当鼓膜损伤、听骨链硬化时,声波可直接经鼓室空气到达圆窗,再传入内耳,使听觉功能得到补偿。但这一途径的传音效果很差。

*知识点:声波传入内耳的途径。*

2. 骨传导　声波直接引起颅骨的振动,再引起耳蜗内淋巴的振动,这个传导途径称为骨传导。骨传导的敏感性比气传导低得多,只在气传导明显受损时,骨传导才显得重要。

### 五、内耳(耳蜗)的功能

内耳又称迷路,包含耳蜗和前庭器官,耳蜗内有感受声音的装置。

#### (一)耳蜗的结构

耳蜗是一条骨质管道,长度大约为 32 mm,直径约 2 mm,围绕一锥形骨轴旋转两圈半(图9-12)。耳蜗骨管内有前庭膜和基底膜两层膜样结构,将骨管分成三个充满液体的腔,前庭阶、鼓阶和蜗管。前庭膜将前庭阶和蜗管分开,基底膜则将蜗管和鼓阶分开。蜗管在蜗顶处关闭,而鼓阶则和前庭阶通过蜗孔膜上的小孔相连通。在耳蜗底部,前庭阶和前庭窗接触;而鼓阶与圆窗接触。在前庭阶和鼓阶中的液体称为外淋巴,具有和脑脊液相似的离子成分。蜗管内充满内淋巴,虽属于细胞外液,但其离子浓度和细胞内液相似。声音感受器位于基底膜上,称为螺旋器或柯蒂器(Corti),由毛细胞和支持细胞组成,毛细胞是听觉感受器,在蜗轴侧的为内毛细胞(大约有 3 500 个,排成一排),在蜗杆外侧有 3~5 行外毛细胞,大约有 15 000 至 20 000 个。每个毛细胞顶部都有排列整齐的听毛,最长的听毛尖端埋置在弹性盖膜的胶冻状物质中。

#### (二)基底膜振动和行波理论

内耳的感音作用是把传到耳蜗的机械振动转变为蜗神经的神经冲动。在这个过程中,耳蜗基底膜的振动起着关键作用。

声波振动通过听骨链使前庭窗膜向内运动,从而将外淋巴推向前庭阶,再依次传到前庭膜和蜗管的内淋巴,进而使基底膜下移,最终由于鼓阶的外淋巴导致圆窗处的膜向外鼓出。相反,当前庭窗膜外移时,整个耳蜗内的液体和膜性结构又作相反方向的移动,如此反复,形成基底膜的振动。

知识点:基底膜振动的行波理论内容。

声波的振动从基底膜的底部开始,以行波的方式向耳蜗顶部方向传播,就像抖动一条一端固定的绸带时,行波沿着绸带向其远端传播一样。但由于基底膜两侧与蜗管内外壁相连,行波在基底膜上的传播不只是像绸带一样沿纵轴方向位移,还有沿横轴方向的位移。每一种频率的声波,在引起基底膜发生振动时,随着行波自蜗底向蜗顶推进,振动的幅度会越来越大。当传播到某一处后,行波不再向蜗顶推进而突然消失。也就是说,每一种频率的声波,在基底膜上都有一个相应的最大振幅部位。声波频率愈高,行波传播愈近,最大振幅出现的部位愈靠近前庭窗处;相反,声波频率愈低,行波传播的距离愈远,最大振幅出现的部位愈靠近蜗顶(图9-13)。因此,高频声波只引起前庭窗附件的基底膜振动;而低频声波从耳蜗底部向顶部传播的过程中,将会引起较大范围的基底膜发生位移,但在共振点部位的振幅最大。不同频率的声波引起不同部位的基底膜发生最大振幅的振动,被认为是耳蜗能区分不同频率声音的基础。在动物实验中,耳蜗底部受损时主要影响对高频声音的听力,而耳蜗顶部受损时主要影响对低频声音的听力。

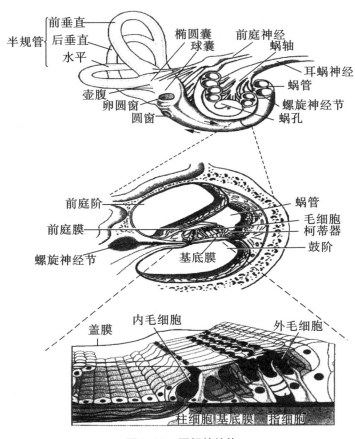

图 9-12 耳蜗的结构

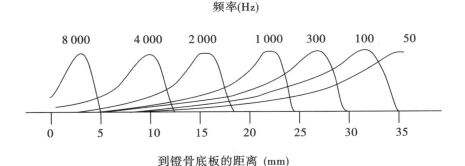

频率(Hz)

图 9-13 各种频率声波在基底膜上引起最大振幅的部位

### (三)耳蜗的生物电现象

从耳蜗导出的电位主要有三类:静息电位、耳蜗微音器电位和耳蜗神经动作电位。

1.耳蜗静息电位 在耳蜗未受刺激时,如果以鼓阶外淋巴为参考零电位,则可测出蜗管内淋巴的电位为+80 mV 左右,称为耳蜗内电位(endocochlear potential,EP),又称内淋巴电位。在静息情况下,毛细胞的静息电位为-70 ~ -80 mV。由于毛细胞顶端浸浴在内淋巴中,而其他部位的细胞膜则浸浴在外淋巴中。因此,毛细胞顶端膜内外的电位差可达 150～160 mV。毛细胞静息电位和一般细胞相同,也是来自细胞内、外 $K^+$ 浓度差。

2.耳蜗微音器电位　耳蜗微音器电位是多个毛细胞感受器电位的复合表现。当耳蜗受到声音刺激时,在耳蜗及其附近结构所记录到的一种与声波的频率和幅度完全一致的电位变化,称为耳蜗微音器电位(cochlear microphonic potential,CM)(图 9－15)。这种电信号如同讲话的声音作用于话筒(微音器)所产生的信号,经放大后输送到喇叭,发出的声音如讲话声一样。这说明耳蜗起着微音器的作用,能将声波振动转变成相应的音频电信号。耳蜗微音器电位并不是蜗神经的动作电位,其反应不是"全或无"性质的,而是呈等级性,即其电位随刺激强度的增强而增大。耳蜗微音器电位潜伏期极短,小于 0.1 ms,无不应期,对缺氧和麻醉相对的不敏感,在听神经纤维变性时仍能出现。

3.耳蜗神经动作电位　听神经动作电位是耳蜗对声音刺激所产生的一系列反应中最后出现的电变化,是耳蜗对声音刺激进行换能和编码作用的结果,它的作用是向听觉中枢传递声音信息。

将记录电极置于圆窗上,给予单一的短声刺激,在耳蜗微音器电位之后记录到一组电位变化(图 9－14)。图中 $N_1$、$N_2$、$N_3$……是整个听神经的复合电位。听神经复合动作电位可直接从整根听神经上记录,亦可通过容积导体从圆窗或鼓阶引导。此电位的波形因电极放置部位的不同而有差异。它是一个先负后正的双相电位,其中 $N_1$、$N_2$、$N_3$……反映潜伏期不同和起源于基底膜不同部位的神经纤维同步性放电。复合动作电位的振幅取决于声音的强度、兴奋的纤维数目以及不同神经纤维放电的同步化程度。

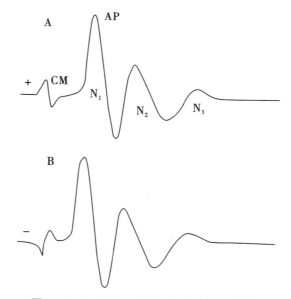

**图 9－14　耳蜗微音器电位及听神经动作电位**

CM:微音器电位;AP:听神经动作电位,包括 $N_1$、$N_2$、$N_3$ 三个负电位,A 与 B 对比表明,声音位相改变时,微音器电位位相倒转,但听神经动作电位位相不变

# 第四节　平衡觉

　　人和动物在外界环境中必须保持正常的姿势,这是人和动物进行各种活动的必要条件。正常姿势的维持依赖于前庭器官、视觉器官、本体感觉和触压觉感受器的协同活动来完成,其中前庭器官的作用最为重要。前庭器官由内耳迷路中的三个半规管、椭圆囊和球囊组成,是人体专门感受自身的姿势和运动状态以及头部在空间位置的感受器。当机体进行旋转或直线变速运动时,速度的变化(包括正、负加速度)会刺激三个半规管或椭圆囊中的感受细胞;当头的位置和地球引力的作用方向出现相对关系的改变时,就会刺激球囊中的感受细胞。这些刺激引起的神经冲动传向中枢,引起相应的感觉和其他效应,在保持身体的平衡中起重要的作用。

## 一、前庭器官的感受细胞

　　前庭器官的感受细胞都称为毛细胞,具有类似的结构和功能。这些毛细胞有动、静两种纤毛,动纤毛最长,只有一条,位于细胞顶端的一侧边缘处,其旁为一排依次变短的静纤毛,数量较多,每个细胞约有 40～200 条,占据了细胞顶端的大部分区域。毛细胞的底部有感觉神经纤维末梢分布。实验证明,各类毛细胞的适宜刺激都是与纤毛的生长面呈平行方向的机械力的作用。当动纤毛和静纤毛都处于自然位置时,毛细胞膜的静息电位约 -80 mV,同时,与毛细胞相接触的神经纤维上有中等频率的放电;此时如果用外力使静纤毛向动纤毛一侧弯曲,则毛细胞发生去极化,神经纤维的冲动频率也相应地增加;如果运动使静纤毛向背离动纤毛的一侧弯曲时,则毛细胞向超极化的方向转变,神经纤维的冲动频率也明显减小,这是前庭器官中所有毛细胞感受外界刺激时的一般规律。在正常情况下,由于各前庭器官中毛细胞的所在位置和附属结构的不同,使得不同形式的变速运动都能以特定的方式改变毛细胞纤毛的倒向,使相应的神经纤维冲动发放频率发生改变,把机体运动状态和头部空间位置的信息传送到中枢,引起特殊的运动觉和位置觉,并出现各种躯体和内脏功能的反射性改变。

## 二、前庭器官的适宜刺激和生理功能

### (一)半规管的适宜刺激

　　人体两侧内耳各有三个形状大致相同的半规管,处于相互垂直的三个平面上。每个半规管约占 2/3 个圆周,一端膨大成壶腹,内有壶腹嵴。在嵴内有一排毛细胞,面对管腔,顶部的纤毛较长,埋植于胶质性的圆顶形壶腹帽中。两侧的水平半规管同时在一个平面上,如果人在直立时头前倾 30°,则此平面正好与地面平行;当两臂平举而肘关节呈半屈状态时,此时手臂的方位即相当于水平半规管的方位,两个拳头的位置就相当于两侧壶腹的位置。

知识点:半规管的适宜刺激。

　　人体三个半规管所在的平面相互垂直,其中的壶腹嵴可以感受空间任何方向角速度的刺激。在日常生活中,人类多在地平面上活动,如转身、回顾等动作所形成的角加速度,主要刺激水平半规管。在临床前庭功能检查中,也多以观察水平半规管的诱发反应为主。

当身体围绕不同方向的轴做旋转运动时,相应半规管壶腹中的毛细胞因管腔中内淋巴的惯性受到冲击,牵引纤毛向某一方向发生弯曲;当人体停止旋转时,内淋巴运动的停止又由于惯性作用,两侧壶腹中的毛细胞又有受力情况的改变,其受力方向和冲动发放情况正好与旋转开始时相反,使顶部纤毛向相反方向弯曲。内耳迷路中尚有其他两对半规管,可以接受和它们所处平面方向一致的旋转变速运动的刺激。

**(二)椭圆囊和球囊的适宜刺激**

知识点:椭圆囊和球囊的适宜刺激。

椭圆囊和球囊的毛细胞存在于囊斑中,纤毛则埋植在耳石膜内。耳石膜是一块胶质板,内含碳酸钙蛋白质晶状体,称位砂(耳砂),比重大于内淋巴。椭圆囊和球囊的适宜刺激是直线加速运动。当人体在直立位时,椭圆囊中囊斑所处平面呈水平,囊斑表面分布的毛细胞顶部朝上,耳石膜在纤毛上方;球囊与此不同,其中囊斑所处平面在人体直立时位置和地面垂直,毛细胞由囊斑表面向水平方向伸出,位砂膜悬在纤毛外侧,与囊斑相平行。在椭圆囊和球囊的囊斑平面上,几乎每一个毛细胞的排列方向都不完全相同。

箭头所指方向是该毛细胞顶部动纤毛所在位置,箭尾是同一细胞的静纤毛所在位置,当机体所作直线加速运动的方向与某一箭头的方向一致时,该箭头所代表的毛细胞表面静纤毛向动纤毛侧的弯曲最明显,与此同时毛细胞有关的神经纤维有最大频率的冲动发放

椭圆囊和球囊的功能是感受头部的空间位置和直线变速运动。由于这两个囊斑中毛细胞顶端纤毛的相对位置都不相同,使得它们可以感受各种方向的直线变速运动。例如,当人体在水平方向以任何角度作直线变速运动时,由于位砂膜的惯性,在椭圆囊囊斑上总会有一些毛细胞由于它们的静纤毛和动纤毛的独特方位,正好能发生静纤毛向动纤毛侧的最大弯曲,于是引起某些特定的传入神经纤维的冲动发放增加,机体产生了进行着某种方向直线变速运动的感觉。球囊囊斑上的毛细胞,则由于类似的机制,可以感受头在空间位置和重力作用方向之间的差异,因而可以"判断"头以重力作用方向为参考点的相对位置的变化。

知识点:前庭反应的定义。

## 三、前庭反应

来自前庭器官的传入冲动,除引起一定的位置觉和运动觉外,还可引起各种姿势调节反射、眼震颤和自主性神经功能的改变,这些现象统称为前庭反应。

1.姿势反射　直线加速运动可刺激椭圆囊和球囊的位觉斑,从而反射性地改变颈部和肢体肌肉的肌紧张,以维持身体平衡。例如,当汽车向前开动时,由于惯性,身体会向后倾倒,可是当身体向后倾倒之前,躯干部的屈肌和下肢的伸肌反射性地肌紧张增强,从而使身体向前倾以保持身体的平衡。猫自高处跳下时,头部后仰,四肢伸直,一旦着地,则头部前倾,四肢屈曲。这些均称为直线加速度运动姿势反射。

角加速度运动可刺激壶腹嵴,反射性地引起眼外肌的活动以及颈部和肢体肌紧张的改变,称为角加速度运动姿势反射。例如,让动物站在转台上,并使转台向右转动。旋转开始时,因为两侧水平半规管毛细胞的刺激情况不同,引起颈部和四肢不同部位的肌紧张发生变化:左侧颈部肌紧张增强,右侧减弱,头向左偏移,右侧前、后伸肌肌紧

张增强,肢体伸张,左侧前、后屈肌肌紧张增强,肢体屈曲,有时身体向左侧移动,可抵抗旋转运动的影响而使动物保持身体平衡。

运动姿势反射所引起的反射动作,都是和发动这些反射的运动相对抗的。如人在乘电梯上升时,可反射性地引起双下肢伸肌紧张性抑制,故下肢屈曲;电梯突然下降时,双下肢伸肌紧张性加强而伸直;当身体沿纵轴向右旋转时,头、躯干和眼球都向左偏移等等。因此,这些姿势反射的结果都使身体尽可能保持在原先的位置。

2. 前庭自主神经反应　当前庭器官受到的刺激过强或持续时间较长时,可通过前庭神经核与网状结构的联系而引起自主神经功能失调,导致心率加速、血压下降、呼吸频率增加、出汗、恶心、呕吐、眩晕和皮肤苍白等症状,称为前庭自主神经反应。对于前庭器官功能过度敏感的人,一般的前庭刺激也会引起前庭自主神经反应,易发生晕车、晕船等现象,实质上就是由于船身上下颠簸及左右摇摆使前庭器官受到过度刺激所造成的。前庭系统的稳定可通过适当锻炼而逐渐增加,从而使刺激所引起的不适反应减少,耐受力加强,但感觉功能及其保护性反应不减弱,以适合特殊职业的需要。

3. 眼震颤　当身体旋转时,前庭器官受刺激而反射性地改变了眼外肌的活动,使眼球发生不随意的有规律运动,称为眼震颤(nystagmus),它是眼球不自主的节律性运动,常被用来判断前庭功能是否正常。人体头部前倾30°而围绕人体垂直轴旋转时,当身体开始向左侧旋转,由于内淋巴的惯性,左侧半规管壶腹嵴的毛细胞受刺激增强而右侧正好相反,这样的刺激可反射性地引起某些眼外肌的兴奋和另一些眼外肌的抑制,于是出现两侧眼球缓慢向右侧移动,这称为眼震颤的慢动相;当慢动相使眼球移动到两眼裂右侧端而不能再移时,又突然返回到眼裂正中向左侧移动,这称为眼震颤的快动相;如此反复进行多次。当旋转变为匀速时,旋转虽在继续,但由于两则壶腹嵴所受压力一样,于是眼球不再震颤而居于眼裂正中。只有当旋转停止而出现减速时,内淋巴又由于惯性作用而不能立刻停止运动,于是两侧壶腹嵴又再现所受压力的不同,但情况正好与旋转开始时相反,于是又引起一组由方向相反的慢动相和快动相组成的眼震颤(图9-15)。临床和特殊从业人员常进行眼震颤试验以判断前庭功能是否正常。在同样条件下眼震颤时间过长或过短,说明前庭功能有过敏或减弱,某些前庭器官有病变的患者,眼震颤消失。

知识点:眼震颤的定义。

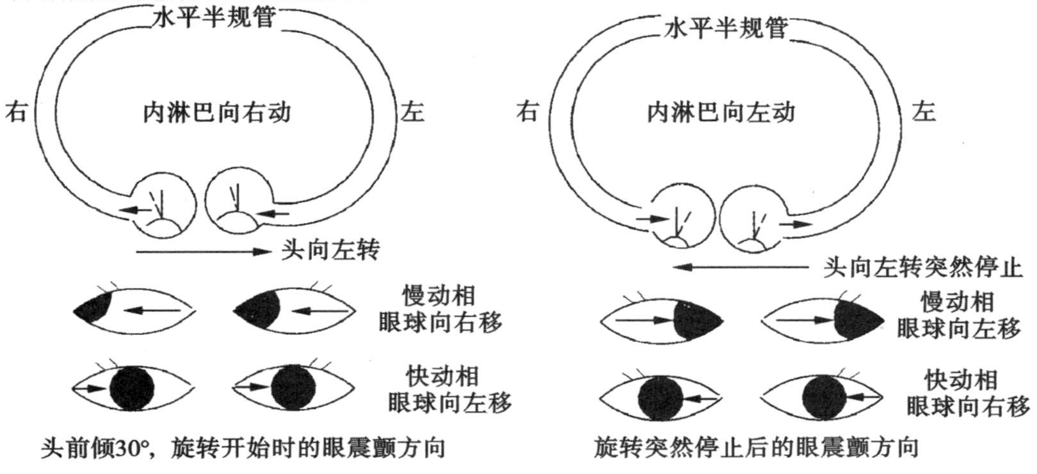

| 头前倾30°,旋转开始时的眼震颤方向 | 旋转突然停止后的眼震颤方向 |

图9-15　眼震颤

**笔记栏**

（郑州大学　王志举　樊红琨）

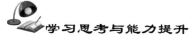学习思考与能力提升

### 一、名词解释

1. 视力　2. 瞳孔对光反射　3. 暗适应　4. 听域　5. 视野

### 二、单项选择题

1. 声波传入内耳的主要途径是　　　　　　　　　　　　　　　　（　　）
   - A. 外耳——鼓膜——听骨链——圆窗——内耳
   - B. 咽鼓管——鼓室——内耳
   - C. 外耳——鼓膜——听骨链——前庭窗——内耳
   - D. 颅骨——耳蜗内淋巴

2. 眼的折光异常不包括　　　　　　　　　　　　　　　　　　　（　　）
   - A. 近视　　　　　　　　　　　　B. 远视
   - C. 散光　　　　　　　　　　　　D. 色盲

3. 视远物时,平行光线聚焦于视网膜之前的眼为　　　　　　　　（　　）
   - A. 近视眼　　　　　　　　　　　B. 远视眼
   - C. 散光眼　　　　　　　　　　　D. 斜视眼

4. 瞳孔对光反射的中枢位于　　　　　　　　　　　　　　　　　（　　）
   - A. 延髓　　　　　　　　　　　　B. 脑桥
   - C. 中脑　　　　　　　　　　　　D. 下丘脑

5. 眼的感光细胞位于　　　　　　　　　　　　　　　　　　　　（　　）
   - A. 角膜　　　　　　　　　　　　B. 视网膜
   - C. 晶状体　　　　　　　　　　　D. 玻璃体

6. 声音感受器位于　　　　　　　　　　　　　　　　　　　　　（　　）
   - A. 鼓膜　　　　　　　　　　　　B. 听小骨
   - C. 咽鼓管开口处　　　　　　　　D. 内耳基底膜

7. 声波振动由鼓膜经听骨链传至前庭窗时　　　　　　　　　　　（　　）
   - A. 振幅减小,压强增大　　　　　　B. 振幅不变,压强增大
   - C. 振幅增大,压强增大　　　　　　D. 振幅减小,压强减小

8. 发生老视的主要原因是　　　　　　　　　　　　　　　　　　（　　）
   - A. 晶状体厚度增加　　　　　　　B. 角膜透明度减小
   - C. 房水循环障碍　　　　　　　　D. 晶状体弹性减弱

### 三、问答题

1. 试述感受器的一般生理特性。由何原因造成?
2. 眼的折光异常有几种表现? 如何矫正?
3. 明适应和暗适应的产生机制是什么?
4. 比较视杆系统和视锥系统的基本功能和特点。

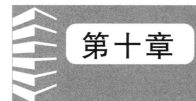

# 神经系统

延伸阅读

## 第一节　神经元活动的一般规律

神经元(neuron)是神经系统活动的结构和功能单位。神经系统的调节活动不可能由一个神经元来完成,任何的反射活动都是由多个神经元相互协同完成的。

### 一、神经元和神经纤维

#### (一)神经元的基本结构和功能

神经元即神经细胞。人类神经系统中含有约 1 000 亿个神经元,它们的大小不一,一般来讲直径在 4~150 μm 之间,神经元的形状也是多种多样的,主要由胞体和突起两部分构成。胞体部分含细胞核和多种细胞器;突起分为树突和轴突。一个神经元可有一个或多个树突,树突粗而短,反复分支,其功能主要是接受刺激信号;轴突一般只有一个,细而长,主要功能是传递神经冲动。轴突从胞体发出的部位称为始段(initial segment),这里没有髓鞘包裹,细胞膜兴奋性最高,神经元的动作电位一般在此产生。轴突的末端会形成许多分支,分支末梢部分膨大成球形,称为突触小体(synaptic knob),神经递质可由此释放。

神经元的基本功能是对接受的刺激信号进行分析、整合、传导,并且将经过整合的信息传出。一个神经元一般可分为以下 4 个重要功能部位(图 10-1):①接受刺激的部位,一般为胞体或树突。②产生动作电位的部位,一般在轴突始段。③传导动作电位的部位,即轴突。④释放神经递质的部位,主要是神经末梢(nerve terminal)。

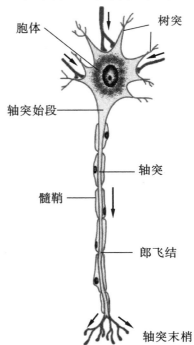

胞体
树突
轴突始段
轴突
髓鞘
郎飞结
轴突末梢

图 10-1　神经元结构

神经系统中除了神经元以外,神经胶质细胞(neuroglia)也是神经组织的重要组成部分,而且从数量上看,神经胶质细胞约为神经元数量的 10～50 倍。根据胶质细胞形态和功能的不同可分为星形胶质细胞、小胶质细胞、少突胶质细胞、施万细胞和卫星细胞,其主要功能除了有支持作用,维持神经系统结构的稳定之外,还可以对神经组织起到诸如绝缘、营养、修复和再生、维持神经元周围 $K^+$ 平衡和摄取神经递质等多种功能。现已发现它们的功能改变会引起某些神经系统的疾病,所以神经胶质细胞在神经系统的正常活动中也起到重要的作用,加深对神经胶质细胞的认识也会使人类防治神经系统疾病的能力得到进一步提高。

### (二)神经纤维

神经纤维(nerve fiber)是由轴突或某些长的树突外包裹髓鞘或神经膜而形成。有髓鞘包裹的称为有髓神经纤维,无髓鞘包裹的则称为无髓神经纤维。

1. 神经纤维的分类　生理学上常用以下两种分类方法:一种是根据电生理学特性分类,即根据动作电位的传导速度,将哺乳类动物的周围神经纤维分为 A、B、C 三类。另一种是根据神经纤维的来源与直径分类,主要用于传入神经,可分为 Ⅰ、Ⅱ、Ⅲ、Ⅳ 共四类。这两种分类方法及对应关系见表 10-1。

表 10-1　神经纤维的分类

| 纤维类型 | 纤维直径(μm) | 传导速度(m/s) | 功能 | 对应传入纤维 |
|---|---|---|---|---|
| A(有髓鞘) | | | | |
| $A_\alpha$ | 13～22 | 70～120 | 本体感觉传入、躯体运动传出 | Ⅰ |
| $A_\beta$ | 8～13 | 30～70 | 触压觉传入 | Ⅱ |
| $A_\gamma$ | 4～8 | 15～30 | 梭内肌传出 | |
| $A_\delta$ | 1～4 | 12～30 | 痛温觉传出 | Ⅲ |
| B(有髓鞘) | 1～3 | 3～15 | 自主神经节前纤维 | |
| C(无髓鞘) | | | | |
| 背根 | 0.4～1.2 | 0.6～2.0 | 痛觉传入纤维 | Ⅳ |
| 交感 | 0.3～1.3 | 0.7～2.3 | 自主神经节后纤维 | |

2. 神经纤维传导兴奋的速度　神经纤维的主要功能是传导兴奋。不同种类的神经纤维,传导兴奋的速度也不一样(表 10-1)。通常与神经纤维直径大小、髓鞘厚薄及温度高低等因素有关。

直径越大,传导速度越快。有髓神经纤维以跳跃式方式传导兴奋,所以传导速度远比无髓神经纤维快。温度降低,传导速度减慢,当降至 0 ℃ 以下时,传导就发生阻滞,局部可暂时失去感觉,这就是临床上进行低温麻醉的原理。据测,人的上肢正中神经内运动神经纤维传导兴奋的速度为 58 m/s,感觉纤维的传导速度为 65 m/s,临床上可利用肌电图测定神经纤维传导兴奋的速度,有助于诊断神经纤维的疾患,并可判断神经损伤的部位、神经再生及恢复的情况。

3. 神经纤维传导兴奋的特征　①生理完整性:指神经纤维只有结构和功能两方面都保持完整时才能完成正常传导兴奋的功能。如果神经纤维损伤,破坏其结构的完整性,或者使用麻醉药破坏其功能完整性,兴奋的传导就会受阻。②绝缘性:一条神经干中含有许多根神经纤维,但每根神经纤维传导兴奋时基本上互不干扰,相互绝缘。其意义在于保证神经调节的精确性。③双向性:刺激神经纤维上某一点,引起的兴奋可向神经纤维两端同时传导。但在体内,由于突触的极性及结构特点,兴奋总是由轴突的起始部位向轴突末梢传导,从而表现为传导的单向性。④相对不疲劳性:与突触传递相比较,实验条件下神经纤维能够连续接受刺激并在较长时间内保持传导兴奋的能力,此即相对不疲劳性。

4. 神经纤维的功能　神经纤维对所支配的组织有两方面的作用。一方面,神经纤维能够传导兴奋,将兴奋传导到神经末梢后,通过释放递质来改变所支配组织的功能活动,这一作用称为功能性作用(functional action)。另一方面,神经纤维可通过末梢经常释放某些物质,持续调整其所支配组织的内在代谢活动,从而影响该组织的结构、生化和生理功能,这一作用称为营养性作用(trophic action)。神经的营养性作用与神经冲动无关,且在正常情况下不易观察出来。但在临床上出现神经损伤时,如脊髓灰质炎患者,若受损的前角运动神经元丧失功能,则肌肉发生明显萎缩,其原因就是由于失去了神经营养性作用,使得其所支配的肌肉内糖原合成减慢,蛋白质分解加速。

5. 神经纤维的轴浆运输　神经元轴突内的胞质称为轴浆。轴浆在胞体与轴突末梢之间流动,进行物质运送,称为轴浆运输(axoplasmic transport)。轴浆运输是双向的,由胞体转运至轴突末梢为顺向轴浆运输;由轴突末梢转运至胞体为逆向轴浆运输。顺向轴浆运输根据运输速度又有快慢之分,一种是快速轴浆运输,有膜细胞器(线粒体、含有递质的囊泡、分泌颗粒等)的运输属于此类运输方式,在猫、猴等动物的坐骨神经内其运输速度可达 410 mm/d。另一种是慢速轴浆运输,某些可溶性成分随微管和微丝等结构向前延伸属于此类运输方式,其速度约为 1 ~ 12 mm/d。逆向轴浆运输的速度约为 205 mm/d,其运输的物质可对胞体合成蛋白质起反馈调节作用。有研究发现,有些病毒如破伤风毒素、狂犬病病毒和脊髓灰质炎病毒可能就是通过逆向轴浆运输从神经末梢到达胞体的。

## 二、神经元间相互作用的方式

中枢神经系统内大量神经元之间以一定的方式建立起某种形式的联系,从而完成它们之间频繁的信息传递,通常把神经元之间相互接触并传递信息的部位称为突触(synapse)。

### (一)突触性化学传递

1. 分类　根据神经元接触的部位不同,突触可分为轴-体突触、轴-树突触和轴-轴突触三类(图 10-2)。也可按照突触传递引起的效应不同,将突触分为兴奋性突触和抑制性突触两类。

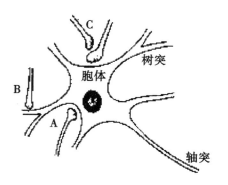

图 10-2　突触的分类

A:轴-体突触;B:轴-树突触;C:轴-轴突触

2. 基本结构　经典的化学性突触(chemical synapse)由突触前膜、突触间隙和突触后膜三部分构成(图 10-3)。突触前膜是突触前神经元轴突末梢突触小体的膜,突触后膜是与突触前膜相对应的突触后神经元的胞体或突起的膜,两者之间存在 20 ~ 40 nm 的间隙,称突触间隙。突触前膜和突触后膜较一般的细胞膜稍厚,约 7.5 nm。在突触小体的轴浆内聚集有大量的囊泡,直径约 20 ~ 80 nm,内含有高浓度的神经递质,称为突触小泡。而突触后膜上则存在与突触前膜所含神经递质相对应的受体。

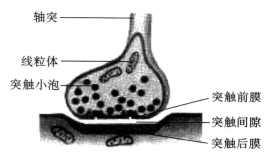

图 10-3　突触的基本结构

3. 突触传递的过程　突触传递(synaptic transmission)是指信息由突触前神经元传递到突触后神经元的过程,经典的突触传递包括电-化学-电三个过程。①突触前神经元的动作电位扩布到轴突末梢时,突触前膜发生去极化,达到一定程度时使得突触前膜上电压门控式 $Ca^{2+}$ 通道开放,膜外的 $Ca^{2+}$ 内流。②突触小体内的 $Ca^{2+}$ 浓度升高,促进囊泡接近突触前膜并与之融合和破裂,最终使神经递质释放到突触间隙。所以 $Ca^{2+}$ 的内流是神经递质释放的重要条件,任何影响 $Ca^{2+}$ 内流的因素都会影响突触传递的过程。③释放到突触间隙的神经递质与突触后膜上特异性受体相结合,引起突触后膜对某些离子通透性的改变,造成离子跨膜流动,导致突触后膜的膜电位改变,即形成突触后电位(postsynaptic potential,PSP)。使信息从突触前神经元传递到突触后神经元,引起突触后神经元相应的活动变化。

突触后电位主要有以下两种类型:

(1)兴奋性突触后电位　如果突触前膜释放的是兴奋性递质,会引起突触后膜产生去极化的电位变化,这种局部的去极化电位被称为兴奋性突触后电位(excitatory postsynaptic potential,EPSP)。EPSP 的形成主要是通过递质与受体结合后,提高了突触后膜对 $Na^+$、$K^+$ 的通透性,主要是 $Na^+$ 通透性增大,$Na^+$ 内流,从而导致突触后膜局部发生去极化(图 10-4)。EPSP 是一种局部电位,所以它不具有"全或无"的特点,可以发生总和,若总和达到阈电位水平,则可在突触后神经元引发动作电位;若总和后幅度达不到阈电位水平则不能引发动作电位,但仍可使突触后神经元的膜电位接近阈电位水平而易于爆发动作电位,这被称为易化作用。

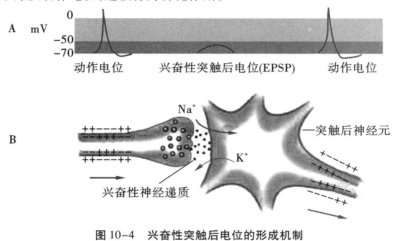

图 10-4　兴奋性突触后电位的形成机制
A:电位变化;B:突触传递

(2)抑制性突触后电位　如果突触前膜释放的是抑制性递质,则会引起突触后膜产生超级化的电位变化,这种局部的超极化电位被称为抑制性突触后电位(inhibitory postsynaptic potential,IPSP)(图 10-5)。IPSP 的形成则主要是递质与受体结合后,提高了突触后膜对 $Cl^-$ 和 $K^+$ 的通透性,主要是 $Cl^-$ 通透性增大,$Cl^-$ 内流,从而导致后膜局部发生超极化。IPSP 也是一种局部电位,可以总和。它可降低突触后膜的兴奋性,使突触后神经元不易发生兴奋,呈现抑制效应。

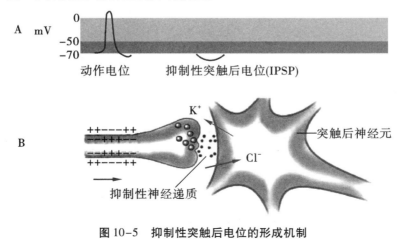

图 10-5　抑制性突触后电位的形成机制
A:电位变化;B:突触传递

在神经系统中,任何一个神经元都会通过突起或胞体与其他许多神经元发生相互的接触和联系,这些突触联系中,既有兴奋性突触联系,也有抑制性突触联系。因此突触后神经元是兴奋还是抑制取决于 EPSP 和 IPSP 的代数和,如果总和后 EPSP 占优势,则神经元呈现为兴奋状态;如果总和后 IPSP 占优势,则神经元呈现为抑制状态。

### (二)非突触性化学传递

非突触性化学传递(non-synaptic chemical transmission)是指细胞间信息联系以神经递质作为媒介,但不形成经典的突触结构(图10-6)。在研究交感神经对平滑肌和心肌的支配作用时,发现交感肾上腺素能神经元的轴突末梢有很多串珠样膨大结构,称为曲张体,内含有大量囊泡,里面包裹有高浓度的去甲肾上腺素。曲张体位于效应细胞附近,当有神经冲动到达时,曲张体就会将递质释放出来,通过扩散作用于效应细胞上的特异性受体,使效应细胞发生反应。因为这种信息传递方式没有通过经典的突触结构来进行,故称之为非突触性化学传递。现已有研究发现,在中枢神经系统中也有类似的传递方式,如大脑皮质无髓的去甲肾上腺素能纤维,黑质中的多巴胺能纤维以及5-羟色胺能纤维等都有许多曲张体,都可以进行非突触性化学传递。

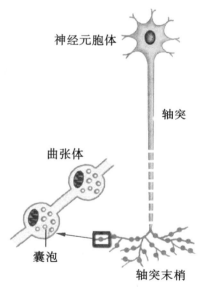

神经元胞体

轴突

曲张体

囊泡

轴突末梢

**图 10-6 非突触性化学传递**

### (三)电突触传递

神经元之间除了以化学物质传递信息以外,还能以电信号传递信息,其结构基础是缝隙连接(gap junction)(图10-7),缝隙连接是两个神经元间细胞膜接触特别紧密的部位,该部位两层膜之间的距离只有 2~3 nm,通过贯穿两膜的六聚体蛋白质端端相连形成水相通道,使两神经元之间得以直接沟通。这种通道允许带电离子通过,形成局部电流,从而实现细胞间的直接电信号传递。因该水相通道电阻低,传递速度快,几乎没有潜伏期,且可双向传递,故电突触可使邻近不同的神经元发生同步放电。

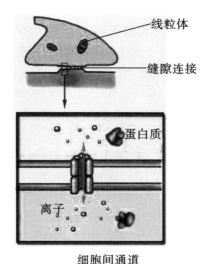

图 10-7　缝隙连接

## (四)神经递质

化学性突触必须有神经递质和受体的参与才能完成信息传递。

1. 神经递质概述　神经递质(neurotransmitter)是指在神经元之间或神经元与效应细胞之间信息传递的化学物质。

(1)神经递质的鉴定标准　一种化学物质在神经系统内若能成为神经递质,应符合以下条件:①在突触前神经元内具有合成递质的前体物质和合成酶系统。②神经冲动抵达末梢时,小泡内该物质能释放入突触间隙。③该物质能与突触后膜的特异受体结合并产生生理作用。④存在使该物质失活的酶和摄取回收机制。⑤用递质拟似剂或受体阻断剂能模拟或阻断该物质的生理作用。

(2)神经调质　在神经系统中,除了神经递质,神经元还能合成另一类化学物质,它不能进行信息传递,但却能增强或削弱信息传递的效率,通常将这类物质称为神经调质(neuromodulator)。就目前来讲,还无法划分清楚递质与调质的界限,有些递质也可以发挥调质的作用。

(3)递质的共存　过去认为,一个神经元内只能合成和释放一种递质。现在发现,一个神经元内可存在两种或两种以上递质,这一现象称为递质共存(neurotransmitter co-exstence)。递质共存在神经系统内是较为普遍的现象,尤其是经典的递质与神经肽类递质的共存。其生理意义在于协调某些生理过程。

(4)递质的代谢　递质的代谢包括递质的合成、储存、释放和失活的过程。①递质的合成:不同的递质其合成部位和过程各不相同。如乙酰胆碱与胺类递质的合成多数是在胞质中进行,因为胞质中存在合成递质的前体物质和酶类。②递质的储存:合成的递质被储存在囊泡中。③递质的释放:当神经冲动抵达末梢时,前膜产生去极化使 $Ca^{2+}$ 内流,促使囊泡与前膜融合、破裂而释放出神经递质。④递质的失活:递质产生效应后便迅速被消除,使其失活的途径有很多,如乙酰胆碱可被胆碱酯酶水解为胆碱和乙酸而失活。而去甲肾上腺素发挥效应后,它的清除途径主要是末梢的重摄取以及酶的分解。

2. 中枢神经系统主要的递质　目前得到认可的有 50 余种神经递质,如经典的递质、大分子的神经肽类递质及小分子气体物质一氧化氮等。在中枢神经系统中分布最广,作用较为重要的有以下几种。

（1）乙酰胆碱(acetylcholine,ACh)　在中枢,能够合成和释放 ACh 的神经元称为胆碱能神经元,其分布较为广泛,主要分布在脊髓前角、脑干网状结构、丘脑和纹状体等脑区。生理功能与感觉、运动、学习和记忆等活动有关。

（2）单胺类递质　包括去甲肾上腺素（norepinephrine，NE）、肾上腺素（epinephrine,E）、多巴胺、5-羟色胺(5-HT)和组胺等。在中枢,以 NE 为递质的神经元称为去甲肾上腺素能神经元,此类神经元的胞体主要位于低位脑干和下丘脑,其功能与觉醒、睡眠、情绪活动有关。以 E 为递质的神经元称为肾上腺素能神经元,主要分布于延髓,参与机体血压的调节。多巴胺主要由中脑黑质产生,沿黑质-纹状体投射系统分布,储存在纹状体,对纹状体内胆碱能神经元起抑制作用。5-羟色胺递质系统比较集中,其神经元主要位于低位脑干中缝核内,功能与镇痛、睡眠、体温、情绪反应有关。

（3）氨基酸类递质　包括兴奋性氨基酸(谷氨酸、门冬氨酸)和抑制性氨基酸(γ-氨基丁酸和甘氨酸)两种。谷氨酸是脑内含量最多、最主要的氨基酸类兴奋性神经递质;γ-氨基丁酸是脑内主要的抑制性神经递质。

（4）嘌呤类和肽类递质　在中枢,腺苷是一种抑制性中枢调质,而中枢中神经肽种类多、作用复杂,有待进一步研究。

## 三、反射活动的一般规律

神经系统对各个器官组织的活动进行调节的基本方式是反射。中枢神经系统内,功能相同的神经元相对集中在一起,通过共同的神经活动来调节某项生理功能,通常将这一群对某一生理功能起调节作用的神经元称为反射中枢。

### （一）中枢神经元的联系方式

人类中枢神经系统中神经元的数量极多,可分为传入神经元、中间神经元和传出神经元。在反射活动中它们之间形成多种联系方式,归纳起来主要有以下几种(图 10-8)：

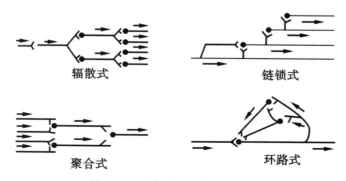

辐散式　　　　　链锁式

聚合式　　　　　环路式

图 10-8　中枢神经元的联系方式

1. 辐散式　一个神经元的轴突末梢通过分支与多个神经元建立突触联系称为辐散式。这种联系方式主要多见于感觉传入通路。其意义在于一个神经元兴奋时可引起多个神经元的兴奋或抑制。

2. 聚合式　多个神经元的轴突末梢共同与一个神经元建立突触联系称为聚合式。这种联系方式多见于运动传出路径上,它是中枢总和功能的结构基础。其意义在于来自许多不同神经元的兴奋或抑制在一个神经元上实现总和。

3. 链锁式　中间神经元在传递神经冲动的同时,通过发出侧支将冲动作用于其他许多神经元。其意义在于扩大空间上的作用范围。

4. 环路式　一个神经元与中间神经元发生联系,而中间神经元反过来直接或间接再与该神经元发生突触联系称为环式联系。其意义在于实现反馈调节,神经冲动在通过环式联系时可因负反馈而活动停止,或者因正反馈而活动加强或持续。

### (二)中枢兴奋传递的特征

兴奋在中枢内传递时,由于突触的结构特点和神经递质的参与,使得中枢兴奋传递与神经纤维传导兴奋明显不同,主要表现为以下几个方面。

1. 单向传递　在中枢的反射活动中,兴奋通过突触传递时,只能由突触前神经元向突触后神经元作单一方向传递,这种现象称为单向传递。这是因为只有突触前膜能释放神经递质并作用于突触后膜,但近年发现突触后神经元也可释放递质,而突触前膜也有受体存在,只不过其作用主要是用来调节递质的释放。因此化学性突触单向传递信息的特点,限定了兴奋只能沿着特定的方向进行传导。

知识点:兴奋在神经纤维上传导和神经突触传递有何不同?

2. 中枢延搁　兴奋在中枢传递较在单根神经纤维上传布要慢,原因主要是兴奋通过突触传递时,需要经过递质的释放、扩散及与突触后膜受体结合、离子通道开放等环节,耗费时间较长,因此称为中枢延搁,也就是突触延搁。兴奋通过一个化学性突触需要$0.3 \sim 0.5$ ms,远比在同距离神经纤维上传导要慢得多,所以兴奋传递过程通过的突触数目越多,需要的时间就越长。

3. 总和　在反射活动中,一次神经冲动一般不会使突触后神经元兴奋,从而产生传出效应,这是因为一次冲动引起的EPSP只是局部兴奋,不足以引发动作电位。通常情况下,一个神经元会同时接受多根神经纤维的兴奋传递而产生多个EPSP,引起突触后电位叠加,这种由不同部位产生的突触后电位叠加的现象称为空间总和;也可以由前一次神经冲动引起的EPSP消失之前,紧接着又传来多次冲动,使得前后形成的EPSP叠加,这种由先后不同时间产生的电位相叠加的现象称为时间总和。EPSP和IPSP都可以发生空间和时间总和。

4. 兴奋节律的改变　在反射活动中,传入神经和传出神经上的放电频率并不相同,称为兴奋节律的改变。这是由于突触后神经元同时接受多个突触传递,而且神经元自身功能状态可能也有所不同。

5. 后发放　在反射活动中,当对传入神经的刺激停止后,传出神经仍继续发放冲动,使反射活动仍能持续一段时间,这种现象称为后发放。神经元之间的环式联系及中间神经元的作用是造成后发放的主要原因。

6. 对内环境变化敏感和易疲劳　因突触间隙与组织液相通,故突触部位易受内环境理化因素的影响,如缺氧、二氧化碳增多以及某些药物均能改变其兴奋性,影响突触部位的兴奋传递。另外,突触传递相对神经纤维的传递更易疲劳,可能是长时间兴奋使突触前神经元末梢的递质耗竭所致。

### （三）中枢抑制

中枢除了有兴奋现象外，还有抑制现象的发生，两者相辅相成，保证了反射活动协调地进行。根据中枢抑制产生的部位不同，将中枢抑制分为突触后抑制和突触前抑制。

**知识点：突触后抑制。**

1. 突触后抑制　突触后抑制是由抑制性中间神经元的活动引起，其释放抑制性递质，使突触后膜产生 IPSP，因而使突触后神经元的活动受到抑制。突触后抑制可根据抑制性中间神经元的联系方式不同，分为传入侧支性抑制和回返性抑制。

（1）传入侧支性抑制　指传入纤维进入中枢后，在兴奋某一中枢神经元的同时，发出侧支作用于抑制性中间神经元，从而抑制另一中枢神经元，这种抑制称为传入侧支性抑制，又称交互抑制（图10-9）。例如，引起屈反射的传入纤维进入脊髓后，一方面兴奋支配屈肌的运动神经元，另一方面通过侧支兴奋抑制性中间神经元，进而使支配伸肌的运动神经元抑制，从而使屈肌收缩，伸肌舒张，以完成屈反射。其意义在于，可使中枢神经元的活动相互协调，相互配合进行。

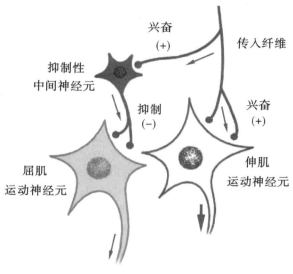

**图10-9　传入侧支性抑制**

（2）回返性抑制　指某一中枢神经元兴奋时，其传出冲动沿轴突外传的同时，又经侧支作用于一个抑制性中间神经元使其兴奋，由它转而抑制原先发动兴奋的神经元和同一中枢的其他神经元，这种抑制称为回返性抑制（图10-10）。例如，脊髓前角运动神经元发出传出冲动支配骨骼肌收缩时，就会通过侧支兴奋与之联系的闰绍细胞，而闰绍细胞就是抑制性中间神经元，后者释放出甘氨酸，反过来作用于脊髓前角运动神经元和其他同类神经元，使其活动减慢或停止。回返性抑制的结构基础是神经元之间的环式联系，也是一种负反馈抑制。其意义在于使神经元的活动及时终止，防止过度兴奋，也能促使同一中枢内许多神经元的活动同步化。

2. 突触前抑制　指通过改变突触前膜的活动而使突触后神经元产生抑制，称为突触前抑制。其结构基础是轴-轴突触。如图10-11所示，轴突 A 和神经元 C 形成轴-

体式突触,轴突 A 和轴突 B 又构成了轴-轴式突触。轴突 A 兴奋时可使神经元 C 产生 10 mV 的 EPSP(图 10-11A);当轴突 B 兴奋时,神经元 C 则不产生反应(图 10-11B)。如果先使轴突 B 兴奋,再使轴突 A 兴奋,则可使神经元 C 产生的 EPSP 减小,仅有 5 mV,这就使得神经元 C 不易甚至不能发生动作电位,从而活动受到抑制(图 10-11C)。这种抑制与突触后抑制不同,它是通过轴突 B 的末梢释放递质 γ-氨基丁酸,作用于轴突 A 上的受体以后,使轴突 A 上产生的动作电位幅度减小,进入轴突 A 的 $Ca^{2+}$ 数量减少,从而使轴突 A 释放的兴奋性递质减少,最终导致了神经元 C 产生的 EPSP 减小,结果造成神经元 C 活动受到抑制。突触前抑制在中枢内广泛存在,多见于感觉的传入通路,对调节感觉的传入活动起重要作用。

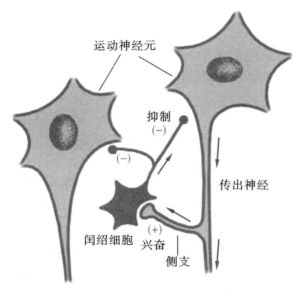

**图 10-10　回返性抑制**

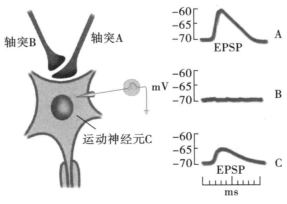

**图 10-11　突触前抑制**

A 单独刺激轴突 A,神经元 C 产生约 10 mV 的 EPSP;

B:单独刺激轴突 B,神经元 C 不产生突触后电位;

C:先刺激轴突 B,再刺激轴突 A,神经元 C 产生的

EPSP 减小

笔记栏

# 第二节 神经系统的感觉功能

感觉是客观事物在人们头脑中的主观反映。各种刺激作用于相应的感受器后,通过换能作用转变成神经冲动,经特定的传入通路到达中枢神经系统中进行整合,或者引起相应的感觉,或者调节运动。从较低级的中枢脊髓到高级中枢大脑皮质在感觉形成过程中发挥着不同的作用,其中脊髓的作用主要是传导信息,丘脑是信息传递的接替站,而大脑皮质是感觉分析的最高级中枢。

## 一、脊髓的感觉传导功能

脊髓是躯干、四肢及内脏的感觉信号传至高级中枢的必经之路,主要起传导作用。躯干、四肢及内脏的感觉信号经脊髓后根进入脊髓,再分别经脊髓的两种感觉传导通路上行至大脑皮质。

### (一)浅感觉传导路径

浅感觉传导路径的功能是传导浅感觉(痛觉、温度觉和粗略触压觉)信息。其初级传入纤维进入脊髓后在后角换元,而后由第二级神经元发出的纤维经白质前连合交叉到对侧上行,其中传导痛觉和温度觉的纤维走行在外侧形成脊髓丘脑侧束;传导粗略触压觉的纤维走行于腹侧形成脊髓丘脑前束。

### (二)深感觉传导路径

深感觉传导路径的功能是传导深感觉(本体感觉)和精细触压觉信息。其初级传入纤维进入脊髓后沿后索直接上行,到达延髓下部的楔束核和薄束核内换元,而后由第二级神经元发出纤维交叉到对侧形成内侧丘系,再抵达丘脑。

由于浅感觉传导通路是先交叉后上行,而深感觉传导通路则是先上行后交叉,所以临床上在脊髓半离断情况下,浅感觉障碍往往发生在离断的对侧,深感觉障碍则一般发生在离断的同侧。

## 二、丘脑及其感觉投射系统

对于低等动物来说,丘脑是感觉的最高级中枢。但对于大脑皮质发达的动物,丘脑是重要的感觉传导接替站,除了嗅觉以外,所有感觉投射纤维都要在丘脑的相关核团换元后才能进一步投射到大脑皮质。

### (一)丘脑的核团与感觉功能

丘脑的核团或细胞群可大致分为以下三类:

1. 特异感觉接替核 这类核团主要包括腹后核、内侧膝状体和外侧膝状体等。其中腹后核主要接受来自于头面部、躯体和四肢的感觉投射纤维,他们在腹后核的投射有一定的空间分布,与大脑皮质感觉区的空间定位相对应。内侧膝状体和外侧膝状体分别是听觉和视觉传导通路的中继站,换元后发出的纤维分别向大脑皮质视觉和听觉中枢投射。

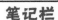

2.联络核 这类细胞不直接接受感觉的投射纤维,但能够接受感觉接替核和其他皮层下中枢投射的纤维,换元后再投射到大脑皮质的一定区域。其功能主要是协调各种感觉在丘脑和大脑皮质之间的联系。联络核主要包括丘脑前核、丘脑外侧核、丘脑枕核等。

3.非特异投射核 主要是指髓板内核群,包括中央中核、束旁核、中央外侧核等,这群细胞通过多次换元后,发出投射纤维弥散地投射到整个大脑皮质,起着维持和改变大脑皮质兴奋状态的重要作用。

**(二)丘脑的感觉投射系统**

根据丘脑各部分向大脑皮质投射特征的不同,可把感觉投射系统分为特异性投射系统和非特异性投射系统。

1.特异性投射系统 丘脑的特异感觉接替核及其投射到大脑皮质特定区域的神经通路,称为特异性投射系统。每一种感觉的投射纤维都与大脑皮质具有点对点的投射关系。因此特异性投射系统可引起特定的感觉,并能激发大脑皮质发出传出冲动。另外,联络核在结构上也大多与大脑皮质呈现特定的投射关系,故也归入特异性投射系统,但不负责引起特定感觉,而负责联络与协调。

2.非特异性投射系统 丘脑非特异投射核及其投射到大脑皮质广泛区域的神经通路称为非特异性投射系统。通常经典的感觉传导通路在经过脑干时,发出侧支与脑干网状结构发生突触联系,多次换元后到达丘脑的髓板内核群,然后弥散地投射到大脑皮质广泛区域。这一投射系统在通过脑干网状结构时多次换元,而且其与大脑皮质没有点对点的投射关系,所以该系统不能引起各种特定感觉。但该系统上行纤维进入到大脑皮质后可与各层神经元形成突触联系,主要起维持与改变大脑皮质兴奋状态的作用。

## 三、大脑皮质的感觉分析功能

大脑皮质是机体产生感觉的最高级中枢。大脑皮质存在着不同的感觉功能代表区,各种感觉信息传递到大脑皮质的不同区域,经大脑皮质分析和综合,从而产生不同的感觉。

**(一)体表感觉区**

全身体表感觉在大脑皮质的代表区主要是中央后回(3-1-2区),也称为第一体表感觉区,其感觉投射规律有(图10-12):①躯干四肢部分的感觉为交叉投射,一侧体表感觉传入冲动投射至对侧皮层的相应区域,但头面部感觉的投射是双侧性的。②投射区面积的大小与感觉分辨精细程度有关,分辨的越精细,感觉代表区面积就越大,如感觉灵敏的拇指、嘴唇等部位,代表区面积就很大,反之躯干、四肢近端代表区就小。③投射区域定位精确、分布呈倒置,如下肢感觉区在中央后回顶部,上肢感觉区位于中间,头面部感觉区在中央后回底部,但头面部代表区内的投射是正立的。

人脑在中央前回与岛叶之间的皮层区域存在第二体表感觉区,其面积远小于第一体表感觉区,这里身体各部位的定位没有中央后回那么精确,全身体表感觉的投射呈双侧性,分布呈正立性,仅对感觉信息进行粗略的分析。有研究认为,此区与痛觉的产生有关。

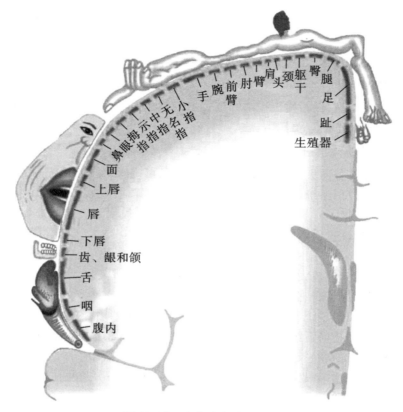

图 10-12　人大脑皮质感觉区

### （二）本体感觉区

本体感觉是指肌肉、关节等部位的运动觉和位置觉。中央前回（4 区）是运动区，也是本体感觉投射区，接受来自深部的肌肉、肌腱和关节等处的感觉信息，感知身体在空间的位置、姿势以及身体各部分在运动中的状态。

### （三）内脏感觉区

内脏感觉区和体表感觉区有部分重叠，且在大脑皮质的投射区域比较分散，混杂于体表感觉区、运动辅助区和边缘系统等的皮层部位。研究发现，电刺激第二体表感觉区，可产生味觉、恶心或排便感。

### （四）视觉区

枕叶皮层的距状裂上下缘是视觉投射的区域。电刺激距状裂上下缘，可使受试者产生主观光感受。来自两眼鼻侧视网膜的投射纤维上行需经过视交叉，而颞侧视网膜的投射纤维不经过视交叉，故当垂体肿瘤压迫到视交叉时，可导致双眼颞侧视野偏盲（图10-13）。一侧枕叶皮层接受同侧眼颞侧视网膜和对侧眼鼻侧视网膜的传入纤维，因此，一侧枕叶皮层受损，可造成两眼对侧视野偏盲，又称为同向性偏盲。

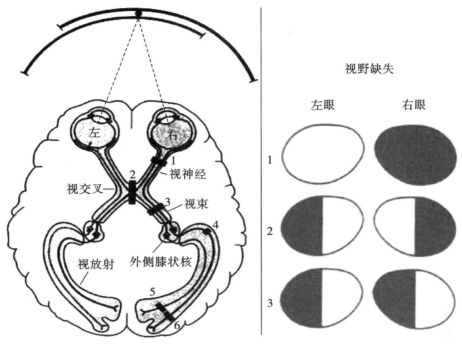

图 10-13　视觉传导通路及受损后引起的视野缺损

**（五）听觉区**

颞叶皮层是听觉的投射区。听觉的投射为双侧性的,即一侧皮层代表区接受双侧耳蜗听觉感受器的传入冲动。电刺激皮层的颞横回和颞上回可引起受试者产生吹风样或铃声样的主观感觉。

**（六）嗅觉区和味觉区**

嗅觉的皮层投射区位于边缘皮层的前底部区域,包括犁状区皮层的前部及杏仁核的一部分。刺激相应部位,可使受试者产生特殊的主观嗅觉,如焦橡皮等特殊气味。味觉的投射区位于中央后回面部感觉代表区的下方,相当于脑岛顶叶盖区。

## 四、痛觉

疼痛是机体受到各种伤害性刺激时所引起的一种不愉快的感觉,是一种复杂的生理和心理现象,通常伴有情绪变化、自主神经反应和防卫反应。从低等动物到高等动物都具有伤害性感受,所以疼痛具有报警作用,对机体具有保护功能。而且在许多疾病中经常会表现出疼痛症状,因此,揭示疼痛的产生及其规律具有重要的临床意义。

**（一）痛觉感受器和致痛物质**

痛觉感受器形态学上是无特化结构的游离神经末梢,广泛分布于皮肤、关节、肌肉和内脏器官等部位,能将伤害性刺激转换为局部去极化电位,进而引起动作电位的传导。痛觉感受器的一个重要特征就是没有特定的适宜刺激,只要刺激达到一定伤害程度都能使其兴奋,如电刺激、温热刺激和化学刺激等均能引起痛觉感受器的反应。另外,痛觉感受器不易出现适应现象,这种特性对动物和人的生命活动具有重要意义,因为一旦痛觉感受器出现适应,那么就会失去其报警作用,使机体受到伤害。

能引起疼痛的外源性和内源性化学物质都可称为致痛物质。当机体受损伤或者发生炎症时,受损细胞就会释放出能够引起痛觉的物质,此为内源性致痛物质,包括$K^+$、$H^+$、组胺、5-HT 和前列腺素等。这些致痛物质可以激活不同的受体,使游离的神经末梢去极化,从而引起痛觉。

### (二)皮肤痛

发生在体表皮肤处的痛觉称为皮肤痛觉。当伤害性刺激作用于皮肤时,可先后出现两种疼痛类型:快痛和慢痛。快痛发生时通常定位明确、出现和消失都很迅速,表现为"刺痛",主要由有髓鞘的 $A_\delta$ 类纤维传入。随之而来的慢痛则是一种定位模糊、发生较慢且持续时间较长的"烧灼痛",通常在刺激过后 $0.5 \sim 1.0$ s 才能被感觉到,并常伴有情绪反应和心血管、呼吸等方面的内脏反应,慢痛主要由无髓鞘的 C 类纤维传入。

### (三)内脏痛和牵涉痛

1.内脏痛　内脏器官受到伤害性刺激时所产生的疼痛称为内脏痛,其感受器也是游离的神经末梢。内脏痛是临床常见症状,与皮肤痛相比,内脏痛具有以下特征:①定位不精确、定性不清楚,这是内脏痛最主要的特点,因为痛觉感受器在内脏器官的分布远少于在躯体的分布。②疼痛发生缓慢、持续时间长,常呈现为渐进性增强。③内脏器官对切割、烧灼刺激不敏感,但对机械牵拉、缺血、炎症、痉挛、化学物质等刺激敏感。④常伴有自主神经系统的反应和不愉快的情绪活动。内脏痛是临床常见症状,了解疼痛的部位、性质和时间等规律,对某些疾病的诊断也具有重要价值。

2.牵涉痛　某些内脏疾病可引起远隔的特定的体表部位产生疼痛或痛觉过敏现象,称为牵涉痛(referred pain)。如心肌缺血时,常感到心前区、左肩和左上臂尺侧疼痛;胆囊炎、胆结石发作时,可出现右肩胛区疼痛;阑尾炎初期可出现脐周或者上腹部的疼痛;患肾结石时可有腹股沟区的疼痛等,均属于牵涉痛。因为牵涉痛在体表的放射部位比较固定,所以在临床上对疾病的诊断具有重要的参考价值。

关于牵涉痛产生的机制,目前有两种学说:会聚学说和易化学说(图10-14)。会聚学说认为来自患病内脏和牵涉痛皮肤区域的传入神经纤维进入脊髓后,会聚到同一后角神经元,后由同一上行纤维上传入大脑皮质,由于这一传导通路通常传递的都是来自体表的痛觉刺激,所以此时的痛觉信息虽然来自于内脏,但被大脑皮质误认为是来自体表,因而才产生了牵涉痛;易化学说则是认为来自患病内脏和发生牵涉痛皮肤的传入神经纤维进入脊髓后角换元时,是在同一区域而且相距很近,患病内脏传入纤维的传入冲动,提高了邻近的皮肤感觉神经元的兴奋性,产生易化效应,使得平时不能引起皮肤疼痛的刺激也能引起痛觉,产生痛觉过敏。

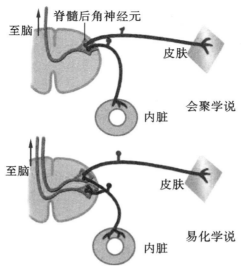

图 10-14 牵涉痛产生的机制

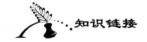

**疼痛的心理、生理反应**

疼痛常伴有心率增快、血压升高、呼吸急促等生理变化,剧烈疼痛可使心脏活动减弱、血压下降,甚至引起休克。同时,疼痛常伴随焦虑、烦躁、惊恐等情绪反应。疼痛的主观体验及所伴随的各种反应,常因机体当时的功能状态、心理情境和所处的环境不同而有很大差别。如在战场上战士负伤当时往往不觉明显疼痛,而同样程度的创伤在平时就会疼痛难忍。给某些疼痛患者使用安慰剂(如用生理盐水代替止痛剂),可使疼痛暂时缓解,这证明心理活动对疼痛有很大影响。

# 第三节　神经系统对躯体运动的调节

人类的各种躯体运动都是以骨骼肌活动为基础的。而骨骼肌的活动、各肌群间的相互协调与配合,都是在神经系统的调节下进行的。骨骼肌一旦失去神经系统的支配,就会导致运动障碍。

## 一、脊髓对躯体运动的调节

脊髓是躯体运动调节中最基本的反射中枢,躯干和四肢的骨骼肌均接受脊髓运动神经元的支配。

### (一)脊髓的运动神经元和运动单位

在脊髓前角中,主要存在有 α 和 γ 运动神经元。α 运动神经元同时接受来自外周的传入信息和高位中枢的下传信息,产生一定的传出冲动直接支配骨骼肌,控制骨骼肌的活动,因此,α 运动神经元是躯体运动反射的最后公路。α 运动神经元胞体较大、直径较粗,其轴突末梢可分为许多小分支,每一个小分支支配一根骨骼肌纤维,所以,由一个 α 运动神经元及其末梢所支配的全部肌纤维组成的功能单位,称为运动单位(motor unit)。运动单位的大小主要与其支配的骨骼肌纤维数目有关,如一个支配三角肌的 α 运动神经元可支配 2 000 根肌纤维,而一个支配眼外肌的运动神经元只支配 6~12 根肌纤维。前者有利于产生较大的肌张力,后者有利于完成精细的肌肉运动。

与 α 运动神经元不同,γ 运动神经元胞体较小,直径较细,散布在 α 运动神经元之间,其支配的效应器是肌梭的梭内肌纤维。γ 运动神经元兴奋时,可使梭内肌收缩,提高肌梭敏感性。而且一般情况下,α 运动神经元活动增强时,γ 运动神经元活动也会相应增强。

### (二)牵张反射

骨骼肌受到外力牵拉而伸长时,可引起受牵拉的肌肉反射性收缩,称为牵张反射(stretch reflex)。

1. 牵张反射的类型　牵张反射有肌紧张(muscle tonus)和腱反射(tendon reflex)两种类型。

(1)腱反射　是指快速牵拉肌腱时所发生的牵张反射。如叩击膝关节下方的股四头肌肌腱,股四头肌可发生快速反射性收缩,此为膝跳反射(图10-15);叩击跟腱以牵拉腓肠肌,所引起的腓肠肌快速反射性收缩为跟腱反射。腱反射是单突触反射,反射弧简单,反射潜伏期短,约 0.7 ms。临床上常通过检查腱反射来了解神经系统功能状态。若腱反射减弱或消退,常提示反射弧有损伤;若腱反射亢进,则说明控制脊髓的高位中枢作用减弱,提示高位中枢可能有病变。

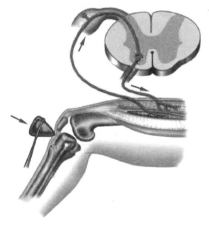

图 10-15　膝跳反射

知识点:人体如何维持直立姿势?

(2)肌紧张　是指缓慢持续牵拉肌腱时所发生的牵张反射,其表现为被牵拉的肌肉轻度、持久的紧张性收缩,阻止被拉长。肌紧张是维持身体平衡和躯体姿势最基本的反射,也是躯体进行各种活动的基础。当人类处于直立姿势时,由于重力的持续作用使头下垂、躯干前屈,持续拉伸了颈部和背部的伸肌肌腱,从而使这些肌肉反射性轻度、持久的收缩,以对抗关节的屈曲。所以人类的肌紧张主要发生在伸肌。肌紧张属于多突触反射,所产生的收缩力量并不大,而且表现为同一块肌肉不同运动单位间的交替收缩,故不能产生明显动作,且不容易发生疲劳。

2. 牵张反射的反射弧　牵张反射的感受器是肌梭,它附着于肌腱或骨骼肌上。肌梭是一种本体感受器,主要感受肌肉长度的变化,其两端细小,中间膨大,类似梭形。肌梭外面是一层结缔组织膜,膜内含有6～12根肌纤维,称为梭内肌纤维,肌梭外的骨骼肌纤维称为梭外肌纤维。肌梭与梭外肌纤维呈并联关系。梭内肌纤维的收缩成分位于肌梭的两端,中间是感受装置,二者是串联关系。梭外肌纤维和梭内肌纤维分别由 α 和 γ 运动神经元支配。肌梭的传入神经纤维有两种:Ⅰ类纤维和Ⅱ类纤维,两种传入纤维一端缠绕在肌梭的感受装置部位,另一端终止于脊髓前角 α 运动神经元(图10-16)。

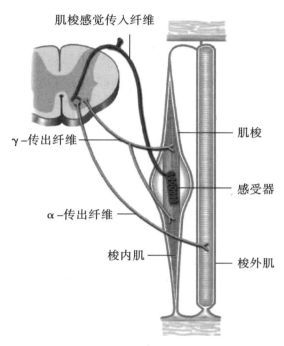

肌梭感觉传入纤维

γ-传出纤维

α-传出纤维

梭内肌

肌梭

感受器

梭外肌

图 10-16　牵张反射的反射弧

3. 牵张反射的过程及 γ-环路　当肌肉受到外力牵拉而伸长时,肌梭也被拉长,使得肌梭感受装置被动拉长,肌梭感受器兴奋,导致Ⅰ、Ⅱ类纤维传入冲动增加,使脊髓前角 α 运动神经元兴奋,从而发放冲动作用于其支配的梭外肌,被牵拉的肌肉收缩,形成一次牵张反射。通常情况下,高位中枢常有少量冲动下传到脊髓,使脊髓前角 γ 运动神经元兴奋,γ 传出纤维活动加强,引起梭内肌纤维收缩,从而提高肌梭内感受装置的敏感性,引起Ⅰ、Ⅱ类纤维传入冲动增多,进而使支配同一块肌肉的 α 运动神经元兴奋,导致梭外肌纤维收缩,这一反射途径称为 γ-环路(γ-loop)。γ-环路的意义在于通过调节和改变肌梭感受器的敏感性,从而调节牵张反射以适应控制姿势的需要和躯体运动的需要。

### (三)反牵张反射

当肌肉受到过大力量牵拉时产生的牵张反射抑制称为反牵张反射。该反射的感受器位于肌腱中,称为腱器官。其与梭外肌纤维呈串联关系。腱器官主要感受肌张力的变化,是一种张力感受器,兴奋阈值较高。当肌肉受到过度牵拉时,随着肌肉收缩力量的增强,可使腱器官兴奋,通过传入纤维将信号传入脊髓,兴奋抑制性中间神经元,使支配同一肌肉的α运动神经元受到抑制,从而使肌肉停止收缩转而舒张。反牵张反射的生理意义在于避免被牵拉的肌肉产生过度收缩而受损伤。

### (四)屈肌反射与对侧伸肌反射

当肢体受到伤害性刺激时,受刺激的一侧肢体屈肌收缩而伸肌舒张,称为屈肌反射(flexor reflex)。该反射具有保护意义,可使机体避开伤害性刺激。

当伤害性刺激的强度增加到一定程度时,在同侧肢体屈曲的同时,可出现对侧肢体伸直的反应,这种现象称为对侧伸肌反射(crossed extensor reflex)。对侧伸肌反射是一种姿势反射,有利于支持体重,维持身体平衡。

### (五)脊休克

人和动物的脊髓与高位中枢突然离断后,断面以下的脊髓会暂时丧失反射活动能力而进入无反应状态,这种现象称为脊休克(spinal shock)。脊休克主要表现为断面以下的脊髓所支配的躯体和内脏反射活动均减退或消失,如骨骼肌的肌张力降低甚至消失,外周血管扩张、血压下降、发汗反射消失、尿粪潴留等。

脊休克产生的原因并非是由脊髓的损伤引起,而是由于正常情况下机体内脊髓的活动经常处于高位中枢的调控之下,当脊髓突然失去高位中枢的调节作用,造成断面以下的脊髓兴奋性极度低下,以致对任何刺激均不能发生反应。脊休克是一种暂时现象,经过一段时间后一些以脊髓为基本中枢的反射活动可逐渐恢复。恢复的快慢与动物的进化程度有关,因为不同动物的脊髓反射对高位中枢的依赖程度也不同。例如,蛙在脊髓离断后数分钟内即可恢复,狗则需要几天时间,人类则需要数周至数月才能恢复。而且恢复的这些反射功能并不能很好地适应机体生理功能的需要,离断面以下的主观感觉和随意运动能力将永久丧失。

知识点:何谓脊休克? 脊休克的产生和恢复说明了什么?

## 📌 案例

钱某,男,18岁,玩单杠时不慎摔下,经检查,四肢和胸部以下躯体失去知觉并丧失运动功能,其第5、6颈椎骨折并严重错位。

诊断:高位截瘫。

问题与思考:①该患者为何会有感觉和运动障碍? ②脊髓对躯体运动的调节有何作用?

## 二、脑干对肌紧张的调节

脑干在调节肌紧张方面具有两重性,既可以易化肌紧张,也可以抑制肌紧张。

### (一)易化区和抑制区

在脑干网状结构存在两个不同的区域,一个是脑干网状结构易化区,对肌紧张起到加强作用;另一个是脑干网状结构抑制区,对肌紧张起到抑制作用。

研究发现,刺激脑干网状结构的背外侧区域,可加强肌紧张,称为易化区。易化区分布广泛,还包括脑桥的被盖、中脑的中央灰质等部位,除此之外,小脑前叶的两侧部、延髓的前庭核可通过加强网状结构易化区的活动,而加强肌紧张。若刺激脑干网状结构的腹内侧区域,可抑制肌紧张,称为抑制区。脑干以外的其他部分如皮层运动区、纹状体等可通过加强网状结构抑制区的活动,而抑制肌紧张(图10-17)。正常情况下,在肌紧张的调节中,易化区活动较强,抑制区活动较弱,两者的功能既相互对抗又相对平衡,从而能维持正常的肌紧张。若有病变造成这两个系统活动失调时,会出现肌紧张亢进或减弱的表现。

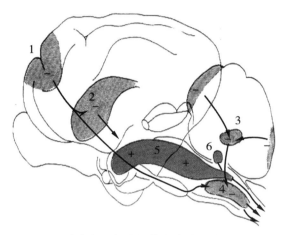

**图10-17　脑内与肌紧张调节有关的区域及下行路径**
1.大脑皮质　2.尾核　3.小脑　4.网状结构抑制区
5.网状结构易化区　6.延髓前庭核
+表示易化区;-表示抑制区

### (二)去大脑僵直

在动物中脑上、下丘之间切断脑干,动物会出现四肢伸直、头尾昂起、脊柱挺硬等伸肌肌紧张亢进的表现,称为去大脑僵直(decerebrate rigidity)。去大脑僵直产生的原因是由于在中脑上、下丘之间横断脑干后,脑干网状结构抑制区失去了大脑皮质和纹状体的兴奋作用,造成抑制肌紧张的系统活动显著减弱,而使易化肌紧张的系统活动相对占了优势,从而使伸肌肌紧张明显加强,出现去大脑僵直现象。

去大脑僵直有两种类型:α僵直和γ僵直。α僵直是由于高位中枢的下行易化作用,通过前庭脊髓束直接增强α运动神经元的活动,导致了肌紧张增强而出现僵直。而经典的去大脑僵直属于γ僵直,其发生机制是首先增强了脊髓γ运动神经元的活动,通过γ环路,使α运动神经元兴奋性增强,导致肌紧张增强而出现僵直。如果临床上患者出现去大脑僵直现象,则提示病变已侵犯脑干,是脑干严重损伤且预后不良的信号。

## 三、小脑对躯体运动的调节

小脑是调节躯体运动的主要中枢。小脑在维持身体平衡、调节肌紧张、协调随意运动、参与运动设计及程序编制等方面均有重要作用。根据小脑的传入、传出纤维联系,可将小脑分为三个主要功能部分:前庭小脑、脊髓小脑和皮质小脑(图10-18)。

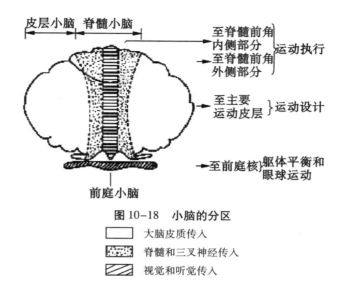

图 10-18　小脑的分区

▢　大脑皮质传入

▨　脊髓和三叉神经传入

▧　视觉和听觉传入

### （一）前庭小脑

前庭小脑主要由绒球小结叶组成,主要功能是控制躯体平衡和眼球运动。前庭小脑接受前庭器官的传入纤维,传出纤维则投射到前庭核,经前庭脊髓束,作用于脊髓前角内侧的运动神经元,支配躯体近端肌肉,从而维持身体的平衡。

前庭小脑还可接受来自于视觉的传入纤维,通过对眼外肌的调节控制眼球的运动。研究发现,若有肿瘤压迫到绒球小结叶,患者会出现站立不稳、步态蹒跚和容易跌倒等平衡失调的症状,而且当患者用眼注视头部一侧某一场景时,还可能会出现位置性眼震颤,以上表现均与前庭器官传入冲动被阻断有关。

### （二）脊髓小脑

脊髓小脑包括蚓部和半球中间部,主要功能是调节肌紧张和协调随意运动。其主要接受脊髓和三叉神经的传入纤维,也接受来自视觉和听觉的传入纤维。小脑对肌紧张的调节,具有易化和抑制的双重作用。随着人类的进化,小脑对肌紧张的抑制作用减退而易化作用增强,因此临床上小脑损伤的患者,可表现为肌紧张下降等症状。

小脑半球中间部接受脑桥纤维的投射,并与大脑半球构成了密切的环路联系,参与协调随意运动。通过这种环路联系可将皮层运动区修正运动的指令由此下传至脊髓,从而纠正运动偏差,使动作更加稳定和准确。小脑损伤的患者不能控制随意运动的力量、方向、速度以及稳定性,可出现意向性震颤和动作性协调障碍,称为小脑性共济失调。

### （三）皮质小脑

皮质小脑主要包括半球外侧部,功能主要是通过参与随意运动的设计和运动程序的编制来协调随意运动。它不接受外周感觉信息的传入,只接受对侧大脑皮质的感受区、运动区、感觉联络区传来的信息,且与大脑皮质形成反馈环路,参与运动的设计和运动程序的编制。

## 四、基底神经节对躯体运动的调节

基底神经节(basal ganglia)是指皮层下的一些核团的总称,包括尾状核、壳核、苍白球、丘脑底核、黑质和红核。其中尾状核、壳核和苍白球又称为纹状体,主要与运动的调节有关。纹状体与丘脑底核、黑质在结构和功能上有密切的联系,除此之外,它还接受来自广泛大脑皮质的传入冲动,并发出传出冲动经丘脑返回皮层。

基底神经节与随意运动的产生、稳定、肌紧张的控制和本体感觉传入冲动的处理有关。当基底神经节发生病变时,主要表现为运动功能障碍和肌紧张的改变。根据临床症状不同,可分为两大类:①运动过多而肌紧张降低的综合征,其典型代表是亨廷顿病(Huntington disease),又称舞蹈病。②运动过少而肌紧张过强的综合征,其典型代表是帕金森病(Parkinson disease),又称震颤麻痹。

亨廷顿病由英国外科医生 Jonathan Huntington 于 1872 年首次报道。该病主要表现为不由自主的头部和上肢的舞蹈样动作,伴肌张力降低,并有进行性的精神症状和智能减退。其病因主要是新纹状体发生病变,由于新纹状体中 γ-氨基丁酸(GABA)能神经元与胆碱能神经元功能受损,减少了对黑质多巴胺能神经元的抑制作用,所以多巴胺神经元的活动增强,可能由此使基底神经节对大脑皮质的抑制作用减退,造成临床上患者出现肌张力降低和动作过多的症状。因此,临床上使用利血平来耗竭多巴胺类递质,可以缓解患者的症状。

帕金森病的症状首先由英国医生 James Parkinson 描述,主要临床表现有随意运动减少、全身肌紧张增强、肌肉强直、动作缓慢、面部表情呆板,常伴有静止性震颤,多见于上肢和头部,静止时出现,情绪激动时震颤增强,入睡后停止。帕金森病患者的病变部位在中脑的黑质,由于黑质多巴胺递质系统功能受损,使脑内多巴胺含量明显减少,导致基底神经节与大脑皮质之间活动减弱,使大脑运动皮层的活动减少,所以临床上给予多巴胺的前体物质左旋多巴能明显改善患者的症状。

## 五、大脑皮质对躯体运动的调节

大脑皮质是调节躯体运动的最高级中枢,大脑皮质控制躯体运动的部位称为皮层运动区。

### (一)大脑皮质的运动区

人类的主要运动区位于中央前回(4 区)和运动前区(6 区),是控制躯体运动的最重要的区域。运动区的功能具有以下特征(图 10-19):①对躯体的运动支配是交叉的,即当一侧运动区兴奋时,可引起对侧躯体肌肉收缩,但对头面部,除下部面肌和舌肌外,均为双侧支配。因此,临床上一侧内囊损伤时,会产生对侧下部面肌和舌肌麻痹而其他头面部肌肉活动基本正常的现象。②运动区定位呈倒立分布,即下肢代表区在顶部,膝关节以下的代表区在皮层内侧,上肢代表区在中间部,头面部代表区在底部,但头面部代表区的内部安排则是正立分布的。③功能定位精细,且运动越精细、复杂的肌肉,其代表区的面积就越大。如手的运动灵巧复杂,代表区最大,而躯干所占的面积则很小。

除此之外,大脑皮质中与运动有关的区域还有辅助运动区和第二运动区,电刺激这两个区域也能引起躯体运动反应,但所需电流强度较强,目前这两区的生理功能尚不清楚。

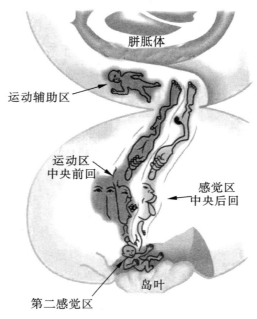

图 10-19　大脑皮质的运动区

### (二)运动下行传导通路

大脑皮质发出的运动信号主要通过皮质脊髓束和皮质脑干束这两条下行通路传导。皮质脑干束终止于脑干内的运动神经元,主要功能是调节头面部的运动。皮质脊髓束终止于脊髓前角的运动神经元,其中约 80% 的纤维,在经过延髓锥体时跨过中线交叉到对侧下行达脊髓前角,从而形成皮质脊髓侧束,该束纤维主要控制四肢远端肌肉的活动,与精细的技巧性运动有关。其余约 20% 的纤维,在经过延髓锥体时不交叉到对侧,而是在同侧下行,形成皮质脊髓前束。该束的大部分纤维一般只下降到胸部脊髓,通过中间神经元接替后,与双侧脊髓前角的运动神经元形成突触联系,主要控制躯干和四肢近端的肌肉,与姿势的维持和粗大的运动有关。

除皮质脊髓束和皮质脑干束这两条下行传导通路之外,还有一些上述传导通路发出的侧支和直接起源于皮层运动区的纤维,经脑干某些核团接替后,也形成一些下行传导通路,如顶盖脊髓束、网状脊髓束、前庭脊髓束等,其功能与皮层脊髓前束相似,主要参与粗大运动以及姿势的调节。

临床上,若患者皮质脊髓前束受到损伤后,由于近端肌肉和躯干失去神经控制,身体平衡的维持、行走以及攀登等均发生困难;若患者是皮质脊髓侧束受损,失去了神经对四肢远端肌肉的控制,机体则难以完成精细的技巧性动作,而且这些患者会有巴宾斯基征(Babinski sign)阳性的表现,即用钝物划足趾外侧时,出现足踇趾背屈,其余四趾向外呈扇形展开的体征。正常情况下,这一体征由于受到皮质脊髓侧束对该反射的抑制而不表现出来,只有在成人深睡或麻醉状态下,以及婴儿因该传导束尚未发育完全时才可出现此体征。但若皮质脊髓侧束受损,其对该反射的抑制作用解除,即可出现巴宾斯基征阳性,临床上常据此体征来判断皮质脊髓侧束有无受损。

若损伤累及皮层下行通路中的姿势调节通路时,患者不仅出现随意运动丧失,还可出现明显的肌紧张改变。若损伤的是脊髓和脑干运动神经元(临床上称其为下运动神经元),则出现肌紧张减退或消失,称为软瘫,如脊髓灰质炎患者;若损伤脑内高位中枢(临床上称其为上运动神经元),则出现肌紧张亢进,称为痉挛性瘫痪,如内囊出血引起的卒中。

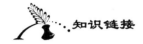

### 锥体系和锥体外系

长期以来,运动信号下行通路通常还被分为锥体系和锥体外系两大系统。锥体系是指由大脑皮质发出并经延髓锥体下达脊髓的皮质脊髓束,而由皮层发出抵达脑神经运动核的皮质脑干束虽并不经过锥体,但因其功能上与皮层脊髓束相近,故也包括在锥体系中。锥体外系则指锥体系以外所有控制脊髓运动神经元活动的下行通路。锥体系的功能是增强肌紧张和控制骨骼肌的随意运动。锥体外系的功能是抑制肌紧张,协调肌群间活动,以协助锥体系完成精细的随意运动。但是这种分类并不能很好地划分中枢运动控制系统,两系在皮层的起源部位上相互重叠,在下行的途径中也存在着广泛的纤维联系,而且锥体系的皮质脊髓束纤维只有80%通过延髓锥体,所以从皮层到脑干之间的各种损伤所引起的运动障碍,难以区分是锥体系功能受损还是锥体外系的功能受损。据此,有人主张摒弃这些名词。

## 第四节  神经系统对内脏功能的调节

### 一、自主神经系统的结构特征和功能

自主神经系统也称内脏神经系统,习惯上仅指支配内脏器官的传出神经,其主要功能是调节内脏活动,根据结构和功能可分为交感神经和副交感神经。

#### (一)自主神经系统的结构特征

交感神经起自于脊髓胸、腰段(胸1～腰3)灰质的侧角,副交感神经系统起自于脑干副交感神经核和脊髓骶段(骶2～4)灰质相当于侧角的部位。自主神经由中枢发出到达效应器的过程中,需在外周神经节内换元,故自主神经有节前纤维和节后纤维

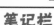

之分,交感神经节前纤维短,节后纤维长,而副交感神经则相反,节前纤维长,节后纤维短;一根交感节前纤维可与多个节后神经元联系,因此交感节前纤维兴奋,引起的反应比较弥散,而副交感节前纤维只与较少的节后神经元联系,因此刺激其节前纤维,引起的反应相对局限;交感神经分布广泛,几乎支配所有内脏器官,而副交感神经分布较为局限,一些器官如汗腺、竖毛肌、肾上腺髓质、肾脏以及肌肉的血管只受交感神经支配。

### (二)自主神经系统的功能

自主神经系统的功能已在前面相关章节中提及,如表 10-2 所示。

表 10-2 自主神经的主要功能

| 器官 | 交感神经 | 副交感神经 |
| --- | --- | --- |
| 呼吸器官 | 支气管平滑肌舒张 | 支气管平滑肌收缩,呼吸道黏膜腺体分泌 |
| 循环系统 | 心跳加快加强,腹腔内脏、皮肤、唾液、外生殖器官的血管收缩,骨骼肌血管收缩(肾上腺素受体)或舒张(胆碱受体) | 心跳减慢、心房收缩减弱,外生殖器血管舒张 |
| 消化器官 | 抑制胃肠运动,促进括约肌收缩,使唾液腺分泌黏稠的唾液 | 促进胃肠运动、胆囊收缩,促进括约肌舒张、分泌稀薄唾液,使胃液、胰液、胆汁分泌增加 |
| 泌尿、生殖器官 | 尿道内括约肌收缩、逼尿肌舒张;有孕子宫平滑肌收缩,无孕子宫平滑肌舒张 | 尿道内括约肌舒张、逼尿肌收缩 |
| 皮肤 | 汗腺分泌,竖毛肌收缩 | |
| 眼 | 瞳孔开大肌收缩,瞳孔开大 | 瞳孔括约肌收缩,瞳孔缩小 |
| 内分泌和代谢 | 肾上腺髓质激素分泌,肝糖原分解 | 胰岛素分泌 |

由此可见,交感神经在体内分布广泛,对全身各个系统器官几乎都有作用。交感神经主要作用是促进机体迅速适应环境的急骤变化。人体遇到紧急情况时,如失血、剧痛、窒息或运动等,交感神经系统被立即调动起来,出现一系列交感-肾上腺髓质系统亢进的现象,此现象称为应急反应。这一反应包括:呼吸频率加快,肺通气量增加,心率加快,心输出量增多,皮肤与腹腔内脏器官血管收缩,循环血量增加,肝糖原分解加速及血糖浓度升高,为肌肉收缩提供能量等。同时肾上腺素分泌增加使以上反应更为加强。这些活动均有利于机体动员各器官的潜能,迅速适应环境的变化。

副交感神经的活动相对较为局限,在安静状态时活动较强,常伴随有胰岛素分泌。其主要作用在于保护机体,调整恢复体力,促进消化吸收,积蓄能量及加强排泄、生殖功能等。

### (三)自主神经系统活动的一般规律

1. 双重神经支配 机体除少数器官外,多数器官都受交感神经和副交感神经双重支配,而且两者的作用往往是相互拮抗的。如交感神经可加强心脏的活动,而副交感神经对心脏活动则是抑制效应。从正反两方面来调节内脏的活动,可使内脏的工作更加适应机体当时需要。不过有时交感神经和副交感神经的作用也可以是一致的,如对于唾液腺来说,两类神经均可引起唾液分泌,只不过交感神经兴奋时唾液的分泌量少而黏稠,而副交感神经兴奋所引起的唾液分泌量多而稀薄。

2. 具有紧张性作用　自主神经对内脏器官的支配一般均具有持续的紧张性作用,使内脏器官经常维持一定的活动状态。如交感缩血管纤维的紧张性作用,对产生外周阻力,维持动脉血压的稳定具有重要意义。

3. 受效应器功能状态的影响　自主神经的作用常与效应器当时的功能状态有关,如刺激交感神经可使动物无孕子宫运动受抑制,而对有孕子宫却可加强其运动。

4. 对整体生理功能进行调节　如上所述,交感和副交感两个系统对机体的功能作用既相互制约,彼此之间却又保持密切联系,两者共同调节内脏活动,相辅相成,使所支配的脏器经常保持动态平衡,以适应整体的需要。

## 二、自主神经的神经递质及其受体

自主神经系统对内脏器官的作用主要通过神经末梢释放神经递质来实现,其释放的递质主要包括乙酰胆碱和去甲肾上腺素,两者与相应的受体发生特异性结合,从而产生特定的效应。

### (一)乙酰胆碱及其受体

自主神经的全部节前纤维、大部分副交感神经节后纤维、少部分交感神经节后纤维(支配汗腺的交感神经和支配骨骼肌的交感舒血管纤维)和躯体运动神经纤维,均能释放 ACh 作为递质,此类神经纤维被称为胆碱能纤维。

知识点:用所学的神经递质及其受体的知识,说明有机磷中毒的机制、主要表现及抢救措施。

能够和 ACh 特异结合的受体称为胆碱能受体,主要包括两种类型(表 10-3)。① 毒蕈碱受体(muscarinic receptor):这类受体主要分布于大部分副交感神经节后纤维所支配的效应器细胞膜、少部分交感神经节后纤维所支配的效应器细胞膜(汗腺和骨骼肌血管)上。因其能与天然植物中的毒蕈碱结合,故将这类受体称为毒蕈碱受体,简称 M 受体。M 受体属于 G 蛋白偶联受体,已发现有 $M_1 \sim M_5$ 五种亚型。M 受体激活后可产生心脏活动的抑制,内脏平滑肌收缩(支气管平滑肌、胃肠平滑肌、膀胱逼尿肌、瞳孔括约肌收缩),消化腺和汗腺分泌增加和骨骼肌血管舒张等效应,该作用称为 M 样作用。阿托品是 M 受体阻断剂,可阻断 M 样作用。临床上有机磷中毒患者由于 ACh 堆积、产生过强的 M 样作用,故常用阿托品来缓解患者所表现出的出汗、腹痛、流涎、瞳孔缩小、心跳减慢等症状。而毒蕈碱和毛果云香碱则是 M 受体激动剂,可模拟或加强 M 样作用。②烟碱受体(nicotinic receptor):这类受体主要分布在神经-骨骼肌接头的终板膜和自主神经节突触后膜上。因其能与天然植物中的烟碱结合,故称这类受体为烟碱受体,简称 N 受体。N 受体属于离子通道型受体,已发现有 $N_1$、$N_2$ 两种亚型。$N_1$ 型受体主要分布在神经节突触后膜上,$N_2$ 型受体主要分布在骨骼肌终板膜上。ACh 与 N 受体结合后能兴奋自主神经节后神经元,也能引起骨骼肌收缩,这种作用称为 N 样作用。如果躯体运动神经末梢所释放的 ACh 不足,临床上就会出现肌无力的症状。而有机磷中毒患者除了出现上述 M 样作用外,还会出现面部、眼睑、四肢及全身骨骼肌发生肌纤维颤动的 N 样作用,这主要是由于 ACh 在神经-骨骼肌接头处大量

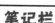

蓄积持续作用于 M、N 受体所致。$N_1$ 和 $N_2$ 受体可被筒箭毒阻断；六烃季铵可选择性阻断 $N_1$ 受体；十烃季铵可选择性阻断 $N_2$ 受体，临床上可用筒箭毒和十烃季铵作为肌肉松弛剂。

### （二）去甲肾上腺素及其受体

末梢能够释放 NE 作为递质的神经纤维，称为肾上腺素能纤维。它主要指多数交感神经节后纤维（支配汗腺、骨骼肌血管的交感胆碱能纤维除外）。

能够与去甲肾上腺素和肾上腺素特异结合的受体称为肾上腺素能受体，主要包括 α 型和 β 型两种，这两种受体主要分布于大部分交感神经节后纤维所支配的效应器细胞膜上，但不一定两种受体同时都有，有的仅有 β 受体，有的仅有 α 受体，有的两者均有。肾上腺素能受体类型的不同及受体在效应器细胞上的分布特点不同，可引起不一样的效应（表 10-3）。①α 受体：α 受体与去甲肾上腺素或肾上腺素结合后，所产生的平滑肌效应主要是兴奋的，如血管收缩、瞳孔开大、子宫收缩等，但对小肠平滑肌为抑制性效应，可使其舒张。α 受体已发现两个亚型，分别是 $\alpha_1$、$\alpha_2$ 受体。酚妥拉明可以同时阻断 $\alpha_1$、$\alpha_2$ 受体，消除去甲肾上腺素所引起的血管收缩、血压升高作用。②β 受体：β 受体又分为 $\beta_1$、$\beta_2$ 两个亚型。β 受体（主要是 $\beta_2$ 受体）兴奋后所产生的平滑肌效应一般是抑制的，如血管、子宫、小肠、支气管等的舒张，但对心肌则是兴奋效应（主要是 $\beta_1$ 受体），可使心率加快、心肌收缩力量加强等。普萘洛尔（心得安）可阻断 $\beta_1$ 和 $\beta_2$ 受体，但对 $\beta_1$、$\beta_2$ 受体无选择性；阿替洛尔可选择性阻断 $\beta_1$ 受体；丁氧胺可选择性阻断 $\beta_2$ 受体。所以临床上治疗心绞痛伴有肺通气不畅的患者时，常采用阿替洛尔以单独阻断心肌上的 $\beta_1$ 受体，而不影响支气管平滑肌（$\beta_2$ 受体）的舒张。

表 10-3  乙酰胆碱能及肾上腺素能受体的分布及效应

| 效应器 | 受体 | 效应 | 受体 | 效应 |
| --- | --- | --- | --- | --- |
| 心脏 | | | | |
| 　窦房结 | $\beta_1$ | 心率加快 | M | 心率减慢 |
| 　房室传导系统 | $\beta_1$ | 传导加快 | M | 传导减慢 |
| 　心肌 | $\beta_1$ | 收缩力增强 | M | 收缩力减弱 |
| 血管 | | | | |
| 　脑血管和冠状血管 | α | 收缩 | M | 舒张 |
| | $\beta_2$ | 舒张（为主） | | |
| 　皮肤黏膜血管 | α | 收缩 | M | 舒张 |
| 　胃肠道血管 | α | 收缩（为主） | M | 舒张 |
| | $\beta_2$ | 舒张 | | |
| 　唾液腺血管 | α | 收缩 | M | 舒张 |
| 　骨骼肌血管 | α | 收缩 | M | 舒张 |
| | $\beta_2$ | 舒张（为主） | | |
| 呼吸器官 | | | | |
| 　支气管平滑肌 | $\beta_2$ | 舒张 | M | 收缩 |
| 消化器官 | | | | |
| 　胃平滑肌 | $\beta_2$ | 舒张 | M | 收缩 |

续表 10-3

| 效应器 | 受体 | 效应 | 受体 | 效应 |
|---|---|---|---|---|
| 小肠平滑肌 | $\alpha_2$ | 舒张 | M | 收缩 |
| | $\beta_2$ | 舒张 | | |
| 括约肌 | $\alpha$ | 收缩 | M | 舒张 |
| 腺体 | $\alpha$ | 抑制分泌 | M | 促进分泌 |
| 膀胱 | | | | |
| 逼尿肌 | $\beta_2$ | 舒张 | M | 收缩 |
| 括约肌 | $\alpha$ | 收缩 | M | 舒张 |
| 生殖器官 | | | | |
| 子宫平滑肌 | $\alpha$ | 收缩(有孕子宫) | M | 可变* |
| | $\beta_2$ | 舒张(无孕子宫) | | |
| 皮肤 | | | | |
| 竖毛肌 | $\alpha$ | 收缩 | | |
| 眼 | | | | |
| 睫状肌 | $\beta_2$ | 舒张 | M(视远物) | 收缩(视近物) |
| 代谢 | | | | |
| 糖酵解 | $\beta_2$ | 增加 | | |
| 脂肪分解 | $\beta_3$ | 增加 | | |
| 自主神经节 | | | $N_1$ | 节前-节后兴奋传递 |

* 因循环血液中雌孕激素水平、妊娠、月经周期以及其他因素而发生改变。

## 三、内脏功能的中枢调节

### (一)脊髓对内脏功能的调节

脊髓是交感神经和部分副交感神经的发源处,为内脏反射活动的初级中枢,基本的血管张力反射、发汗反射、排尿反射、排便反射、勃起反射等都可在脊髓完成,只是这些反射正常情况下都受高位中枢调节控制。临床上脊髓离断患者在脊休克期过去后,可有脊髓反射的恢复,但这些反射不能很好地适应生理功能的需要。例如,排尿反射虽有恢复,但排尿不受意识控制,出现尿失禁,且排尿常不完全。

### (二)低位脑干对内脏功能的调节

延髓中具有许多重要的内脏活动中枢,许多基本生命现象(如循环、呼吸等)的反射调节在延髓水平已能初步完成,所以延髓有"生命中枢"之称。此外,中脑有瞳孔对光反射的中枢。

### (三)下丘脑对内脏功能的调节

下丘脑有许多神经核团,在内脏活动的调节中起重要作用,是自主神经系统的较高级中枢。同时下丘脑还能把内脏活动和其他生理活动联系起来,调节体温、水平衡、摄食、内分泌和生物节律等生理过程。

1.体温调节　视前区与下丘脑前部存在对温度变化敏感的神经元,它们既能感受所在部位的温度变化,也能对传入的温度信息进行整合。当此处低于或超过调定点水

笔记栏

平时,即可通过调节产热和散热活动使体温保持稳定(详见第七章)。

2. 水平衡调节　实验破坏动物下丘脑外侧区后,动物饮水明显减少;刺激下丘脑外侧区,则引起动物饮水增加,说明下丘脑外侧区存在饮水中枢。下丘脑控制肾排水的功能与抗利尿激素的分泌有关,下丘脑前部存在渗透压感受器,它能根据血液中渗透压的变化情况来调节抗利尿激素的分泌。所以,下丘脑能调节机体对水的摄入与排出,使两者相互协同从而调节水平衡。

3. 摄食行为调节　摄食行为是动物维持个体生存的基本活动。用电极刺激动物下丘脑外侧区可引起动物多食,破坏此区域后,则动物拒食,表明该区存在摄食中枢(feeding center);电刺激下丘脑腹内侧区,可引起动物拒食,而破坏此区后,则动物食欲增加,甚至肥胖,因此认为该区存在饱中枢(satiety center),一般来说,摄食活动取决于摄食中枢和饱中枢活动的平衡,而摄食中枢和饱中枢的神经元活动具有相互抑制的关系。

4. 垂体激素分泌调节　下丘脑一些神经元合成各种调节垂体功能的肽类物质,对人体内分泌功能的调节具有重要作用(见第十一章)。

5. 生物节律控制　机体内的各种生理活动按一定的时间顺序发生周期性变化,这种变化的节律称为生物节律。比如日节律、月节律、年节律等,其中日周期是最重要的生物节律,人体许多生理功能如白细胞计数、体温、动脉血压和促肾上腺皮质激素的分泌等都有昼夜节律的变化。研究表明这种节律控制中心可能在下丘脑的视上核,外界的昼夜光照变化就会影响视交叉上核的活动,从而使体内日周期节律与外环境的明暗节律同步化。所以,人为改变每日光照和黑暗时间,可使一些机体原有的日周期节律发生变化。

### (四)大脑皮质对内脏功能的调节

大脑皮质的边缘系统和新皮层的某些区域参与了内脏活动的调节。边缘系统包括边缘叶及与其有密切联系的皮层和皮层下结构。边缘叶是指大脑半球内侧面皮层与脑干连接部和胼胝体旁的环周结构,包括海马、穹隆、海马回、扣带回和胼胝体回等。边缘系统是许多初级中枢活动的调节者,对内脏活动的调节作用复杂而多变,如刺激边缘前脑不同部位可引起血压升高或降低、呼吸加快或抑制、胃肠道运动加强或减弱等。

新皮层是指大脑皮质除边缘系统皮层部分以外进化程度最新的部分。电刺激动物新皮层的特定部位,除了引起相应的躯体运动以外,还可以引起相应内脏的反应,这说明,新皮层也与内脏活动有关,且有区域分布特征。

## 第五节　脑的高级功能

人类的大脑除了具有感觉和运动功能之外,还能完成很多更为复杂的高级功能活动。

### 一、条件反射

条件反射(conditioned reflex)是机体经后天的学习和训练所建立起来的一类反

射。条件反射学说由俄国著名生理学家巴甫洛夫在 20 世纪提出,对生理学的研究发展起了非常重要的作用。

**(一)条件反射的建立**

建立条件反射的基本条件是无关刺激与非条件刺激在时间上的结合,这就是强化,经过多次强化,无关刺激转化为条件刺激,条件反射也就建立起来。在动物实验中,给狗食物会引起唾液分泌,这是非条件反射,食物就是非条件刺激。而给予狗铃声刺激则不会引起唾液分泌,所以铃声与唾液分泌无关,此时铃声称为无关刺激。若每次给狗喂食之前先响一次铃声,然后再喂食,这样铃声与喂食反复多次结合后,当铃声一出现,狗就会出现唾液分泌,铃声本是无关刺激,现已成为进食信号,即变成了条件刺激,这就是经典的条件反射。还有一种反射比较复杂,它要求动物完成一定的操作动作,例如,将大鼠置入实验笼内,先训练大鼠学会踩杠杆而得到食物,然后用灯光作为条件刺激,即只有在灯光出现后,大鼠踩杠杆才能得到食物,这类条件反射的特征是动物必须通过完成某些特定运动或操作后才能得到强化,故称其为操作式条件反射。

**(二)条件反射的泛化、分化和消退**

在条件反射建立的过程中,还有另一种现象,即在条件反射建立初期,施加与条件刺激相类似的刺激,也能获得条件反射效应,这种现象称为条件反射的泛化。例如,用 100 Hz 铃声引起狗的唾液分泌的条件反射建立初期,给予 80 Hz 或 120 Hz 的铃声也能引起狗的唾液分泌,这就是泛化现象。这时如果只对 100 Hz 的铃声进行强化,对 80 Hz 或 120 Hz 的铃声不强化,反复多次以后,80 Hz 或 120 Hz 的铃声不再能引起狗的唾液分泌,这种现象称为条件反射的分化。巴甫洛夫认为分化是由于相似刺激得不到强化,使皮层产生了抑制过程,这种抑制称为分化抑制。分化抑制的出现对大脑皮质完成分析功能非常重要。

条件反射建立之后,如果反复应用条件刺激而不给予非条件刺激进行强化,条件反射就会逐渐减弱,最后完全不出现,这称为条件反射的消退。如用铃声引起狗的唾液分泌的条件反射建立以后,反复单独应用铃声而不给予食物,则铃声引起的唾液分泌量会逐渐减少,最后完全不能引起分泌。

**(三)条件反射的生物学意义**

条件反射与非条件反射具有不同特点,其区别见表10-4 所示。

表 10-4　条件反射与非条件反射的区别

| 条件反射 | 非条件反射 |
| --- | --- |
| 后天获得的,有个体差异 | 先天遗传的,种族共有 |
| 数量上无限 | 数量上有限 |
| 反射弧有极大易变性,可新建、消退和改造 | 反射弧较固定,不变或少变 |
| 具有精确而完善的高度适应性 | 适应性有限 |

知识点:"望梅止渴""谈虎色变""闻到食物香味唾液增多""强光照射眼睛,瞳孔缩小"哪些是条件反射,哪些是非条件反射,为什么?

机体总是在一个复杂多变的环境中生活,如果只有非条件反射,则不能适应复杂多变的环境。而通过建立条件反射,就可以使机体在某些非条件刺激到来之前做出反应,从而大大增强机体活动对环境的适应能力。

### (四)人类条件反射的特点

人类不仅可以对具体的信号(如光、声、嗅、味、触等感觉刺激)建立条件反射,还可以用抽象的词语引起条件反射。巴甫洛夫根据这一特点提出了两个信号系统学说。他把具体、现实、客观存在的信号称为第一信号,如灯光、铃声、食物的形状、气味等,对第一信号发生反应的大脑皮质功能系统,称为第一信号系统(first signal system),这是人和动物所共有的。第二信号指的是对具体现实的物质进行抽象概括的语言和文字,能对第二信号发生反应的大脑皮质功能系统则为第二信号系统(second signal system),第二信号系统是人类特有的,是人类区别于动物的本质特征。第二信号系统建立在第一信号系统活动的基础上,是人类个体在后天发育过程中逐渐形成的,具有了第二信号系统,人类就能借助于语言和文字来表达思维,也可以进行抽象的思维。

## 二、大脑皮质的语言中枢

### (一)大脑皮质语言中枢的分区

语言是人类特有的通信手段,但临床发现,人类大脑皮质一定区域受到损伤(图10-20),可导致各种特殊的语言活动功能障碍。①运动性失语症:由于中央前回底部前方(Broca区)受损引起,患者可以看懂文字和听懂别人的谈话,自己却不会说话,不能用词语来口头表达自己的思想。②失写症:因损伤额中回后部接近中央前回的手部代表区所致,患者能听懂别人的讲话和看懂文字,也会说话但不会书写,手部其他运动也不受影响。③感觉性失语症:由颞上回后部受损所致,患者能讲话、书写、看懂文字,也能听见别人的发声,但听不懂别人讲话的内容。④失读症:是角回受损所致,患者看不懂文字的含义,但其视觉和其他语言功能(包括说话、书写和听懂别人谈话等)均健全。所以,语言活动的完整功能与广大皮层区域活动有关,这些区域的功能相互间是紧密联系的,严重的失语症可同时出现以上四种语言活动功能的障碍。

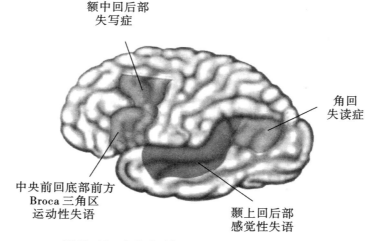

图10-20　大脑皮质与语言功能有关的主要区域

### （二）大脑皮质语言功能的一侧优势

人脑的高级功能向一侧半球集中的现象,被称为一侧优势,这种现象说明人类两侧大脑半球的功能是不对称的。研究发现,位于额叶的语言运动中枢通常只出现在一侧大脑半球,这一半球称为语言中枢的优势半球。

对于大多数习惯于用右手的人,其语言中枢的优势半球在左侧大脑皮质,而右侧半球在非词语认知功能上占优势,例如对空间的辨认、触觉认识、深度知觉、音乐欣赏等。一侧优势现象是人类特有的,它虽与一定的遗传因素有关,但主要是通过后天生活实践而逐渐形成的,这与人类习惯运用右手进行劳动有密切关系。左侧大脑半球虽然在语言功能活动上占优势,但这种优势也不是绝对的,因为右侧半球也有一定的较为简单的词语活动功能,而左侧半球也有一定的非词语认知功能。人类的左侧优势从10~11岁开始逐步建立,一旦在成年后损伤左侧半球,再在右侧半球建立语言中枢就非常困难了。

## 三、大脑皮质的电活动

大脑神经元本身的膜电位改变及波动可以通过大脑这个容积导体反映到大脑表面,若在头皮或大脑皮质安放上记录电极,则可记录到两种不同形式的脑电活动:自发电位和诱发电位。

人在安静且没有特定刺激的情况下,可在大脑皮质记录到自发地、节律性的电位变化,称为自发脑电活动(spontaneous electric activity of the brain)。临床上在头皮用双极或单极记录法所描绘出的皮层自发电位变化的波形,称为脑电图(electroencephalogram,EEG)(图10-21A)。直接在皮层表面安放电极所记录出的自发电活动称皮层电图。

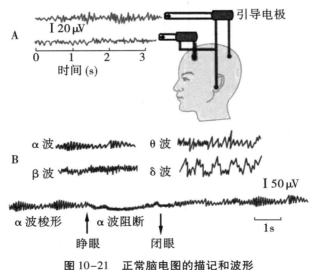

**图10-21 正常脑电图的描记和波形**
A:脑电图的描记方法;B:正常脑电图的基本波形

### （一）正常脑电图的基本波形

依据脑电频率的不同将脑电图的波形划分为四种基本波形（图 10-21B）。

1. α 波　频率为 8～13 Hz，波幅为 20～100 μV。α 波是成年人安静时的主要脑电波，在枕叶皮层最为显著。其波幅先由小逐渐变大，再由大逐渐变小，如此反复形成梭形。α 波在安静、清醒并闭眼时出现，当睁开眼睛或接受其他刺激时，α 波立即消失而呈现快波（β 波），这一现象称为 α 波阻断（α block）。若再次安静闭眼时，则 α 波又重现。

2. β 波　频率为 14～30 Hz，波幅为 5～20 μV。β 波是新皮层紧张活动时的脑电波，在额叶和顶叶比较显著。它是一种不规则的低振幅快波，在兴奋、觉醒和 α 波阻断时都可出现。

3. θ 波　频率为 4～7 Hz，波幅为 100～150 μV，一般在成人困倦时及幼儿时期出现。

4. δ 波　频率为 0.5～3 Hz，波幅为 20～200 μV，是一种不规则的慢波，常见于成人的睡眠或极度疲劳状态，以及出现于麻醉状态下。

一般认为，人类脑电波随大脑皮质不同生理情况而变化。脑电波由高振幅的慢波转化为低振幅的快波时，表示兴奋过程的增强，这是一种去同步化现象；而由低振幅的快波转化为高振幅的慢波时，表示抑制过程的发展，这是一种同步化现象。

### （二）脑电波形成的机制

目前较多研究者认为皮层表现出的电位变化，主要是皮层大量神经元同步发生突触后电位总和而形成的，因为单一神经元的电位变化不足以引起皮层表面的电位改变。而大量皮层神经元同步电活动必须依赖皮层与丘脑之间的交互作用。正常情况下，α 节律主要来自于丘脑的非特异投射系统，因为一定同步节律的丘脑非特异投射系统的活动，促进了大脑皮质神经元电活动的同步化。β 节律主要是由于皮层和丘脑的同步活动受到了干扰，即产生了去同步化。

临床上，癫痫患者或皮层有占位病变（如肿瘤等）的患者，脑电波常发生改变。如癫痫患者可产生异常的高频率、高振幅脑电波，或在其后跟随一个慢波的综合波形。因此利用脑电波的改变并结合临床特点，可用来诊断癫痫或探查肿瘤所在的部位。

### （三）皮层诱发电位

感觉传入系统受刺激时，在大脑皮质的某一局限区域记录到的形式较固定的电位变化，称为皮层诱发电位（evoked cortical potential）（图 10-22）。该电位一般分为两部分。①主反应：一般为先正后负的双向反应慢波，波幅较大，潜伏期固定，潜伏期的长短取决于刺激部位与皮层的距离、神经纤维的传导速度和所经过的突触数目等因素。主反应的形成可能主要是大锥体细胞电活动的综合表现。②后发放：是一系列正相的周期性电位波动，波幅较小，形成原因可能是皮层与丘脑接替核之间环路的电活动所引起。

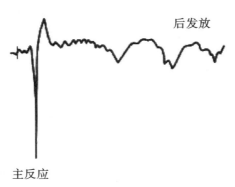

**图 10-22　皮层诱发电位**

向下为正;向上为负

由于皮层诱发电位常出现在自发脑电活动的背景上,因此很难分辨;但由于主反应与刺激之间有固定的潜伏期,而其他电位变化则没有,所以运用计算机将电位变化叠加和平均处理后,能使皮层诱发电位突显出来。临床上常记录的诱发电位有躯体感觉诱发电位、听觉诱发电位和视觉诱发电位等,这对诊断中枢损伤部位也有一定的价值。

### 四、觉醒和睡眠

觉醒和睡眠是人体所处的两种不同的状态,两者之间昼夜交替,这是人类生存的必要条件。觉醒时,脑电波呈去同步化快波,抗重力肌保持一定张力,可进行各种体力和脑力劳动,从而使机体迅速适应环境变化;睡眠时,脑电波呈同步化慢波,机体各项功能减退,使机体的体力和精力得到恢复。

**(一)觉醒**

研究发现,电刺激动物中脑网状结构能唤醒动物,此时脑电波呈现去同步化快波;若在中脑头端中断网状结构,则动物出现昏睡,脑电波呈现同步化慢波。这说明脑干网状结构具有上行唤醒作用,称为脑干网状结构上行激动系统。这一系统主要是通过丘脑非特异性投射系统来改变大脑皮质兴奋性的,从而维持觉醒状态,这一系统一旦受损,动物即可发生昏睡。由于该系统又是一个多突触接替的系统,容易受到药物的影响,所以临床上应用的巴比妥类催眠药物,就是阻断了这一系统的传递而达到镇静催眠效果的。

觉醒状态可分为脑电觉醒和行为觉醒两种。脑电觉醒是指脑电图波形呈去同步化快波的状态,但对新异刺激无探究行为;行为觉醒是指出现觉醒时的各种行为表现。进一步研究发现,脑电觉醒的维持可能与脑桥蓝斑上部去甲肾上腺素能系统和脑干网状结构胆碱能系统的作用有关;而行为觉醒的维持可能与黑质多巴胺能系统的功能有关,这与帕金森患者由于黑质多巴胺能系统受损导致缺乏行为觉醒是一致的。

**(二)睡眠**

1. 睡眠的时相　根据睡眠过程中脑电、眼电和肌电的表现和特征,可将睡眠分为两种不同的时相:①脑电波呈同步化慢波的时相,称为慢波睡眠( slow wave sleep,

知识点:为什么说睡眠对人类非常重要?

SWS）。②脑电波呈现去同步化快波的时相,称为快波睡眠(fast wave sleep,FWS)或异相睡眠(paradoxical sleep,PS)或快速眼球运动睡眠(rapid eye movement sleep,REMS)。

慢波睡眠期间,机体表现为视、嗅、听、触等感觉功能暂时减退,且骨骼肌反射运动与肌紧张减弱,并伴有自主神经功能改变,如血压下降、心率减慢、呼吸变慢、体温下降、瞳孔缩小、尿量减少、胃液分泌可增多而唾液分泌减少等。

快波睡眠期间,机体各种感觉功能进一步减退,导致唤醒阈提高,骨骼肌反射活动和肌紧张进一步减弱,肌肉几乎完全松弛,除此之外,还有间断性的阵发性表现,如部分肢体抽动,心跳加快,血压升高,呼吸快而不规则,还有一个明显特征就是可出现快速眼球运动。有报道称,80%左右的人会在快波睡眠做各种各样的梦。

在整个睡眠期间,慢波睡眠和快波睡眠是交替进行的。成年人进入睡眠后,首先是慢波睡眠,持续80~120 min后转入快波睡眠,后者维持20~30 min,再次转入慢波睡眠;整个睡眠过程中,这种交替有4~5次,且越接近睡眠后期,快波睡眠持续的时间越长。在成年人,两种睡眠时相均可直接转为觉醒状态,但在觉醒状态下一般只能进入慢波睡眠,而不能直接进入快波睡眠。

研究表明,快波睡眠期间,脑内蛋白质合成加快,推测该时相是神经元活动增强时期,因此认为快波睡眠与幼儿神经系统的发育和成熟有密切关系,且有利于建立新的突触联系而促进学习记忆。同时,快波睡眠对促进精力恢复是有利的。但是由于快波睡眠期间自主神经系统功能会出现间断的阵发性波动,这就可能导致某些疾病在夜间发作概率增加,如心绞痛、哮喘、阻塞性肺气肿缺氧发作等。

在觉醒状态下,腺垂体生长激素分泌较少,进入慢波睡眠后,生长激素分泌明显升高,转入快波睡眠后生长激素分泌又减少,所以,慢波睡眠是消除疲劳、恢复体力的重要方式,其意义在于促进生长,促进体力恢复,为觉醒期间的紧张活动做准备。

2.睡眠的机制　睡眠的发生机制至今仍不清楚,但近年来众多研究表明,睡眠不是脑活动的简单抑制,而是一个主动过程。睡眠发生的主动学说有两种看法:一种看法认为睡眠是大脑皮质的抑制过程扩散所导致的。这种观点认为中枢中并不存在所谓的睡眠中枢,只要是大脑皮质产生了抑制,而且扩散到一定范围,就会产生睡眠;而另一种看法则认为,在脑干尾端存在一个能引起睡眠和脑电波同步化的中枢,称为睡眠诱导区,该区域主动活动的结果就是产生睡眠。

（郑州大学　景　莹　李　蔚）

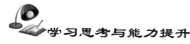

**学习思考与能力提升**

**一、名词解释**

1.突触　2.兴奋性突触后电位　3.神经递质　4.牵张反射　5.脊休克　6.抑制性突出后电位　7.突触前抑制　8.突触后抑制　9.条件反射　10.牵涉痛　11.小脑共济失调

**二、单项选择题**

1.人体内最重要的调节系统是　　　　　　　　　　　　　　　　　　　　　　（　　）

 A.内分泌系统　　　　　　　　　　　　　B.神经系统

 C.免疫系统　　　　　　　　　　　　　　D.循环系统

2. 神经细胞兴奋时,首先产生动作电位的是　　　　　　　　　　　　　（　　）

　　A. 胞体　　　　　　　　　　　　　　　　　B. 树突

　　C. 轴突　　　　　　　　　　　　　　　　　D. 轴突末梢

3. 关于神经纤维传导兴奋的叙述,正确的是　　　　　　　　　　　　　（　　）

　　A. 结构的完整性　　　　　　　　　　　　　B. 功能的完整性

　　C. 单向传导　　　　　　　　　　　　　　　D. 绝缘性

4. 神经冲动抵达末梢时,引起神经递质释放主要有赖于哪种离子的作用　　（　　）

　　A. $Na^+$　　　　　　　　　　　　　　　　B. $K^+$

　　C. $Cl^-$　　　　　　　　　　　　　　　　D. $Ca^{2+}$

5. 兴奋性突触后电位突触后膜上发生的电位变化为　　　　　　　　　　（　　）

　　A. 极化　　　　　　　　　　　　　　　　　B. 去极化

　　C. 复极化　　　　　　　　　　　　　　　　D. 超极化

6. 关于抑制性突触后电位的产生,叙述正确的是　　　　　　　　　　　（　　）

　　A. 突触前轴突末梢超极化　　　　　　　　　B. 突触后膜出现超极化

　　C. 突触后膜出现去极化　　　　　　　　　　D. 突触后膜出现复极化

7. 兴奋性突触后电位与抑制性突触后电位的共同特征　　　　　　　　　（　　）

　　A. 突触前膜均去极化　　　　　　　　　　　B. 突触后膜均去极化

　　C. 突触前膜释放的递质性质一样　　　　　　D. 突触后膜对离子通透性一样

8. 下列各项中,属于条件反射的是　　　　　　　　　　　　　　　　　（　　）

　　A. 咀嚼吞咽食物引起胃液分泌　　　　　　　B. 叩击股四头肌肌腱引起小腿前伸

　　C. 异物轻触眼球引起眼睑闭合　　　　　　　D. 闻到食物香味而引起唾液分泌

9. 人类与动物在条件反射方面的主要区别是　　　　　　　　　　　　　（　　）

　　A. 能形成条件反射　　　　　　　　　　　　B. 条件反射消退程度

　　C. 具有第二信号系统　　　　　　　　　　　D. 具有第一信号系统

10. 下列属于第二信号系统的是　　　　　　　　　　　　　　　　　　（　　）

　　A. 尝到草莓　　　　　　　　　　　　　　　B. 闻到草莓的味道

　　C. 见到草莓实物　　　　　　　　　　　　　D. 看见"草莓"两个字

11. 化学性突触传递的特征中,下列哪一项是错误的　　　　　　　　　（　　）

　　A. 总和　　　　　　　　　　　　　　　　　B. 双向传递

　　C. 突触延搁　　　　　　　　　　　　　　　D. 易疲劳

12. 在反射弧中,最易出现疲劳的部位是　　　　　　　　　　　　　　（　　）

　　A. 感受器　　　　　　　　　　　　　　　　B. 效应器

　　C. 反射中枢的突触　　　　　　　　　　　　D. 传出神经

13. 完成一个反射所需要的时间长短主要取决于　　　　　　　　　　　（　　）

　　A. 刺激的强弱和性质　　　　　　　　　　　B. 感受器的敏感性

　　C. 传入和传出纤维的传导速度　　　　　　　D. 经过的中枢突触数目

14. 特异投射系统的主要功能是　　　　　　　　　　　　　　　　　　（　　）

　　A. 引起特定感觉并激发大脑皮质发出传出冲动

　　B. 维持大脑皮质的兴奋状态

　　C. 调节内脏活动

　　D. 维持觉醒

15. 非特异投射系统的主要功能是　　　　　　　　　　　　　　　　　（　　）

　　A. 引起特定感觉并激发大脑皮质发出传出冲动

　　B. 维持和改变大脑皮质的兴奋状态

C. 调节内脏活动

D. 维持肌紧张

16. 在中脑头端切断网状结构,动物会处于下列哪种状态 （ ）

A. 脊休克

B. 去大脑僵直

C. 运动共济失调

D. 昏睡

17. 体表感觉的皮质代表区主要位于 （ ）

A. 中央前回

B. 中央后回

C. 边缘系统

D. 颞叶皮质

18. 左侧大脑皮质中央后回损伤后,体表感觉障碍的部位是 （ ）

A. 左半身

B. 右半身

C. 左侧头面部

D. 右侧头面部

19. 下列哪一项是内脏痛的特点 （ ）

A. 刺痛

B. 定位不明确

C. 必有牵涉痛

D. 对电刺激敏感

20. 突然横断脊髓后,离断水平以下的随意运动将 （ ）

A. 不变

B. 暂时性增强

C. 永久丧失

D. 永久增强

21. 下列哪一项不属于脊休克的表现 （ ）

A. 大小便失禁

B. 血压下降

C. 发汗反射消失

D. 断面以下脊髓反射活动消失

22. 运动单位是指 （ ）

A. 一个运动神经元

B. 一组具有相同功能的运动神经元群

C. 一组可产生某一动作的肌肉群

D. 一个运动神经元及其末梢所支配的全部肌纤维

23. 叩击跟腱引起相连的同一块肌肉收缩,属于 （ ）

A. 肌紧张

B. 腱反射

C. 姿势反射

D. 屈肌反射

24. 维持躯体姿势最基本的反射活动是 （ ）

A. 腱反射

B. 肌紧张

C. 屈肌反射

D. 对侧伸肌反射

25. 在中脑上、下丘之间切断脑干的动物将出现 （ ）

A. 脊休克

B. 去大脑僵直

C. 肢体麻痹

D. 动作不精确

26. 人出现去大脑僵直现象,意味着病变已经严重侵犯 （ ）

A. 脊髓

B. 脑干

C. 延髓

D. 小脑

27. 人的小脑损伤后,肌紧张会 （ ）

A. 不变

B. 降低

C. 增强

D. 先增强后降低

28. 帕金森病的病变部位在 （ ）

A. 小脑

B. 红核

C. 黑质

D. 新纹状体

29. 人类的皮质运动区主要在 （ ）

A. 中央前回          B. 中央后回

C. 颞叶          D. 枕叶

30. 交感神经、副交感神经对下列哪种器官的作用是非拮抗性的     ( )

A. 心肌          B. 唾液腺

C. 支气管平滑肌          D. 小肠平滑肌

31. 破坏下列哪一脑区动物将出现食欲增加而逐渐肥胖     ( )

A. 边缘叶          B. 中脑网状结构

C. 丘脑后腹核          D. 下丘脑腹内侧核

32. 关于下丘脑功能的叙述,不正确的是     ( )

A. 是皮质下重要的躯体运动中枢          B. 是皮质下重要的躯体感觉中枢

C. 是调节内脏活动的较高级中枢          D. 是视、听觉的高级中枢

33. 健康成人在清醒、安静和闭目时,在枕叶记录到的 EEG 波为     ( )

A. $\alpha$ 波          B. $\beta$ 波

C. $\delta$ 波          D. $\theta$ 波

34. 下列关于语言优势半球的叙述,不正确的是     ( )

A. 是人和动物共有的现象          B. 与一定的遗传因素有关

C. 主要是后天形成          D. 往往集中在一侧大脑半球

35. 慢波睡眠的特征是     ( )

A. 脑电波呈现去同步化快波          B. 生长素分泌减少

C. 多梦          D. 对促进生长,体力恢复有利

36. 异相睡眠的生物学意义是     ( )

A. 促进细胞增殖和成熟          B. 促进生长和体力恢复

C. 促进记忆和幼儿神经系统成熟          D. 促进食欲和消化

### 三、问答题

1. 兴奋在神经纤维上传导和在神经突触传递有何不同?

2. 突触后电位的类型有哪些? 各自产生的原理如何?

3. 试比较骨骼肌牵张反射的两种类型。

4. 试述突触传递的过程。

5. 试分析去大脑僵直的机制。

6. 简述特异投射系统和非特异投射系统的概念、特点和功能。

7. 简述内脏痛的特点。

8. 何谓脊休克? 脊休克的产生和恢复说明了什么?

9. 睡眠可分为哪两个时相? 试比较其特点和生理意义。

10. 简述下丘脑的主要功能。

11. 正常脑电波有哪些基本波形? 各有何特点?

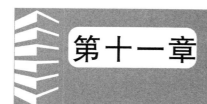

# 内分泌生理

考点：内分泌的概念。

内分泌是指由腺细胞所产生的物质，即激素直接分泌到体液中，并以体液为媒介对靶细胞产生调节效应的分泌形式，具有这种功能的细胞被称为内分泌细胞。典型的内分泌细胞主要集中在下丘脑、松果体、垂体、甲状腺、甲状旁腺、肾上腺、胰岛和性腺等，形成内分泌腺。

内分泌系统是由内分泌腺体和散在于体内各组织器官的内分泌细胞组成，是发布信息整合机体功能的调节系统。在整体情况下，多数内分泌腺直接或间接受神经系统的控制，因此，内分泌系统与神经系统、免疫系统间相互协调，共同协作，从而对机体的新陈代谢、生长发育、各种功能活动以及维持机体的稳态方面发挥着重要作用。

## 第一节　激　素

### 一、激素的概念

激素（hormone）是由内分泌腺或散在的内分泌细胞分泌的高效能生物活性物质，其以体液为媒介，在组织细胞间传递信息。激素可通过血液循环的运输或组织液的局部扩散来发挥调节作用，从而影响远距离的、周围的细胞或内分泌细胞自身的生理功能。

一般情况下，多数内分泌细胞只分泌一种激素，但也有少数可合成和分泌一种以上激素，如腺垂体的促性腺激素细胞可分泌卵泡刺激素和黄体生成素。同一内分泌腺可以合成和分泌多种激素，如腺垂体，同一种激素又可由多部位组织细胞合成和分泌，如生长抑素可在下丘脑、甲状腺、胰岛、肠黏膜等部位合成和分泌。

### 二、激素的信息传递方式

一般来说，激素自内分泌细胞分泌后，经组织液或血液运输到各器官、组织或细胞而发挥作用。在生理学中，把能够接受激素信息的器官、组织和细胞分别称为靶器官、靶组织、靶细胞。目前认为，激素在细胞之间传递信息，主要包括有远距分泌、旁分泌、自分泌、神经分泌、腔分泌和内在分泌等方式（图11-1，表11-1）。

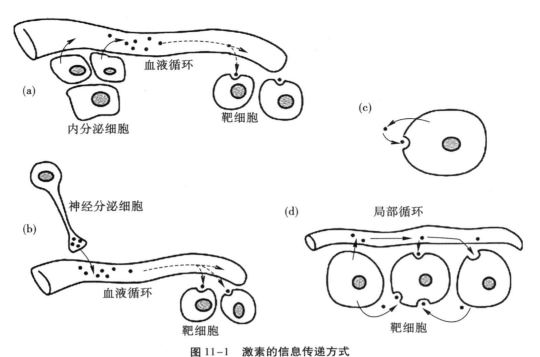

**图 11-1　激素的信息传递方式**

（a）远距分泌　（b）神经分泌　（c）自分泌　（d）旁分泌

**表 11-1　激素传递信息的主要方式**

| 方式 | 概念 | 举例 |
|---|---|---|
| 内分泌 | 大多数的激素通过血液被运送到远距离的靶器官或靶细胞而发挥调节作用 | 生长激素、甲状腺激素等 |
| 旁分泌 | 某些激素借助组织间液扩散到邻近细胞发挥调节作用 | 胃肠激素 |
| 自分泌 | 有些内分泌细胞分泌的激素,在局部扩散又返回作用于该内分泌细胞而发挥反馈作用 | |
| 神经分泌 | 某些神经细胞既能产生和传导神经冲动,又能合成和释放激素,并调节靶细胞的功能 | |
| 腔分泌 | 激素可直接释放到体内管腔中发挥作用 | 胃肠激素 |
| 内在分泌 | 激素不分泌到细胞外,直接与细胞内受体结合发挥作用 | 某些甾体激素 |

## 三、激素的分类

激素分子形式多样,种类繁多,来源复杂。

按照激素的化学性质及分子结构分类:

1.含氮激素　这类激素分子结构中含有氮元素,主要包括肽类激素(如下丘脑调节性多肽、神经垂体激素、降钙素、胰高血糖素和胃肠道激素等);胺类激素(如肾上腺素、去甲肾上腺素和甲状腺激素等);蛋白质激素(如胰岛素、甲状旁腺激素和腺垂体

**考点:**激素的概念、化学分类、作用机制和分泌调节,激素作用的一般特性。

分泌的激素等)。体内多数的激素属于这类激素,这类激素易于被消化液分解而破坏,故作为药物使用时,一般不宜采用口服给药方式。

2. 类固醇(甾体)激素 这类激素因其共同前体是胆固醇,化学结构也与之相似,故而得名。主要包括由性腺分泌的性腺激素(孕酮、睾酮、雌二醇等)和肾上腺皮质分泌的糖皮质激素和盐皮质激素等。这类激素在体内不易被消化液分解破坏,故作为药物使用时,一般采用口服给药方式。

3. 固醇类激素 这类激素包括维生素 $D_3$(胆钙化醇)、25-羟维生素 $D_3$(25-羟胆钙化醇)和 1,25-二羟维生素 $D_3$(1,25-二羟胆钙化醇)。

4. 脂肪酸衍生物 这类激素的前体是细胞的膜磷脂,所以几乎所有组织细胞都能生成。主要包括由花生四烯酸转化而来的前列腺素、血栓素类和白细胞三烯类等。

## 四、激素作用的一般特性

激素的种类繁多,作用复杂,作用机制也不一样,但它们在对靶器官、靶组织和靶细胞发挥调节作用的过程中,仍具有许多相同的特性。

### (一)激素作用的特异性

绝大多数激素通过血液循环运送到全身各部位,并与各种组织细胞广泛接触,但是他们只选择性的作用于相应的靶细胞、靶组织和靶器官,这种选择性称为激素作用的特异性。激素作用的特异性是内分泌系统实现其调节功能的基础。激素作用的特异性与靶细胞膜或胞质内存在特异性受体有关。激素的受体可分为细胞膜受体和细胞内受体两大类。受体的分布情况决定了激素作用的范围,如下丘脑腺垂体分泌的促激素主要作用于相应的靶腺,而有些激素作用却极为广泛,如生长激素、甲状腺激素和胰岛素等的作用可遍及全身各器官组织。激素作用的特异性并非绝对,有些激素可与多个受体结合,即存在交叉现象,只是与不同受体亲和力有所差异。如胰岛素既可与其受体结合也可与胰岛素样生长因子结合,糖皮质激素可与糖皮质激素受体和盐皮质激素受体结合等。

### (二)信息传递作用

激素作为化学信使,无论是含氮类激素还是类固醇类激素,在实现其对靶组织发挥调节作用的过程中,均表现为兴奋或抑制,在发挥这些作用时,即不添加成分,也不提供能量,只发挥"信使"的作用,将信息传递给对应的靶组织,使靶组织原有的生理生化过程增强或减弱。在完成信息传递后,激素即被分解灭活。如生长激素可促进细胞增殖与分化,甲状腺激素可增强多数细胞的能量与物质代谢,胰岛素可降低血糖等,这些都是通过诱导靶细胞的固有功能而实现的。

### (三)高效能生物放大作用

在生理状态下,激素在血液中的含量极低,一般在纳摩尔(nmol/L),甚至在皮摩尔(pmol/L)数量级,但信号转导环节具有高效地生物放大效应。如在下丘脑-垂体-肾上腺皮质轴系的活动中,0.1 μg 促肾上腺皮质激素释放激素可使腺垂体释放 1 μg 促肾上腺皮质激素,后者将引起肾上腺皮质分泌 40 μg 糖皮质激素,最终可产生约 6000 μg 糖原储备的细胞效应。因此,维持相对稳定的激素分泌水平,是保持机体内环境和生理功能稳态的重要因素之一,一旦激素水平偏离生理范围,即使只发生微小变动,就会引起机体的生理功能发生亢进或低下。

**(四)激素间的相互作用**

多种激素共同调节某一生理活动时,往往所产生的效应总会相互影响、彼此关联。激素之间存在着协同、拮抗或允许作用等形式。

1. 协同作用　协同作用是指多种激素联合作用对某一生理功能所产生的总效应大于各激素单独作用所产生效应的总和。如生长激素、糖皮质激素、胰高血糖素、肾上腺素等,它们均可升高血糖,它们共同作用时,使血糖水平升高的效应远远超过各自单独的作用。

2. 拮抗作用　拮抗作用是指不同激素对某一生理功能产生相反的作用。如甲状旁腺素和降钙素,前者升高血钙,而后者则降低血钙,二者之间存在拮抗作用。

3. 允许作用　允许作用是指某些激素本身并不影响组织器官产生生物效应,但它的存在,可使另一种激素的生物效应明显增强,这种激素对其他激素的支持作用称为激素的允许作用。如糖皮质激素本身并无缩血管效应,但它缺乏或不足时,儿茶酚胺类激素对心血管的作用就难以发挥,其可能机制是糖皮质激素可调节儿茶酚胺类受体的表达或者调节受体后的信号转导通路,而表现出对儿茶酚胺类激素作用的调节和支持。

## 五、激素的作用机制

激素对靶细胞产生调节作用主要经历以下几个连续环节:受体识别、信号转导、细胞反应和效应终止。

Sutherland 提出的第二信使学说和 Jesen 等提出基因表达学说长期以来一直被用于解释含氮类激素和类固醇类激素作用的细胞机制。激素对靶细胞发挥调节作用的实质是受体介导的细胞信号转导机制。

**(一)靶细胞的激素受体**

激素受体位于靶细胞膜或细胞内(包括胞质和胞核内),已分离获得的大多数激素受体都是大分子蛋白质。激素对靶细胞作用的实质就是通过与相应的受体结合,启动靶细胞内一系列信号程序,最终改变细胞的活动状态。依据激素作用的机制,可将激素分成Ⅰ组与Ⅱ组两大组群(表11-2)。

激素受体处于不断地更新过程中,特别是受激素水平变化的影响。

表 11-2　以细胞作用机制归类的部分激素

| 归类 | 结合受体 | 举例 |
|---|---|---|
| Ⅰ组激素 | 胞内 | 皮质醇、醛固酮、孕激素、雄激素、雌激素、钙三醇、甲状腺素、三碘甲腺原氨酸 |
| Ⅱ组激素 | 膜受体 | **A**<br>G 蛋白偶联受体介导作用的激素<br>以 cAMP 为第二信使的激素<br>促肾上腺皮质激素释放激素、促甲状腺激素、促肾上腺皮质激素、卵泡刺激素、黄体生成素、生长激素抑制激素、胰高血糖素等<br>以 $IP_3$、DG、$Ca^{2+}$ 为第二信使的激素<br>促性腺激素释放激素、促甲状腺激素释放激素、血管升压素、缩宫素等<br>以酶联型受体介导作用的激素<br>以酪氨酸激酶受体介导<br>胰岛素、胰岛素样生长因子、神经生长因子等<br>**B**<br>以酪氨酸激酶结合型受体介导<br>生长激素、催乳素、促红细胞生成素等<br>以鸟苷酸环化酶受体介导（以 cGMP 为第二信使）<br>心房钠尿肽、一氧化氮（受体在胞质）等 |

膜受体蛋白胞外域的多种糖基结构,可识别结合激素的位点。激素分子和膜受体的胞外域均含有许多基因构成复杂而又可变的立体构型。激素与受体发生专一性结合的基础就是通过激素和受体相互诱导,相互改变各自的构象,以适应对方而完成。激素与受体的结合力称为亲和力。受体对激素的亲和力通常与激素的生物作用一致,但激素的类似物也可与受体结合,竞争性地阻碍激素与相应受体的结合,从而阻断激素产生正常的生物效应。亲和力可随生理条件的变化而变化,同时,激素与受体结合时,其邻近受体的亲和力也可出现增高或降低的现象。此外,激素还可调节相应受体的数量。高浓度的激素可使相应受体数量减少的现象称为减衰调节(简称下调),如长期使用大剂量胰岛素不仅导致相应受体的亲和力降低,而且受体的数量也减少;当减量使用胰岛素后,受体的数量和亲和力又可恢复。相反,低浓度的激素可使相应受体数量增多的现象称为增量调节(简称上调),如催乳素、卵泡刺激素、血管紧张素等都可产生上调现象。由于激素含量对靶细胞受体数量调节,使受体的合成与降解保持动态平衡,最终维持靶细胞对激素的敏感性与反应强度的相对稳定。

**（二）激素受体介导的作用机制**

1. 膜受体作用　膜受体是一类跨膜蛋白质分子,主要包括 G 蛋白偶联受体、酪氨酸激酶受体、酪氨酸激酶结合型受体和鸟苷酸环化酶受体等。膜受体与Ⅱ组激素相结合,激活后相继通过细胞内不同的信号通路产生调节效应。膜受体介导的激素和含氮类激素作用机制均可用第二信使学说来解释。含氮激素经血液循环被运送到相应的靶细胞,与细胞膜上相应的特异性受体结合后,从而激活细胞膜上的鸟苷酸结合蛋白

（简称 G 蛋白），继而激活膜内的腺苷酸环化酶，在 $Mg^{2+}$ 存在的条件下，腺苷酸环化酶催化胞质内三磷酸腺苷（ATP）转变为环-磷酸腺苷（cAMP），cAMP 激活细胞内无活性的蛋白激酶系统，使蛋白激酶活化，进而催化细胞内各种底物的磷酸化反应，从而诱发靶细胞的生物效应。如腺细胞的分泌、肌细胞的收缩、细胞内某些酶促反应和细胞膜的通透性的改变等。激素激活腺苷酸环化酶不断生成 cAMP，cAMP 在发挥作用后，可被磷酸二酯酶催化，水解为 5-AMP 而失去活性，从而使细胞内 AMP 的生成与分解得以保持动态平衡。由含氮激素的作用过程可见，激素首先将信息传达给靶细胞，而 cAMP 则将信息在细胞内传播，因此，通常将激素称为第一信使，而 cAMP 则称为第二信使（图 11-2）。

含氮类激素主要是通过 G 蛋白偶联受体和酶偶联受体介导的方式发挥作用。目前发现可作为第二信使的物质除了 cAMP 外，还有环-磷酸鸟苷（cGMP）、三磷酸肌醇（$IP_3$）、二酯酰甘油（DG）和 $Ca^{2+}$ 等。

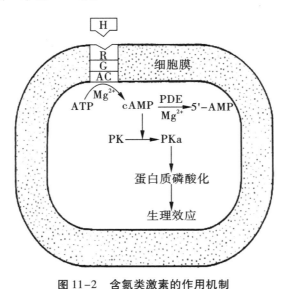

图 11-2　含氮类激素的作用机制

H. 激素　R. 受体　AC. 腺苷酸环化酶　PDE. 磷酸二酯酶　PKa. 活化蛋白激酶　cAMP. 环磷酸腺苷　G. 鸟苷酸结合蛋白

2. 胞内受体作用　除经膜受体介导产生效应外，有些激素无须膜受体介导，它们可进入细胞与胞内受体结合形成复合物，直接充当介导靶细胞效应的信使，如类固醇类激素和甲状腺激素等。类固醇激素的分子量较小，且为脂溶性，可以自由通过细胞膜而进入细胞内。进入细胞的类固醇激素和胞质中的特异性受体结合，形成激素-胞质受体复合物，复合物发生构型变异，并同时获得穿透核膜的能力，进入到细胞核内，与核内的特异受体结合，形成激素-核受体复合物，该复合物再与染色质的非组蛋白的特异位点结合，从而启动或抑制 DNA 的转录过程，促进或抑制某种信使核糖核酸（mRNA）的形成，启动或抑制在核糖核蛋白体上进行翻译过程，从而合成或抑制新的蛋白质（酶）的生成，引起生理活动发生相应的变化（图 11-3）。

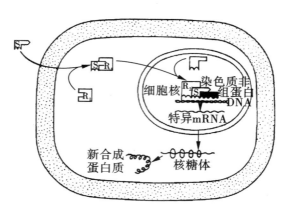

**图 11-3　类固醇激素的作用机制**

S.激素　$R_1$.胞质受体　$R_2$.核受体

激素作用所涉及的细胞信号转导机制十分复杂,但并非绝对。如甲状腺激素虽属含氮激素,却可进入细胞内,通过调节基因表达而发挥作用。某些类固醇激素(如糖皮质激素)也可作用于细胞膜结构,引起非基因效应。

**(三)激素作用的终止**

激素对细胞的作用效应可随机体的需要而适时终止,这是许多环节综合作用的结果。只有及时终止激素作用的调节效应,才能保证靶细胞不断接受"新鲜"信息,适时地执行精确的调节职能。如胰岛素在餐后调节效应的终止,进餐使血糖水平升高,刺激胰岛素分泌,从而使血糖浓度降低,假如这一作用不能被及时终止,机体就将出现低血糖,从而危及脑等组织器官的功能。

完善的激素分泌调节系统能使内分泌细胞适时终止分泌激素,最为典型的就是下丘脑-垂体-靶腺轴(见后)的反馈调节机制。如促甲状腺激素释放激素(TRH)可促进腺垂体中促甲状腺激素分泌细胞合成与分泌促甲状腺激素(TSH),后者再促进甲状腺合成和分泌甲状腺激素。但血中甲状腺激素的增加又能灭活 TRH,产生负反馈效应,终止 TRH 的生物效应。

此外,下述的许多机制都能有效地终止激素的生物效应。

1.激素与受体分离　激素与受体分离后,使其下游的一系列信号转导也就随之终止。

2.控制细胞内某些酶的活性　如控制细胞内的磷酸二酯酶活性,可水解 cAMP 为无活性产物,终止细胞内信号转导。

3.激素内化　激素被靶细胞内吞,如发生内化、经溶酶体酶分解灭活等,其生物效应也随之终止。

4.激素被降解　激素在肝、肾等外周器官及血液循环中通过多种生物化学方式处理,被降解、灭活或清除,其效应也就终止。如通过氧化还原、脱氨基、脱羧基、脱碘、甲基化或其他方式被灭活、清除。

5.酪氨酸蛋白磷酸酶的作用　激素在信号转导途径中,常会生成一些中间产物,能及时限制自身信号转导过程。如在胰岛素受体介导的信号转导通路中,酪氨酸蛋白磷酸酶可起重要的反馈调节作用。酪氨酸蛋白磷酸酶是胰岛素受体的靶酶,活化后可催化胰岛素受体去磷酸化而使之失活,其后的信号蛋白分子也相继发生去磷酸化,因此,信号转导过程终止,起到反馈调节作用。

6.细胞环境的改变　激素分泌细胞周围环境的成分也可终止激素的作用。如在下丘脑,神经元可产生降解 TRH 的胞外酶,能选择性灭活 TRH,终止 TRH 对靶细胞的调节效应。

7.钙激活蛋白酶　钙激活蛋白酶是一种由 $Ca^{2+}$ 激活的蛋白酶,它能降解受体蛋白、通道蛋白、蛋白激酶、转录因子及细胞骨架蛋白等。细胞内 $Ca^{2+}$ 是介导多种激素作用的通用传讯分子,其所激活的蛋白酶势必能及时中止激素的生物效应。

## 六、激素分泌节律及其分泌的调节

激素是维持机体内环境稳态的重要调节因素,激素的分泌不仅表现自然的节律性,同时也受多种机制的严密调控,可随机体的需要适时、适量分泌,及时启动和终止。内分泌系统内部存在的反馈控制机制就是调节各种激素分泌的基础(图11-4)。内分泌系统是相对独立的调节系统,调控各种激素的合成与分泌的环节多而复杂,每一环节的变化都将影响内分泌系统的正常进行。

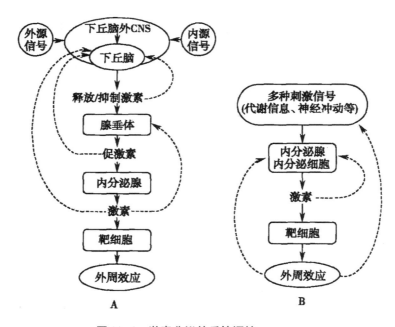

**图 11-4　激素分泌的反馈调控**

A.下丘脑-垂体-靶腺轴多级反馈调节系统;B.外周效应的直接反馈调节

——————▶ 促进作用途径;--------▶ 反馈作用途径

### (一)生物节律性分泌

多数激素具有节律性分泌的特征,短者可表现为以分钟或小时为周期的脉冲式分泌,多数表现为昼夜节律性分泌,长者可表现以月、季等为周期的分泌。如垂体所表现的脉冲式黄体生成素(LH)分泌,并且与下丘脑促性腺激素释放激素(GnRH)的分泌同步;生长激素、褪黑素和皮质醇等的分泌表现为典型的日(昼夜)周期性分泌;女性生殖周期中相关激素表现为月周期性分泌;有些激素还呈现季节性周期波动,如冬季甲状腺激素分泌水平较高。激素分泌的这种节律性受体内生物钟的控制,取决于自身生物节律。下丘脑视交叉上核可能是机体生物钟的所在部位,其活动受脑内多种神经递质及神经肽的影响,而松果体分泌的褪黑素对昼夜节律则具有关键的中枢性作用。

**(二)激素分泌的调控**

1. 神经调节　机体的许多内分泌活动均直接或间接地接受中枢神经系统,尤其是自主神经系统的调控。自主神经能够直接调节受其支配的内分泌细胞合成和分泌激素的活动。神经活动对激素分泌的调节对于机体具有特殊的意义。当内、外环境发生剧烈变化(如手术、创伤、疼痛、出血、焦虑、恐惧)时,脑内的高位中枢可根据从感觉传入系统传来的信息,控制下丘脑活动,并通过下丘脑直接影响腺垂体分泌活动以及靶腺的分泌水平。这种调节方式不构成反馈性闭合环路,其调节影响将一直持续到环境刺激消除,即各级内分泌的水平都超过正常范围,而刺激消除后,激素分泌才恢复原有水平,为开环调节。如在应激状态下,交感神经系统活动高度兴奋,肾上腺髓质急剧、大量分泌儿茶酚胺类激素,协同交感神经广泛动员机体潜在的能力,增加能量释放,从而提高机体对内外环境急剧变化的应变能力,以适应内外环境的急剧变化,维持机体在特殊情况下的生理功能活动。而在夜间睡眠期间,迷走神经活动占优势,可促进胰岛 B 细胞分泌胰岛素,有助于机体积蓄能量、休养生息。这些神经反射引起的内分泌反应均体现出神经活动对内分泌功能的调控。

神经调节过程同样也存在反馈调节机制。如因肾上腺髓质儿茶酚胺类激素的分泌引起血压升高时,可刺激动脉压力感受器,通过压力感受性反射,使交感神经传出冲动减少,最终导致相应激素的分泌减少。

下丘脑是神经系统与内分泌系统活动相互联络的重要枢纽。下丘脑的上行和下行神经联系通路广泛而复杂,内、外环境各种形式的刺激都可通过这些通路影响下丘脑神经内分泌细胞的活动,然后经过下丘脑的整合,实现对内分泌系统以及整体功能活动的调节。

2. 体液调节　这种调节方式涉及体液中反映代谢状态的物质以及激素与激素之间的相互作用等方面,前者可见于血糖水平对胰岛素分泌的调节;后者可发生在下丘脑-垂体-靶腺轴系的调控中,在轴系调控中以负反馈控制为主。

(1)轴系反馈调节效应　下丘脑-腺垂体-靶腺轴调节系统是控制激素分泌稳态的重要调节环路,也是激素分泌相互影响的典型实例。下丘脑含有多种能合成并释放肽类激素的神经元,在胞体内合成多种多肽类激素,经垂体门脉系统进入腺垂体,促进或抑制腺垂体分泌激素,或通过下丘脑-垂体束而储存于神经垂体。因此,这种分泌调控过程又可以看作是下丘脑-腺垂体-靶腺分泌轴。如下丘脑-腺垂体-甲状腺轴、下丘脑-腺垂体-肾上腺皮质轴、下丘脑-腺垂体-性腺轴等。在此系统内,激素的作用不仅具有等级性,构成三级水平调节轴系,而且还受海马、大脑皮质等高级中枢的调控。

在下丘脑-腺垂体-靶腺轴调节中,存在着反馈调控装置,通常将靶腺分泌的激素对下丘脑和腺垂体产生的负反馈作用称为长反馈。垂体所分泌的激素对下丘脑分泌活动的反馈作用,因途径较短,则被称为短反馈。下丘脑肽能神经元受其自身所分泌调节肽的影响被称为超短反馈,如肽能神经元可调节自身受体的数量等机制来实现。当调节环路中任何一个环节发生障碍时,都将破坏血液中某轴系各级激素水平的稳态。一般而言,在此系统内高位内分泌细胞所分泌的激素促进下位内分泌细胞活动;而下位内分泌细胞所分泌的激素对高位对应内分泌细胞活动产生反馈影响,而且多数为负反馈效应;负反馈通常存在于维持激素日常分泌稳态的调节机制中。

轴系中也存在少量的正反馈性调节机制。如在卵泡成熟发育过程中,其所分泌的雌激素在血液中达到一定水平后,可正反馈地引起下丘脑和腺垂体分泌促性腺激素释放激素、黄体生成素(LH)和卵泡刺激素(FSH),最终促使卵巢排卵。

（2）代谢调节效应  有些激素的分泌水平直接受控于其作用所产生的最终生物效应。例如,胰岛素、胰高血糖素、甲状旁腺激素、醛固酮等直接调节物质代谢过程,而代谢改变引起的血液中某种成分(如血糖)的变化又可反过来影响相应的调节激素的分泌,形成直接反馈调节。

有些激素的合成或分泌接受自我反馈的调控,如当机体内 1,25-二羟维生素 $D_3$ 的生成增加到一定水平后,肾内 1-$\alpha$ 羟化酶的活性明显降低,从而减少维生素 $D_3$ 的进一步活化。这种调节方式能够直接、及时地维持机体内物质代谢的正常水平及血液中某些成分浓度的相对稳定。

此外,有些激素的分泌直接受功能相关联或者相抗衡的激素的影响。如胰高血糖素和生长抑素可分别通过旁分泌作用刺激和抑制胰岛 B 细胞分泌胰岛素,它们的作用相互抗衡、相互制约,以共同维持机体血糖的相对稳定。

# 第二节　下丘脑的内分泌功能

下丘脑位于间脑的腹面,第三脑室下部两侧,被第三脑室分为左右两半,是两侧对称的结构。它包括视交叉、漏斗、灰结节和乳头部。垂体是功能复杂的内分泌腺,位于大脑下部,埋藏于蝶骨鞍内,以垂体柄与第三脑室底部相连,体积很少,质量约 0.6 g,人垂体可分为腺垂体和神经垂体两部分。

下丘脑与垂体在结构与功能上存在着密切联系,共同组成下丘脑-垂体功能单位,包括下丘脑-腺垂体系统和下丘脑-神经垂体系统两部分(图 11-5)。下丘脑内一些神经元兼有神经元和内分泌细胞的功能,可汇集和整合不同来源的信息,将神经活动的电信号转变为激素分泌的化学信号,协调神经调节与体液调节的关系,广泛参与机体功能的调节。腺垂体是腺组织,通过垂体门脉接受来自下丘脑的激素信息,组成下丘脑-腺垂体系统。神经垂体是神经组织,接受下丘脑视上核和室旁核来的神经纤维,组成下丘脑-神经垂体系统。因此,下丘脑-垂体功能单位不仅是内分泌系统的调控中枢,也是神经内分泌功能的高级枢纽。此外,居于中枢部位的松果体所分泌的激素也参与机体的高级整合活动。

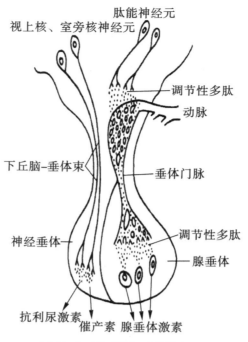

图 11-5　下丘脑与垂体的关系

### （一）下丘脑-腺垂体系统

下丘脑与腺垂体之间虽没有直接的神经纤维联系,但下丘脑通过垂体门脉系统,把由下丘脑合成和分泌的调节性多肽运送到腺垂体,调节腺垂体激素的合成和释放。因此,许多学者根据下丘脑与腺垂体之间的联系,而将其看作一个功能单位,称为下丘脑-腺垂体系统。

在下丘脑基底部存在一个促垂体区,主要包括正中隆起、弓状核、腹内侧核、视交叉上核及室周核等核团。这些核团的肽能神经元因体积较小,故被称为小细胞神经元,可分泌调节腺垂体功能的调节性多肽,称下丘脑调节肽,通过垂体门脉系统到达腺垂体,调节腺垂体的内分泌活动。"促垂体区"的神经元既具有典型神经元的功能,与来自中脑、边缘系统及大脑皮质的神经纤维构成突触,接受传来的神经冲动,又具有内分泌细胞的功能,分泌调节肽。因此,"促垂体区"的神经元可把神经信息转变为激素信息,起着换能的作用,从而以下丘脑为枢纽,把神经调节与体液调节紧密联系起来。

下丘脑调节肽的作用没有种属特异性,目前已知主要有九种,其中化学结构已被阐明的有五种,还有四种调节性多肽的化学结构尚未弄清,所以暂称为因子。现将下丘脑调节肽的化学性质和主要作用列于下表(表 11-3)。

考点:下丘脑-腺垂体的功能联系,下丘脑调节肽和腺垂体激素及其功能。

表 11-3  下丘脑调节性多肽的种类、化学性质及作用

| 种类 | 化学性质 | 作用 |
|---|---|---|
| 促甲状腺激素释放激素（TRH） | 3 肽 | 促进甲状腺激素的分泌 |
| 促性腺激素释放激素（GnRH） | 10 肽 | 促进黄体生成素和促卵泡激素的分泌 |
| 生长激素释放激素（GHRH） | 44 肽 | 促进生长激素的分泌 |
| 生长抑素（GHRIH） | 14 肽 | 抑制生长激素的分泌 |
| 促肾上腺皮质激素释放激素（CRH） | 41 肽 | 促进促肾上腺皮质激素的分泌 |
| 催乳素释放肽（PRP） | 31 肽 | 促进催乳素的分泌 |
| 催乳素释放抑制因子（PIF） | 多巴胺 | 抑制催乳素的分泌 |
| 促黑激素释放因子（MRF） | 肽 | 促进促黑激素的分泌 |
| 促黑激素释放抑制因子（MIF） | 肽 | 抑制促黑激素的分泌 |

下丘脑调节肽除在下丘脑基底部的"促垂体区"产生外，还在中枢神经系统的其他部位以及身体的许多组织中都有生成。近年来研究表明，阿片肽类物质对下丘脑调节肽的释放有明显的影响。如给人注射脑啡肽或 β-内啡肽可抑制 CRH 的释放，而使 ACTH 的分泌降低。而阿片肽拮抗剂纳洛酮则有促进 CRH 释放的作用；注射脑啡肽或 β-内啡肽可通过刺激下丘脑的促甲状腺激素释放激（TRH）和生长激素释放激素（GHRH）释放，从而使腺垂体的促甲状腺激素（TSH）与生长激素（GH）分泌增加，而对下丘脑的促性腺激素释放激素（GnRH）的分泌则有明显的抑制作用。

**（二）下丘脑-神经垂体系统**

下丘脑与神经垂体存在着直接的神经联系。下丘脑的视上核和室旁核有神经纤维下行到神经垂体，构成了下丘脑-垂体束。目前，已知神经垂体所释放的激素主要包括血管升压素（也称为抗利尿激素）和催产素，实际上是在下丘脑视上核和室旁核的神经元中合成，通过下丘脑-垂体束运输到神经垂体贮存并释放出来的。

考点：下丘脑-神经垂体的功能联系。

# 第三节  垂体的分泌

## 一、腺垂体激素

腺垂体是人体内重要的内分泌腺体，它合成和分泌的激素主要有七种，其中有四种是促激素，分别是促甲状腺激素（TSH）、促肾上腺皮质激素（ACTH）、卵泡刺激素（FSH）、黄体生成素（LH），并具有各自相对应的靶腺，调控各自靶腺的分泌活动，形成下丘脑-腺垂体-靶腺（甲状腺、肾上腺皮质和性腺）分泌轴，起着上联中枢神经系统，下接靶腺的桥梁作用。本节仅介绍由腺垂体分泌的生长激素、催乳素和促黑素细胞激素的生物学作用。

### （一）生长激素

生长激素（growth hormone，GH）是腺垂体中含量最多的激素，人生长激素是由 191

个氨基酸组成的蛋白质类激素,分子量为22 kD,不同种属的动物的生长激素在化学结构和免疫学特性等方面存在较大的差异。目前研究发现,只有从猴垂体中提取的生长激素对人类可产生生物学作用,其他动物的生长激素对人类几乎无效。但近年来,人们利用DNA重组技术已能大量合成生产生长激素以供临床应用。

正常成人空腹血浆中生长激素的基础水平极低,约为3 μg/L。肝脏和肾脏是生长激素降解的主要部位。

生长激素在血液中以结合型和游离型两种形式存在。生长激素与高度特异性的生长激素结合蛋白结合,结合型生长激素占总量的40%~45%。一分子生长激素可结合两分子生长激素结合蛋白,形成更大分子复合物。结合型生长激素成为生长激素的外周储运库,与游离型生长激素保持动态平衡,并决定血中游离型生长激素水平以及进入组织和到达细胞膜表面的量。

1. 生长激素的生物学作用　生长激素是调节物质代谢的重要激素,它的作用广泛,靶细胞广泛分布于全身,对机体的生长发育及各组织的蛋白质、糖、脂肪及水盐代谢均有影响。此外,生长激素还可参与机体的应激反应与免疫调节,是机体重要的"应激激素"之一。

(1)促进机体的生长发育　机体的生长发育受多种激素的调节(表11-4)。生长激素对各器官组织的生长发育具有明显的促进作用,尤其是对骨骼、肌肉和内脏器官的生长发育更为显著。因此,生长激素也称为躯体刺激素。生长激素能促进机体组织的发育和骨骼的生长,对骨的刺激作用表现在骨的长度和直径的增加,但对骨的成熟作用较小(骨的成熟主要是甲状腺激素的作用)。实验显示,幼年动物切除垂体后,生长即停止,如及时补充生长激素,仍可正常生长。人幼年时期,若生长激素分泌不足,则会引起机体的生长发育迟缓,出现身材矮小,但智力正常的现象,称为侏儒症。反之,如果生长激素在幼年期分泌过多,则出现生长发育过速,而患巨人症。成年时期,若生长激素分泌过多,由于长骨骨骺已钙化,长骨不再增长,但可刺激肢端部的短骨和颌面部的扁骨增生,肝脏、肾脏等内脏器官增大,称为肢端肥大症。

表11-4　调节生长发育部分激素的主要作用

| 激素 | 主要作用 |
| --- | --- |
| 生长激素 | 促进全身组织器官生长,尤其是骨骼与肌肉等软组织 |
| 甲状腺激素 | 维持胚胎期间生长发育,尤其是脑发育;促进生长激素分泌,具有允许作用 |
| 胰岛素 | 与生长激素协同作用,促进胎儿生长;促进蛋白质合成 |
| 肾上腺皮质激素 | 抑制躯体生长;抑制蛋白质合成 |
| 雄激素 | 促进青春期躯体生长;促进骺闭合;促进肌肉增长 |
| 雌激素 | 促进青春期躯体生长;促进骺闭合 |

机体营养充足时,生长激素可诱导靶细胞(如肝脏、肾脏细胞等)产生一种小分子多肽物质,称为生长介质,因其化学结构与胰岛素相似,又称为胰岛素样生长因子。生长介质能促进硫酸盐和氨基酸进入软骨细胞,加速蛋白质的合成,促进软骨增殖与骨

化,使长骨加长;此外,生长介质对肌肉等组织也有类似作用,但对脑组织的生长发育无影响。饥饿或缺乏蛋白质时,生长激素与其受体结合后,既可直接促进生长发育,也可以通过靶细胞生成生长介质,间接促进生长发育。

(2)对物质代谢的影响

对蛋白质代谢的影响:生长激素可加速蛋白质的合成,减少蛋白质的分解,促使氨基酸进入细胞。在生长激素的作用下,体内蛋白质贮存增加,分解减少。实验中,将生长激素注入鼠体,观察肝组织内蛋白质合成情况时发现,首先出现 mRNA 和 rRNA 的增多,然后是蛋白质合成的增多,因此认为生长激素促进蛋白质合成的关键在于促进了细胞核内 DNA 的转录和 rRNA 的翻译,还可以通过促进氨基酸向细胞内的转运,从而为蛋白质的合成提供原料。

对脂肪代谢的影响:生长激素可促进脂肪的分解,加速脂肪酸的氧化,使组织特别是肢体组织的脂肪量减少。由于脂肪分解提供了能量,血液中游离脂肪酸的量增加,从而可抑制糖的氧化,减少了糖的利用,使血糖浓度升高。

对糖代谢的影响:生长激素既可抑制外周组织对葡萄糖的氧化利用,又可增加肝糖原的分解释放,使血糖浓度升高。因此,生理水平的生长激素可刺激胰岛素的分泌,加强糖的利用,过量时,则抑制糖的消耗,使血糖升高,从而导致"垂体性糖尿病"。低血糖时,生长激素分泌增加,使脂肪组织分解,为外周组织提供能量,减少对糖的消耗,使节省下来的葡萄糖供给脑组织利用。

对水盐代谢的影响:给动物注射生长激素 24 h 后,动物体内氮、钾、钠、磷和氯代谢均呈正平衡;除钙离子外,尿中这些电解质均减少。生长激素还可使肠黏膜吸收钙增加,同时使骨钙的动员也增加,故尿钙排出增多。伴随钠和水的潴留,细胞外液的增加。

2.生长激素的分泌调节及影响因素

(1)下丘脑对生长激素的分泌调节　生长激素的分泌受下丘脑所释放的生长激素释放激素(GHRH)和生长抑素(GHRIH)的双重调节,前者促进腺垂体分泌生长激素,后者则抑制生长激素的分泌。一般认为,生长激素释放激素主要调控生长激素的分泌,而生长抑素则是在应急状态下生长激素分泌过多时,才发挥抑制生长激素的分泌活动,二者相互配合,共同调控腺垂体分泌生长激素。

(2)反馈调节　血中生长激素含量降低时,可反馈性引起下丘脑生长素释放激素的释放增多。生长介质对生长激素的分泌也有负反馈调节作用,生长介质即可以抑制培养的垂体细胞生长激素的基础分泌,也可以抑制由生长素释放激素刺激的生长激素的分泌,还可以刺激下丘脑释放生长抑素,从而抑制生长激素的分泌。由此说明,生长介质可通过下丘脑和垂体两个水平对生长激素的分泌进行负反馈调节。

(3)睡眠及性别的影响　人体在觉醒状态时,生长激素的分泌较少,但在熟睡状态时,血中生长激素浓度出现分泌增高。在慢波睡眠时生长激素的分泌量明显高于异相睡眠时相。另外,在人类,青春期的女性,生长激素的连续分泌比男性明显,这可能与性激素水平有关。

(4)代谢因素的影响　血中糖、氨基酸与脂肪酸的含量均能影响生长激素的分泌,当机体的血糖浓度降低,血中氨基酸增多或机体产生应急反应等时,均可引起生长激素分泌增多,尤其以低血糖对生长激素分泌和刺激作用最强。

（5）激素的相互作用　甲状腺激素、雌激素、睾酮和糖皮质激素等均能促进生长激素的分泌。在青春期,血中雌激素和睾酮水平较高,生长激素的分泌也显著增加。

**（二）催乳素**

催乳素是由腺垂体催乳素细胞合成和分泌的含 199 个氨基酸残基和 3 个二硫键构成的蛋白质类激素,分子量约为 22 kD,因其结构与生长激素相似,故两者的作用存在相互交叉。正常成年人血浆中催乳素的水平很低,约为 20ng/mL,但在妊娠期和哺乳期催乳素的量显著增高,可达 200 ng/mL,催乳素的半衰期约为 20 min,主要经肝脏和肾脏清除。此外,胎盘也可产生催乳素。

1. 催乳素的生物学作用　催乳素最主要的作用是促进乳腺生长发育,引起并维持泌乳。

（1）对乳腺与泌乳的作用　催乳素对青春期女性乳腺的作用主要是促进其发育,并与雌激素、生长激素、甲状腺激素、糖皮质激素等共同起作用。妊娠期,乳腺的发育成熟有赖于催乳素、雌激素、孕激素分泌的进一步增加,但未能发生泌乳作用,主要因为血液中高浓度的雌激素和孕激素抑制了催乳素的泌乳作用,所以乳腺虽已具备了泌乳能力但不能泌乳,当分娩后,由于血液中雌激素和孕激素的浓度降低,此时催乳素才能发挥其泌乳和维持泌乳的作用。

（2）对性腺的作用　催乳素对卵巢的作用主要体现在卵泡发育成熟时期,刺激黄体生成素受体形成,使黄体发挥促进排卵及分泌雌激素和孕激素的作用。另外,通过实验证明,小剂量催乳素对孕激素的合成起允许作用,大剂量催乳素则抑制其合成。在临床上发现患闭经溢乳综合征的妇女表现为闭经、溢乳、不孕原因是患者血液中的催乳素浓度异常增高,这说明在血液中催乳素维持一定浓度时,才能发挥其正常的生理作用。催乳素还可促进男性前列腺和精囊腺的生长,促进睾酮的合成。

（3）参与机体的应激反应　机体在应激反应状态时,血中的催乳素浓度有明显升高,而且常与促肾上腺皮质激素、生长激素的浓度升高同时出现,刺激停止数小时后,其在血液中的浓度才会恢复至正常水平。

（4）具有生长激素样作用　催乳素可促进机体生长发育,但其作用较生长激素弱。给垂体性侏儒症患者注射大剂量催乳素后,可出现生长激素样的作用,如骨骼生长、正氮平衡和糖耐量下降,但没有明显促进脂肪分解的作用。

（5）对免疫作用的调节　研究发现切除垂体可引起胸腺萎缩,补充催乳素和生长素则可以防止,可见内分泌系统和免疫的关系也日益受到重视。实验证明,催乳素对体液及细胞免疫都有促进作用,同时,免疫细胞也分泌催乳素,免疫细胞上也有催乳素受体,所以催乳素对免疫细胞有旁分泌和(或)自分泌的功能。

2. 催乳素的分泌调节　催乳素的分泌受下丘脑释放的催乳素释放因子和催乳素释放抑制因子的双重调节。前者促进催乳素的分泌,后者则抑制催乳素的分泌。在生理情况下,催乳素的分泌主要受催乳素释放抑制因子的控制,而催乳素释放因子的作用可能不大。催乳素释放抑制因子的作用主要是防止催乳素的过量分泌。某些下丘脑损伤的患者血浆催乳素水平也较高。体外将下丘脑提取物加入培养的垂体细胞中,催乳素的分泌受抑制。婴儿吸吮乳头时,可反射性促进催乳素的大量分泌。

**（三）促黑素细胞激素**

促黑素细胞激素是由腺垂体的促黑素细胞激素细胞分泌,人类的促黑素细胞激素是由 22 个氨基酸组成的多肽激素。

1.促黑素细胞激素(MSH)的生物学作用  促黑素细胞激素的主要作用是刺激黑色素细胞内的酪氨酸转化为黑色素,使皮肤和毛发的颜色加深。人类的黑色素细胞主要分布在皮肤、毛发、虹膜、视网膜的色素层和软脑膜。研究发现白种人和黑种人血中的促黑激素浓度基本相同,而且因病切除垂体的黑种人其肤色并不改变,因此认为人体肤色与素细胞关系不大。但在病理情况下,如肾上腺皮质功能低下(阿狄森病)时,血中的促肾上腺皮质激素和素细胞均增多,患者皮肤色素沉着可能与此有关。此外,素细胞还参与促肾上腺皮质激素释放激素、生长激素、胰岛素、醛固酮和黄体生成素等激素的分泌调节,以及抑制摄食行为等。

2.促黑素细胞激素(MSH)分泌的调节  ①促黑素细胞激素的分泌主要受下丘脑促黑素释放因子(MRF)和促黑素释放抑制因子(MIF)的双重调节,前者促进促黑素细胞激素的分泌,后者抑制促黑素细胞激素的分泌。平时以促黑素释放抑制因子(MIF)的作用占优势。②由于促黑素细胞激素分子中部分氨基酸的组成与促肾上腺素的相同,所以促黑素细胞激素的分泌也受糖皮质激素的反馈调节。当糖皮质激素分泌减少时,可致促黑素细胞激素的分泌增加,使皮肤颜色加深。

## 二、神经垂体激素

神经垂体是从脑衍化而来,由正中隆起、漏斗部及神经垂体神经部等组成,因不含有腺细胞,故本身不能合成激素,但位于下丘脑的视上核和室旁核则能分别合成血管升压素(也称为抗利尿激素)、催产素(也称为缩宫素),合成的这两种激素经神经轴突自下丘脑运送至神经垂体贮存,在适宜刺激的作用下,经神经垂体释放入血,即构成下丘脑-神经垂体系统。

1.血管升压素  血管升压素是含 9 个氨基酸的多肽。在生理情况下,血液中的血管升压素的浓度很低,为 $0.01 \sim 0.04$ ng/L。其抗利尿的效果非常显著,对小血管的收缩作用非常弱,所以对血压几乎没有调节作用。大剂量的血管升压素具有使血管收缩,使血压升高的作用。在某些特殊情况下,如大出血,循环血容量明显减少,此时血液中的血管升压素浓度显著增高,缩血管效应增强,有利于维持动脉血压。

2.催产素  催产素是一种由 9 个氨基酸组成的多肽,其化学结构与血管升压素具有同源性,二者的区别只是第三位与第八位的氨基酸残基不同,因此,这两种激素的生物学作用有交叉现象。

(1)对乳腺的作用  催产素可促进乳汁排出。对哺乳期的乳腺,促进其不断分泌乳汁,并贮存于腺泡中。哺乳时,婴儿吸吮乳头的感觉信息经传入神经到达下丘脑,可反射性引起神经垂体贮存的催产素释放入血,促进乳汁的射出,称为射乳反射。射乳反射是典型的神经-内分泌反射,极易建立条件反射,如母亲看见婴儿或听见婴儿的哭声,可以引起射乳反射。

(2)对子宫的作用  催产素可促进子宫平滑肌的收缩。非孕子宫对催产素的敏感性较低,妊娠晚期的子宫平滑肌对催产素的敏感性明显提高。在分娩过程中胎儿对子宫、子宫颈和阴道的牵拉刺激均可引起催产素的分泌增加,促使子宫平滑肌的收缩增强,有利于胎儿的顺利娩出。

此外,催产素在垂体激素的释放、心血管功能、痛觉调制、行为活动、学习记忆和应激反应等方面也有一定的作用。

下丘脑视上核和室旁核的催产素神经元受到脑内多种神经递质(5-HT、多巴胺、去甲肾上腺素、乙酰胆碱和谷氨酸等)的影响,同时脑脊液中某些成分的改变也可以影响到催产素的释放,如脑脊液中钙离子浓度可促进催产素的释放;脑脊液中心房钠尿肽、神经肽、血管活性肽以及一些免疫因子,对催产素的分泌也有控制作用。此外,催产素可以发挥正反馈自我调节作用,促进催产素释放增加。

# 第四节　甲状腺的内分泌

甲状腺是人体内最大的内分泌腺,位于气管上端两侧,分左右两叶,中间以峡部相连,形似"H"。成人甲状腺的平均质量为 20 ~ 25 g,其血液供应丰富,血流量可达 400 ~ 600 mL/(min ~ 100 g)。其主要的组织结构是腺泡,能合成和分泌甲状腺激素。在甲状腺腺泡之间和腺泡上皮细胞之间有滤泡旁细胞,又称为 C 细胞,合成和分泌降钙素。

## 一、甲状腺激素的合成与代谢

甲状腺激素是由甲状腺腺泡上皮细胞合成和分泌的酪氨酸碘化物,主要包括甲状腺素,又称为四碘甲腺原氨酸($T_4$)和三碘甲腺原氨酸($T_3$)。甲状腺腺体分泌的 $T_4$ 远比 $T_3$ 的量多,约占血液中甲状腺激素总量的 93%,而 $T_3$ 的生物学活性却比 $T_4$ 强,约比 $T_4$ 大 5 倍。此外,甲状腺也可以合成少量的逆-三碘甲腺原氨酸($rT_3$)等,$rT_3$ 不具有甲状腺激素的生物学活性。

### (一)甲状腺激素的合成

合成甲状腺激素的主要原料是碘和甲状腺球蛋白。前者主要来自于食物,人体每天从食物中摄取的碘量约 100 ~ 200 μg,仅 1/3 ~ 1/5 进入甲状腺被摄取,其他多数由肾脏排泄,还有少量经乳汁、唾液和汗腺排泄。甲状腺是机体聚集碘的主要器官,含碘量约为 8 000 μg,几乎占全身总碘量的 90%,这些碘主要用于甲状腺激素的合成。甲状腺球蛋白是由 5496 个氨基酸构成,分子量为 660 kD 的同二聚体糖蛋白,在腺泡上皮细胞粗面内质网和高尔基复合体内合成,贮存于腺泡腔内。每个甲状腺球蛋白上约有 140 个酪氨酸残基,其中 20 ~ 30 个酪氨酸残基可与碘结合发生碘化而合成 $T_4$ 或 $T_3$。

甲状腺激素的合成过程包括聚碘、活化、碘化和偶联等步骤(图 11-6)。

1. 甲状腺腺泡的聚碘　食物中的碘化物主要以 I⁻ 的形式被小肠吸收入血,血浆中 I⁻ 浓度约为 250 μg/L,甲状腺内的 I⁻ 浓度比血浆中高 20 ~ 25 倍。甲状腺上皮细胞膜的静息电位为 -50 mV,低于细胞间质和腺泡腔内胶状质的电位,所以甲状腺腺泡细胞摄取碘的过程是逆电-化学梯度进行的主动转运。实验证明,用毒毛花苷抑制钠泵的活动,甲状腺聚碘能力显著减弱。目前认为,甲状腺腺泡上皮细胞的聚碘可能是由位于腺泡的上皮细胞基底面的钠-碘同向转运体介导的继发性主动转运过程。临床上常采用测定甲状腺摄取放射性碘(¹³¹I)的能力来判断甲状腺的聚碘能力及其功能状态。

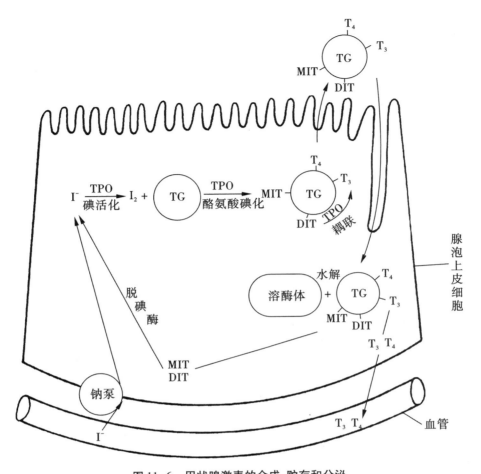

**图 11-6　甲状腺激素的合成、贮存和分泌**
TPO:过氧化酶　TG:甲状腺球蛋白　MIT:单碘酪氨酸残基　DIT:双碘酪氨酸残基

　　2. I⁻的活化　由甲状腺腺泡上皮细胞摄取的 I⁻,并不能与酪氨酸结合,首先需要在过氧化酶的催化下,在腺泡上皮细胞顶端质膜微绒毛与腺泡腔交界处,被 $H_2O_2$ 氧化成有活性的物质,活化的形式尚未确定,可能由 I⁻变成 $I_2$,或者与过氧化酶形成某种结合物。如果过氧化酶先天不足或缺乏,则 I⁻的活化就会发生障碍,可导致甲状腺肿大。

　　3. 酪氨酸的碘化与甲状腺激素的合成　I⁻活化的过程是在甲状腺球蛋白的酪氨酸残基上,碘原子或活化的 I⁻取代了酪氨酸残基上的氢原子,首先合成一碘酪氨酸残基(MIT)和二碘酪氨酸残基(DIT),然后两个分子的二碘酪氨酸残基偶联生成四碘甲腺原氨酸($T_4$)或一个分子的二碘酪氨酸残基(DIT)与一个分子的一碘酪氨酸残基(MIT)偶联生成三碘甲腺原氨酸($T_3$)。

　　上述 I⁻的活化,酪氨酸碘化及其偶联的过程均在过氧化酶的催化下在甲状腺腺泡上皮细胞顶端膜的微绒毛与腺泡腔交界处进行。硫氧嘧啶和硫脲类药物能够抑制甲状腺过氧化酶的活性,从而阻断 $T_4$ 和 $T_3$ 的合成,因此临床中可用这两类药物来治疗甲状腺功能亢进。

### (二)甲状腺激素的贮存、释放、运输和代谢

1.**贮存**　甲状腺激素是以胶质形式贮存于腺泡腔内,贮存量大,可供机体利用长达 50 ~ 120 d,在人体内是贮存量最多的激素。因此,在临床上应用抗甲状腺激素的药物时,需要较长的时间才能奏效。

2.**释放**　在腺垂体分泌的促甲状腺激素的作用下,甲状腺上皮细胞通过入胞作用,将腺泡腔内含有的 $T_3$ 和 $T_4$ 的甲状腺球蛋白胶质小滴吞饮入上皮细胞内,再与溶酶体融合,甲状腺球蛋白被水解,将 $T_3$ 和 $T_4$ 从甲状腺球蛋白分子中水解下来,它们对脱碘酶不敏感,很快释放入血液。而一碘酪氨酸残基(MIT)和二碘酪氨酸残基(DIT)分子量虽然小,但很快被脱碘酶作用脱碘,脱下的碘可再利用重新合成甲状腺激素。甲状腺球蛋白由于分子量大,不易进入血液。

3.**运输**　进入血液的甲状腺激素绝大部分与血浆蛋白结合,约占总量的99%,呈游离状态的不足1%。但只有游离型的激素才能进入细胞内并与受体结合,而发挥作用。临床上可通过测定血液中 $T_4$ 和 $T_3$ 的含量了解甲状腺的功能,正常人血清中的 $T_4$ 浓度约为 51 ~ 142 nmol/L, $T_3$ 浓度为 1.3 ~ 3.4 nmol/L。

4.**代谢**　甲状腺素主要在肝脏、肾脏和骨骼肌等部位降解。血浆中的 $T_4$ 半衰期为 7 d, $T_3$ 半衰期为 1.5 d。20%的 $T_4$ 与 $T_3$ 在肝脏内降解。脱碘是 $T_4$ 和 $T_3$ 降解的主要的方式。80%的 $T_4$ 在外周组织脱碘酶的作用下生成 $T_3$ 和 $rT_3$。其余15% ~ 20%在肝脏内降解,与葡萄糖醛酸或硫酸盐结合后,经胆汁排入消化道经粪便排出体外。经多年研究证明,硒可维持脱碘酶的活性,当硒缺乏时,可使 $T_4$ 脱碘转变为 $T_3$ 的过程受阻,导致外周组织中的 $T_3$ 含量降低。

## 二、甲状腺激素的生物学作用

甲状腺激素在体内有广泛的生物学作用,几乎遍及全身各组织、器官,且作用迟缓而又持久。甲状腺激素的主要作用是促进物质与能量代谢,促进生长和发育过程。在机体生长发育的不同阶段,机体未完全分化的和已分化的组织对甲状腺激素的反应可以不同。成年后,不同的组织对甲状腺激素的敏感性也有差别。甲状腺激素的作用是通过与核受体结合,激活靶细胞核内的大量基因转录,促使酶蛋白、结构蛋白、转运蛋白和其他物质的合。因此,甲状腺激素是维持机体功能活动的基础性激素。

### (一)调节新陈代谢

1.**增强能量代谢**　甲状腺激素可显著增加机体绝大多数组织细胞的耗氧量和产热量。尤其是对心脏、肝脏、骨骼肌和肾脏最显著,但对脑、肺、性腺、脾、淋巴结和皮肤等器官无影响。1 mg 甲状腺激素可使机体产热量增加4184 kJ,基础代谢率增高28%左右。甲状腺激素的产热效应是多种机制的综合结果,可能与 $Na^+-K^+-ATP$ 酶的活性升高有关。此外,甲状腺激素还能促进脂肪酸的氧化,从而产生大量热能。因此,甲状腺功能亢进的患者,因产热增加而出现怕热、喜凉、烦躁和多汗等症状,其基础代谢率通常比正常值升高60% ~ 80%。甲状腺功能低下的患者,则由于产热量减少,而出现喜热畏寒,基础代谢率可比正常值低30% ~ 50%。因此,测定基础代谢率可作为衡量人体甲状腺功能是否正常的客观指标之一。

2.**调节物质代谢**　甲状腺激素广泛影响物质的合成代谢和分解代谢。生理水平

的甲状腺激素对糖、脂肪、蛋白质的合成和分解均有调节作用,而分泌过量时,则促进分解代谢的作用更明显。

（1）对糖代谢的影响　甲状腺激素一方面可以促进小肠黏膜对葡萄糖的吸收,增强糖原的分解,抑制糖原的合成,还可协同肾上腺素、胰高血糖素、糖皮质激素和生长激素等激素的作用,使血糖浓度升高;另一方面,甲状腺激素还能增加外周组织对于葡萄糖的摄取和利用,从而使血糖浓度降低。但总体而言,甲状腺激素的升高血糖的作用强于降低血糖的作用。因此,临床上,甲状腺功能亢进的患者,血糖浓度常常升高,甚至出现糖尿。

（2）对脂肪代谢的影响　甲状腺激素一方面可以促进脂肪酸的氧化,促进肝脏对胆固醇的降解,同时还可协同儿茶酚胺和胰高血糖素的降脂作用;另一方面甲状腺激素又可促进脂肪和胆固醇的合成。但其总体效果是分解速度明显快于合成速度。所以,甲状腺功能亢进的患者,血液中胆固醇含量常低于正常人,而甲状腺功能低下的患者,血液中的胆固醇含量常高于正常人,易出现动脉硬化症。

（3）对蛋白质代谢的影响　甲状腺激素对蛋白质代谢的影响亦是双重性的,生理剂量的甲状腺激素通过核受体,激活 DNA 转录过程,促进 mRNA 形成,加速蛋白质和各种酶的合成,有利于机体的生长和发育。甲状腺激素分泌过多时,则可加速蛋白质的分解代谢,尤其是骨骼肌蛋白质大量分解,甚至出现肌肉消瘦和肌无力,同时动员骨蛋白分解,从而导致高血钙、高尿钙和骨质疏松,生长发育停滞。当甲状腺激素分泌不足时,由于蛋白质合成减慢,表现为肌肉无力,并伴有组织间黏液蛋白增多,从而结合大量的离子和水,使皮下组织间隙的水蓄积,出现指压而不凹陷的水肿,称为黏液性水肿。

### （二）促进生长发育

甲状腺激素是促进机体生长、发育成熟不可缺少的激素,特别是对婴幼儿的脑和骨骼的生长发育尤为重要。胚胎期若缺乏碘而导致甲状腺激素合成不足或出生后甲状腺功能低下的婴幼儿,其脑的发育有明显的障碍,且出生后数周出现生长、发育停滞,表现出智力低下,身材矮小,即呆小症（克汀病 cretinism）。所以在缺碘的区域,预防呆小症的发生,应在妊娠期补碘,治疗呆小症应抓住时机,特别是在婴儿出生后头4个月内应及时补充甲状腺激素,如果此期未补充,即使过后再补充甲状腺激素,则脑和骨骼的生长、发育迟缓现象也难以逆转。

甲状腺激素影响生长和发育的机制,与它促进神经细胞的生长和分化以及促进长骨骨骺的发育和骨的生长有关。此外,甲状腺激素还对生长激素具有允许作用,缺乏甲状腺激素,生长激素便不能很好发挥作用,而且生长激素的合成与分泌也减少。

### （三）其他作用

1. 对中枢神经系统的作用　甲状腺激素不仅能促进神经系统的发育、成熟,而且对已分化成熟的神经系统具有兴奋作用。这是由于甲状腺激素对儿茶酚胺物质具有允许作用,使交感神经兴奋。因此,甲状腺功能亢进的患者,由于中枢神经系统的兴奋性增高,常表现为烦躁、失眠、情绪变化无常及肌肉颤动等病症。甲状腺功能低下的患者,由于中枢神经系统兴奋性降低,则表现出行动迟缓、情绪抑郁、反应迟缓,反射时延长,嗜睡等病症。临床上,曾以踝反射、跟腱反射等的反射时作为评价患者甲状腺功能的辅助诊断指标。

2. 对心血管系统的作用　甲状腺激素能增加心肌细胞膜上的 β 受体的数量与儿茶酚胺的亲和力,从而导致心率增快,心肌收缩力增强,心输出量增加,外周阻力减小,脉压增大。甲状腺功能亢进的患者由于心脏做功量显著增强,导致心肌肥大,严重者可引起充血性心力衰竭的发生。

3. 对性腺的作用　甲状腺激素是维持性腺功能所必需的激素。甲状腺功能减退的女性患者可发生不同程度的卵巢活动改变,表现为出现不同程度的月经不规则,甚至发生闭经、不育,即使受孕也很容易发生流产。临床上,呆小症患者常表现为生殖系统发育不全,睾丸可能不下降入阴囊,副性征不出现或不明显,性欲降低,精子数量减少。

4. 对其他系统的影响　甲状腺激素可促进消化道的运动和消化腺的分泌。因此,甲状腺功能亢进的患者,可表现出胃肠蠕动加速,胃排空加快,肠吸收减少,甚至出现顽固性吸收不良性腹泻;相反,甲状腺功能减退的患者,则可出现腹胀和便秘。

### 三、甲状腺激素分泌的调节

甲状腺激素的分泌主要受下丘脑-腺垂体-甲状腺分泌轴的调节。此外,甲状腺在一定程度上受自主神经活动的影响和具有自身调节的作用。

#### (一)下丘脑-腺垂体-甲状腺分泌轴

下丘脑分泌的促甲状腺释放激素(TRH)的主要作用是促进腺垂体合成和释放促甲状腺激素(TSH)(图 11-7)。在整体情况下,下丘脑神经元可受内外环境因素的影响而改变 TRH 的分泌量,从而影响甲状腺分泌活动。TRH 的分泌受环境因素(如寒冷、过度紧张)等的影响,通过脑的高级中枢沿下传神经纤维释放单胺类递质而调节 TRH 的释放,而 5-HT 则能抑制 TRH 的释放。如当寒冷刺激的信息到达中枢后,通过一定的神经联系使 TRH 分泌增多,继而通过 TSH 的作用,促进甲状腺激素的合成和分泌,结果使机体的产热量增加,有利于御寒。

腺垂体合成和分泌的 TSH,其作用主要是通过与甲状腺腺泡上皮细胞上的促甲状腺受体结合,从而促进甲状腺腺泡的增生,合成并分泌甲状腺激素,调节甲状腺的功能。TSH 的释放呈脉冲式,每 2~4 h 出现一次高峰;在脉冲的基础上还呈现日周期变化,表现为晨后比较高,午后比较低。动物实验研究表明,在给予动物 TSH 数分钟内,其甲状腺腺泡上皮细胞聚碘、$I^-$ 活化、酪氨酸碘化以及偶联的过程均加速,使甲状腺激素分泌明显增多。此外,TSH 还刺激甲状腺腺泡上皮细胞中核酸与蛋白质的合成,使腺泡上皮细胞增生,腺体增大。

当血液中游离的 $T_3$、$T_4$ 浓度增高时,可对腺垂体和下丘脑产生抑制作用,引起下丘脑释放 TRH 和腺垂体释放的 TSH 的量减少,产生负反馈效应,使血液中的甲状腺激素的浓度保持动态平衡,所以当食物中的碘含量不足时,常引起甲状腺腺泡的过度增生,而发生单纯性甲状腺肿或地方性甲状腺肿,发生的原因是由于甲状腺合成和分泌甲状腺激素的量减少,使其对腺垂体的负反馈效应减弱,导致 TSH 分泌量过多,引起甲状腺腺泡过度增生和肥大。

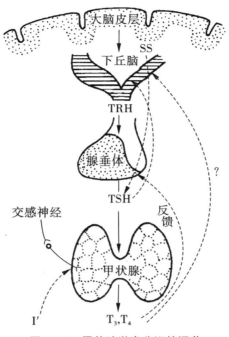

**图 11-7　甲状腺激素分泌的调节**

$T_3$、$T_4$:甲状腺激素;TSH:促甲状腺激素;
TRH:促甲状腺激素释放激素。实线箭头:促进
作用;虚线箭头:抑制作用

#### (二)甲状腺的自身调节

除了下丘脑-腺垂体对甲状腺进行调节和甲状腺激素的反馈调节外,甲状腺能根据血碘水平,调节自身来改变碘的摄取及合成甲状腺激素的能力,称为甲状腺的自身调节。它是一种有限度的,缓慢的调节。甲状腺的这种适应碘需求量变化的自身调节,对于缓冲食物中摄入碘量的差异对甲状腺素合成和分泌的影响具有重要意义。

当血中碘浓度开始增加时,最初 $T_4$ 与 $T_3$ 的合成呈线性的增加;但当血碘量超过一定限度后,$T_4$ 与 $T_3$ 的合成则明显下降,即大量摄入碘可暂时抑制甲状腺激素的释放。如当血碘水平超过 1 mmol/L 后,甲状腺的聚碘能力开始下降;若血碘浓度达到 10 mmol/L 时,因为碘的主动转运机制受到显著抑制,甲状腺的聚碘能力则完全消失,此时,甲状腺激素的合成显著减少。这一现象表明,过量的碘可产生抗甲状腺聚碘的效应,称为 Wolff-Chaikoff 效应(图 11-8)。这种效应是甲状腺的一种固有的保护性反应,可防止摄入大量碘产生的毒性作用。其机制目前尚不清楚,可能与高浓度碘抑制甲状腺过氧化物酶的活性以及合成甲状腺激素所必需的 $H_2O_2$ 的生成有关。Wolff-Chaikoff 效应除可经常性地调节甲状腺激素的合成与分泌,有利于甲状腺功能稳定在机体所需的范围外,还可使甲状腺腺体缩小,减少甲状腺的血液供应。因此,在临床上,可应用于甲状腺手术和甲状腺功能亢进危象患者的治疗和抢救。一般在甲状腺手术前给患者服用碘剂,有利于减少手术出血,保证术中和术后的安全。

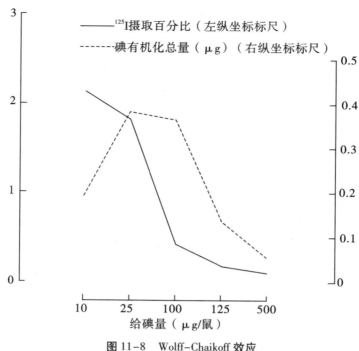

图 11-8  Wolff-Chaikoff 效应

Wolff-chaikoff 效应只是暂时的,如果在较长时间内持续摄入过量的碘,则碘抑制 $T_4$ 与 $T_3$ 合成的现象又会消失,甲状腺激素的合成会再次增加,即机体出现对高碘的适应,发生碘阻断的"脱逸"现象。这是因为对碘摄取抑制的同时伴随着甲状腺细胞内碘含量的减少,从而使激素合成继续进行。相反,当摄碘量不足( < 60 μg/d)时,甲状腺对碘的转运机制增强,即捕获碘的能力增强,甲状腺激素的合成也增加。但长期严重缺碘( < 20 μg/d)时,则会因代偿不全而导致甲状腺功能低下。地方性甲状腺肿就是由于长期碘摄入不足,甲状腺发生代偿性增生所致。

此外,甲状腺激素 $T_4$ 与 $T_3$ 比例根据血碘的变化也会发生改变,也属于甲状腺自身调节的一种形式。当碘供应充足时,甲状腺产生的 $T_4$ 与 $T_3$ 的比例为 20:1。而在缺碘情况下,则表现为 $T_3$ 增多,$T_4$ 与 $T_3$ 的比值减小。

### (三)自主神经对甲状腺的调节

甲状腺接受交感神经和副交感神经的双重支配,电刺激交感神经可使甲状腺激素合成与分泌增加;而电刺激副交感神经时,则表现为甲状腺激素的合成和释放减少。目前认为,下丘脑-腺垂体-甲状腺分泌轴是主要调节甲状腺激素水平稳态的装置,而自主神经是当机体的内环境发生急剧变化时,产生应激反应时,才对甲状腺功能起调节作用的装置。

# 第五节　胰　岛

## 一、胰岛的形态结构

胰岛是散在于胰腺外分泌细胞之间的呈小岛状的内分泌细胞团的总称。细胞之间有丰富的毛细血管分布,有利于胰岛细胞分泌和激素进入血液循环。成年人胰腺内约含有100万~200万个胰岛,占胰腺体积的1%左右。胰岛内至少有五种功能不同的细胞,这些细胞按形态及所分泌激素的种类可分为A(α)细胞,占胰岛细胞的20%,分泌胰高血糖素;B(β)细胞,占胰岛的75%,分泌胰岛素;D(δ)细胞,占胰岛的10%,分泌生长抑素;$D_1(\delta_1)$细胞,分泌血管活性肠肽;PP细胞,分泌胰多肽。生长抑素最初是在下丘脑被发现和提纯的,它对生长激素的合成和释放有抑制作用。现在研究发现,胰岛D细胞分泌的生长抑素并不进入血液循环,而是通过旁分泌抑制A细胞和B细胞的分泌。本节只介绍胰岛素和胰高血糖素。

## 二、胰岛素

胰岛素是由51个氨基酸组成的小分子蛋白质,分子量为5.8 kD,由21肽的A链和30肽的B链组成(图11-9)。两条链之间通过两个二硫键相连,如果二硫键断开,胰岛素便失去了生物活性。1965年,中国科学院生物化学研究所在世界上率先采用化学方法人工合成了具有高度生物学活性的牛胰岛素结晶。这为揭示机体生命的本质做出了巨大贡献。正常人空腹状态下血清胰岛素浓度为35~145pmol/L,血液中胰岛素以与血浆蛋白结合和游离两种形式存在,只有游离的胰岛素才能发挥生物活性,胰岛素的半衰期为5~6 min,主要在肝内灭活,肾脏和肌肉组织也可以灭活少量胰岛素。

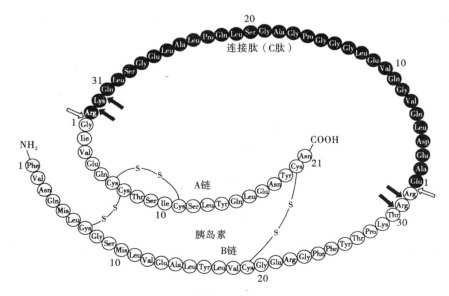

图11-9　胰岛素肽链的氨基酸序列

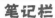

**(一)胰岛素的生物学作用**

胰岛素的生物学作用广泛而复杂,是体内促进物质合成代谢的重要激素之一,主要作用是降低血糖,调节机体能源物质的贮存,促进机体生长。它的靶器官主要是肝脏、脂肪细胞和骨骼肌。

1. 对糖代谢的作用　胰岛素是机体内降低血糖的唯一激素。其机制是通过增加血糖的去路和减少血糖的来源而使血糖浓度降低。胰岛素在加强外周组织对葡萄糖的摄取和利用的同时,能阻止肝脏输出糖。在肝脏,胰岛素能调节糖原合成、糖酵解、磷酸戊糖通路、三羧酸循环、糖异生等糖代谢途径中有关酶系的活性。胰岛素的主要作用为:①促进组织细胞摄取葡萄糖,并加速葡萄糖在细胞中的氧化和利用。②促进糖原合成,抑制糖原分解。③抑制糖异生。当胰岛素分泌不足时,糖代谢发生障碍,若血糖水平超过肾糖阈时,葡萄糖就将随尿排出体外,即可出现糖尿。临床上糖尿病患者使用适量的胰岛素,可使血糖维持在正常水平,但若用量过多,则可引起低血糖,甚至发生低血糖性休克。

2. 对脂肪代谢的影响　胰岛素能促进葡萄糖进入脂肪细胞,促进脂肪合成和贮存,同时抑制脂肪分解。当胰岛素分泌不足时,可导致脂肪的合成障碍,脂肪的分解加速,血脂升高,从而引发动脉粥样硬化,进而导致心脑血管系统出现严重疾患。与此同时,由于大量的脂肪酸分解,使酮体生成增多,从而引发酮症酸中毒,甚至出现昏迷。这也是临床上糖尿病患者较为严重的并发症的一种。

3. 对蛋白质代谢的影响　胰岛素一方面能促进细胞对氨基酸的转运和蛋白质的合成,另一方面也能抑制蛋白质的分解,故对机体的生长发育有促进作用,但必须与生长激素共同作用时,才能发挥明显的协同效应,单独作用时其效应不明显。如胰岛素分泌不足时,将导致机体的蛋白质的分解增加而合成减少,血中氨基酸浓度升高,尿氮排出增加,机体将呈负氮平衡。同时糖原异生作用增强,大量的氨基酸可转变为糖,使血糖水平显著升高。由于体内蛋白质减少,造成机体的抵抗力降低,伤口长时间不易愈合,故更易于并发感染。

总之,胰岛素是促进机体合成代谢的重要激素,其最显著的效应是降低血糖。当胰岛素分泌不足时,不仅表现出患者的血糖水平升高,还将伴随一系列其他物质代谢方面的障碍。

**(二)胰岛素的分泌调节**

胰岛素在调节体内物质代谢等活动的同时,其分泌活动也受到营养物质、神经和体液等诸多因素的影响。

考点:胰岛素的生理作用和分泌调节。

1. 血糖浓度的变化　血糖浓度是调节胰岛素分泌最主要的因素,血糖升高时可直接刺激 B 细胞,使胰岛素的合成和分泌增多,从而降低血糖浓度;当血糖浓度低于正常水平时,胰岛素的分泌则减少,使血糖浓度迅速回升到基础水平。血糖浓度对胰岛素分泌的负反馈调节作用是维持血中胰岛素以及血糖正常水平的重要机制。

2. 激素的作用　促胃液素、缩胆囊素和抑胃肽等胃肠激素,对胰岛素的分泌都具有一定的促进作用。其中抑胃肽的刺激作用属于生理调节,而其他胃肠激素的作用都是通过升高血糖而间接实现的。胃肠激素与胰岛素分泌之间的功能联系构成肠-胰岛素轴,其生理学意义在于餐后血糖升高前就刺激胰岛素分泌,从而为营养物质吸收后的细胞利用奠定基础。肠-胰岛素轴活动受到支配胰岛的副交感神经调节。因此，口服葡萄糖比静脉注射等量葡萄糖所引起的胰岛素分泌更多。

胰高血糖素既可通过旁分泌直接刺激 B 细胞分泌胰岛素，入血后又可通过提高血糖浓度而间接促进胰岛素的分泌。此外，甲状腺激素、生长激素、糖皮质激素、孕酮、雌激素等对胰岛素的分泌也具有促进作用，而肾上腺素、去甲肾上腺素和生长抑素等对胰岛素的分泌则具有抑制作用。以上任何一种促进胰岛素分泌的激素，长期大量分泌时，或在临床中长期应用时，都可使胰岛 B 细胞功能衰竭而导致糖尿病。

3. 氨基酸和脂肪的作用　许多氨基酸在 B 细胞内的代谢具有刺激胰岛素分泌的作用，其中以精氨酸和赖氨酸的作用最强。血中游离脂肪酸和酮体大量增加时，也可促进胰岛素的分泌。氨基酸刺激胰岛素的分泌与葡萄糖的刺激具有协同作用。机体长时间处于高血糖，高氨基酸和高脂血症时，可持续刺激胰岛分泌胰岛素，致使胰岛的 B 细胞功能衰竭，从而引发糖尿病。故临床常用口服氨基酸后测试患者血中胰岛素水平的变化，作为判断胰岛 B 细胞分泌功能的检测手段。

4. 神经调节　胰岛 B 细胞接受迷走神经和交感神经的双重支配，当迷走神经兴奋时，通过作用于 B 细胞膜中的 M 受体直接刺激胰岛素分泌，也可以通过刺激胃肠激素释放，间接促进胰岛素分泌。交感神经兴奋时，通过神经末梢释放的去甲肾上腺素与 B 细胞膜上的 $\alpha_2$ 受体结合，抑制胰岛素的分泌，虽然也可刺激 B 细胞膜上 $\beta$ 受体而使胰岛素分泌增加，但一般以 $\alpha$ 受体介导的抑制效应为主。

正常情况下，神经调节对胰岛素分泌作用不大，主要在于维持胰岛 B 细胞对葡萄糖的敏感性。运动时交感神经抑制胰岛素分泌可防止低血糖的发生。

## 三、胰高血糖素

胰高血糖素是由胰岛 A 细胞分泌的含 29 个氨基酸组成的多肽，分子量 3.5 kD，其血浆浓度为 50~100ng/L，在循环中的半衰期为 5~10 min，主要在肝脏和肾组织中被分解灭活。

1. 胰高血糖素的生物学作用　胰高血糖素与胰岛素的作用相反，主要是促进分解代谢。它可促进肝糖原分解；可促进氨基酸、短链脂肪酸、丙酮酸和乳酸等转化为葡萄糖；可抑制蛋白质的合成；可促进脂肪的分解，从而促使血糖浓度升高。

胰高血糖素对胃肠道蠕动和分泌具有较强的抑制作用，抑制胃酸、消化酶和胰液的分泌。此外，胰高血糖素还能减少胃黏膜的血流量。而大量的胰高血糖素还可使心肌的收缩力增强，心率加快，心输出量增加，平均动脉血压升高。

考点：胰高血糖素的生理作用和分泌调节。

2. 胰高血糖素的分泌调节　胰高血糖素的分泌主要受血糖浓度的影响。

（1）血糖与氨基酸水平的调节　血糖浓度降低时，胰高血糖素分泌增加；相反，血糖浓度升高时则减少。饥饿可促进胰高血糖素的分泌，有利于维持血糖水平，从而对脑的代谢和能量供应具有重要意义。与注射葡萄糖效应相反，注射氨基酸或高蛋白餐后，血中氨基酸增加，在促进胰岛素分泌降低血糖的同时，还可刺激胰高血糖素分泌而使血糖升高，从而防止低血糖的发生。

（2）神经调节　胰高血糖素的分泌同样也受到迷走神经和交感神经的双重调节，迷走神经兴奋时，通过 M 受体抑制胰高血糖素的分泌；相反，交感神经兴奋时，通过 A 细胞膜中的 $\beta$ 受体促进胰高血糖素的分泌。

（3）激素的调节 胰岛内各激素之间通过旁分泌的方式发生相互作用。口服氨基酸比静脉注射氨基酸引起的胰高血糖素分泌更多,提示胃肠激素可刺激胰高血糖素的分泌。缩胆囊素和促胃液素可促进胰高血糖素分泌,而促胰液素的作用则相反。胰岛素和生长抑素通过旁分泌的方式直接抑制相邻的 A 细胞分泌胰高血糖素,而胰岛素则可通过降低血糖水平间接刺激胰高血糖素的释放。

# 第六节　肾上腺的分泌

肾上腺是人体重要的内分泌腺,重量约为 8 ~ 10 g,根据其结构可分为皮质和髓质两部分,尽管它们在起源发生、形态结构及功能上都不相同,但由于髓质的血液供应来自皮质,两者在功能上存在着一定的联系,因此可以把它们看作是两个内分泌腺。

## 一、肾上腺皮质

肾上腺皮质起源于胚胎的中胚层,约占整个肾上腺的 3/4,由外向内依次分为球状带、束状带和网状带。球状带主要合成和分泌盐皮质激素,在人体以醛固酮为主,参与体内水盐代谢的调节。束状带主要合成和分泌糖皮质激素,在人体以皮质醇为主,其生物学作用非常广泛。网状带主要合成和分泌性激素,包括雄激素和雌激素。这些激素合成的原料主要是胆固醇,来自于血液,故均属于类固醇激素。

在实验室中,人们发现摘除动物的双侧肾上腺后,如果不及时补充肾上腺皮质激素,动物在短时间内因衰竭而死亡,若能及时补充肾上腺皮质激素,则动物能维持生命。由此可见,肾上腺皮质对于机体生命活动的维持是非常重要的。这是因为:①通过分泌的盐皮质激素来调节机体的水盐代谢,从而维持有效的循环血容量和动脉血压;②通过分泌的糖皮质激素来调节糖、蛋白质、脂肪的代谢,更重要的是提高机体对有害刺激的抵御能力,是维持机体的正常生命活动所必需的激素。

本节主要介绍糖皮质激素。盐皮质激素及性激素在其他章节介绍。

### （一）糖皮质激素的生物学作用

正常人血浆中的糖皮质激素主要是皮质醇,每天分泌量约为 200 mg,其生物活性极强,皮质醇进入血液后,约 90% 与血浆中的某些蛋白质结合,而游离型的皮质醇含量很少,但是只有游离型的皮质醇才能发挥生物效应。两种形式之间可以相互转换,以维持其在机体内的正常生理水平。皮质醇的生物效应非常广泛,几乎对全身所有细胞均有作用。

1. 对物质代谢的影响

（1）糖代谢 糖皮质激素是机体调节糖代谢的重要激素之一。主要通过减少组织对糖的利用和加速肝糖原异生而使血糖水平升高。其主要作用环节是:①增强肝内糖异生和糖原合成所需酶的活性,利用外周组织,特别是肌肉组织蛋白质分解所产生的氨基酸,加速肝糖原异生;②加强禁食期间肝脏对糖异生激素的反应性;③抑制 NADH 的氧化,减少糖酵解,降低外周组织对糖的利用;④抑制胰岛素与其受体结合,降低组织细胞对胰岛素的敏感性,使外周组织对葡萄糖的利用减少。当糖皮质激素分泌过多时,导致血糖浓度升高,甚至出现糖尿;相反,其分泌量过少时,则可出现低血糖。

(2)蛋白质代谢 糖皮质激素可促进蛋白质分解,促进肝外组织特别是肌肉组织蛋白质的分解,抑制肝外组织对氨基酸的摄取,减少蛋白质的合成,加速氨基酸进入肝脏生成肝糖原。因此,糖皮质激素分泌过多时,可引起生长停滞,肌肉消瘦,骨质疏松,皮肤变薄,淋巴组织萎缩及创口愈合延迟等现象。

(3)脂肪代谢 糖皮质激素可促进脂肪的分解,尤其是四肢的脂肪,使血液中游离脂肪酸的浓度升高。糖皮质激素还能增加脂肪酸在肝内的氧化。故当糖皮质激素含量明显增高时,可使机体的脂肪重新分布,四肢脂肪组织的分解增加,而躯干的脂肪合成增加,主要沉积于面、颈、躯干和腹部。因此,当肾上腺皮质功能亢进(Cushing病)或服用过量的糖皮质激素时,患者将呈现面如满月(满月脸)、背厚(水牛背)、四肢消瘦的"向心性肥胖"的特殊体征。

(4)水盐代谢的作用 糖皮质激素对钠的重吸收和钾的排出具有轻微的促进作用,但这种作用约为醛固酮的1/500。同时,它还可降低入球小动脉的血流阻力,增加肾血浆流量,使肾小球的滤过率增加,促进水的排出。故当患者肾上腺皮质功能减退或糖皮质激素分泌不足时,就会出现水排出障碍,严重时可出现"水中毒"。如及时补充适量糖皮质激素,症状可得到缓解,而补充盐皮质激素却无效。

2. 对各组织器官的影响

(1)对血液系统的影响 糖皮质激素能加强骨髓的造血能力,使血液中红细胞、血小板的数目增多。同时,它能促使附着在小血管壁的粒细胞进入血液循环,使血液中的中性粒细胞的数量增多。糖皮质激素能抑制胸腺和淋巴细胞的有丝分裂,促进淋巴细胞凋亡,使淋巴组织萎缩,并能增加淋巴细胞与嗜酸性粒细胞在肺和脾的破坏,使淋巴细胞和外周血液中的嗜酸性粒细胞的数量减少。

(2)对循环系统的影响 糖皮质激素能增强血管平滑肌对去甲肾上腺素的敏感性,使儿茶酚胺的缩血管效应表现出来,糖皮质激素的这种作用称为激素的允许作用。另外,糖皮质激素可降低毛细血管壁的通透性,有利于维持有效的循环血容量。实验中,观察到糖皮质激素对离体心脏具有强心作用,但在整体条件下,对心脏的作用不明显。

(3)其他作用 糖皮质激素可促进胎儿肺泡的发育及肺泡壁表面活性物质的生成,防止呼吸窘迫综合征的发生;糖皮质激素可促进胃腺分泌盐酸和胃蛋白酶原,增强胃腺细胞对迷走神经与促胃液素的反应性,降低胃-黏液碳酸氢盐障碍,故临床长期大量应用时易诱发或加重消化性溃疡。此外,糖皮质激素易通过血-脑屏障而维持中枢神经系统的兴奋性,影响包括睡眠形式、情绪认知和感觉等作用。长期大剂量服用糖皮质激素和肾上腺皮质功能亢进的患者,将出现思维不集中,失眠、烦躁不安等现象。

3. 在应激反应中的作用 当机体受到多种有害刺激,如创伤、手术、寒冷、饥饿、感染、疼痛、缺氧及精神紧张等刺激时,血液中的促肾上腺皮质激素(ACTH)浓度急剧增加,导致血液中的糖皮质激素的浓度明显升高,并产生一系列反应,称为应激反应。在应激反应中,除了下丘脑-腺垂体-肾上腺皮质轴的活动增加,还伴有交感-肾上腺髓质系统的活动增强,血中儿茶酚胺的含量相应增加,共同提高机体对有害刺激的耐受和抵御。同时还伴随有生长激素、催乳素、胰高血糖素、血管升压素和醛固酮分泌的增加,这说明应激反应是由多种激素共同参与使机体抵抗力增强的非特异性反应。

糖皮质激素在应激反应中的作用机制尚未清楚,但它可以快速升高血中氨基酸和脂肪酸含量,以适应机体各组织应激时对能量和其他物质的需要。如糖异生作用增加了能量供应,氨基酸用于合成新的蛋白质(酶、受体、通道等),后者对细胞的生存和新细胞的生成可能非常关键。另外,糖皮质激素通过允许作用还增强儿茶酚胺对血管的调节作用,维持动脉血压稳定。

大量糖皮质激素还具有抗炎、抗毒、抗过敏和抗休克等作用,故而临床上可用糖皮质激素治疗多种疾病。

### (二)糖皮质激素的分泌调节

糖皮质激素的分泌包括基础分泌和应激分泌两种形式,但其分泌调节主要受下丘脑-腺垂体-肾上腺皮质分泌轴的调节。

知识点:糖皮质激素的生理作用和分泌调节。

1.下丘脑促肾上腺皮质激素释放激素的作用　下丘脑分泌的促肾上腺皮质激素释放激素(CRH)通过垂体门脉系统作用于腺垂体,促使腺垂体合成和释放促肾上腺皮质激素(ACTH),从而促进肾上腺皮质合成和分泌糖皮质激素。下丘脑CRH的细胞主要位于下丘脑的室旁核,室旁核又接受边缘系统和低位脑干广泛纤维联系。下丘脑CRH的神经元可把许多脑区的神经信息转变成激素信息。当机体处于应激状态时,各种应激性刺激传入中枢神经系统,最后将信息汇集于下丘脑,使下丘脑-腺垂体-肾上腺皮质轴的活动加强,血中ACTH和糖皮质激素水平明显升高。

2.腺垂体ACTH的作用　肾上腺皮质直接受腺垂体释放的ACTH的调节。它能促进糖皮质激素的合成和释放,也能促进肾上腺皮质的束状带和网状带的生长发育。因此,当腺垂体功能低下时,促肾上腺皮质激素分泌减少,从而导致患者的肾上腺皮质网状带和束状带萎缩。

3.糖皮质激素对腺垂体和下丘脑分泌的负反馈调节　当血液中糖皮质激素浓度升高时,通过反馈作用既可抑制腺垂体ACTH的分泌,又可作用于下丘脑使CRH分泌减少。此外,血液中的ACTH的升高也可负反馈抑制CRH的释放。但在应激反应时,可能由于下丘脑和腺垂体对反馈刺激和敏感性降低,从而使这种负反馈通路被抑制或暂时消失。因此,临床长期大量应用糖皮质激素的患者,将导致患者肾上腺皮质萎缩,致使患者本身肾上腺皮质合成和释放的糖皮质激素减少。此时,若骤然停药,可能出现糖皮质激素分泌不足的症状,甚至危及生命。因此,停药时,应逐渐减量,缓慢停药。下丘脑-腺垂体-肾上腺皮质轴之间的相互关系可见(图11-10)。

4.糖皮质激素分泌的昼夜节律　腺垂体分泌的ACTH具有昼夜的周期性波动,入睡后ACTH分泌逐渐减少,午夜最低,以后又逐渐增加,至清晨起床前进入高峰,白天维持较低水平,入睡前再逐渐减少(图11-11)。凌晨4时至上午10时,糖皮质激素的分泌量约占24 h分泌总量的75%。动物实验中发现,切除大鼠的肾上腺后,ACTH分泌的昼夜节律依然存在,由此说明ACTH分泌的昼夜节律并不受糖皮质激素的反馈调节。临床上长期或大量应用糖皮质激素治疗的患者,如果顺应生理情况下糖皮质激素分泌的昼夜节律,可趁清晨生理分泌的高峰期,将一日所需的总药量一次性给予,可减轻长期或大量使用糖皮质激素引起的肾上腺皮质萎缩。

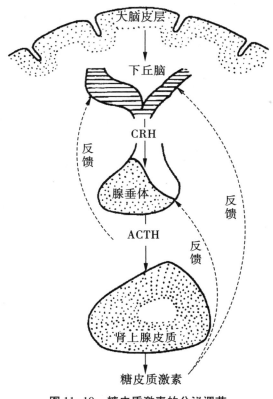

**图 11-10　糖皮质激素的分泌调节**

CRH:促肾上腺皮质激素释放激素　ACTH:促肾上腺皮质激素

实线为促进;虚线为抑制

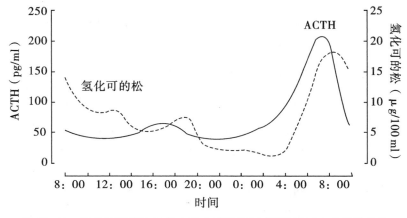

**图 11-11　氢化可的松和促肾上腺皮质激素(ACTH)的昼夜节律性变化**

## 二、肾上腺髓质

肾上腺髓质来源于胚胎外胚层,位于肾上腺的中心,其细胞质内含有可被铬盐染色成黄色的嗜铬颗粒,称为嗜铬细胞,能合成和分泌肾上腺素和去甲肾上腺素,两者都属于儿茶酚胺类的化合物。其中,肾上腺素占80%,而去甲肾上腺素只占20%。肾上腺髓质激素的合成与交感神经节后纤维合成去甲肾上腺素的过程基本一致,所需的原料均为酪氨酸。

1. 肾上腺髓质激素的生物学作用 肾上腺髓质分泌的肾上腺素和去甲肾上腺素的生物学作用取决于其所调控的各种靶组织细胞膜上所存在的受体。肾上腺素和去甲肾上腺素对心血管系统、平滑肌组织及糖代谢与脂肪代谢均有重要作用(表11-5)。

表11-5 肾上腺素与去甲肾上腺素的生物学作用比较

| 器官 | 肾上腺素 | 去甲肾上腺素 |
| --- | --- | --- |
| 心脏 | 心率增快,收缩力增强,心输出量增加 | 离体心脏的心率增快;在体则心率减慢(压力感受性反射的效应) |
| 血管 | 皮肤、胃肠、肾等血管收缩;冠状血管、骨骼肌血管舒张;总外周阻力稍减 | 全身血管广泛收缩,总外周阻力显著增加 |
| 血压 | 升高(主要因心输出量增加) | 显著增高(主要因外周阻力增大) |
| 支气管平滑肌 | 舒张 | 舒张作用较弱 |
| 胃肠活动 | 抑制 | 抑制作用较弱 |
| 代谢 | 血糖增高,血中游离脂肪酸增多,产热作用增强 | 同肾上腺素,但作用稍弱 |
| 瞳孔 | 散大 | 散大 |

肾上腺髓质直接接受交感神经节前纤维的支配,交感神经兴奋时,髓质激素分泌增多。肾上腺髓质激素的作用与交感神经兴奋时的效应相似,因此,通常把交感神经与肾上腺髓质在结构和功能上的这种联系,称为交感-肾上腺髓质系统。当机体遭遇到某些紧急情况时,如惊恐、寒冷、创伤、手术、窒息、焦虑、失血等,交感-肾上腺髓质系统的活动明显增强,肾上腺髓质激素大量分泌,导致中枢神经兴奋性显著增强,使机体处于警觉状态,反应灵敏,具体表现为:血液重新分配,心率加快,心肌收缩力增强,心输出量增加,肝糖原及脂肪分解,血压升高,呼吸运动加深加快,肺通气量增加,代谢增强,血糖浓度升高,为骨骼肌、心肌提供更多的能源,有利于机体应付紧急情况。这种在紧急情况下,通过交感-肾上腺髓质系统活动增强,所发生的适应性变化称为应急反应。

应急反应和应激反应两者既有联系又存在区别。引起应急反应的各种刺激也是引起应激反应的刺激。应急反应是交感-肾上腺髓质系统活动增强,血液中肾上腺髓质激素的浓度显著升高,从而充分调动机体的贮备潜能,提高机体的战斗力,以应对环境变化的能力;而应激反应是下丘脑-腺垂体-肾上腺皮质轴活动加强所致,血液中促肾上腺皮质激素和糖皮质激素水平显著升高,以增强机体对有害刺激的耐受力。应急反应和应激反应两者相辅相成,共同提高机体对各种有害刺激的抵抗力。

2. 肾上腺髓质激素分泌的调节 髓质激素的分泌既接受神经调节还接受体液

调节。

（1）交感神经的作用　交感神经兴奋时，其节前纤维末梢释放乙酰胆碱，可与肾上腺髓质嗜铬细胞上的 N 型胆碱能受体结合，从而使肾上腺素和去甲肾上腺素分泌增加。

（2）体液调节　实验研究表明，促肾上腺皮质激素一方面可通过糖皮质激素间接刺激肾上腺髓质，使髓质激素合成增加；另一方面，也可直接作用于肾上腺髓质，引起肾上腺素和去甲肾上腺素分泌增加。

（3）反馈作用　当去甲肾上腺素在机体内合成达到一定水平后，可以负反馈形式抑制酪氨酸羟化酶的活性，导致去甲肾上腺素的合成减少。而肾上腺素合成分泌过多时也能抑制苯乙醇胺氮位甲基移位酶的活性，使肾上腺素的合成减少。这种调节机制可在一定程度上维持去甲肾上腺素和肾上腺素合成和分泌的稳态。

# 第七节　甲状旁腺素、降钙素与调节钙、磷的激素

机体内稳定的血钙浓度是保证腺体分泌、可兴奋组织正常兴奋性的维持及骨代谢平衡的重要因素。在机体内直接参与钙、磷代谢的激素主要包括有：甲状旁腺合成和分泌的甲状旁腺激素、甲状腺 C 细胞合成和分泌的降钙素及由皮肤、肝脏、肾脏等器官共同作用而形成的胆钙化醇，即 1,25 二羟维生素 $D_3$（表 11-6）。其中甲状旁腺激素与 1,25 二羟维生素 $D_3$ 起着增高血钙的作用；而降钙素则起降低血钙的作用。除此之外，糖皮质激素、生长激素、雌激素及胰岛素等也在不同程度上参与钙磷代谢活动的调节。

表 11-6　调节机体钙磷平衡的激素

| 激素 | 甲状旁腺激素 | 降钙素 | 1,25 二羟维生素 $D_3$ |
| --- | --- | --- | --- |
| 对肠道的作用 | 无直接作用 | 无作用 | 刺激钙、磷吸收 |
| 对肾脏的作用 | 刺激钙重吸收，抑制磷重吸收 | 抑制钙、磷重吸收 | 刺激钙、磷吸收 |
| 对骨的作用 | 刺激骨吸收（骨钙释放） | 刺激骨钙沉积 | 刺激骨吸收 |
| 相关的疾病 | 分泌过多引起骨质疏松 | 无，临床上可用于治疗骨质疏松症 | 缺乏时引起软骨病（成人）和佝偻病（儿童） |

## 一、甲状旁腺激素

甲状旁腺激素是由甲状旁腺的主细胞合成和分泌的含有 84 个氨基酸组成的含氮激素，分子量为 9.5 kD。正常人血浆中的甲状旁腺激素浓度具有日节律波动，表现为清晨 6 时最高，然后逐渐降低，至下午 4 时达到最低，而后又逐渐升高。甲状旁腺激素的正常值为 10 ~ 50 ng/L，半衰期为 20 ~ 30 min，主要在肝脏水解灭活，经肾脏随尿液

知识点:甲状旁腺激素的生理作用与分泌调节。

排出体外。

1.甲状旁腺激素的生物学作用 甲状旁腺激素的主要生物学作用是升高血钙,降低血磷,它是体内调节钙磷代谢不可缺少的激素。主要通过下列途径调节钙磷水平的稳定。

(1)对骨的作用 骨组织贮存的钙总量中,99%是以钙盐的形式存在。甲状旁腺激素可促进钙盐溶解并释放入血,达到升高血钙的目的。甲状旁腺激素在促进骨组织中的钙盐入血的过程中,是通过快速效应和延缓效应两个时相完成的。快速效应是在甲状旁腺激素作用后数分钟后发生的,通过提高骨细胞膜对钙离子的通透性,使骨中的钙离子进入细胞内,使钙泵活动增强,钙离子经主动运转至细胞外液中,引起血钙升高。延缓效应是指甲状旁腺激素作用后 12 ~ 14 h 出现,通常需要几天或数周才能使血钙的浓度达到高峰。此效应主要是通过刺激破骨细胞的活动增强,加速骨组织的溶解,使钙、磷释放入血。机体通过这两个效应相互配合,使血钙的调节既灵敏又能持续较长时间。因此,当甲状旁腺激素分泌过多时可增强溶骨过程,导致患者出现骨质疏松;而在甲状腺手术时,如不慎误将甲状旁腺切除,则将导致患者出现严重的低血钙,使神经和肌肉的兴奋性异常增高,从而出现手足搐搦,甚至因呼吸肌痉挛而窒息。

(2)对肾脏的作用 甲状旁腺激素能促进肾脏远曲小管上皮细胞对钙的重吸收,抑制对磷的重吸收,减少尿钙的排出,增加尿磷的排出,降低血磷,维持血钙浓度。

(3)对小肠的作用 甲状旁腺激素能通过激活 $1\alpha-$ 羟化酶,促进 $25-(OH)-D_3$ 转变为有高度活性的 $1,25-(OH)_2-D_3$,从而促进小肠对钙和磷的吸收。

2.甲状旁腺激素的分泌调节

(1)血钙浓度对甲状旁腺激素的分泌调节 血钙浓度轻微下降时,可促进甲状旁腺激素分泌量迅速增加,这说明甲状旁腺对血钙浓度的降低非常敏感,当血液中的钙浓度持久升高时,可引起甲状旁腺的萎缩。

(2)血磷浓度的升高 可引起血钙浓度的降低,而促进甲状旁腺激素的分泌,但是血钙浓度是调节甲状旁腺激素分泌的主要因素。

## 二、降钙素

降钙素由甲状腺 C 细胞(滤泡旁细胞)分泌的由 32 个氨基酸组成的肽类激素,分子量为 3.4 kD。正常血浆浓度为 10 ~ 20 ng/L,半衰期不足 1 h,主要经肾脏分解排出。

1.降钙素的生物学作用 降钙素的主要生物学作用是降低血钙和血磷。其主要靶器官是骨,对肾脏也有一定的作用。

(1)对骨的作用 降钙素可抑制破骨细胞的活动,减弱骨盐的溶解过程,同时它还可增强成骨细胞的活动,使钙盐沉积于骨组织,从而使血钙、血磷降低。在成人降钙素对血钙浓度的作用较小,这是因为降钙素引起血钙浓度的降低,在数小时可刺激甲状旁腺激素的分泌,而抵消降钙素的效应,其次是因为成人的骨更新速度很慢。儿童由于骨更新速度极快,因此降钙素对儿童的血钙浓度的调节作用更为重要。

(2)对肾脏的作用 降钙素能减少肾小管对钙、磷、钠及氯离子的重吸收,进而促进这些离子的排泄。

2.降钙素的分泌调节 降钙素的分泌主要受血钙浓度的负反馈性调节,当血钙浓度升高时,降钙素的分泌增加,反之则分泌减少。降钙素对血钙的调节作用启动较快,在 1 h 即可达到高峰。降钙素和甲状旁腺素共同调节血钙浓度,维持血浆钙浓度的相对稳定。另外,进食后,降钙素在血液中的浓度升高,可能与促胃液素、促胰液素及胰高血糖素的分泌有关。

### 三、1,25-二羟维生素 $D_3$

人们对维生素 D 的研究起源于对佝偻病的认识。维生素 D 与甲状旁腺激素协同,也是维持机体血钙稳态的重要激素。维生素 $D_3$ 不是内分泌细胞合成的激素,而是胆固醇的衍生物,也称为胆钙化醇,可由食物中摄取,在肝、乳、鱼肝油等食物中含量丰富,也可在体内合成,由皮肤中的 7-脱氢胆固醇经日光中紫外线照射转化而来,维生素 $D_3$ 无活性,需在肝脏内经 25-羟化酶催化生成 $25-(OH)-D_3$,再在肾内 $1\alpha$-羟化酶的作用下被催化成活性更高的 1,25-二羟维生素 $D_3$($1,25-(OH)_2-D_3$),此外,胎盘和巨噬细胞等组织也可生成 $1,25-(OH)_2-D_3$。血浆中 $1,25-(OH)_2-D_3$ 的水平约为 100pmol/L,半衰期为 $12\sim15$ h。活化的维生素 $D_3$ 通过进一步羟化或氧化而降解。肝脏是其进行代谢的主要部位。维生素 $D_3$ 除了转化为 $25-(OH)-D_3$ 并经胆汁排泄,还可与葡萄糖醛酸或硫酸结合,经肾脏随尿排出体外。

1.1,25-二羟维生素 $D_3$ 生物学作用　主要生物学作用是升高血钙和血磷。

(1)对骨的作用　$1,25-(OH)_2-D_3$ 能增加破骨细胞的数量,增强溶骨过程,从而升高血钙和血磷水平;同时,$1,25-(OH)_2-D_3$ 还能增强成骨细胞的活动,促进骨盐沉积而降低血钙和血磷水平,但总的效应是升高血钙。若机体缺乏维生素 $D_3$ 或长期缺乏阳光照射,由于骨质钙化不足使骨骼生长不良,在儿童引起佝偻病,在成人引起骨软化症。

(2)对小肠的作用　$1,25-(OH)_2-D_3$ 能促进小肠黏膜上皮细胞对钙和磷的吸收,因此,使血钙和血磷水平升高。

(3)对肾脏的作用　$1,25-(OH)_2-D_3$ 能促进肾小管对钙磷的重吸收,减少尿中钙磷的排出。

2.1,25-二羟维生素 $D_3$ 的生成调节

(1)血钙和血磷水平　当血钙浓度降低,血磷升高时,可使 $25-(OH)-D_3$ 转变为 $1,25-(OH)_2-D_3$ 增加,而血钙浓度升高,血磷降低时,则其生成减少。

(2)其他因素　$1,25-(OH)_2-D_3$ 对其本身的生成具有负反馈作用,此外,催乳素与生长激素能促进 $1,25-(OH)_2-D_3$ 的生成,糖皮质激素则抑制其生成。

## 第八节　其他激素

### 一、前列腺素

前列腺素是广泛存在于人和动物体内各种组织中的一组重要激素,因其首先在精液中被发现而得名。根据其分子结构的不同可分为 A、B、C、D、E、F、G、H、I 等类型,每

种类型又有多种亚型,其中前列腺素 $A_2$ 和前列腺素 $I_2$ 在血液中的浓度较高,可随血液循环而发挥作用外,其他类型的前列腺激素由于代谢极快,所以只能在组织中生成后在局部发挥作用。

前列腺素的合成是细胞膜的磷脂在磷脂酶 $A_2$ 的作用下生成前列腺素的前体花生四烯酸,后者在环加氧酶的催化下,生成不稳定的环过氧化物前列腺素 $G_2$ 随后又转变为前列腺素 $H_2$。前列腺素 $H_2$ 再分别在血栓烷合成酶和前列腺素合成酶的作用下转变为血栓烷 $A_2$ 和前列环素。在异构酶和还原酶的作用下,前列腺素 $H_2$ 又可分别形成前列腺素 $E_2$ 和前列腺素 $F_2$。阿司匹林可抑制环加氧酶,从而抑制前列腺素的合成。

前列腺素的生物效应非常广泛,几乎对人体的各个器官和组织的功能活动都有影响,但由于不同的组织细胞存在有前列腺素不同的受体,所以其发挥的作用不同(表11-7)。如血小板产生的 $TXA_2$ 能使血小板聚集和血管收缩;而血管内膜产生的 $PGI_2$ 则抑制血小板聚集并使血管舒张;$PGE_2$ 促使支气管平滑肌舒张,促进肾脏排泄钠和水,抑制非孕子宫收缩等;而 $PGF_2$ 则促使支气管平滑肌收缩,促使非孕子宫收缩,$PGE_2$ 与 $PGF_2$ 共同作用于妊娠子宫时,均促使妊娠子宫收缩。

表11-7 前列腺素的作用

| 作用的器官系统 | 作用 |
| --- | --- |
| 神经系统 | 脑内 PGE 对中枢神经系统具有镇静、安定和抗惊厥作用;PGE 使体温调定点上移,能致机体发热;影响神经递质的释放,有致痛作用 |
| 循环系统 | 血小板产生的 $TXA_2$ 具有强烈的聚集血小板和缩血管作用,血管内膜产生的 $PGI_2$ 抑制血小板聚集和舒张血管作用;$PGI_2$ 还可引起心率减慢,血压降低;$PGE_2$ 和 $PGF_{2\alpha}$ 则能使心率加快,心肌收缩力加强,$PGF_{2\alpha}$ 使血管收缩 |
| 消化系统 | $PGE_2$ 具有抑制胃酸分泌和促进胃肠平滑肌运动的作用,对胃黏膜细胞具有保护作用 |
| 呼吸系统 | $PGE_2$ 和 $PGI_2$ 有扩张支气管作用,而 $PGF_{2\alpha}$ 和 $TXA_2$ 具有收缩支气管作用 |
| 泌尿系统 | $PGE_2$ 和 $PGI_2$ 能使肾血管舒张,增加肾血流量,增加肾小球滤过率,促进排钠利尿 |
| 内分泌系统 | 增加皮质醇分泌,影响许多组织对激素的反应性,参与神经内分泌调节 |
| 生殖系统 | 作用于男性和女性生殖管道,促进精子的运行;参与排卵及分娩过程;$PGE_2$ 和 $PGI_2$ 促进子宫收缩,两者产生过多可引起胎儿早产、子宫内膜异位及痛经 |
| 防御系统 | 参与炎症反应 |
| 脂肪代谢 | 抑制脂肪分解 |

## 二、松果体激素

松果体位于丘脑的后上部,有柄与丘脑相连,因形似松果而得名。松果体可分泌两类激素,一类是吲哚类,以褪黑素为代表,另一类是多肽类,以8-精催产素为代表。

下面主要介绍褪黑素的生物学作用。

1. 褪黑素的生物学作用　褪黑素具有广泛的生物学作用,对生殖、内分泌系统、神经系统、人体衰老、免疫功能以及生物节律等均具有调节作用。

(1)对生殖系统的影响　临床上发现,患有松果体非实质性肿瘤的男性儿童会出现性早熟。动物实验中观察到,若向大鼠下丘脑或脑干内注射褪黑素,其血清中黄体生成素和促卵泡激素的含量将降低,并阻断排卵。通过上述观察及实验结果表明,褪黑素可抑制下丘脑的促性腺激素释放激素的合成与释放,进而影响腺垂体促性腺激素的合成与释放,对性腺发育起抑制作用。

(2)对甲状腺和肾上腺的影响　动物显示,切除大鼠松果体后,大鼠的甲状腺和肾上腺将出现明显肿大,甲状腺的摄碘作用也增强,碘更新率加速。动物血浆中皮质酮和醛固酮的含量升高,并诱发实验性高血压。由此说明松果体激素对下丘脑-垂体-甲状腺和肾上腺皮质的功能具有抑制作用。

(3)调节衰老及生物节律　实验研究还发现给予褪黑素或进行松果体移植,在一定程度上能延缓衰老,并可减少老年病的发生。有研究表明,人和哺乳类动物的褪黑素昼夜分泌节律与睡眠的昼夜时相完全相同,生理剂量的褪黑素具有促进睡眠的作用。

2. 褪黑素分泌的调节

(1)生物节律　褪黑素的分泌不仅具有明显的昼夜节律,表现为白天分泌少,夜晚分泌多,峰值出现在凌晨 2 点,这或许与昼夜明光-暗光刺激以及交感神经的活动有关。同时,也具有月、季、年周期节律,这或许与生殖周期有关,如女性在排卵前血中褪黑素水平最低,而后逐渐增高,到月经来源时达顶峰,由此可说明月经周期与松果体的活动节律有关。

(2)神经调节　褪黑素的分泌接受交感神经的调控。实验表明,刺激交感神经可使松果腺的活动增强,光照可抑制交感神经的活动,进而使褪黑素的合成和分泌减少。

（黄河科技学院　尚曙玉）

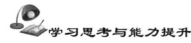
**学习思考与能力提升**

一、名词解释

1.呆小症　2.激素　3.第二信使　4.允许作用　5.下丘脑调节性多肽

二、单项选择题

1.幼儿时生长素分泌不足可导致　　　　　　　　　　　　　　　　　　　　(　　)

 A.侏儒症　　　　　　　　　　　　　　　　B.肢端肥大症

 C.向心性肥胖　　　　　　　　　　　　　　D.呆小症

2.当血糖浓度升高时,胰岛素的分泌　　　　　　　　　　　　　　　　　　(　　)

 A.增加　　　　　　　　　　　　　　　　　B.减少

 C.不变　　　　　　　　　　　　　　　　　D.增加或减少

3.应激反应时血中明显增多的激素是　　　　　　　　　　　　　　　　　　(　　)

 A.皮质醇　　　　　　　　　　　　　　　　B.醛固酮

 C.胰岛素　　　　　　　　　　　　　　　　D.抗利尿激素

4.因分泌不足而引起呆小症的激素是 （ ）

    A.胰岛素                         B.甲状腺激素

    C.生长激素                     D.抗利尿激素

5.硫脲嘧啶可抑制甲状腺激素的合成,可用于治疗甲状腺功能亢进,主要是其抑制了哪种酶的活性 （ ）

    A.过氧化物酶                    B.脱碘酶

    C.水解酶                       D.磷酸化酶

6.血液中激素浓度虽然很低,但其作用很明显,这是因为 （ ）

    A.激素随血液可分布全身           B.靶细胞内存在高效能的生物

放大系统

    C.激素的半衰期较长               D.激素与受体结合的时间很长

7.体内大多数由内分泌腺释放的激素转送到靶组织的方式是 （ ）

    A.远距分泌                     B.神经分泌

    C.旁分泌                      D.自分泌

8.治疗呆小症最能奏效的时间是在出生后 （ ）

    A.3个月前                     B.6个月左右

    C.10个月左右                   D.12个月左右

9.合成肾上腺皮质激素的原料是 （ ）

    A.葡萄糖                      B.蛋白质

    C.脂肪酸                      D.胆固醇

10.下列哪种调节肽不是由下丘脑促垂体区的神经细胞合成的 （ ）

    A.促肾上腺皮质激素            B.生长素释放激素

    C.催乳素释放因子               D.促性腺激素释放激素

11.下列哪种激素对儿茶酚胺对心血管活动的调节起允许作用? （ ）

    A.甲状腺激素                    B.生长激素

    C.糖皮质激素                   D.醛固酮

12.对长期大量用糖皮质激素治疗疾病的患者,下列分析中哪一项是不正确的 （ ）

    A.患者可表现出向心性肥胖               B.患者血液中糖皮质激

素水平较高

    C.患者血液中促肾上腺皮质激素水平较高        D.所治的疾病痊愈后不

应突然停药

13.降钙素的主要作用是 （ ）

    A.升高血钙和血磷                 B.降低血钙和血磷

    C.降低血钙,升高血磷             D.升高血钙,降低血磷

14.临床上长期大量应用糖皮质激素的患者将导致 （ ）

    A.肾上腺皮质萎缩                 B.肾上腺皮质增生

    C.肾上腺髓质萎缩                 D.肾上腺髓质增生

15.使基础代谢率增高的主要激素是 （ ）

    A.糖皮质激素                    B.肾上腺素

    C.甲状旁腺素                   D.甲状腺激素

### 三、问答题

1.饮食中缺碘为什么会引起甲状腺肿大?

2.调节血糖水平的激素有哪些? 它们是如何影响血糖水平的?

3.为什么甲状腺功能亢进的患者常感饥饿,食欲旺盛,反而明显消瘦?

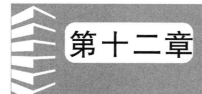

# 生殖生理

生殖是生物区别于非生物的基本特征之一,是维持生物绵延和种系繁殖的重要生命活动。它是指生物体生长发育成熟后,能够产生与其本身相似的子代个体的功能。人的生殖过程是在下丘脑-腺垂体-性腺轴为主的神经和内分泌系统调控下,通过两性生殖系统的活动实现的,包括两性生殖细胞的形成、交配、受精、受精卵着床、胚胎发育以及分娩等一系列过程。

## 第一节　男性生殖生理

男性生殖系统的主性器官是睾丸,附属性器官包括附睾、输精管、射精管、精囊腺、前列腺、尿道球腺和阴茎等。

### 一、睾丸的功能

睾丸位于阴囊内,左右各一。睾丸主要由曲细精管与间质细胞组成,前者是精子生成的部位,后者则具有合成和分泌雄激素的功能。

#### (一)睾丸的生精作用

1. 精子的生成过程　睾丸曲细精管上皮由生精细胞和支持细胞构成。生精细胞生成精子,支持细胞支持和营养生精细胞,为生精细胞的分化和发育提供相对稳定的微环境。

原始的生精细胞是精原细胞,紧贴于曲细精管的基膜上,从青春期开始,精原细胞分阶段发育成精子。在曲细精管的管壁中,各种不同发育阶段的生精细胞是顺次排列的,由基膜至管腔分别为精原细胞、初级精母细胞、次级精母细胞、精子细胞、精子和脱离支持细胞进入管腔的精子(图12-1)。精原细胞发育成为精子需2.5个月左右。

*知识点:睾丸的生理功能。*

*知识点:精子生成的部位。*

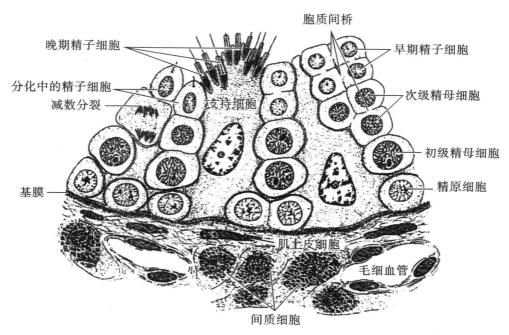

图 12-1　睾丸曲细精管生精过程

正常情况下,精子生成和存活的适宜温度低于体温 1~2 ℃。阴囊内温度较腹腔内温度低 2 ℃左右,适于精子的生成和存活。如果由于某种原因,睾丸未降入阴囊而停留于腹腔或腹股沟内,称为隐睾症,是男性不育症的原因之一。另外,吸烟、酗酒、放射线照射和某些药物等可使精子的活力降低,畸形率增加,导致少精或无精。

2. 精子的运输和射精　新生成的精子自身没有运动能力,通过小管外周肌样细胞的收缩以及管腔液的移动,被运送至附睾进一步成熟,停留 18~24 h 后,才获得运动能力。附睾内可储存少量的精子,大量的精子则被储存于输精管以及壶腹部。在性生活中,精子通过输精管的蠕动运送至尿道。附睾、精囊腺、前列腺和尿道球腺的分泌物与精子混合成为精液,在性高潮时排出体外。人的精子形如蝌蚪状,长约 60 μm,分为头、尾两部分,头部主要由核、顶体及后顶体翘组成,尾部又称鞭毛。成年人每克睾丸组织,能产生 $10^7$ 个精子,每天双侧睾丸可产生上亿个精子。在 45 岁以后,随着曲细精管的萎缩,生精能力将逐渐减弱。正常男子每次射出精液 3~6 mL,每毫升精液含 $(0.2~4)×10^8$ 个精子。若精子数量少于每毫升 $0.2×10^8$ 个,则不易使卵子受精。

**(二)睾丸的内分泌功能**

睾丸的间质细胞分泌雄激素,以睾酮为主,支持细胞主要分泌抑制素。

1. 雄激素　雄激素是含 19 个碳原子的类固醇激素,主要有睾酮、脱氢表雄酮、雄烯二酮和雄酮。在以上这些雄激素中,睾酮的生物活性最强,其余几种雄激素的生物活性不及睾酮的 1/5;但睾酮在进入靶组织后可转变为活性更强的双氢睾酮。

(1)睾酮的合成、代谢和降解　在间质细胞内,胆固醇经羟化、侧链裂解,先形成孕烯醇酮,再经 17-羟化脱去侧链形成睾酮。在部分靶细胞内,睾酮可经 5α-还原酶形成双氢睾酮后再发挥作用。正常成年男性在 20~50 岁时血浆中睾酮含量最高,每天睾酮分泌量为 4 ~ 9 mg,血浆睾酮总浓度约为 5.25 μg/L。50 岁以后则随年龄的增长而逐渐减少。

血液中 33% 左右的睾酮与血浆白蛋白或其他血浆蛋白质结合,约 2% 的睾酮是以游离的形式存在的。只有游离形式的睾酮才能离开血液循环进入靶细胞发挥生物效应,结合形式的睾酮可作为血浆中的储存库。结合状态可以转变为游离状态,二者处于动态平衡状态。余下的 65% 的睾酮与血浆中的性激素结合球蛋白结合。

睾酮主要在肝内降解、灭活,其中约 5% 被彻底氧化,95% 被还原和结合转化为 17-酮类固酮,包括雄酮、异雄酮及胆烷醇酮等代谢产物随尿液排出,少数经粪便排出。循环中少量的睾酮在芳香化酶的作用下还可转变为雌激素。

(2)睾酮的生理作用

1)对胚胎分化的影响:胚胎 7 周时分化出睾丸,并分泌雄激素,雄激素可促进男性内、外生殖器的发育。如果睾酮在胚胎时期含量过低,则可能导致男性假两性畸形。

2)对附属性器官的影响:睾酮能直接刺激睾丸,维持睾丸的正常发育,刺激精囊与前列腺的发育及其正常分泌,促进阴茎与阴囊的正常发育。

3)对男性第二性征的影响:青春期开始后,男性的外表开始出现一系列区别于女性的特征,称为男性第二性征或副性征。主要表现为骨骼粗壮、肌肉发达、肌力增强、胡须生长、腹部和胸部毛发生长、喉结突起、嗓音低沉、汗腺和皮脂腺分泌增多等。男性第二性征的出现和维持都依赖于睾酮的作用。在人类,若于青春期前切除睾丸,成年时生殖器呈幼稚状态,体貌、体态近似女性,如成年后切除睾丸,其附属性器官和第二性征也会逐渐退化。

4)对生精过程的影响:睾酮自间质细胞分泌后,进入曲细精管,与生精细胞的雄激素受体结合,促进生精细胞的分化和精子的生成。

5)对性行为和性欲的影响:睾酮与男性的性行为以及正常性欲的维持有关。睾丸功能低下的患者,血中雄激素水平较低,常出现阳痿和性欲降低,用雄激素治疗效果较好。

6)对代谢的影响:睾酮能促进蛋白质的合成,特别是促进肌肉和生殖器官的蛋白质合成,同时还具有促进骨骼生长与钙、磷沉积以及红细胞生成等作用。

2.抑制素　抑制素是由睾丸支持细胞分泌的一种糖蛋白激素,由 α 和 β 两个亚单位组成,可选择性作用于腺垂体,对卵泡刺激素(FSH)的合成和分泌具有很强的抑制作用。生理剂量的抑制素对黄体生成素(LH)的分泌无明显影响。此外,在性腺中还存在与抑制素结构近似物质,由两个 β 亚单位组成的同二聚体或异二聚体,称为激活素,其作用与抑制素相反,可促进腺垂体 FSH 的分泌。

## 二、睾丸功能的调节

睾丸的生精作用和内分泌功能均受到下丘脑-腺垂体的调节,而睾丸分泌的激素又能反馈调节下丘脑-腺垂体的分泌活动,从而维持生精过程和各种激素水平的稳态。它们在功能上联系密切,构成下丘脑-腺垂体-睾丸轴。此外,在睾丸内生精细胞、支持细胞和间质细胞之间还存在复杂的局部调节机制。

### (一)下丘脑-垂体对睾丸活动的调节

下丘脑分泌的促性腺激素释放激素(GnRH)经垂体门脉系统直接作用于腺垂体,

促进腺垂体促性腺细胞合成与分泌 FSH 和 LH,进而对睾丸的生精作用以及支持细胞和间质细胞的内分泌活动进行调节。

1.对生精作用的调节　FSH 和 LH 对生精过程均有调节作用。LH 刺激间质细胞产生睾酮,FSH 则调控精原细胞的分化与增殖,两者协同调控精子发生功能。大鼠实验表明,生精作用已经开始的大鼠,只要给予适量的睾酮,生精过程就可维持;而生精过程尚未开始或因某种原因中断的大鼠,仅有睾酮则难以使生精过程启动或恢复。因此认为,FSH 对生精过程有启动作用,而睾酮对于生精过程则具有维持效应。

2.对睾酮分泌的调节　睾丸持续分泌雄激素的功能主要受 LH 的调控。下丘脑产生的 GnRH 作用于腺垂体,促进腺垂体分泌 LH,LH 经血液循环到达睾丸后,与间质细胞膜上的 LH 受体结合,经过信号传导系统,促进胆固醇进入线粒体内合成睾酮。同时,LH 也可使间质细胞线粒体和滑面内质网中与睾酮合成有关的酶系的活性增强,从而加速睾酮的合成。

**（二）睾丸激素对下丘脑-腺垂体的反馈调节**

睾丸分泌的雄激素和抑制素在血液中的浓度变化,也可对下丘脑-腺垂体进行负反馈调节,从而维持生精过程和各种激素水平的稳态(图 12-2)。

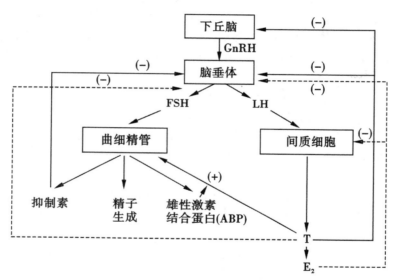

图 12-2　睾丸激素对下丘脑-垂体的反馈调节

1.雄激素　当血液中的睾酮浓度达到一定水平后,作用于下丘脑和腺垂体,通过负反馈机制,抑制 GnRH 和 LH 的分泌,使血液中的睾酮浓度稳定在一定水平。

2.抑制素　在离体培养的成年大鼠睾丸支持细胞,给予 FSH 可刺激抑制素的分泌,两者之间呈剂量-效应关系。给大鼠注射抑制素后,可使血液中 FSH 的含量显著下降,而对 LH 的浓度无显著影响。这些结果表明 FSH 能促进抑制素的分泌,同时抑制素又能对腺垂体 FSH 的合成和分泌发挥选择性抑制作用。机体可通过这一负反馈环路调节腺垂体 FSH 的分泌。

### （三）睾丸内的局部调节

睾丸的功能除了受到下丘脑-腺垂体-性腺轴的调控外,睾丸内部还存在有一定的局部调节系统,调节睾丸的功能。在睾丸内,支持细胞与生精细胞之间,间质细胞与生精细胞之间还存在错综复杂的局部调节机制。例如,FSH 可激活支持细胞内的芳香化酶,促进睾酮转变为雌二醇,后者可降低腺垂体对 GnRH 的反应性,并能直接抑制间质细胞睾酮的合成。此外,睾丸间质细胞产生的多种肽类物质(胰岛素样生长因子、转化生长因子、GnRH 等),间质中的巨噬细胞分泌的肿瘤坏死因子、白细胞介素等,可通过旁分泌或自分泌的方式参与睾丸功能的局部调节。

# 第二节　女性生殖生理

女性生殖系统的主性器官是卵巢,此外还有输卵管、子宫、阴道及外阴等附属性器官。女性生殖功能主要包括卵巢的生卵作用、内分泌功能、妊娠和分娩等生理过程。与男性生殖功能相比,女性生殖功能的最大不同在于女性进入青春期后,卵巢发生周期性的排卵:如果排出的卵细胞未受精,则子宫内膜将发生周期性的脱落和出血,即为月经;如果排出的卵细胞受精并植入子宫,则将孕育出新的子代个体,使生殖功能得以完成。

## 一、卵巢的功能

卵巢是女性生殖系统的中心,具有产生成熟卵子的生卵作用和合成分泌性激素的内分泌功能。

### （一）卵巢的生卵作用

卵巢的生卵作用是成熟女性最基本的生殖功能。卵巢内存在大量不同发育阶段的卵泡。卵泡是卵巢的基本功能单位,由卵母细胞和卵泡细胞组成。青春期前,原始卵泡生长一直受到抑制,青春期开始后,在下丘脑-腺垂体-性腺轴的调控下,原始卵泡开始发育,卵巢的形态和功能发生周期性的变化,每月一次,周而复始,称为卵巢周期,一般分为卵泡期、排卵期和黄体期三个阶段(图 12-3)。

1. 卵泡期　卵泡期是指卵泡生长、发育直至成熟的阶段。在发育过程中,原始卵泡经历初级卵泡、次级卵泡的不同发育阶段,发生一系列的形态变化,最终成为成熟卵泡。原始卵泡由一个初级卵母细胞及其周围的单层卵泡细胞构成。随着卵泡的发育,初级卵母细胞逐渐增大,原始卵泡的单层卵泡细胞开始增殖,由梭形或扁平的单层细胞变成单层的颗粒细胞层,进而分化为多层,并分泌大量糖蛋白包绕在逐渐增大的卵母细胞周围成透明带,形成初级卵泡。随着初级卵泡的发育,环绕在卵泡颗粒细胞外的间质细胞,分化增殖为内膜细胞和外膜细胞,形成次级卵泡。继而,颗粒细胞合成分泌的糖蛋白及部分血浆成分进入卵泡形成卵泡液和卵泡腔,并把覆盖有多层颗粒细胞的卵细胞推向一侧形成卵丘,最后转变为成熟卵泡。

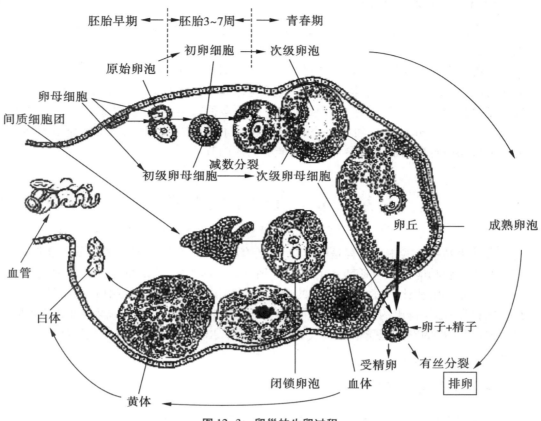

图 12-3　卵巢的生卵过程

原始卵泡在女性胚胎期 6 周开始形成,到妊娠 20 周时,原始卵泡数量可达 600 万 ~700 万个。随后原始卵泡数量迅速减少,至新生儿期卵巢内约有 200 万个未发育的原始卵泡,到青春期进一步减少到 30 万 ~40 万个,绝经期时仅存几百个。从青春期开始,每个月有 15 ~20 个卵泡继续生长发育,但通常只有 1 个可发育成优势卵泡,并排出其中的卵细胞,其余的卵泡退化为闭锁卵泡。正常女性一生中平均只排出 400 ~500 个成熟卵细胞。

**知识点:卵泡。**

2. 排卵　排卵是指在 LH 等激素的作用下,成熟卵泡壁破裂,出现排卵孔,卵细胞与透明带、放射冠及卵泡液排出的过程。排出的卵细胞即被输卵管伞捕捉送入输卵管中。排卵大多发生在两次月经中间,如果以 28 d 为一个月经周期计算,排卵通常发生在下次月经来潮前的 14 d 左右。卵子可由两侧卵巢轮流排出,也可由一侧卵巢连续排出。

3. 黄体期　排卵后,卵巢破裂口被纤维蛋白封闭,残余的卵泡壁内陷,血液进入卵泡腔,凝固形成血体。随着血液被吸收,颗粒细胞与内膜细胞在 LH 的作用下增殖、黄体化,形成外观呈黄色的黄体。如果排出的卵子未受精,则在排卵后第 9 ~10 天黄体便开始退化,逐渐转变为白体。黄体的寿命一般为 12 ~16 d,平均 14 d。如果卵子受精成功,黄体在胚胎分泌的人绒毛膜促性腺激素的作用下继续发育为妊娠黄体。至此,在卵巢完成了从卵泡发育期到黄体期的一个完整周期。

### (二)卵巢的内分泌功能

卵巢主要分泌雌激素、孕激素和少量雄激素、抑制素。排卵前,卵泡分泌雌激素,排卵后黄体分泌雌激素和孕激素。

1. 雌激素　人类的雌激素有三种:雌二醇、雌酮和雌三醇,均属于脂溶性类固醇激素。其中以雌二醇的分泌量最大,生物活性最强,雌酮的活性仅为雌二醇的 10% ,雌三醇的活性最低。

(1)雌激素的合成　卵巢雌激素的合成是在卵泡的内膜细胞和颗粒细胞共同参与下完成的。内膜细胞在 LH 的作用下产生雄激素(雄烯二酮和睾酮),通过扩散转运至颗粒细胞,在 FSH 作用下增强颗粒细胞内芳香化酶的活性,将雄烯二酮转变为雌酮,睾酮转变为雌二醇。雌激素的合成过程被称为双重细胞学说:即由内膜细胞生成雄激素,再由颗粒细胞将雄激素转变为雌激素。

(2)雌激素的生理作用　雌激素是女性完成生殖功能必不可少的激素,贯穿于女性生殖器官的发育和副性征的出现到促进卵泡发育、排卵及妊娠、分娩乃至哺乳各个环节。此外,雌激素对物质代谢也有明显的影响。 知识点:雌激素的生理作用。

1)对生殖器官的作用:①卵巢,雌激素与 FSH 协同促进卵泡发育,诱导排卵前 LH 峰的出现而促进排卵。②输卵管,促进输卵管运动,有利于精子与卵子的运行。③子宫,促进子宫发育,使子宫内膜发生增生期变化,增加子宫颈黏液的分泌。④阴道,使阴道黏膜上皮细胞增生、角化,糖原含量增加,使阴道分泌物呈酸性(pH 值 4 ~5)而增强阴道的抗菌能力。

2)对乳腺、副性征的影响:雌激素可促进乳房的发育,刺激乳腺导管和结缔组织的增生,产生乳晕;也可促使脂肪沉积于乳房、臀部等部位,毛发呈女性分布,音调较高,出现并维持女性第二性征。

3)对代谢的影响:雌激素对代谢的影响比较广泛。①促进骨骼的生长和钙盐的沉积,促进骨盆发育和长骨骨骺的闭合。②降低血液胆固醇水平,抑制动脉粥样硬化斑块的形成。③加速蛋白质合成,促进生殖器官的细胞增殖分化,促进生长发育。④高浓度的雌激素可使体液向组织间隙转移,减少循环血量而使醛固酮分泌增多导致水、钠潴留等。

2. 孕激素

(1)孕激素的合成　孕激素主要有孕酮、20α-羟孕酮和 17α-羟孕酮,其中孕酮的生物活性最强。排卵前,颗粒细胞和卵泡膜能分泌少量孕酮,排卵后黄体细胞在分泌雌激素的同时,还大量分泌孕酮,并在排卵后 5 ~ 10 d 达到高峰,以后分泌量逐渐降低。妊娠两个月左右,胎盘开始合成大量孕酮。孕酮主要在肝内降解,然后随尿、粪排出体外。

(2)孕激素的作用　孕激素的作用以雌激素的作用为基础,主要保障孕卵的着床和维持妊娠。

子宫:孕激素促使增生期的子宫内膜进一步增厚,呈现分泌期的改变,为受精卵着床做好准备。孕卵着床后,孕激素促进子宫基质细胞转化为蜕膜细胞,为胚泡提供充足的营养物质。在妊娠期,孕激素能够降低子宫平滑肌细胞的兴奋性,使其对催产素的敏感性下降,防止子宫收缩,为胚胎生长提供适宜的环境。同时,孕激素能抑制母体的免疫排斥反应,避免将胚胎排出子宫。与雌激素作用相反,孕激素能够抑制输卵管

笔记栏

的节律性收缩,减少宫颈黏液分泌,增大稠度,不利于精子的穿透。

乳腺:在雌激素作用的基础上,孕酮可促进乳腺腺泡的发育和成熟,并在妊娠后期为泌乳作准备。

排卵:排卵前,孕酮可协同雌激素诱发 LH 峰的出现;排卵后,抑制 LH 高峰的形成,从而抑制排卵,保证妊娠期间不会发生再次受孕。

体温:女性的基础体温在排卵前先出现短暂降低,排卵日最低,排卵后可升高 0.5 ℃左右,并在黄体期一直维持在此水平。临床上常将这一基础体温的变化作为判定排卵的标志之一。女性在绝经或卵巢摘除后,基础体温的特征性变化将消失。注射孕酮则引起基础体温升高,表明基础体温的升高与孕激素有关。

3.雄激素　女性体内的卵泡内膜细胞和肾上腺皮质网状带细胞能产生少量的雄激素。适量的雄激素配合雌激素可刺激女性阴毛和腋毛的生长,女性雄激素分泌过多时,可出现多毛症等男性化特征。此外,雄激素能增强女性的性欲,维持快感。

## 二、卵巢功能的调节

卵巢的周期性变化是在下丘脑-腺垂体-卵巢轴的调控下完成的。下丘脑分泌的 GnRH 作用于腺垂体,促进腺垂体 FSH 和 LH 的分泌,FSH 促进卵巢中的卵泡发育。在卵巢功能的调节中,最重要的是雌激素和孕激素对下丘脑和腺垂体的负反馈抑制以及在排卵前形成的雌激素高峰对下丘脑和腺垂体的正反馈作用。

女性在青春期前,下丘脑 GnRH 神经元尚未发育成熟,且对卵巢激素的反馈抑制作用比较敏感,GnRH 的分泌很少,使腺垂体 FSH 及 LH 的分泌及卵巢功能均处于抑制状态。进入青春期,下丘脑 GnRH 神经元已发育成熟,对卵巢激素的敏感性下降,GnRH 分泌增加,FSH 和 LH 分泌也相应增加,卵巢功能开始活跃,卵泡开始发育、排卵,形成黄体,卵巢功能出现周期性变化。

1.卵泡期　卵泡期可分为卵泡早期和卵泡晚期。卵泡早期由于卵泡未发育成熟,雌激素和孕激素的分泌量少,对腺垂体的负反馈抑制作用较弱,使 FSH 及 LH 的分泌表现逐渐增高的趋势。FSH 促进颗粒细胞增殖,诱导颗粒细胞中的芳香化酶活性使雌激素分泌量逐渐增加,FSH 还刺激颗粒细胞产生抑制素。当雌激素和抑制素分泌达到一定水平时,反馈抑制腺垂体 FSH 的分泌,使血中 FSH 水平下降。在卵泡晚期,卵泡逐渐发育成熟,形成优势卵泡,颗粒细胞分泌的雌激素水平持续升高,在排卵前一天左右,血中雌激素水平达到最高值,形成月经周期中雌激素的第一高峰。在此作用下,下丘脑 GnRH 分泌增强,刺激 LH 和 FSH 的分泌,其中 LH 的分泌明显增加形成 LH 高峰。雌激素促进 LH 大量分泌的作用称为雌激素的正反馈效应。

知识点:控制排卵的关键因素。

2.排卵　LH 高峰是引发排卵的关键因素。在 LH 峰出现之前,卵母细胞已基本发育成熟,但由于包围卵母细胞的颗粒细胞分泌卵母细胞成熟抑制因子,使卵母细胞的成熟分裂停止于初级卵母细胞阶段。当 LH 峰出现时,高浓度的 LH 消除了卵母细胞成熟抑制因子的抑制作用,使初级卵母细胞恢复分裂,形成次级卵母细胞和第一极体。随即次级卵母细胞继续发育最终成为成熟卵泡并突出于卵巢表面,形成透明的卵泡小斑(排卵孔)。LH 峰的出现还可促进卵泡细胞分泌前列腺素,促使卵泡壁肌样细胞收缩,引起排卵。

3.黄体期　排卵后,卵巢周期进入黄体期。在 LH 作用下,黄体功能逐渐成熟,血中孕激素与雌激素水平逐渐上升,一般在排卵后的 5 ~ 10 d 形成雌激素的第二次高峰,但峰值略低于卵泡晚期的第一次峰值。由于高浓度的雌激素与孕激素对下丘脑和腺垂体分泌的负反馈抑制作用,使黄体期 LH 和 FSH 处于较低水平。

# 第三节　月经周期及其形成原理

## 一、月经周期的概念

女性进入青春期后,随着卵巢功能的周期性变化,在卵巢激素的作用下,子宫内膜发生周期性剥落,产生出血的现象,称为月经。月经具有明显的周期性,约一个月出现一次,从一次月经开始到下一次月经开始前的时间,称为月经周期。

月经周期的长短因人而异,成年女性的周期变动在 20 ~ 40 d,平均为 28 d,每次持续 3 ~ 5 d。通常,我国女性 12 ~ 14 岁左右出现第一次月经,称为初潮。初潮后的一段时间内,月经周期可能不规律,一般 1 ~ 2 年后逐渐规律起来。

## 二、月经周期形成的原理

月经周期中,卵巢和子宫内膜都出现一系列形态和功能的变化,分为月经期、增生期和分泌期,前两期相当于卵巢周期的卵泡期,分泌期相当于黄体期(图 12-4)。

1.月经期　月经周期第 1 ~ 5 天,相当于卵泡期早期。由于卵巢内的黄体退化,雌激素和孕激素分泌量骤然下降,子宫内膜失去雌、孕激素的支持,引起子宫内膜功能层的螺旋动脉发生收缩、痉挛,导致子宫内膜缺血、缺氧,子宫内膜的功能层失去营养而剥离、出血,经阴道流出,即为经血,故称月经期。

月经期出血量为 50 ~ 100 mL,呈暗红色,除血液外,还有子宫内膜碎片、宫颈黏膜及脱落的阴道上皮细胞。在子宫内膜组织中含有丰富的纤溶酶原激活物,能够激活经血中的纤溶酶原,激活的纤溶酶能降解纤维蛋白,所以经血不凝固。月经期内,子宫内膜脱落形成的创面易感染,所以要保持外阴清洁,并避免剧烈运动。

2.增生期　月经停止之日起到排卵日止,月经周期的第 6 ~ 14 天,相当于卵泡期晚期,历时约 10 d,称为增生期。在此期内,卵泡发育逐渐成熟,并不断分泌雌激素。在雌激素的作用下,子宫内膜迅速增生、变厚,子宫内膜腺体增生变长,但不分泌;内膜下的小动脉生长速度快于子宫内膜增生的速度,出现卷曲,形成螺旋动脉。随着第一次雌激素高峰和 LH 高峰的出现,成熟卵泡排卵,子宫内膜由增生期进入分泌期。

3.分泌期　月经周期的第 15 ~ 28 天,即排卵后期,相当于卵巢周期的黄体期。随着黄体的形成及其分泌雌激素和孕激素的增加,子宫内膜继续增厚,血液供应也更加丰富,并出现轻微的水肿现象;子宫内膜的腺体变得迂回弯曲,开始分泌含糖原的清亮黏液,使子宫内膜进入分泌期。如果没有受孕,随着卵巢黄体的萎缩,黄体分泌的雌激素和孕激素急剧减少。子宫内膜失去雌激素和孕激素的支持,开始变薄,内膜分泌的前列腺素使螺旋动脉痉挛,子宫内膜开始出现局部坏死,并逐步发展成整个子宫内膜的脱落和出血,进入下一个月经周期。如果排出的卵子受精,月经黄体则生长发育成妊娠黄体,继续分泌雌激素和孕激素,子宫内膜继续增厚形成蜕膜,月经不再来潮,月经周期停止,进入妊娠状态。直至分娩以后,月经周期再逐渐恢复。

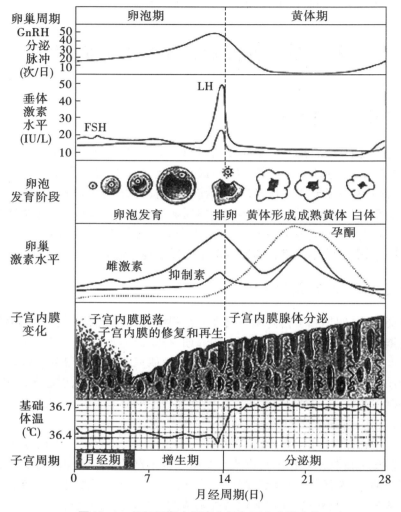

图 12-4　月经周期中激素含量和子宫内膜变化

GnRH:促性腺激素释放激素　FSH:卵泡刺激素　LH:黄体生成素

月经周期容易受到社会和心理因素的影响,且对身体健康状况较为敏感。强烈的精神刺激,急剧的环境变化,以及体内其他系统的严重疾病,都能引起月经失调。女性到 50 岁左右,卵巢功能退化,对腺垂体促性腺激素的反应性降低,卵泡停止发育,雌激素、孕激素分泌减少,子宫内膜不再呈现周期性变化,月经停止,进入绝经期。

# 第四节　妊娠与分娩

## 一、妊娠

妊娠是子代新个体产生和孕育的过程,包括受精、着床、妊娠的维持及胎儿的生长发育。妊娠时间一般以最后一次月经来潮的第一天开始算起,全程平均约 280 d。如果从排卵开始计算,则妊娠时间为 266 d。

### (一)受精

受精是精子与卵子结合成受精卵的过程,受精的部位在输卵管壶腹部。每一个精子和卵子各有 23 条染色体,受精卵则有 23 对染色体,携带父母双方的遗传特性。

1. 精子的运行　精子射入阴道后,依靠其自身尾部鞭毛的摆动,在子宫颈、子宫腔、输卵管等几道生理屏障的配合下,最后在输卵管的壶腹部与输卵管狭窄部交界处的卵子会合。虽然正常男性每次射出上亿个精子,但在经过女性生殖道的几个屏障后,只有极少数活动力强的精子(不足 200 个)能到达受精部位,而最后一般只有一个精子可使卵子受精,形成受精卵。精子在性交射精后 30~60 min能到达受精部位。精子的运行也受到激素的调节,排卵前期的雌激素、精液中的前列腺素均有利于精子的运行,而黄体期的孕酮则可阻止精子运行。

2. 精子获能　人类和大多数哺乳动物的精子必须在相应雌性个体的生殖道内停留一段时间,才能获得使卵子受精的能力,称为精子获能。精液中存在一种糖蛋白组成的去能因子,能与精子的顶体结合,抑制精子的受精能力。精子进入女性生殖道后,去能因子被水解,精子才具有真正的受精能力。精子获能使精子获得穿透卵子透明带的能力,是精子在受精前必须经历的一个重要阶段。

3. 顶体反应　卵子由卵泡排出后,很快被输卵管伞摄取,依靠输卵管平滑肌的蠕动和上皮细胞纤毛的摆动将卵子运送到受精部位。精子与卵子在女性生殖道内保持受精能力的时间很短,精子约为 48 h,卵子仅为 6~24 h。获能的精子与卵子相遇后,精子头部的顶体外膜与精子细胞膜融合、破裂,释放出顶体内的多种水解酶,溶解卵子外围的放射冠及透明带,这一过程称为顶体反应。顶体反应是精子在受精时的关键变化,只有完成顶体反应的精子才能与卵细胞融合,实现受精(图 12-5)。进入卵细胞的精子,尾部迅速退化,细胞核膨大形成雄性原核,并与雌性原核融合,形成一个具有 23 对染色体的受精卵。当精子进入卵细胞后,激发卵细胞中的颗粒释放,封锁透明带,使其他的精子难以再进入。因此,到达受精部位的精子虽然有数个,但一般只有一个精子能与卵子结合。

知识点:精子获能与顶体反应。

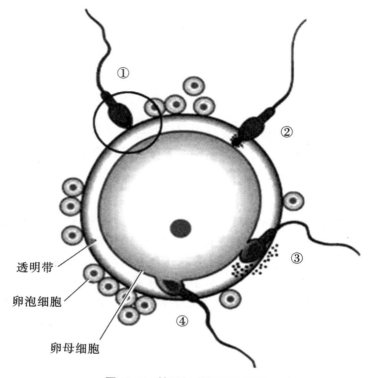

透明带

卵泡细胞

卵母细胞

**图 12-5 精子与卵子相互作用**
①精子与卵子透明带接触;②精子发生顶体反应;③精子穿过透明
带;④精子与卵子开始融合

### (二)着床

着床是指胚泡植入子宫内膜的过程,包括定位、黏着和穿透三个阶段。精子和卵子结合的部位虽然在输卵管,但输卵管营养贫瘠,远不能满足胎儿发育的需要。子宫内膜富于营养且适合胚胎发育,因此受精卵必须进入子宫内膜才能正常发育。受精卵在输卵管的蠕动和纤毛的作用下,边移动边分裂,在受精后第 4~5 天,进入子宫腔,并继续分裂成胚泡。胚泡在子宫腔内漂浮 1~2 d,胚泡外面的透明带变薄直至消失,胚泡与子宫内膜接触。通过胚泡与子宫内膜的相互作用,在受精后第 5~9 天,胚泡逐渐进入子宫内膜,在受精后第 11~12 天,胚泡几乎完全植入子宫内膜(图 12-6)。

着床成功的关键在于胚泡与子宫内膜的同步发育和相互配合。子宫仅在一个极短的关键时期才允许胚泡着床,这个时期称为子宫的敏感期或接受期。在子宫处于接受期时,子宫内膜发生多种变化,母体的雌激素和孕激素等均参与着床反应。通常胚泡着床的部位在子宫底部或子宫体的前壁或后壁,多见于后壁。有时胚泡着床发生在子宫以外的部位,称为宫外孕,最常见的部位是输卵管。

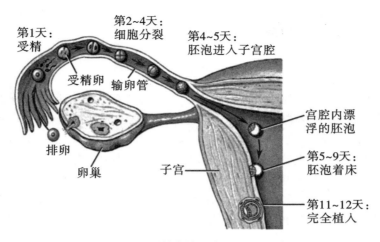

图 12-6  受精卵的形成、运行及着床

### (三)妊娠的维持及激素调节

正常妊娠的维持主要依赖于垂体、卵巢以及胎盘分泌的各种激素的相互配合。受精和着床之前,在腺垂体 FSH 和 LH 的控制下,卵巢黄体分泌大量孕激素和雌激素,使子宫内膜进入分泌期,为妊娠做好准备。如果受孕,在受精后约第 6 天,胚泡滋养层细胞开始分泌人绒毛膜促性腺激素,并刺激卵巢黄体转化为妊娠黄体,继续分泌孕激素和雌激素,以适应妊娠的需要。胎盘形成后,在履行胎儿与母体之间不断加强的物质交换的同时,还可分泌大量的蛋白质激素、肽类激素和类固醇激素,调节母体与胎儿的代谢活动。

1. 人绒毛膜促性腺激素  人绒毛膜促性腺激素(hCG)是由胎盘绒毛组织的合体滋养层细胞分泌的一种糖蛋白激素。hCG 的主要功能在于促使月经黄体向妊娠黄体转变,分泌雌激素和孕激素,同时 hCG 能调整母体的免疫功能,防止母体对胎儿产生排斥反应,具有"安胎"作用。受精后 6～8 d 开始分泌 hCG,至妊娠 8～10 周左右达到高峰,然后又迅速下降,在妊娠 20 周左右降至较低水平,并一直维持到妊娠末期。分娩时胎盘娩出后,如无胎盘组织残留,产后 4 d 血中 hCG 消失。因为 hCG 在妊娠早期即出现,所以用放射免疫分析法测定母体血中或尿中 hCG 浓度是诊断早期妊娠的一个指标。

2. 人绒毛膜生长素  人绒毛膜生长激素(hCS)是胎盘合体滋养层细胞分泌的一种含有 191 个氨基酸残基的单链多肽,其中 96% 氨基酸残基序列与人生长激素相同,因此具有生长激素的作用,可调节母体与胎儿的糖、脂肪和蛋白质代谢,促进胎儿生长。

3. 类固醇激素  胎盘能分泌大量孕激素和雌激素。

(1)孕激素  孕激素由胎盘的合体滋养层细胞分泌。胎盘内有活性很强的 3β-羟脱氢酶,可将母体和胎儿提供的孕烯醇酮转变成孕酮。在妊娠期间,母体血中孕酮浓度逐渐升高,妊娠第 6 周,胎盘开始分泌孕酮,12 周以后孕酮含量迅速增加,至妊娠末期达到高峰。

(2)雌激素  胎盘分泌的雌激素主要是雌三醇。雌三醇是胎儿与母体共同参与合成的。因此,检测孕妇血中雌三醇的含量,可反映胎儿在子宫内的存活状态,如果雌三醇突然降低,则预示胎儿危险或发生宫内死亡。

## 二、分娩

分娩是成熟胎儿及其附属物从母体子宫产出体外的过程。自然分娩的过程可分为三个阶段:第一期从规律的子宫收缩开始直至子宫颈完全扩张(约 10 cm),推动胎儿头部紧抵子宫颈,此阶段可长达数小时。第二期持续 1~2 h,胎儿由宫腔经子宫颈和阴道排出母体。第三期约 10 min 左右,胎盘与子宫分离,胎盘、胎膜和脐带等妊娠附属物排出母体。同时子宫肌强烈收缩,压迫血管,可防止过量失血。在分娩过程中存在正反馈调节,胎儿对子宫颈部的刺激可引起催产素的释放以及子宫底部肌肉收缩增强,迫使胎儿对子宫颈的刺激更强,从而引起更多的催产素释放及子宫的进一步收缩,直至胎儿完全娩出为止。

分娩是极其复杂的生理过程,子宫肌节律性收缩是分娩的主要动力。但分娩发动的原因及确切机制尚不明确。目前认为,糖皮质激素、雌激素、孕激素、缩宫素、松弛素、前列腺素及儿茶酚胺等多种激素均参与分娩的启动和过程。

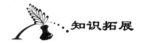

### 知识拓展

#### 试管婴儿之父

1950 年,张明觉在查阅文献时惊奇地发现,哺乳动物从小白鼠、大白鼠、兔、豚鼠到猴和人,从受精到受精卵着床所用的时间,几乎都是 5~7 d,并且都是精子在输卵管内等候卵子,而不是卵子等候精子。他设想,是否精子需要在雌性生殖道内停留一段时间,发生一些变化,才具有受精能力? 实验结果证实了他的设想,即精子要在雌性生殖道内至少停留 2~3 h,称为精子的"获能"。这一重要生殖生理现象的发现,开启了哺乳动物体外受精的大门。1959 年,张明觉取出兔交配后子宫内的精子,与卵子在体外受精,再将受精卵移植到另一雌兔的输卵管内,成功地生产出仔兔,这是张明觉第一次证实了哺乳类卵子在体外受精能够成功,同时,也为人类试管婴儿的诞生奠定了基础。张明觉与英国生理学家、剑桥大学教授罗伯特·爱德华兹(Robert G. Edwards)同样被人们誉为试管婴儿之父。

(黄河科技学院　李　静)

学习思考与能力提升

**一、名词解释**

1.排卵　2.月经周期　3.黄体　4.妊娠　5.受精　6.精子获能

**二、单项选择题**

1.雌激素的生理作用不包括　　　　　　　　　　　　　　　　　　　　（　　）

　　A.促进女性生殖器官的发育　　　　　　　B.促进女性副性征的出现

　　C.促进女性乳腺分泌乳汁　　　　　　　　　D.促进阴道上皮细胞增生、

　　角化

2.月经的发生是由于　　　　　　　　　　　　　　　　　　　　　　　（　　）

　　A.雌激素急剧减少　　　　　　　　　　　　B.孕激素急剧减少

　　C.雌激素和孕激素都急剧减少　　　　　　　D.缩宫素急剧减少

3.女性的基础体温在排卵后可升高,这种基础体温的升高与哪种激素有关（　　）

　　A.孕激素　　　　　　　　　　　　　　　　B.雌激素

　　C.甲状腺激素　　　　　　　　　　　　　　D.卵泡刺激素

4.睾丸间质细胞的主要生理功能　　　　　　　　　　　　　　　　　　（　　）

　　A.营养和支持生殖细胞　　　　　　　　　　B.产生精子

　　C.分泌雄激素　　　　　　　　　　　　　　D.促进精子成熟

5.雌激素和孕激素作用的共同点是　　　　　　　　　　　　　　　　　（　　）

　　A.使子宫内膜腺体分泌　　　　　　　　　　B.使子宫内膜增生

　　C.加强子宫、输卵管平滑肌收缩　　　　　　D.减少宫颈黏液分泌

**三、问答题**

1.睾酮的生理作用有哪些?

2.为什么测定尿中或血液中 HCG 可诊断早期妊娠?

3.试述月经周期形成机制。

# 参考文献

[1]朱大年,王庭槐.生理学[M].8版.北京:人民卫生出版社,2013.

[2]王庭槐.生理学[M].3版.北京:高等教育出版社,2015.

[3]白波,高明灿.生理学[M].6版.北京:人民卫生出版社,2011.

[4]董献红,李弋.临床生理学[M].北京:人民卫生出版社,2016.

[5]霍尔.医学生理学[M].12版.北京:北京大学医学出版社,2012.

[6]刘玲爱.生理学[M].5版.北京:人民卫生出版社,2003.

[7]倪江.生理学[M].北京:中国协和医科大学出版社,2004.

[8]唐四元.生理学[M].3版.北京:人民卫生出版社,2013.

[9]李富德,梅仁彪.人体解剖生理学[M].北京:中国医药科技出版社,2016.

[10]姚泰.生理学[M].2版.北京:人民卫生出版社,2010.

[11]金慧铭.病理生理学[M].8版.北京:人民卫生出版社,2013.

[12]陈灏珠,钟南山,陆再英.内科学[M].8版.北京:人民卫生出版社,2013.

[13]管茶香,李建华.生理学[M].长沙:中南大学出版社,2010.

[14]姚泰.生理学[M].6版.北京:人民卫生出版社,2008.

[15]呼海燕.发热的研究历程和进展[J].成都医学院学报,2011,6(1):31-35.

[16]朱大诚.生理学[M].北京:中国医药科技出版社,2016.

[17]唐四元.生理学[M].3版.北京:人民卫生出版社,2012.

[18]项辉,龙天澄,周文良.生理学实验指南[M].北京:科学出版社,2008.

[19]冯浩楼,田仁.生理学[M].北京:人民军医出版社,2007.

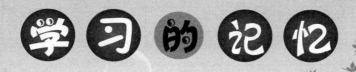

小事拾遗：

----

学习感想：

----

　　学习的过程是知识积累的过程，也是提升能力、稳步成长的阶梯，大家的注释、理解汇集成无限的缘分、友情和牵挂，请简单手记这一过程中的某些"小事"，再回首时定会有所发现、有所感悟！

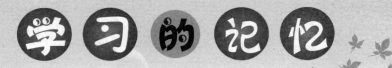

# 学习的记忆

姓名：_____

本人于20____年____月至20____年____月参加了本课程的学习

此处粘贴照片

任课老师：_____  _____   班主任：_____

班长或学生干部：_____  _____  _____

我的教室（请手写同学的名字，标记我的座位以及前后左右相邻同学的座位）